国家卫生健康委员会"十三五"规划教材

全国高等学校教材

供基础、临床、预防、口腔医学类专业用

医学影像学

Medical Imaging

第8版

主　审　白人驹

主　编　徐　克　龚启勇　韩　萍

副主编　于春水　王　滨　文　戈　高剑波　王绍武

人民卫生出版社

PEOPLE'S MEDICAL PUBLISHING HOUSE

图书在版编目（CIP）数据

医学影像学/徐克,龚启勇,韩萍主编.—8版.—北京：
人民卫生出版社,2018
全国高等学校五年制本科临床医学专业第九轮规划
教材
ISBN 978-7-117-26375-7

Ⅰ.①医…　Ⅱ.①徐…②龚…③韩…　Ⅲ.①医学
摄影-医学院校-教材　Ⅳ.①R445

中国版本图书馆 CIP 数据核字(2018)第 116676 号

| 人卫智网 | www.ipmph.com | 医学教育、学术、考试、健康，购书智慧智能综合服务平台 |
| 人卫官网 | www.pmph.com | 人卫官方资讯发布平台 |

医学影像学
第 8 版

主　　编：徐克　龚启勇　韩萍
出版发行：人民卫生出版社(中继线 010-59780011)
地　　址：北京市朝阳区潘家园南里 19 号
邮　　编：100021
E - mail: pmph @ pmph. com
购书热线：010-59787592　010-59787584　010-65264830
印　　刷：保定市中画美凯印刷有限公司
经　　销：新华书店
开　　本：850×1168　1/16　印张：27　插页：4
字　　数：799 千字
版　　次：1984 年 6 月第 1 版　　2018 年 7 月第 8 版
　　　　　2024 年 5 月第 8 版第 11 次印刷(总第 77 次印刷)
标准书号：ISBN 978-7-117-26375-7
定　　价：72.00 元
打击盗版举报电话：010-59787491　E-mail：WQ @ pmph. com
（凡属印装质量问题请与本社市场营销中心联系退换）

编　委

以姓氏笔画为序

于　薇　首都医科大学附属北京安贞医院

于春水　天津医科大学

王　滨　滨州医学院

王绍武　大连医科大学附属第二医院

王振常　首都医科大学附属北京友谊医院

文　戈　南方医科大学南方医院

邓丽萍　浙江大学医学院附属邵逸夫医院

龙莉玲　广西医科大学第一附属医院

卢再鸣　中国医科大学附属盛京医院

冉海涛　重庆医科大学附属第二医院

吕　滨　中国医学科学院阜外医院

伍建林　大连大学附属中山医院

刘文亚　新疆医科大学第一附属医院

孙浩然　天津医科大学总医院

李　欣　天津市儿童医院

李宏军　首都医科大学附属北京佑安医院

肖恩华　中南大学湘雅二医院

邱士军　广州中医药大学第一附属医院

余永强　安徽医科大学

宋　彬　四川大学华西临床医学院

张　辉　山西医科大学

张伟国　陆军军医大学大坪医院

张体江　遵义医科大学附属医院

范国光　中国医科大学附属第一医院

周智洋　中山大学附属第六医院

郑可国　中山大学附属第一医院

胡春洪　苏州大学附属第一医院

柳　林　吉林大学中日联谊医院

钟红珊　中国医科大学附属第一医院

宦　怡　空军军医大学第一附属医院

徐　克　中国医科大学附属第一医院

徐文坚　青岛大学附属医院

徐海波　武汉大学中南医院

高剑波　郑州大学第一附属医院

龚启勇　四川大学华西临床医学院

崔建岭　河北医科大学第三医院

彭卫军　复旦大学附属肿瘤医院

韩　萍　华中科技大学同济医学院附属协和医院

曾献军　南昌大学第一附属医院

滕皋军　东南大学附属中大医院

编写秘书

张立娜　中国医科大学附属第一医院

月　强　四川大学华西临床医学院

马桂娜　华中科技大学同济医学院附属协和医院

3

融合教材阅读使用说明

> **融合教材介绍**：本套教材以融合教材形式出版，即融合纸书内容与数字服务的教材，每本教材均配有特色的数字内容，读者阅读纸书的同时可以通过扫描书中二维码阅读线上数字内容。
>
> 《医学影像学》(第8版)融合教材配有以下数字资源：
>
> 🎬 教学课件　🎬 案例　🎬 视频　🎬 图片　🎬 自测试卷　🎬 英文名词读音

❶ 扫描封底红标二维码，获取图书"使用说明"。

❷ 揭开红标，扫描绿标激活码，注册/登录人卫账号获取数字资源。

❸ 扫描书内二维码或封底绿标激活码，查看数字资源。

❹ 下载应用或登录 zengzhi.ipmph.com 体验更多功能和服务。

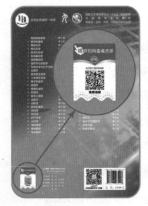

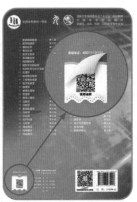

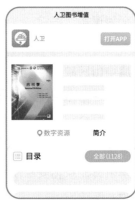

扫描下载应用

客户服务热线
400-111-8166

配套教材(共计56种)

全套教材书目

《医学影像学》(第8版)配套教材
《医学影像学学习指导与习题集》(第3版)　主编：韩萍、王滨

读者信息反馈方式

欢迎登录"人卫e教"平台官网"medu.pmph.com"，在首页注册登录后，即可通过输入书名、书号或主编姓名等关键字，查询我社已出版教材，并可对该教材进行读者反馈、图书纠错、撰写书评以及分享资源等。

党的十九大报告明确提出,实施健康中国战略。 没有合格医疗人才,就没有全民健康。 推进健康中国建设要把培养好医药卫生人才作为重要基础工程。 我们必须以习近平新时代中国特色社会主义思想为指引,按照十九大报告要求,把教育事业放在优先发展的位置,加快实现教育现代化,办好人民满意的医学教育,培养大批优秀的医药卫生人才。

着眼于面向 2030 年医学教育改革与健康中国建设,2017 年 7 月,教育部、国家卫生和计划生育委员会、国家中医药管理局联合召开了全国医学教育改革发展工作会议。 之后,国务院办公厅颁布了《国务院办公厅关于深化医教协同进一步推进医学教育改革与发展的意见》(国办发〔2017〕63 号)。 这次改革聚焦健康中国战略,突出问题导向,系统谋划发展,医教协同推进,以 "服务需求、提高质量" 为核心,确定了 "两更加、一基本" 的改革目标,即:到 2030 年,具有中国特色的标准化、规范化医学人才培养体系更加健全,医学教育改革与发展的政策环境更加完善,医学人才队伍基本满足健康中国建设需要,绘就了今后一个时期医学教育改革发展的宏伟蓝图,作出了具有全局性、战略性、引领性的重大改革部署。

教材是学校教育教学的基本依据,是解决培养什么样的人、如何培养人以及为谁培养人这一根本问题的重要载体,直接关系到党的教育方针的有效落实和教育目标的全面实现。 要培养高素质的优秀医药卫生人才,必须出版高质量、高水平的优秀精品教材。 一直以来,教育部高度重视医学教材编制工作,要求以教材建设为抓手,大力推动医学课程和教学方法改革。

改革开放四十年来,具有中国特色的全国高等学校五年制本科临床医学专业规划教材经历了九轮传承、创新和发展。 在教育部、国家卫生和计划生育委员会的共同推动下,以裴法祖、吴阶平、吴孟超、陈灏珠等院士为代表的我国几代著名院士、专家、医学家、教育家,以高度的责任感和敬业精神参与了本套教材的创建和每一轮教材的修订工作。 教材从无到有、从少到多、从多到精,不断丰富、完善与创新,逐步形成了课程门类齐全、学科系统优化、内容衔接合理、结构体系科学的立体化优秀精品教材格局,创建了中国特色医学教育教材建设模式,推动了我国高等医学本科教育的改革和发展,走出了一条适合中国医学教育和卫生健康事业发展实际的中国特色医药学教材建设发展道路。

在深化医教协同、进一步推进医学教育改革与发展的时代要求与背景下,我们启动了第九轮全国高等学校五年制本科临床医学专业规划教材的修订工作。 教材修订过程中,坚持以习近平新时代中国特色社会主义思想为指引,贯彻党的十九大精神,落实 "优先发展教育事业" "实施健康中国战略" 及 "落实立德树人根本任务,发展素质教育" 的战略部署要求,更加突出医德教育与人文素质教育,将医德教育贯穿于医学教育全过程,同时强调 "多临床、早临床、反复临床" 的理念,强化临床实践教学,着力培养医德高尚、医术精湛的临床医生。

我们高兴地看到,这套教材在编写宗旨上,不忘医学教育人才培养的初心,坚持质量第一、立德树人;在编写内容上,牢牢把握医学教育改革发展新形势和新要求,坚持与时俱进、力求创新;在编写形式上,聚力 "互联网+" 医学教育的数字化创新发展,充分运用 AR、VR、人工智能等新技术,在传统纸质教材的基础上融合实操性更强的数字内容,推动传统课堂教学迈向数字教学与移动学习的新时代。 为进一步加强医学生临床实践能力培养,整套教材还配有相应的实践指导教材,内容丰富,图文并茂,具有较强的科学性和实践指导价值。

我们希望,这套教材的修订出版,能够进一步启发和指导高校不断深化医学教育改革,推进医教协同,为培养高质量医学人才、服务人民群众健康乃至推动健康中国建设作出积极贡献。

2018 年 2 月

全国高等学校五年制本科临床医学专业
第九轮 规划教材修订说明

全国高等学校五年制本科临床医学专业国家卫生健康委员会规划教材自1978年第一轮出版至今已有40年的历史。几十年来，在教育部、国家卫生健康委员会的领导和支持下，以裘法祖、吴阶平、吴孟超、陈灏珠等院士为代表的我国几代德高望重、有丰富的临床和教学经验、有高度责任感和敬业精神的国内外著名院士、专家、医学家、教育家参与了本套教材的创建和每一轮教材的修订工作，使我国的五年制本科临床医学教材从无到有，从少到多，从多到精，不断丰富、完善与创新，形成了课程门类齐全、学科系统优化、内容衔接合理、结构体系科学的由规划教材、配套教材、网络增值服务、数字出版等组成的立体化教材格局。这套教材为我国千百万医学生的培养和成才提供了根本保障，为我国培养了一代又一代高水平、高素质的合格医学人才，为推动我国医疗卫生事业的改革和发展做出了历史性巨大贡献，并通过教材的创新建设和高质量发展，推动了我国高等医学本科教育的改革和发展，促进了我国医药学相关学科或领域的教材建设和教育发展，走出了一条适合中国医药学教育和卫生事业发展实际的具有中国特色医药学教材建设和发展的道路，创建了中国特色医药学教育教材建设模式。老一辈医学教育家和科学家们亲切地称这套教材是中国医学教育的"干细胞"教材。

本套第九轮教材修订启动之时，正是我国进一步深化医教协同之际，更是我国医疗卫生体制改革和医学教育改革全方位深入推进之时。在全国医学教育改革发展工作会议上，李克强总理亲自批示"人才是卫生与健康事业的第一资源，医教协同推进医学教育改革发展，对于加强医学人才队伍建设、更好保障人民群众健康具有重要意义"，并着重强调，要办好人民满意的医学教育，加大改革创新力度，奋力推动建设健康中国。

教材建设是事关未来的战略工程、基础工程，教材体现国家意志。人民卫生出版社紧紧抓住医学教育综合改革的历史发展机遇期，以全国高等学校五年制本科临床医学专业第九轮规划教材全面启动为契机，以规划教材创新建设，全面推进国家级规划教材建设工作，服务于医改和教改。第九轮教材的修订原则，是积极贯彻落实国务院办公厅关于深化医教协同、进一步推进医学教育改革与发展的意见，努力优化人才培养结构，坚持以需求为导向，构建发展以"5+3"模式为主体的临床医学人才培养体系；强化临床实践教学，切实落实好"早临床、多临床、反复临床"的要求，提高医学生的临床实践能力。

在全国医学教育综合改革精神鼓舞下和老一辈医学家奉献精神的感召下，全国一大批临床教学、科研、医疗一线的中青年专家、学者、教授继承和发扬了老一辈的优秀传统，以严谨治学的科学态度和无私奉献的敬业精神，积极参与第九轮教材的修订和建设工作，紧密结合五年制临床医学专业培养目标、高等医学教育教学改革的需要和医药卫生行业人才的需求，借鉴国内外医学教育教学的经验和成果，不断创新编写思路和编写模式，不断完善表达形式和内容，不断提升编写水平和质量，已逐渐将每一部教材打造成了学科精品教材，使第九轮全套教材更加成熟、完善和科学，从而构建了适合以"5+3"为主体的医学教育综合改革需要、满足卓越临床医师培养需求的教材体系和优化、系统、科学、经典的五年制本科临床医学专业课程体系。

其修订和编写特点如下：

1．教材编写修订工作是在国家卫生健康委员会、教育部的领导和支持下，由全国高等医药教材建设研究学组规划，临床医学专业教材评审委员会审定，院士专家把关，全国各医学院校知名专家教授编写，人民卫生出版社高质量出版。

2．教材编写修订工作是根据教育部培养目标、国家卫生健康委员会行业要求、社会用人需求，在全国进行科学调研的基础上，借鉴国内外医学人才培养模式和教材建设经验，充分研究论证本专业人才素质要求、学科体系构成、课程体系设计和教材体系规划后，科学进行的。

3．在教材修订工作中，进一步贯彻党的十九大精神，将"落实立德树人根本任务，发展素质教育"的战略部署要求，贯穿教材编写全过程。 全套教材在专业内容中渗透医学人文的温度与情怀，通过案例与病例融合基础与临床相关知识，通过总结和汲取前八轮教材的编写经验与成果，充分体现教材的科学性、权威性、代表性和适用性。

4．教材编写修订工作着力进行课程体系的优化改革和教材体系的建设创新——科学整合课程、淡化学科意识、实现整体优化、注重系统科学、保证点面结合。 继续坚持"三基、五性、三特定"的教材编写原则，以确保教材质量。

5．为配合教学改革的需要，减轻学生负担，精炼文字压缩字数，注重提高内容质量。 根据学科需要，继续沿用大16开国际开本、双色或彩色印刷，充分拓展侧边留白的笔记和展示功能，提升学生阅读的体验性与学习的便利性。

6．为满足教学资源的多样化，实现教材系列化、立体化建设，进一步丰富了理论教材中的数字资源内容与类型，创新在教材移动端融入AR、VR、人工智能等新技术，为课堂学习带来身临其境的感受；每种教材均配有2套模拟试卷，线上实时答题与判卷，帮助学生复习和巩固重点知识。同时，根据实际需求进一步优化了实验指导与习题集类配套教材的品种，方便老师教学和学生自主学习。

第九轮教材共有53种，均为**国家卫生健康委员会"十三五"规划教材**。 全套教材将于2018年6月出版发行，数字内容也将同步上线。 教育部副部长林蕙青同志亲自为本套教材撰写序言，并对通过修订教材启发和指导高校不断深化医学教育改革、进一步推进医教协同，为培养高质量医学人才、服务人民群众健康乃至推动健康中国建设寄予厚望。 希望全国广大院校在使用过程中能够多提供宝贵意见，反馈使用信息，以逐步修改和完善教材内容，提高教材质量，为第十轮教材的修订工作建言献策。

全国高等学校五年制本科临床医学专业第九轮规划教材
教材目录

序号	书名	版次	主编			副主编				
1.	医用高等数学	第7版	秦 侠	吕 丹		李 林	王桂杰	刘春扬		
2.	医学物理学	第9版	王 磊	冀 敏		李晓春	吴 杰			
3.	基础化学	第9版	李雪华	陈朝军		尚京川	刘 君	籍雪平		
4.	有机化学	第9版	陆 阳			罗美明	李柱来	李发胜		
5.	医学生物学	第9版	傅松滨			杨保胜	邱广蓉			
6.	系统解剖学	第9版	丁文龙	刘学政		孙晋浩	李洪鹏	欧阳宏伟	阿地力江·伊明	
7.	局部解剖学	第9版	崔慧先	李瑞锡		张绍祥	钱亦华	张雅芳	张卫光	
8.	组织学与胚胎学	第9版	李继承	曾园山		周 莉	周国民	邵淑娟		
9.	生物化学与分子生物学	第9版	周春燕	药立波		方定志	汤其群	高国全	吕社民	
10.	生理学	第9版	王庭槐			罗自强	沈霖霖	管又飞	武宇明	
11.	医学微生物学	第9版	李 凡	徐志凯		黄 敏	郭晓奎	彭宜红		
12.	人体寄生虫学	第9版	诸欣平	苏 川		吴忠道	李朝品	刘文琪	程彦斌	
13.	医学免疫学	第7版	曹雪涛			姚 智	熊思东	司传平	于益芝	
14.	病理学	第9版	步 宏	李一雷		来茂德	王娅兰	王国平	陶仪声	
15.	病理生理学	第9版	王建枝	钱睿哲		吴立玲	孙连坤	李文斌	姜志胜	
16.	药理学	第9版	杨宝峰	陈建国		臧伟进	魏敏杰			
17.	医学心理学	第7版	姚树桥	杨艳杰		潘 芳	汤艳清	张 宁		
18.	法医学	第7版	王保捷	侯一平		丛 斌	沈忆文	陈 腾		
19.	诊断学	第9版	万学红	卢雪峰		刘成玉	胡申江	杨 炯	周汉建	
20.	医学影像学	第8版	徐 克	龚启勇	韩 萍	于春水	王 滨	文 戈	高剑波	王绍武
21.	内科学	第9版	葛均波	徐永健	王 辰	唐承薇	肖海鹏	王建安	曾小峰	
22.	外科学	第9版	陈孝平	汪建平	赵继宗	秦新裕	刘玉村	张英泽	李宗芳	
23.	妇产科学	第9版	谢 幸	孔北华	段 涛	林仲秋	狄 文	马 丁	曹云霞	漆洪波
24.	儿科学	第9版	王卫平	孙 锟	常立文	申昆玲	李 秋	杜立中	母得志	
25.	神经病学	第8版	贾建平	陈生弟		崔丽英	王 伟	谢 鹏	罗本燕	楚 兰
26.	精神病学	第8版	郝 伟	陆 林		李 涛	刘金同	赵旭东	王高华	
27.	传染病学	第9版	李兰娟	任 红		高志良	宁 琴	李用国		

序号	书名	版次	主编		副主编					
28.	眼科学	第9版	杨培增	范先群	孙兴怀	刘奕志	赵桂秋	原慧萍		
29.	耳鼻咽喉头颈外科学	第9版	孙 虹	张 罗	迟放鲁	刘 争	刘世喜	文卫平		
30.	口腔科学	第9版	张志愿		周学东	郭传瑸	程 斌			
31.	皮肤性病学	第9版	张学军	郑 捷	陆洪光	高兴华	何 黎	崔 勇		
32.	核医学	第9版	王荣福	安 锐	李亚明	李 林	田 梅	石洪成		
33.	流行病学	第9版	沈洪兵	齐秀英	叶冬青	许能锋	赵亚双			
34.	卫生学	第9版	朱启星		牛 侨	吴小南	张正东	姚应水		
35.	预防医学	第7版	傅 华		段广才	黄国伟	王培玉	洪 峰		
36.	中医学	第9版	陈金水		范 恒	徐 巍	金 红	李 锋		
37.	医学计算机应用	第6版	袁同山	阳小华	卜宪庚	张筠莉	时松和	娄 岩		
38.	体育	第6版	裴海泓		程 鹏	孙 晓				
39.	医学细胞生物学	第6版	陈誉华	陈志南	刘 佳	范礼斌	朱海英			
40.	医学遗传学	第7版	左 伋		顾鸣敏	张咸宁	韩 骅			
41.	临床药理学	第6版	李 俊		刘克辛	袁 洪	杜智敏	闫素英		
42.	医学统计学	第7版	李 康	贺 佳	杨土保	马 骏	王 彤			
43.	医学伦理学	第5版	王明旭	赵明杰	边 林	曹永福				
44.	临床流行病学与循证医学	第5版	刘续宝	孙业桓	时景璞	王小钦	徐佩茹			
45.	康复医学	第6版	黄晓琳	燕铁斌	王宁华	岳寿伟	吴 毅	敖丽娟		
46.	医学文献检索与论文写作	第5版	郭继军		马 路	张 帆	胡德华	韩玲革		
47.	卫生法	第5版	汪建荣		田 侃	王安富				
48.	医学导论	第5版	马建辉	闻德亮	曹德品	董 健	郭永松			
49.	全科医学概论	第5版	于晓松	路孝琴	胡传来	江孙芳	王永晨	王 敏		
50.	麻醉学	第4版	李文志	姚尚龙	郭曲练	邓小明	喻 田			
51.	急诊与灾难医学	第3版	沈 洪	刘中民	周荣斌	于凯江	何 庆			
52.	医患沟通	第2版	王锦帆	尹 梅	唐宏宇	陈卫昌	康德智	张瑞宏		
53.	肿瘤学概论	第2版	赫 捷		张清媛	李 薇	周云峰	王伟林	刘云鹏	赵新汉

第七届全国高等学校五年制本科临床医学专业教材评审委员会名单

顾　　问

吴孟超　王德炳　刘德培　刘允怡

主 任 委 员

陈灏珠　钟南山　杨宝峰

副主任委员（以姓氏笔画为序）

王　辰　王卫平　丛　斌　冯友梅　李兰娟　步　宏

汪建平　张志愿　陈孝平　陈志南　陈国强　郑树森

郎景和　赵玉沛　赵继宗　柯　杨　桂永浩　曹雪涛

葛均波　赫　捷

委　　员（以姓氏笔画为序）

马存根　王　滨　王省良　文历阳　孔北华　邓小明

白　波　吕　帆　刘吉成　刘学政　李　凡　李玉林

吴在德　吴肇汉　何延政　余艳红　沈洪兵　陆再英

赵　杰　赵劲民　胡翊群　南登崑　药立波　柏树令

闻德亮　姜志胜　姚　智　曹云霞　崔慧先　曾因明

颜　虹

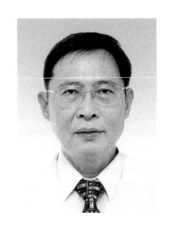

白人驹

男，医学博士，教授。1946年12月生于天津市。曾任天津医科大学医学影像学院副院长、医学影像学教研室主任、博士生导师；兼任全国高等医学教育学会医学影像学教育分会常务理事兼秘书长，全国高等医药教材建设研究会理事，中国医师协会放射医师分会常务委员及《中华放射学杂志》《临床放射学杂志》等7种专业期刊的资深编委。

从事教学工作40年。主编、副主编和主审由人民卫生出版社出版的全国高等医药院校不同专业和版次的规划教材《医学影像诊断学》《医学影像学》等8部，参编人民卫生出版社出版的不同专业和版次规划教材《医学影像学》等5部。主编专业参考书《内分泌疾病影像学诊断》《疑难病例影像诊断分析》等4部。在《中华放射学杂志》、《临床放射学杂志》和 *Clinical Radiology* 等国内、外期刊上发表论文180余篇，其中SCI 6篇。于1996年获国务院颁发的政府特殊津贴，并被授予天津市中青年授衔专家。近年来，获国家科技进步三等奖1项，省部级科技进步一等奖2项和三等奖5项。

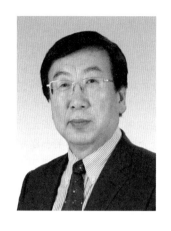

徐 克

男，1954 年 1 月出生于辽宁省清原县。二级教授/主任医师，博士生导师。中华医学会放射学分会第十四届主任委员，中国医师协会介入医师分会首届会长，北美放射学会会员，辽宁省医学会介入医学分会前任主任委员，沈阳市放射学会主任委员。全国高等医学教育学会医学影像学教育分会常务理事，国家五年制规划教材第 7 版及第 8 版《医学影像学》主编，《中华放射学杂志》副主编。

徐克教授从事教学工作 45 年，始终瞄准国际前沿并紧密结合国人疾病特点，潜心研究我国一些高发且难治性疾病的影像学诊断与介入治疗。曾作为项目负责人承担国家自然科学基金重点项目 1 项、面上项目 3 项，作为项目首席专家负责"十二五"国家"863 计划"1 项；作为第一负责人曾承担国家"十一五"科技支撑计划及"九五"国家科技攻关课题各 1 项以及其他国家级及部省级等课题 20 余项。在国内外发表学术论文 400 余篇，SCI 收录论文 100 余篇，其中第一/通讯作者 SCI 收录论文 75 篇，总影响因子 258 分，主编或主译学术专著 6 部，主编教材 2 部。获得国家专利 6 项。获得国家科技进步二、三等奖以及中华医学科技奖等省部级科技奖励共 14 项。

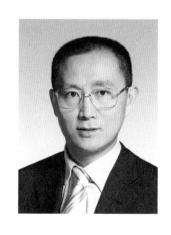

龚启勇

男，1963 年 10 月生，华西医院副院长、主任医师、国家杰出青年基金获得者、教育部"长江学者"特聘教授、国家自然科学基金委员会"医学影像"创新研究群体项目负责人。任国际医学磁共振学会（ISMRM）精神磁共振学组主席、国际华人磁共振学会主席、中华医学会放射学分会磁共振专委会副主委、*Frontiers in Psychiatry*(2017 年影响因子 =3.532)分册主编（Specialty Chief Editor）等职务。

从事教学工作至今 33 年，主编国家统编教材《神经放射诊断学》，并受邀担任北美放射医师临床医学继续教育经典 CME 系列 *Neuroimaging Clinics of North America* 分册 *Psychoradiology* 主编。曾入选华西临床医学院"学生最喜爱的十位教师"。近年在国家自然科学基金重点项目、科技部"973""863"等项目课题资助下，就神经与精神放射影像的临床难点做了系统而深入的工作并取得系列成果，并因此受邀在放射学排名第一的 *Radiology* 以及神经精神疾病领域权威期刊 *American Journal of Psychiatry* 和 *Biological Psychiatry* 等发表特约综述；作为通讯作者在 *PNAS*、*JAMA Psychiatry* 等 SCI 杂志发表相关论文>100 篇（含"中国百篇最具国际影响力论文"，其中 *Radiology* 论文>11 篇），并受邀在放射影像磁共振领域最权威的国际学术组织 ISMRM 作大会 New Horizons Lecture 荣誉冠名主题演讲。相关成果写入国际放射学百科全书、国际专家共识和临床诊疗手册、入选 ISMRM 和北美放射学会（RSNA）CME 课程。并以第一完成人获国家自然科学二等奖 1 项、省部级科技进步一等奖 3 项（含中华医学科技一等奖 1 项）、二等奖 2 项，是首届中华放射学会"突出贡献奖"金质奖章唯一获得者。先后获美国中华医学基金会 CMB 杰出教授奖、吴阶平医药创新奖及 ISMRM Senior Fellow 奖。

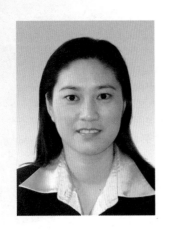

韩　萍

　　女，医学博士，教授(二级)，博士生导师。 1957 年 3 月出生于武汉市。现任华中科技大学同济医学院附属协和医院放射学教研室主任、放射科主任。 曾任中华医学会放射学分会第十二届至第十四届常委、中华医学会放射学分会腹部影像专委会第十三届主委，中华医学会放射学分会质量与安全管理委员会副主委。 现任中国医师协会放射医师分会委员及消化专委会副主委、中国医学影像技术研究会放射学分会副主委、中国医学装备协会 CT 应用专委会常委，湖北省放射医学质控中心主任，湖北省医学会放射学分会常委；兼任《临床放射学杂志》常务副主编、《影像诊断与介入放射学》杂志副主编、《中华放射学杂志》等十本专业期刊的常务编委和编委。

　　从事放射诊断和教学工作 35 年。 主持国家自然科学基金、省部级科研课题 9 项，参加国家级科研课题 3 项。 获得省部级科技成果奖 5 项。 在 BJR、Academic Radiology、JCAT、 Scientific Reports、JCMR 等国内外专业期刊上发表科研论文 200 余篇，单篇最高 IF 达 5.601。 主编医学专著 4 部，副主编、参编医学专著 8 部；主编全国高等教育规划教材《医学影像诊断学》(第 4 版)、研究生规划教材《腹部放射诊断学》及本科生规划数字教材《医学影像学》(第 7 版)；副主编《医学影像学》规划教材 3 部（共 4 版）并主编其配套辅助教材（共 2 版）。 湖北省"医学影像学"精品课程负责人，并荣获 2017 年宝钢优秀教师奖。

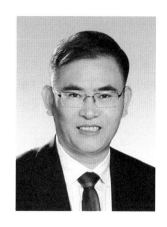

于春水

男，1970年8月出生于天津市，医学博士，教授，主任医师，博士生导师。现任天津医科大学副校长、医学影像学院院长、天津医科大学总医院医学影像科主任、天津市功能影像重点实验室主任；兼任中华医学会放射学分会常务委员。

从事教学工作24年，是国家精品视频资源共享课及天津市教学创新团队负责人，天津市教学名师。主要从事磁共振脑功能成像研究，在SCI收录期刊发表论文180余篇，SCI他引4000余次。2014年获得国家杰出青年科学基金资助，2015年入选国家百千万人才工程，2016年享受国务院特殊津贴。曾获得第十一届茅以升北京市青年科技奖等多项科技奖励。

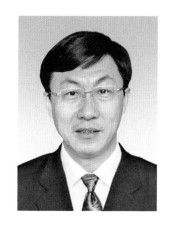

王　滨

男，1963年3月生于山东潍坊市，教授，博士，博士生导师，现任滨州医学院院长。中华医学会放射学分会分子影像专业委员会主任委员。山东省高校首席专家，山东省卫生系统杰出学科带头人，山东省特色重点学科"影像医学与核医学"和高校重点实验室"分子影像与转化医学"学术带头人。

从事教育教学工作35年。主编、参编国家"十一五""十二五"和"十三五"规划教材7部。获山东省教学成果一等和二等奖各1项，省部级科技奖10项。发表论文390余篇，其中SCI收录50余篇。指导博士和硕士研究生120余名。1998年获全国模范教师荣誉称号，并授予全国教育系统劳动模范。

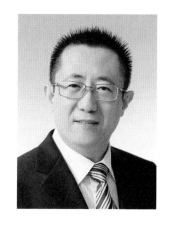

文　戈

男，1967年9月出生于山东泰安市，医学博士，主任医师，博士生导师。南方医科大学南方医院影像教研室主任。中国医师协会神经内科医师分会神经放射专委会副主委，广东省医学放射诊断质量控制中心副主任，广东省放射学会腹部学组秘书长。《分子影像学》杂志编委，《临床放射学》等多个杂志审稿专家。

擅长神经系统疾病及腹部疾病影像诊断；发表学术论文60余篇；主编专著1部；参编人民卫生出版社本科生全国统编教材3部；参与国家自然科学基金重点项目1项，面上项目3项；曾获国家级教学成果二等奖和广东省教学成果一等奖各1项；中华医学科技奖三等奖1项。

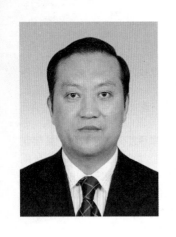

高剑波

男，1963 年 7 月出生于河南长葛市。 博士，教授，博士生导师。 郑州大学第一附属医院副院长。 任中华医学会影像技术分会副主任委员等学术职务。 曾在美国霍普金斯大学短期访问学习。《中华放射学杂志》等期刊的常务编委、编委或审稿人。

从事放射影像临床、教学、科研及管理工作 33 年。 发表论文 300 余篇，主编及参编影像学专著和教材 20 余部，承担和完成国家自然科学基金等项目 20 余项。 获省部级科技进步二、三等奖 9 项。 致力于消化系统肿瘤和肺部疾病的临床影像学及新技术研究。 获国家卫生计生突出贡献中青年专家等荣誉称号，及"伦琴学者"奖章获得者。

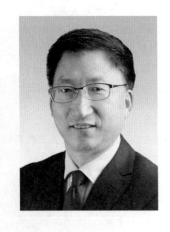

王绍武

男，1962 年 9 月生于山东莱西市。 医学博士，教授，博士生导师，辽宁省教学名师。 现任大连医科大学附属第二医院副院长。 中华医学会放射学分会骨肌放射学专业委员会副主任委员，教育部高等学校医学技术类专业教学指导委员会委员，教育部临床医学专业认证专家，中国医师协会放射医师分会委员，《中华放射学杂志》等多个核心期刊编委。

从事影像诊断学医疗、教学和科研工作 30 余年，主持国家自然科学基金项目 3 项。 主编、副主编全国高等学校临床医学类 iCourse 教材和国家级规划教材《医学影像学》3 部，参编临床医学五年制、长学制国家级规划教材《放射诊断学》《医学影像学》共 9 部，主译、副主编及参编《肌肉骨骼影像学》等专著 10 部，获辽宁省普通高等教育教学成果（研究生类）一等奖 1 项、辽宁省普通高等教育本科教学成果一等奖 2 项，主讲辽宁省精品课《医学影像学》1 门，发表专业学术论文 100 余篇。

新一轮五年制本科临床医学专业规划教材的修订工作恰逢我国"十九大"胜利召开之际，为适应不断深化医学教育改革和卫生体制改革的需要，我们对第8版《医学影像学》认真组织修订。本版教材以《全国高校思想政治工作会议精神》和《国家教材委员会第一次全体会议》相关精神为指导，遵照《关于医教协同深化临床医学人才培养改革的意见》及《建立住院医师规范化培训制度的指导意见》，经主编会、编委会认真讨论，在传承第7版《医学影像学》成果并全面总结、归纳该教材应用反馈意见的基础上，进一步遵循教材的"三基""五性"和"三特定"编写原则，对第8版《医学影像学》进行了全面认真修订，确保教材具有如下特色：

一、针对性。　教材以本科生为主要读者对象，也可作为重要参考书供规培住院医师使用。　坚持基本理论、基本知识、基本技能和特定对象、特定要求、特定限制为首要遵循的宗旨。

二、先进性。　充分发挥数字资源"海量化、数字化、立体化"的鲜明特点，更新或增添大量幻灯、案例及图片，作为数字资源融合在教材中，提升影像学教学的针对性和先进性，多种方式加深学生对理论知识的理解。　同时，修订《学习指导与习题集》，进一步提高了辅助教材学习的"互动性"。

三、前沿性。　精准适度地反映影像学进展：第一章新增"对比剂"一节，以便学生对临床常用各种对比剂的作用原理、种类、性能、常见不良反应及应对做系统了解；在"分子影像学"一节加入适量核医学内容，以便学生完整了解分子影像学的设备与技术，加深对其应用前景的展望思考；新增第十一章"传染性疾病"，对HIV、流感等新型多发传染病的相关影像做简要介绍，弥补前版教材此方面的缺如。

四、权威性。　根据全国高等医学院校临床医学专业教材评审委员会和人民卫生出版社关于教材编写队伍的建议，本版教材在保留第7版大多数编委的同时，进一步吸纳学术权威的专家教授参与编写，并扩大参编院校。　特别聘请中国超声医学工程学会副会长、中国超声医师分会副会长冉海涛教授编撰总论"超声成像"一节，并为整本教材涉及的超声内容把关，确保相关内容的专业性及严谨性。

本教材已历经8版修订，凝聚几代参编专家的心血。　在此，向以吴恩惠教授为代表的第1～7版教材主编副主编及编委团队表示崇高的敬意！　感谢本版教材所有编委的严谨治学和辛苦付出；感谢编写秘书张立娜教授在本版教材的编写及后期统稿工作中承担的大量工作；同时向为本次教材编写工作付出辛勤劳动的月强、马桂娜、李思睿、胡培铅、邵海波、孙海艳、臧培卓、何仕诚等教授一并表示诚挚谢意！

在本版教材修订中，各位编者依修订原则已尽全力，但在内容和编排上可能仍有不妥之处，恳请广大师生和读者不吝指正。

徐克　龚启勇　韩萍

2018 年 5 月

目　录

第二章　中枢神经系统　　44

第三章　头颈部　　74

第五章　循环系统　　　●●　**140**

第二篇　介入放射学

第十二章　介入放射学总论 340

第十三章　血管疾病的介入治疗 348

第十四章　非血管疾病的介入治疗 　◦　**374**

本书测试卷

绪　　论

一、医学影像学的发展简史和应用范畴

医学影像学(medical imaging)是应用医学成像技术对人体疾病进行诊断和在医学成像设备引导下,应用经皮穿刺技术和导管、导丝等介入器材对人体疾病进行微创性诊断与治疗的医学学科,是临床医学的重要组成部分。医学影像学包括影像诊断学(diagnostic imaging)和介入放射学(interventional radiology),后者又分为介入诊断学和介入治疗学。了解并熟悉医学影像学的发展简史和应用范畴,将有助于更好地学习和掌握这门学科。

1. **影像诊断学**　自1895年德国物理学教授伦琴(Röntgen)发现X线不久,即被用于人体疾病检查,由此产生放射诊断学(diagnostic radiology),从而开创了医学影像诊断的先河。20世纪40年代开始应用超声成像(ultrasonography,US)进行人体疾病诊断,形成了医学超声影像学。20世纪70年代和80年代又相继出现了X线计算机体层成像(x-ray computed tomography,x-ray CT,CT)和磁共振成像(magnetic resonance imaging,MRI)等新的成像技术。常规X线成像也已发展为计算机X线成像(computed radiography,CR)和数字X线成像(digital radiography,DR)及数字减影血管造影(digital subtraction angiography,DSA)。这些成像技术的发展极大拓宽了原有放射诊断学的研究和应用领域,形成了包括X线诊断(包含CR、DR、DSA诊断)、超声诊断、CT诊断及MRI诊断在内的影像诊断学体系。

尽管各种成像技术的成像原理和检查方法不同,对不同系统和部位疾病的诊断价值与限度亦各异,但都主要是通过进行影像学检查所获取的不同影像来显示人体内部组织器官的形态和生理功能状况,以及疾病所造成的病理性形态改变与功能变化,进而达到诊断疾病的目的。需指出的是,随着医学影像技术的快速发展,影像诊断已从早期单纯依赖形态学变化进行疾病诊断发展为目前集形态、功能和代谢改变于一体的综合诊断体系。

近30年来,尤其最近10余年来,影像诊断技术得到了快速发展,一些更加先进的高性能影像检查设备(例如高端多排螺旋CT、高场强MR机、立体成像彩色超声诊断仪,以及各种专用机如数字胃肠机、数字乳腺机、肢体MR机和复合手术室专用MR机等)相继投入临床应用,检查技术也在不断创新,例如CT能谱成像(CT energy spectral imaging)、磁敏感加权成像(susceptibility weighted imaging,SWI)、超声弹性成像(US elastography)等,新型成像对比剂(例如MRI肝细胞特异性对比剂、声学造影对比剂等)已陆续用于临床,各种图像后处理软件也在不断推出。所有这些影像设备和检查技术的不断创新,不但进一步提高了影像诊断学的成像性能和图像质量,更重要的是使原来难以发现的组织结构和器官的形态、功能及代谢异常,特别是一些微小病理改变得以清晰显示,从而显著提高了影像诊断水平,拓宽了应用领域。

CR、DR、DSA、CT、MRI和US等均为数字化成像。数字化成像改变了传统X线成像的显示、保存、传输与利用模式。应用数字信息的图像存档与传输系统(picture archiving and communication system,PACS)不但有利于图像资料保存、调取和传输,方便了病人就医,而且促进了远程放射学(teleradiology)的发展,使实时远程会诊得以实现。同时,数字化成像还使得计算机辅助检测和计算机辅助诊断(computer-aided diagnosis)成为可能。近年来,随着影像大数据时代的到来,放射组学(或称影

像组学,radiomics)应运而生,并已成为医学影像学研究的热点。随着人工智能的不断发展,更先进、更准确的人工智能影像诊断系统/设备已经陆续尝试进入临床应用,作为某些特定疾病的筛查和辅助诊断手段。

在我国,以放射科为代表的医学影像学始于20世纪中叶,初期仅有少数大城市的医疗单位配备有小型甚或手提式X线机,且从业人员少,资质大多较低。1949年新中国成立以来,影像诊断学科随着人民卫生保健事业的发展而获得了长足的进步:培养了一大批从事影像检查和诊断的技师和医师;各医疗单位均逐步设立放射科、超声科等医学影像学科并配备相应的成像设备;发行出版了多种不同层次的专业期刊和参考书;并进一步发展壮大,成立了中华医学会所属的"中华放射学分会""中华超声医学分会"和中国医师协会所属的"中国放射医师分会""中国介入医师分会"等学术团体,及其下设的各省、市放射学分会和超声医学分会等,为影像学科医师的培养和学术交流搭建了重要平台。特别是改革开放以来,随着国家经济腾飞,医学影像学科的发展进一步提升,不仅大中城市的二、三级医院拥有了新型CR、DR、DSA、CT、MR和彩色超声诊断仪等影像检查设备,而且县、乡(镇)级医院也不同程度地配备了这些先进的成像设备。影像学科医师和技师的临床、科研及教学水平也得到迅速提升,并与临床其他学科一样,越来越多地承担国家级各项重大科研项目或课题,在国内、外重要期刊及国内、国际专业学术大会上发表高水平学术论文,我国的影像诊断和介入治疗水平已基本与国际同步。然而,国内影像学科的发展尚不均衡,一些地区无论在影像设备的档次和数量上,还是在从业人员资质和水平上,均还存在一定差距。这就需要加强这些地区影像学科的投入和建设,进一步促进我国影像学科建设的均衡发展。

2. 介入放射学 国际上,介入放射技术始于20世纪40年代。最初为采用穿刺或切开股动脉方法进行诊断性心血管造影,但操作复杂,风险高,并未广泛用于临床。50年代初期,瑞典学者首创在心血管造影中应用套管针、导丝和导管交换、经皮行股动脉穿刺并插管的方法即Seldinger技术,简化了操作并显著提高了安全性。此后,这一技术也逐步用于非血管腔道造影检查,如经皮经肝胆管造影和经皮肾盂输尿管造影等。Seldinger技术已成为介入放射发展史上的重要里程碑。在1964年,被称为"介入放射学之父"的美国放射科医师Charles Theodore Dotter,在诊断性血管造影的同时采用同轴扩张导管创造性地首次开展了下肢动脉硬化闭塞病人的非外科治疗技术即经皮经腔血管成形术,从而成为介入放射学发展的又一个重要里程碑,也为介入放射学的发展开创了新纪元。与此之后,相继出现了一系列经动脉化疗栓塞术、经导管局部溶栓术、经皮经肝胆道穿刺引流术和经导管胃肠道出血栓塞术等介入治疗新技术,并获得良好的治疗效果。基于这些非外科治疗技术的产生和发展,1967年国际上提出了"介入放射学"这一概念,并迅速获得学术界的广泛认同。自20世纪80年代以后,随着具有实时显像功能的血管造影设备,特别是数字减影血管造影(DSA)设备的应用,以及近年来随着具有介入路径图和CT功能的平板探测器血管机的推出,以及各种介入治疗新器材、新材料,如不同用途导管、导丝、管腔内支架、栓塞材料、溶栓药和化疗药物等的不断创新、优化和完善,介入放射治疗技术获得了迅猛发展,应用领域在不断扩大,治疗效果也获得进一步提高,例如对实体性肿瘤的治疗、对肝硬化门脉高压消化出血的肝内分流术治疗、动脉导管未闭的封堵器治疗、胸及腹主动脉瘤的覆膜支架治疗、胃肠道狭窄的支架治疗以及胃肠道出血的栓塞治疗等,均获得了较佳的治疗效果。随着介入放射治疗技术的快速发展,国际上相继创建出版了《心血管介入放射学杂志》《血管介入放射学杂志》等多种学术期刊,并相继成立了APCCVIR、CSIR等国际性介入放射学专业学术团体。

我国的介入治疗技术起步较晚,但发展迅速。在20世纪70年代末和80年代初,国内几位介入放射学先驱,相继开展了肝动脉化疗栓塞术、经皮肾动脉狭窄扩张术等介入治疗研究,并连续举办了多次介入放射治疗技术学习班,初步培养了一批介入放射学医师。90年代初期卫生部颁布了相关文件,确立了介入放射学在临床治疗中的重要地位。同期,中华放射学分会成立了介入放射学学组,并创办了相应专业期刊,这就为国内介入放射学医师交流临床经验和科研成果提供了重要平台,并使得介入治疗技术逐步普及到许多省、市及部分县级医院。随着介入治疗技术的发展,许多省、市和自治区也相继在医学会的名下创建了介入放射学学组或介入医学分会。全国性和各省(市、自治区)定期召开的介入放射学学术大会不但有力促进了临床经验交流,也极大地推动了介入治疗新技术的开展和介入放射医师的队伍建设。目前,国内介入放射学的发展已日臻完善、规范,并逐步与国际接轨,各级介入放射学医师经常在国际学术大会上和国际专业期刊上发表高水平的学术论文,显著提升了我国在国际介入放射学领域中的地位。然而,在介入放射学专业形成和发展中仍有一些临床专业化、技术规范化和器材国产化等问题均亟待或正在得到解决,例如介入技术的基础和实验研究、介入治疗中远期疗效和并发症的评估、国产介入器材的研制和开发、介入放射学从业人员的培养和资质认证等。为此,自 2007 年以来,原卫生部、原国家卫生和计划生育委员会已经先后两次组织专家制定和修订并发布《心血管》《外周血管》《脑血管》和《综合(肿瘤和非血管管腔)》的介入诊疗技术管理规范。这些管理规范的制定和发布,必将进一步促进我国介入放射学事业的全面健康发展。

二、医学影像学的临床应用价值

1. 影像诊断学的临床应用价值　随着医学影像设备和检查技术的不断创新与发展,影像学检查在临床疾病诊断中的作用愈发重要。其应用价值主要体现在以下几个方面:①临床上仅据病人的临床表现及实验室检查,难以明确诊断时(例如急性脑血管疾病、胸痛三病症等),经常需要借助影像学检查,以明确病变的性质和类型,这对于病人尤其是急诊病人是否能够获得及时有效治疗至关重要;②临床上疑似或需除外某些疾病时(例如创伤后的骨折、肺癌的脑转移等),也常依赖影像学检查;③临床已确诊的疾病(例如经实验室检查诊断的急性胰腺炎、经支气管镜活检诊断的中心型肺癌等),影像学检查可以进一步明确病变的范围、类型和分期,以利于制订合理的治疗方案及评估预后;④某些疾病(例如骨折、胃癌等)在治疗中或治疗后,影像学检查对于评估疗效、判断肿瘤有无复发和转移,具有重要价值;⑤对于易发某些疾病的高危人群(例如肝硬化病人、重度吸烟者、遗传性肾癌综合征的家族成员等),定期影像学检查有助于疾病(肝细胞癌、肺癌、肾细胞癌等)的早期发现和早期治疗;⑥影像学检查也常用于健康体检,能够早期发现病变尤其是某些恶性肿瘤(例如早期肾细胞癌、早期乳腺癌),这对于疾病的及时治疗、改善预后均具有重要的临床意义;⑦影像学检查时,偶可意外发现未曾怀疑且具有重要临床意义的病变(例如冠状动脉 CTA 检查时,意外发现周围型肺癌)。

如上所述,影像学诊断具有很高的临床应用价值,然而,还存在一些局限性:①影像学诊断的主要依据是图像上的异常表现,而这些异常表现大多反映的是病变的大体形态学改变,并非组织病理学所见,往往缺乏特异性,致使某些疾病(如孤立性肺结节)的诊断和鉴别诊断常发生困难;②一些疾病的发生、发展至产生异常影像学表现,需要一定的时间(如急性骨髓炎),从而使得这部分疾病的早期的检出和诊断受到限制;③影像学检查并非适用于所有疾病诊断,某些疾病并不具有确切的异常影像表现(如急性肾小球肾炎);④影像学检查的应用还有一定的禁忌证,例如孕妇和儿童应慎用或禁用 X 线和 CT 检查、肾功能严重受损者则禁用含碘对比剂检查。应当指出,随着成像技术和检查方法的不断创新,上述的一些局限性正在不断被克服,例如 MRI 的扩散加权成像对超急性期脑梗死的诊断、磁敏感加权成像对脑内小静脉发育畸形的检出、磁共振波谱对前列腺癌的诊断、超声弹性成像对乳腺病变的鉴别诊断等,这就进一步扩大了影像诊断学的应用领域,显著提升了其临床应用价值。

2. 介入放射学的临床应用价值   近年来,介入放射学作为微创诊疗的主要方法,以其创伤小、并发症少、适应证广泛、疗效确切等优势,迅速发展成为继内、外科之后的第三大临床治疗手段,并且在肿瘤及血管与非血管腔道疾病的诊断及治疗中发挥着越来越重要的作用。其主要临床应用价值为:①对于一些已不适合行手术治疗的疾病或病人(如中晚期肿瘤、患有某些疾病的高龄体弱者等),介入治疗依然可以发挥较好的治疗作用;②对于某些不愿意或不宜接受手术治疗的病人(如某些主动脉夹层、腹主动脉瘤、颈腰椎间盘脱出、子宫肌瘤等),介入治疗可作为一种损伤小、疗效确切的有益选择;③某些暂时不适合外科手术治疗的疾病(如中晚期肝癌等),经介入治疗后可为二期外科手术治疗创造良好的条件;④临床应用证实,某些疾病的介入治疗效果已经等同或优于其他治疗方法,如布加综合征、动脉硬化闭塞症、某些脑动脉瘤、颈内动脉海绵窦瘘等,介入治疗已成为这些疾病的首选治疗手段;⑤对于某些急性疾病,如深静脉血栓形成合并肺栓塞、支气管扩张咯血、化脓性胆囊炎/胆管炎等,介入治疗也已经成为首选治疗;⑥穿刺活检作为介入诊断学的重要组成部分,可为一些临床上难以确定性质病变的病理诊断提供确切的组织病理学标本,这对于最终明确诊断和选择治疗方案具有重要意义。

综上可知,介入诊疗与内、外科治疗已经成为三足鼎立的临床重要手段,明显扩大了临床治疗的适应证范围,并显示出很大的临床应用价值。然而,介入放射学作为一门新兴学科,依然存在许多亟待完善和解决的问题,特别是某些疾病介入治疗的中远期疗效尚有一定的限度:①恶性肿瘤的介入治疗(如原发性肝细胞癌),尽管有许多介入治疗新技术相继用于临床,并收到良好的近期临床效果,但都因存在治疗的不彻底性而于治疗后不同程度地出现复发或转移,因此需要进行反复多次重复治疗;②某些狭窄、闭塞性血管疾病的介入治疗,尽管可以收到立竿见影的效果,但因存在一定程度的"治疗后管腔再狭窄"问题而影响中远期疗效;③对于某些恶性肿瘤(如食道癌和胆管癌等),以往的一些介入治疗技术仅仅是改善患者症状的姑息疗法,而对疾病本身并无治疗作用。

三、如何学习和运用医学影像学

就临床医师培养而言,认真学习并正确掌握和运用医学影像学对于实现培养目标,具有十分重要意义。

1. 如何学习和运用影像诊断学   与培养从事影像诊断专业的医师不同,在临床医师培养中,学习影像诊断学应有如下侧重点:①熟悉各种成像技术的基本原理及检查方法,明确其各自的优势和不足,以便在临床工作中进行合理的选用;②掌握各种成像技术和检查方法的图像特点,这是识别图像,即明确其属于何种成像技术和检查方法的基础;③熟悉不同成像技术和检查方法所获取图像上的正常所见和异常表现,这是进行影像诊断的主要依据,也是临床医师依影像诊断报告在图像上进行比对的关键;④重点掌握各系统部位的一些常见病和多发病的影像诊断要点,不但有利于理解影像诊断报告的内容,且可依据图像上的表现评估疾病的严重程度和预后,以便及时与病人和家属进行沟通。

申请影像学检查时,选择成像技术和检查方法是临床医师运用影像诊断学的首要环节,进行合理地选择,无疑能为临床医师及时提供重要的诊断资料,且可获得最佳经济/诊断效能比,反之亦然。而这种合理地选择,就需要全面掌握各种成像技术和检查方法的适用范围及限度。如何正确对待影像诊断报告是临床医师运用影像诊断学的另一重要环节,影像诊断报告的结果可与临床最初拟诊的疾病相同或者相佐,甚至不能做出诊断。这就需要临床医师结合病人临床具体情况参考这一诊断结果,必要时应及时与影像诊断专业医师进行沟通,以便在疾病后续临床处理中最大限度地发挥影像诊断的作用。

2. 如何学习和运用介入放射学   对于临床医师来说,学习介入放射学应主要侧重于全面了解和熟悉介入放射学所包含的各种诊疗技术的基本概念与基本原理、适应证与禁忌证、常见并发症与临床疗效,以及与其他临床治疗方法相比的优势与特点,以便在临床工作中根据不同疾病及其不同病期,科学合理地选择适宜的介入诊疗方法,提出并确定最优治疗方案,使患者获得最佳的治疗效果。

（徐克　龚启勇　韩萍）

第一篇
影像诊断学

第一章　影像诊断学总论

第一节　X线成像

X线成像用于临床疾病诊断,已有120余年历史,至今依然是医学影像学检查的重要组成部分。而且随着现代成像技术的进步,X线成像也在朝着数字化、精准化和无胶片化的方向发展,在临床疾病检查中依然发挥着重要作用。

一、X线成像的基本原理

X线能够使人体组织结构成像,一是基于X线的基本特性,即X线的穿透性、可吸收性、荧光效应和感光效应;二是基于人体组织结构固有的密度和厚度差异。当X线穿过人体不同密度和不同厚度的组织时,会发生被这些组织不同程度吸收的现象,从而使得到达荧屏、胶片或特殊接收装置的X线量出现差异,因此才能形成不同黑白对比的X线影像。

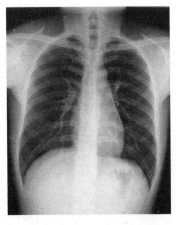

图1-1　胸部后前位X线图像

X线图像上的影像密度与组织结构类型及厚度有关:骨骼包括胸椎、肩胛骨、锁骨和肋骨,视其厚度而呈高密度白影或中高密度灰白影;纵隔内主要为心脏大血管,属于软组织,但厚度大,也表现为高密度白影;肺组织虽也较厚,但其内主要为气体,故显示为低密度黑影

物质的密度越高对X线吸收越多。生物体组织依其密度及其对X线吸收程度的不同,可大致分为三类:①高密度组织,如骨或钙化等,其密度较高,在X线片上呈白色影像;②中等密度组织,如软骨、肌肉、神经、实质器官、结缔组织及体液等,其密度中等,在X线片上呈灰白色影像;③低密度组织,如脂肪及含气组织等,其密度较低,在X线片上呈灰黑或深黑色影像(图1-1)。此外,X线穿透生物体组织的量的多少也与其厚度有关,厚度越大,则透过的X线就越少,因此,X线片上影像的黑白程度除与被照射物体的密度有关外,也与其厚度相关(图1-1)。

当组织结构发生病理改变时,其固有密度和厚度也随之改变,达到一定程度即可使X线影像上的黑白灰度对比发生变化,这就是应用X线检查进行疾病诊断的基本原理。

二、X线设备与X线成像性能

1. 传统X线设备与X线成像性能　传统X线设备是以胶片作为载体,对透过人体的X线信息进行采集、显示和存储。其优点是:①图像空间分辨力高;②单幅图像能够整体显示较大范围的组织结构;③X线辐射剂量相对较低;④检查费用较为低廉。缺点:①摄片条件要求严格;②图像密度分辨力较低;③组织结构与器官影像重叠,对诊断影响较大;④图像灰度无法调节;⑤X线胶片利用和管理不便。

传统X线设备包括通用型X线机、胃肠X线机、心血管造影X线机、床旁X线机、乳腺X线机和牙科X线机等。

2. 数字化X线设备与X线成像性能　数字化X线设备依技术原理不同,分为计算机X线成像(CR)和数字X线成像(DR)设备。其中,CR设备可与传统X线设备进行组合;而DR设备则不能与原有X线设备兼容,DR设备包括DR通用型机、DR胃肠机、DR乳腺机和DR床旁机等。

应用 CR 或 DR 设备进行摄片时,均需将透过人体的 X 线信息进行像素化和数字化,再经计算机系统进行各种处理,最后转换为模拟 X 线图像。不同的是 CR 以影像板(image plate,IP)代替胶片作为透过人体 X 线信息的载体,而 DR 则用平板探测器(flat panel detectors,FPD)。数字化 X 线成像的优点是:①摄片条件宽容度大,可最大限度降低 X 线辐射剂量;②提高图像质量,可使不同密度的组织结构同时达到清晰显示的效果(图1-2);③具有测量、边缘锐化、减影等多种图像处理功能;④图像的数字化信息既可经转换打印成照片或在监视屏上视读,也可存储在光盘、硬盘中,还可通过 PACS 进行传输。CR 不足之处在于成像速度慢,不能进行透视检查,X 线检测效率也有待提高。DR 则不仅大大缩短成像时间,且可用于 X 线透视检查,如食道和胃肠道的造影等;并具有更多后处理功能,如多体层容积成像(一次检测就可获得投照部位任意深度、厚度的多层面体层图像)、图像自动拼接技术(一次检测可获取大范围无缝拼接 DR 图像,如全脊柱)等。

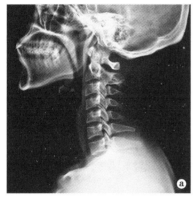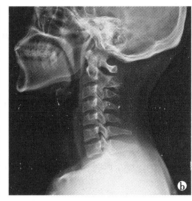

图1-2　颈椎侧位传统 X 线成像与数字化 X 线成像比较

a. 传统 X 线成像,颈椎骨结构清晰,但周围软组织显示欠佳;b. 数字化 X 线成像(DR),能够同时清晰显示颈椎骨结构及周围软组织

3. **数字减影血管造影设备与 X 线成像性能**　数字减影血管造影(digital subtractive angiography,DSA)设备是计算机技术与传统 X 线血管造影设备相结合的产物,应用数字减影方法有效避免血管影与邻近骨和软组织影像重叠,可清晰显示血管,是一种安装在介入手术室(导管室),专门用于心血管造影和介入诊疗的特殊数字化 X 线设备(图1-3)。初期,DSA 设备的图像采集是应用 X 线影像增强器-高分辨力摄像管,目前多使用 FPD。数字减影方法有几种,常用的是时间减影法(temporal

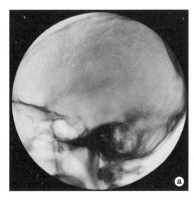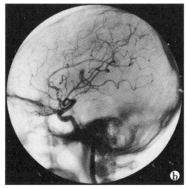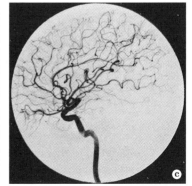

图1-3　**数字减影血管造影的基本原理**

a. 蒙片;b. 血管造影图像;c. 数字减影血管造影图像。蒙片(a)和血管造影图像(b)分别经像素化和数字化转换后,行两者数字矩阵相减,抵消骨和软组织的数字,仅保留血管内对比剂的数字,再经数字/模拟转换后,即可获得仅有血管影像的数字减影血管造影图像(c)(注:数字减影血管造影图像反映的是监视屏上的黑白对比,与常规普通 X 线照片上的黑白对比不同,为其反转图像)

subtraction method)。应用 DSA 能够清晰显示直径 200μm 以上血管。目前,DSA 检查仍然是诊断心血管和某些肿瘤性疾病的金标准,也是血管内介入治疗不可缺少的成像手段。

DSA 设备机架呈"C"形,故称之为"C 臂",可为单 C 臂或双 C 臂,依安装方式又分为悬吊式或落地式,也可为移动式或安装在复合手术室(hybrid operation room)内。

三、X 线检查方法

X 线检查时,基于人体组织结构固有的密度和厚度差异所形成的灰度对比,称之为自然对比。依靠自然对比所获得的 X 线摄影图像,常称之为平片(plain film)。对于缺乏自然对比的组织或器官,可以人为引入密度高于或低于该组织或器官的物质,使之产生灰度对比,称之为人工对比。这种引入的物质称之为对比剂(contrast media),原称造影剂。通过人工对比方法进行的 X 线检查即为 X 线造影检查(contrast examination)。

(一) 普通检查

1. **X 线摄影(radiography)**　常简称为拍片,广泛用于检查人体各个部位。X 线摄影时,常需行两个或以上方位摄片,例如正位和侧位、正位和侧位及斜位。目的是更好地发现病变,显示病变的特征和空间位置。

2. **荧光透视(fluoroscopy)**　目前多采用 FPD 和影像增强电视系统。主要用于胃肠道钡剂造影检查、介入治疗、骨折复位等。

(二) 特殊检查

1. **软 X 线摄影(soft ray radiography)**　应用钼靶或铑靶 X 线管的摄影技术,专门用于乳腺 X 线检查。

2. **X 线减影技术**　应用 CR 或 DR 的减影功能,可获取单纯软组织或骨组织图像,可提高对疾病的诊断能力。但目前日常工作中很少应用。

3. **体层容积成像**　应用 DR 技术能够获取任意深度、厚度的多层面图像,从而可提供更为丰富的诊断信息。目前,多在乳腺检查中应用,而其他部位基本被 CT 等更先进的检查方法替代。

(三) X 线造影检查

1. **X 线对比剂类型及应用**　①医用硫酸钡,仅用于食管和胃肠道造影检查;②水溶性有机碘对比剂,又分为离子型和非离子型,主要用于血管造影、尿路造影、子宫输卵管造影、窦道和瘘管及 T 型管造影等。

要特别指出的是:应用水溶性有机碘对比剂有可能引起不良反应,甚至有时很严重。详见本章第六节对比剂。

2. **X 线对比剂引入途径**　①直接引入法:口服,如上消化道钡餐检查;灌注,如钡剂灌肠、逆行尿路造影、子宫输卵管造影等;穿刺,如血管造影、经皮经肝胆管造影等;②间接引入法:经静脉注入行排泄性尿路造影等。

四、X 线检查的安全性

X 线照射具有生物效应,超过允许剂量的照射可导致放射性损伤,故应重视防护。首先,要严格掌握 X 线检查的适应证,避免不必要的照射,尤其是孕妇和小儿,早孕者当属禁忌。其次,X 线检查时应遵循辐射防护的三项基本原则:①屏蔽防护:用高密度物质,如含铅的防护服等遮挡敏感部位和器官;②距离防护:利用 X 线量与距离的平方成反比的原理减少散射线的辐射;③时间防护:每次检查的照射次数不宜过多,并尽量避免重复检查。

五、X 线图像特点

X 线图像主要具有如下特点:①X 线图像是黑白灰度图像:在被照物体厚度相同的条件下,图像上的黑白灰度反映的是组织结构的密度差异,诊断描述时分别称之为低密度、中等密度和高密度。其中"低""中等"和"高"代表影像的黑白程度,"密度"则指组织结构单位体积的质量,两者意义不同但具有一致性关系,例如含气肺组织的质量低,呈低密度影。当病变造成影像密度改变时,诊断描述时称之为密度增高或密度减低。②X线图像是组织结构影像的叠加图像:图像为X线束穿透某一部位不同密度和厚度的组织结构后的投影总和,是这些组织结构影像的叠加(图1-4)。这种叠加可使某些位置的病变较难或不能显示。例如,胸部正、侧位平片,即为胸壁软组织、胸廓骨组织、肺组织以及心脏大血管等结构影像的叠加;因此,位于心后或椎旁的肺组织病变,就有可能由于正位上心影或大血管影及侧位上胸椎影像的重叠而显示不清。数字化X线成像时,应用减影技术和多层面容积成像技术,可在一定程度上减少影像叠加的影响,提高病变的检出率。X线造影图像与此类似,所不同的是组织器官内含有高密度的对比剂。

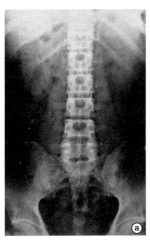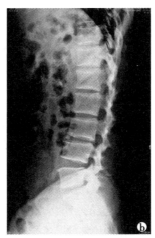

图1-4　X线图像特点

腰椎正位(a)和侧位(b)X线图像具有如下特点:①骨组织包括腰椎和骨盆均呈高密度白影;腰大肌为中等密度灰影;肠道内气体呈低密度黑影;②正位图像(a),腰椎椎体与椎弓结构影像相互重叠;侧位图像(b),两侧椎弓根、椎板和关节突影像相互重叠

第二节　X线计算机体层成像

计算机体层成像(computed tomography,CT)由Hounsfield于1969年设计成功。与传统X线成像相比,CT图像是真正的断层图像,它显示的是人体某个断层的组织密度分布图,其图像清晰、密度分辨率高、无断层以外组织结构干扰,因而显著扩大了人体的检查范围,提高了病变的检出率和诊断准确率,大大促进了医学影像学的发展。

一、CT成像的基本原理

CT是用X线束对人体检查部位一定厚度的层面进行扫描,由探测器接收透过该层面上各个不同方向的人体组织的X线,经模/数转换输入计算机,通过计算机处理后得到扫描断层的组织衰减系数的数字矩阵,再将矩阵内的数值通过数/模转换,用黑白不同的灰度等级在荧光屏上显示出来,即构成CT图像。

根据检查部位的组织成分和密度差异,CT图像重建要使用合适的数学演算方式,常用的有标准演算法、软组织演算法和骨演算法等。图像演算方式选择不当会降低图像的分辨率。

二、CT设备与CT成像性能

在CT发明和应用的历史进程中,其发展大致可分为两个阶段,即从CT发明到螺旋CT出现的非螺旋CT阶段,以及从螺旋CT投入临床使用到目前为止的多层螺旋CT时代。相比较而言,第一阶段的意义是改变了医用X射线的诊断方式,而第二阶段则是在第一阶段的基础上发展和丰富了横断层X线诊断的手段。第一阶段CT设备内容目前仅保留了历史意义,第二阶段CT设备目前正在使用。

1. **单层螺旋 CT**　与非螺旋 CT 相比,单层螺旋 CT 设备结构主要是利用了滑环技术,去除了 CT 球管与机架相连的电缆,球管探测器系统可连续旋转,并改变了以往非螺旋 CT 的馈电和数据传导方式,使 CT 扫描摆脱了逐层扫描的模式,从而提高了 CT 扫描和检查的速度。由于螺旋 CT 扫描时检查床连续单向运动,球管焦点围绕患者旋转的轨迹类似一个螺旋管形,故称为螺旋扫描。

由于螺旋 CT 采集的数据是连续的,所以可在扫描区间的任意位置重建图像。通过采用不同的重建增量,可确定相邻被重建图像的间隔或层面重叠的程度。重建增量与被重建图像的质量有关,即不同程度的重叠重建,可使三维等后处理图像的质量改善。

2. **多层螺旋 CT**　与单层螺旋 CT 不同,4 层螺旋 CT 的探测器材料采用了辐射转换效率高的稀土陶瓷闪烁晶体,与光电二极管一起共同组成探测器阵列。以前固体探测器材料的辐射总转换效率是 50%～60%,而改用稀土陶瓷材料后,辐射的总转换效率可达到 99%。与单层螺旋 CT 相比,旋转一周扫描覆盖的范围比单层螺旋扫描有所增加,每旋转一周的扫描时间也缩短至 0.5 秒,纵向分辨率也有所提高,但 4 层螺旋 CT 扫描尚未真正达到各向同性。

16 层螺旋 CT 在 2002 年的北美放射年会上被推出,其最大的改变是探测器阵列的排数和总宽度增加,并且机架旋转一周的扫描速度也相应缩短为 0.42 秒,最短为 0.37 秒。在 4 层与 16 层之间,某些厂商还曾推出 8 层螺旋 CT,因从技术层面的特点不明显,故此处从略。

2003 年后各大 CT 机生产厂商相继推出了 64 层螺旋 CT 产品,与 16 层螺旋 CT 比较,技术层面尤其是硬件技术的改进不是很多,期间还包括了 32 层和 40 层多层螺旋 CT。64 层螺旋 CT 的主要变化是滑环旋转一周的速度提高(最短 0.33 秒),一次扫描层数增加和覆盖范围加大,另外图像质量和各向同性的分辨率又有提高。

2007 年的北美放射学年会,多家厂商宣布推出 128 层、256 层以及 320/640 层多层螺旋 CT 扫描仪等,使多层螺旋 CT 发展进程的步伐又迈出了坚实的一步。

3. **双源 CT**　是 2005 年推出的新型 CT 扫描仪,它的基本结构秉承了 64 层 CT 的设计,仅在 X 线管和探测器系统作了大胆的创新,由沿袭使用的一个 X 线管、一组探测器系统,改变成了双 X 线管和双探测器系统,使 CT 的检查无论从扫描的速度和扫描仪的功能定位(可利用两种不同的辐射能做一些功能性的检查,以往 CT 基本只能做形态学的检查)都大大前进了一步。

双源 CT 的两个 X 线管可同时工作,也可分别使用。当心脏成像、双能减影和全身大范围扫描时,可采用两个 X 线管同时工作,而一半的扫描仅有一组 X 线管探测器系统工作。当用于心脏成像时,相对于 64 层螺旋 CT 可减少一半的扫描时间,另外,在心脏图像重建的方法中,除降低机械扫描时间外,还可采用多扇区重建方法提高时间分辨率。

4. **能谱 CT**　为 2008 年推出的一种新型 CT,基本配置为 64 排的探测器阵列,扫描机架旋转一周的最短时间为 0.35 秒,但其在 X 射线管、探测器材料和高压发生器上作了重大的改进,配以该机的专用成像软件,可实现能谱成像。在临床应用方面,能谱成像可生成 101 种单能谱辐射,并形成两种基物质图像,对人体多种组织进行分析,还可用于体内金属植入物伪影的有效去除。另外,采用改进的迭代重建方法,使 CT 成像的剂量得以进一步降低。目前,256 层 CT 和双源 CT 也可兼有能谱成像功能。

三、CT 检查方法

CT 扫描过程中,患者要制动,对儿童或不合作的患者可用镇静剂甚至麻醉药物。胸、腹部 CT 检查扫描前应训练患者练习屏气,避免因呼吸运动产生伪影。腹盆部 CT 扫描时,患者需口服对比剂。

既往采用薄层扫描(扫描层厚≤5mm)、重叠扫描(扫描时设置层距小于层厚,使相邻的扫描层面有部分重叠)、靶扫描(是指对感兴趣区进行局部放大扫描的方法)、高分辨率扫描(high resolution CT, HRCT)(采用薄层扫描、高空间分辨率算法重建及特殊的过滤处理)等显示小病灶及细微结构。与常规 CT 扫描不同,螺旋 CT(spiral CT)扫描时检查床沿纵轴方向匀速移动,同时 X 线球管连续旋转式曝光,采集的扫描数据是容积数据,分布在一个连续的螺旋形空间内。特别是近年来的多层螺旋 CT (multislice spiral CT,MSCT)在功能上进一步完善,具有很多优点:①扫描速度快,大多数检查可在患者一次屏气时间内完成,可有效减少呼吸运动伪影,方便危重患者及婴幼儿患者的检查,并可一次注射对比剂后完成器官的多期扫描,有利于病灶的检出和定性。②容积数据可避免小病灶的遗漏。③可进行高质量的任意层面的多平面重建(multiple planar reconstruction,MPR)、最大强度投影(maximum intensity projection,MIP)、表面遮盖显示(shaded surface display,SSD)和容积显示技术(volume rendering technique,VRT)、CT 血管造影(CT angiography,CTA)、CT 灌注成像(CT perfusion imaging,CTPI)和 CT 仿真内镜成像(CT virtual endoscopy,CTVE)等后处理,丰富并拓展了 CT 的应用范围,诊断准确性也有很大提高。

(一)平扫

平扫(plain scan,non-contrast scan)又称为普通扫描或非增强扫描,是指不用对比剂增强或造影的扫描。扫描方位多采用横断层面,检查颅脑以及头面部病变有时可加用冠状层面扫描。

(二)增强扫描

增强扫描(enhancement scan)指血管内注射对比剂后再行扫描的方法。目的是提高病变组织同正常组织的密度差,以显示平扫上未被显示或显示不清的病变,通过病变有无强化及强化类型,有助于病变的定性。根据注射对比剂后扫描方法的不同,可分为常规增强扫描、动态 CT 增强扫描 (dynamic CT enhancement scan)、延迟增强扫描、双期或多期增强扫描等方式。

动态增强扫描指注射对比剂后对某一选定层面或区域、在一定时间范围内进行连续多期扫描(常用三期扫描,即动脉期、静脉期和实质期),主要用于了解组织、器官或病变的血液供应状况。特殊 CT 增强检查方法,包括双能 CT 检查和灌注成像,前者可为单源双能图像,扫描时需打开能谱开关;亦可为双源双能图像,扫描时需行双能量扫描。双能 CT 检查可通过后处理软件对图像进行进一步分析,在肿瘤病理类型、分化程度、血管成像等方面进行分析。后者灌注成像实际上为一种特殊的动态扫描,是指在静脉注射对比剂的同时对选定的层面进行连续多次动态扫描,以获得该层面内每一体素的时间-密度曲线,然后根据曲线利用不同的数学模型计算出组织血流灌注的各项参数,并通过色阶赋值形成灌注图像,以此来评价组织器官和病变的灌注状态。

(三)CT 造影

CT 造影是指对某一器官或结构进行造影再行扫描的方法,它能更好地显示结构和发现病变。分为 CT 血管造影和 CT 非血管造影两种。前者如常用的 CT 动脉造影,后者如 CT 脊髓造影(CT myelography,CTM)等。

1. **CT 血管造影(CT angiography,CTA)**　采用静脉团注的方式注入含碘对比剂 80 ~ 100ml,当对比剂流经靶区血管时,利用多层螺旋 CT 进行快速连续扫描,再行多平面及三维 CT 重组获得血管成像的一种方法,其最大优势是快速、无创,可多平面、多方位、多角度显示动脉系统、静脉系统,观察血管管腔、管壁及病变与血管的关系。该方法操作简单、易行,一定程度上可取代有创的血管造影,目前 CTA 的诊断效果已类似 DSA,可作为筛查动脉狭窄与闭塞、动脉瘤、血管畸形等血管病变的首选方法。

2. **CT 脊髓造影及 CT 关节造影**　CT 脊髓造影指在椎管脊髓蛛网膜下腔内注射非离子型水溶性碘对比剂 5 ~ 10ml 后,让患者翻动体位,使对比剂混匀后,再行 CT 扫描,以显示椎管内病变。CT 关节造影指在关节内注入气体(如空气、CO_2)或不透 X 线的对比剂后,进行 CT 扫描,可更清晰观察关节的解剖结构,如关节骨端、关节软骨、关节内结构及关节囊等。目前,这些检查技术多已被 MRI 检查所取代。

四、CT 检查的安全性

CT 作为迄今临床常用的医学影像诊断设备,虽有助于早期检出病变,但检查本身也存在一定的风险,安全性是非常重要的问题。

1. CT 作为一种无创性的影像学检查,整个检查过程非常快速,通常可在数分钟内扫描完毕。部分需静脉注射碘对比剂的受检者,一般不会感到任何不适,少数受检者可有温暖或发热("皮肤潮红")的感觉,亦可能出现短暂的口内"金属味",一般持续 1 分钟左右。所注射的碘对比剂通常 24 小时内就可从体内完全排出,对人体不构成伤害。

2. CT 作为一种影像学检查设备,其辐射剂量问题一直受到关注。但 CT 设备的 X 线输出量是严格控制的,在曝光前将显示 X 线输出量并必须确认后才能扫描。尽管 CT 检查有一定的辐射损伤,近年来通过不断优化扫描方案,其较小的辐射剂量并不会明显增加癌症的发生率,不会威胁到人体的健康。理论上,10mSv 的辐射剂量可导致终生患癌率增长 0.05%。而一次腹部 CT 扫描的辐射剂量约为 8mSv,一次头部 CT 扫描的辐射剂量约为 2mSv。

尽管 CT 检查有一定的辐射,并有对比剂注射不适感和不良反应发生的风险(见本章第六节对比剂),但其所获得的对病变检出、诊断和鉴别诊断价值要远远超过这些不利因素影响。总体而言,对于绝大多数病例,CT 是一种安全、无创的影像学检查技术。

五、CT 图像特点

1. **CT 图像是数字化模拟灰度图像**   CT 图像是经数字转换的重建模拟图像,是由一定数目从黑到白不同灰度的像素(pixel)按固有矩阵排列而成。这些像素的灰度反映的是相应体素(voxel)的 X 线吸收系数。

如同 X 线图像,CT 图像亦是用灰度反映器官和组织对 X 线的吸收程度。如含气的肺组织吸收 X 线少,在 CT 图像上呈黑色影像,即低密度影像;肌肉或脏器等软组织,吸收中等剂量的 X 线,呈灰色影像,即中等密度影像;骨组织含钙量高,吸收 X 线多,呈白色影像,即高密度影像。

2. **CT 图像具有较高的密度分辨力**   CT 图像的密度分辨力(density resolution)较常规 X 线图像高,相当于常规 X 线图像的 10~20 倍。因此,人体不同的软组织虽然对 X 线的吸收差异小,但在 CT 图像上亦可形成对比,这是 CT 图像的优点。所以,CT 能清楚显示由软组织构成的器官,如脑、纵隔、肝、胰、脾、肾及盆腔等器官,并可在良好图像背景上确切显示出病变影像,这种病灶的检出能力是常规 X 线图像难以达到的。然而,应当明确,组成 CT 图像的基本单位是像素。CT 装置不同,所选择的显示技术不同,像素的大小和矩阵数目亦就不同,像素大小可以是 1.0mm×1.0mm 或 0.5mm×0.5mm,矩阵数目可以是 256×256、512×512 或 1024×1024 不等。虽然像素越小,矩阵数目越多,构成的图像越细致,空间分辨力(spatial resolution)就越高,但总体而言,CT 图像组成的基本单位即像素仍显较大,故空间分辨力不及常规 X 线图像。然而,CT 图像的高密度分辨力所产生的诊断价值仍远远超过空间分辨力不足带来的负面影响。

如同 X 线造影检查,CT 增强检查也是用人工的方法且通常采用静脉注射高密度对比剂来增加病变与周围组织结构的密度对比,以利于病变的检出和诊断。

3. **CT 图像的密度能够进行量化评估**   CT 图像不但能从形态学上以不同的灰度来显示组织器官和病变的密度高低,而且还可以应用 X 线吸收系数的数值,来量化评估密度高低的程度,这是常规 X 线检查所无法达到的。在临床工作中,CT 密度的量化标准不用 X 线吸收系数表示,而是用 CT 值,单位为亨氏单位(Hounsfield unit,HU)。因此,在描述某一组织器官或病变密度时,不但能够用高密度、中等密度或低密度来形容,亦可用它们的 CT 值来说明密

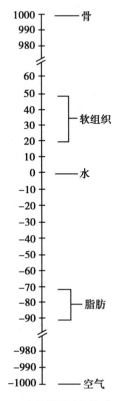

图1-5   人体组织CT值(HU)

度的高低程度。X 线吸收系数与 CT 值的换算关系如下:水的吸收系数为 1,CT 值定为 0HU;人体内密度最高的骨皮质吸收系数为 2,CT 值定为+1000HU;人体内密度最低的气体吸收系数为 0,CT 值定为-1000HU;因此,人体内密度不同的各种组织的 CT 值就位于-1000 ~ +1000HU 的 2000 个分度之间(图 1-5)。由图 1-5 可见人体软组织的 CT 值范围小,且与水的 CT 值近似,但由于 CT 具有较高的密度分辨力,仍可将密度差别小的软组织及其病变分辨出来,例如脑皮质、髓质与脑梗死灶。临床工作中,为了使 CT 图像上欲观察的组织结构和病变达到最佳显示,需根据它们的 CT 值范围,选用不同的窗技术,其包括窗位(window level)和窗宽(window width)(图 1-6)。提高窗位,荧光屏上所显示的图像变黑;降低窗位则图像变白。增大窗宽,图像上的层次增多,组织间对比度下降;缩小窗宽,图像上的层次减少,组织间对比度增加。

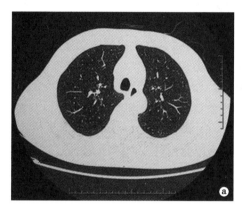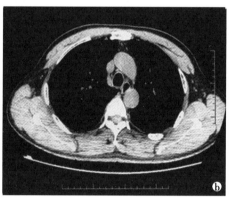

图 1-6　CT 检查窗技术的应用

a、b 为同一扫描层面,应用两种不同的窗位和窗宽进行显示,分别获得最佳观察肺组织和纵隔结构的图像。a. 肺窗,窗位-700HU、窗宽 1500HU;b. 纵隔窗,窗位+35HU、窗宽 450HU

4. CT 图像为断层图像　CT 图像常规是横轴位断层图像,克服了普通 X 线检查各组织结构影像重叠的缺点,从而使各个器官组织结构得以清楚显示,明显提高了病灶的检出率。然而,断层图像不利于器官结构和病灶的整体显示,需要连续观察多帧图像,经人脑思维整合或运用图像后处理重组技术,才能形成完整的概念。

CT 横轴位断层图像是含有一定层面厚度的组织结构的重建图像。当一个扫描层面厚度内只含有一种组织时,所测量的 CT 值代表该组织的密度。但是,在一个扫描层面的厚度方向内同时含有两种或两种以上密度不同且走行与层面平行的组织时,其所显示的密度并非代表任何一种组织,所测得的 CT 值为它们的平均值。这种现象称之为部分容积效应或部分容积现象(partial volume phenomenon),其可影响微小病变的显示和诊断。为了克服这一不利因素,可采用更薄的准直、更小的重建层厚和特殊算法进行图像重建,如高分辨力 CT(high resolution CT,HRCT)检查,以利微小结构和病变的显示。

随着 CT 设备的发展和各向同性技术的产生及应用,CT 扫描的层厚可小于 1mm。在亚毫米薄层扫描的基础上,利用计算机软件对 CT 轴位断面图像信息进行图像重组,可获得冠状位、矢状位二维图像以及三维立体的 CT 图像等,称之为 CT 图像后处理技术。

第三节　超　声　成　像

超声(ultrasound)是指物体(声源)振动频率在 20 000 赫兹(Hertz,Hz)以上,所产生的超过人耳听觉范围的声波。超声成像是利用超声波的物理特性和人体组织声学参数进行的成像技术,并以此进行疾病诊断。当前,超声成像技术发展迅速,应用普及。超声诊断是医学影像诊断的重要组成部分。

一、超声成像的基本原理

（一）超声成像的物理现象

超声诊断所用声源振动频率一般为 1 ~ 10 兆赫兹（MHz），常用 2.5 ~ 5.0MHz。超声成像的基本原理与超声波的物理特性及人体组织对入射超声波所产生的多种物理现象有关，主要有如下方面。

1. **指向性** 超声波与一般声波不同，由于频率高，波长短，而在介质内呈直线传播，故有良好的指向性。这是超声检查对人体器官结构进行探测的基础。

2. **反射** 超声波入射到比自身波长大的大界面时，入射声波的较大部分能量被该界面阻挡而返回，这种现象称之为反射。

3. **散射** 小界面对入射超声产生散射现象，使入射超声的部分能量向各个空间方向分散辐射。散射回声来自脏器内部的细小结构，其临床意义十分重要。

4. **折射** 由于人体各组织脏器中的声速不同，声束在经过这些组织间的大界面时，产生声束前进方向的改变，称为折射。折射可使测量及超声导向两个方面产生误差。

5. **绕射** 又名衍射。声束在界面边缘经过，可向界面边缘靠近且绕行，产生声轴的弧形转向。

6. **相干** 为两束声波在同一空间传播时的叠加现象。由于两束声波在频率、相位及振幅上的差别，叠加后可产生另一种新的波形。

7. **衰减** 超声波在介质中传播时，因小界面散射，大界面反射，声束的扩散以及介质对超声能量的吸收等，声能逐渐减少，称之为衰减（attenuation）。不同组织对超声能量吸收的程度不同，主要与蛋白质和水含量有关。在人体组织中，声能衰减程度依递减顺序为骨质与钙质、肝脾等实质组织、脂肪组织、液体。超声通过液体时几乎无衰减，而通过骨质或钙质时，则明显衰减，致其后方回声减弱，乃至消失而形成声影（acoustic shadow）。

8. **多普勒效应** 当一定频率的超声波由声源发射并在介质中传播时，如遇到与声源做相对运动的界面，则其反射的超声波频率随界面运动的情况而发生改变，称之为多普勒效应（Doppler effect）。当界面朝向探头运动时，频率增高；背离探头运动时，则频率减低；界面运动速度愈快，频移的数值就愈大，反之亦然。利用多普勒效应，可以检测组织或血流的运动，包括方向和速度，并可判断血流是层流或湍流。

当入射超声波在人体组织中传播，经过不同器官、不同组织，包括正常与病变组织的多层界面时，每一界面由于两侧介质的声阻抗不同而发生不同程度的反射和（或）散射。这些反射或散射形成的回声，以及超声在传播中所经过不同组织的衰减信息，经接收、放大和信息处理而在荧屏上以图像或波形显示，形成声像图（ultrasonogram or echogram），此即超声成像的基本原理。

（二）超声成像的类型和显示方式

超声成像的主要类型有 A 型、B 型、M 型和 D 型。其成像技术和显示方式有所不同，分述如下。

1. **A 型超声** 为振幅调制型，属于一维波形图，以超声的传播和反射时间为横坐标，以反射波幅为纵坐标，以波的形式显示回声图。界面两侧介质的声阻抗差越大，回声的波幅越大，当声阻抗差为零时，则呈现无回声段。目前临床应用已较少。

2. **B 型超声** 又称二维超声，其采用多声束对选定切面进行检查，并以每条声束的所有回声依各自的回声时间（代表深度）和强弱，重新组成检查切面的二维图像。图像上的纵坐标代表回声时间即回声深度，而回声的强弱则用不同辉度的光点来表示，故属于辉度调制型显示。在二维声像图上，根据组织内部声阻抗及声阻抗差的大小，将人体组织器官分为四种声学类型（表 1-1）。

3. **M 型超声** 类似二维超声成像方式，亦属于辉度调制型显示。所不同的是采用单声束检查，获取活动器官某一部位回声，并在横坐标方向上加入一对慢扫描波，使回声光点沿水平方向移动。如此可在某一段时间内获得采样部位不同深度组织回声随时间变化的曲线，即距离-时间曲线。在 M 型声像图上，纵坐标代表回声深度（距离），横坐标代表时间。

表 1-1　人体组织器官声学类型

反射类型	二维超声	图像表现	组织器官
无反射型	液性暗区	无回声	尿、胆汁、囊液、血液等液体物质
少反射型	低亮度	低回声	心、肝、胰、脾等实质器官
多反射型	高亮度	高回声	血管壁、心瓣膜、脏器包膜、组织纤维化
全反射型	极高亮度	强回声,后方有声影	骨骼、钙斑、结石、含气肺、含气肠管

4. D 型超声　亦称多普勒超声,包括频谱多普勒超声和彩色多普勒血流成像(color Doppler flow imaging,CDFI)等,可无创观察人体血流及组织运动的速度、方向等。

(1) 频谱多普勒超声:是根据多普勒效应,提取超声声束在传播途径中各个活动界面所产生的频移即差频回声。图像以频谱方式显示,其中纵坐标表示差频的数值(以速度表示),横坐标代表时间。朝向探头侧的差频信号位于基线上方,而背向探头者则在基线下方。频谱多普勒包括脉冲多普勒、连续多普勒和高脉冲重复频率多普勒,以前两者常用。脉冲多普勒采用单个换能器,利用发射与反射的间隙接收频移信号,具有距离选通功能,可定位分析,但不能准确测量高速血流。连续多普勒采用两组换能器,分别发射超声波和接收其反射波,可用于高速血流的定量分析,但无距离选通功能。

(2) 彩色多普勒血流成像(CDFI):是利用多普勒效应,提取二维切面内所有差频回声,以彩色方式显示,并叠加在相匹配的二维声像图上。在 CDFI 图像上,以红、蓝、绿三色表示血流多普勒差频回声,其中朝向探头的血流以红色表示,背向探头者以蓝色表示,湍流方向复杂、多变,呈五彩镶嵌或绿色。血流速度快者,色彩鲜亮,慢者则暗淡。

CDFI 能反映血流速度、加速度和方向变化,但这些信息受探测角度的影响较大,且检测低速血流的能力受限。而彩色多普勒能量图(color Doppler energy,CDE)提取和显示多普勒信号的能量信号强度,成像参数为血流中与散射相对应的能量信号,主要取决于取样中红细胞相对数量的多少。能显示低速血流而不受探测角度因素的影响,也不存在彩色混叠现象。组织多普勒成像(tissue Doppler imaging,TDI)是以多普勒原理为基础,利用血流滤波器滤去低幅高频(血流)信息,仅检测心室壁反射回来的低频高振幅频移信号,从而显示心肌组织的运动情况。

二、超声设备与超声成像性能

(一) 超声设备

超声设备主要由换能器(常称为探头)、主机和信息处理系统、显示和记录系统组成。

换能器(探头)兼有超声波发生和回声接收功能。探头种类较多,主要为电子扫描探头,包括线阵型、凸阵型和相控阵型;依频率,可分为单频型、变频型、宽频型和高频型。这些种类探头各有不同使用范围。

主机和信息处理系统负责设备运转,包括超声波的发射、接收,信息采集和处理。

显示和记录系统用于实时显示图像和资料保存。由显示屏(荧屏)、打印机、照相机、录像装置组成。

目前,临床上应用的超声诊断仪主要有两种类型:①常规 B 型超声诊断仪:主要用于二维灰阶超声检查,兼有 M 型和频谱多普勒超声功能;②彩色多普勒超声诊断仪:除可进行 CDFI 检查外,尚具备二维灰阶超声、M 型和频谱多普勒超声检查功能。先进机型还配有多种新技术软件,可进行静态和动态三维成像、超声造影、超声学定量及超声弹性成像等多种新技术检查。

(二) 超声成像性能

1. 超声成像的主要优势

(1) 超声波属于机械波,无放射性损伤,检查的安全性高。

(2) 超声检查能够实时动态显示器官运动功能和血流动力学状况及其异常改变,且可实时进行身体各部位任意方位的断面成像,因而能够同时获取功能和形态学方面的信息,有利于病变的检出和诊断。

（3）超声检查便捷,易于操作,且可及时获取检查结果;检查费用也相对低廉,可在短期内对病变进行反复多次检查。

（4）超声设备较为轻便,不但能对危急症患者进行床边检查,且可用于术中检查。.

2. 超声检查的局限性

（1）超声检查时,由于骨骼和肺、胃肠道内气体对入射超声波的全反射,而影响了成像效果,限制了这些部位超声检查的应用范围。

（2）超声检查显示的是局部断面图像,一幅声像图上难以显示较大脏器和病变的整体的空间位置和构型。三维超声技术可部分解决此问题。

（3）超声检查结果的准确性除了与设备性能有关外,在很大程度上依赖于操作医师的技术水平和经验。

三、超声检查方法

（一）二维超声检查

二维超声即 B 型超声检查,能够实时动态清晰显示脏器形态、解剖层次及毗邻关系,以及血管和其他管状结构的分布,是目前应用最为广泛的超声检查方法。主要用于检查腹盆腔脏器、浅表器官、心脏、大血管和四肢血管,以及肌肉骨关节系统等。

（二）M 型超声检查

M 型超声主要用于检查心脏和大血管。通过评估距离-时间曲线,可以检测房室和主动脉径线,左右室壁和室间隔厚度,瓣膜运动幅度和速度以及左右室收缩功能等。

（三）D 型超声检查

1. 频谱型多普勒超声检查 能够获取组织和器官结构及病变的血流信息,包括血流方向、速度、性质、压力阶差等,可对心脏、血管和脏器病变的血流进行定性和定量分析。

2. 彩色多普勒血流成像（CDFI） CDFI 检查,能够直观显示心脏、血管和脏器的血流状况,通过色彩改变可敏感地发现异常血流,但不能进行精确的定量分析。

3. 彩色多普勒能量图（CDE） 显示信号的动态范围广,能有效显示低速血流,对末梢血流、肿瘤滋养血管和某些部位血流灌注提供重要信息。

4. 组织多普勒成像（TDI） 通过特殊方法提取心肌运动所产生的多普勒频移信号进行分析、处理和成像,可对心肌运动进行定性和定量分析。

（四）超声成像的新技术

超声成像新技术包括:①超声造影(contrast-enhanced ultrasound imaging):原理是人为向血液内注入与血液声阻抗值截然不同的介质(微气泡),致血液的散射增强,呈云雾状回声,从而为疾病的超声诊断提供新的信息;②声学定量(acoustic quantification,AQ):可实时自动检测血液与组织界面,主要用于心功能评估;应用 AQ 原理,还可获得不同时相心内膜运动不同色彩的编码图,即彩色室壁动态分析图,用于检测室壁运动异常;③斑点追踪超声心动图:是利用分析软件,自动追踪感兴趣区内斑点在整个心动周期的位置,用于定量评估心肌各节段的收缩与舒张功能;④三维超声:分为静态和动态三维超声,均为利用二维图像数据经软件处理重建的三维图像,能够立体显示脏器空间位置关系、心内缺损大小等;⑤超声弹性成像:是利用弹性力学、生物力学原理,结合超声成像技术,通过数据处理以反映体内组织的弹性模量等力学属性的差异,目前已用于腹部、浅表器官等多个领域疾病的诊断和鉴别诊断。

四、超声检查的安全性

超声检查与其他成像技术相比较,具有很高的安全性。然而,超声波属于机械波,可产生机械效应、热效应和空化效应,尤其对于胎儿和眼球等敏感组织,使用不当时,可造成损伤。

机械指数(mechanical index,MI)是指超声在弛张期负压峰值与换能器中心频率的平方根之比值。热指数(thermal index,TI)是指超声实际照射到某声学界面所产生的温升与使界面温升1℃的比值。胎儿超声检查时,MI 和 TI 值应分别控制在 0.3 以下和 0.4 以下;眼球检查时,则 MI 和 TI 值需分别控制在 0.1 以下和 0.2 以下。

五、超声图像特点

1. 二维声像图的主要特点　①是超声实时成像中所记录的身体各部位任意方位的二维切面图;②图像由黑至白不同灰度的光点组成,代表组织结构回声的弱与强;③图像的显示范围受限,一幅图像不能整体显示较大的脏器和病变(见文末彩图 1-7a、b);④声学造影检查改变了图像上的组织结构回声。

2. M 型声像图的主要特点　①图像是以多条距离-时间曲线表示运动器官(心脏、大血管)的多层界面回声;②图像记录了运动器官(心脏、大血管)在一段时间的运动幅度和速度(见文末彩图 1-7c)。

3. D 型声像图的主要特点

(1)频谱多普勒声像图的主要特点:①图像是以频谱方式显示,峰高即差频数值和在基线上方或下方位置反映的是血流速度和方向;②图像上实时记录了某一段时间内的血流信息(见文末彩图 1-7d)。

(2)CDFI 声像图的主要特点:①图像上的不同颜色的彩色信号代表血流方向,色彩的亮度反映的是血流速度;②为实时成像中所记录某一时相的血流动力学信息(见文末彩图 1-7e、f)。

上述不同类型声像图的特点常作为识别它们的主要依据:①识别二维声像图:是由不同灰度光点组成的二维切面图像;图像上通常标有扫查部位和方向;②识别 M 型声像图:图像上显示多条呈水平走向的曲线即距离-时间曲线;纵坐标有距离单位标识,横坐标有慢扫描速度单位标识;③识别频谱多普勒声像图:图像是以不同波峰组成的频谱方式显示;纵坐标有差频(血流速度)单位标识,横坐标有记录速度标识;④识别 CDFI 声像图:具有识别二维声像图要点,在二维图像上叠加有反映血流动力学信息的彩色信号。

第四节　磁共振成像

磁共振成像(MRI)是利用强外磁场内人体中的氢原子核即氢质子(^{1}H),在特定射频(radiofrequency,RF)脉冲作用下产生磁共振现象,所进行的一种医学成像技术。1946 年发现了原子核磁共振这一物理现象,1973 年 Lauterbur 应用该物理现象获得了人体 MRI 图像,其应用极大促进了医学影像诊断学的发展。为此,Lauterbur 获得了 2003 年诺贝尔生理学或医学奖。

一、MRI 成像的基本原理

磁共振成像的过程较为复杂,但又是理解 MRI 图像的基础,可分解为以下步骤。

1. 人体^{1}H 在强外磁场内产生纵向磁矢量和^{1}H 进动　人体内富含^{1}H,^{1}H 具有自旋特性而产生磁矩,犹如一个小磁体。通常,它们无序排列,磁矩相互抵消;当进入强外磁场内,^{1}H 磁矩依外磁场磁力线方向有序排列,而产生纵向磁矢量。^{1}H 在绕自身轴旋转的同时,还围绕外磁场方向做锥形运动,犹如旋转中的陀螺,称为进动(procession),进动的频率与外磁场场强呈正比。

2. 发射特定的 RF 脉冲引起磁共振现象　向强外磁场内的人体发射特定频率(^{1}H 进动频率)的 RF 脉冲,^{1}H 吸收能量而发生磁共振现象,同时产生两种改变:一种是吸收能量的^{1}H 呈反磁力线方向排列,致纵向磁矢量变小、消失;另一种是^{1}H 进行同相位进动,由此产生横向磁矢量(图 1-8)。

3. 停止 RF 脉冲后^{1}H 恢复至原有状态并产生 MR 信号　停止发射 RF 脉冲后,^{1}H 迅速恢复至原有的平衡状态,这一过程称为弛豫过程(relaxation process),所需时间称为弛豫时间(relaxation

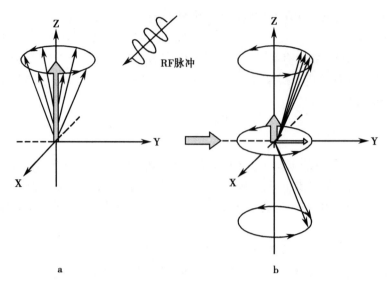

图 1-8　磁共振现象

a. 在强外磁场内,产生纵向磁矢量;b. 发射与质子进动频率相同 RF 脉冲时,
产生磁共振现象,由此发生两种改变:一种是部分质子吸收 RF 能量,呈反磁力
线方向排列,致纵向磁矢量减小;另一种是质子呈同步、同速即同相位进动,由
此产生横向磁矢量

time)。有两种弛豫时间:一种是纵向磁矢量恢复的时间,为纵向弛豫时间(longitudinal relaxation time),亦称 T_1 弛豫时间,简称 T_1;另一种是横向磁矢量的衰减和消失时间,为横向弛豫时间(transverse relaxation time),亦称 T_2 弛豫时间,简称 T_2。发生共振的 ^1H 在弛豫过程中,就会产生代表 T_1 值和 T_2 值的 MR 信号。

4. 采集、处理 MR 信号并重建为 MRI 图像　对于反映人体组织结构 T_1 值和 T_2 值的 MR 信号,经采集、编码、计算等一系列复杂处理,即可重建为 MRI 灰阶图像。

MRI 图像上的黑白灰度对比,反映的是组织间弛豫时间的差异,而不同于 X 线、CT 和超声图像上的灰度概念。MRI 检查有两种基本成像:一种是主要反映组织间 T_1 值的差异,称为 T_1 加权成像(T_1 weighted imaging, T_1WI);另一种是主要反映组织间 T_2 值的差异,称为 T_2 加权成像(T_2 weighted imaging, T_2WI)。人体内各种组织及其病变,均有相对恒定的 T_1 值和 T_2 值。MRI 检查就是通过图像上反映 T_1 值和 T_2 值的黑白灰度及其改变,来检出病变并进行诊断的。

MRI 图像上的黑白灰度称为信号强度。其中,白影称为高信号,灰影称为中等信号,黑影称为低信号或无信号。T_1WI 图像上,高信号代表 T_1 弛豫时间短的组织,常称为短 T_1 高信号或短 T_1 信号,例如脂肪组织;低信号代表 T_1 弛豫时间长的组织,常称为长 T_1 低信号或长 T_1 信号,例如脑脊液(图 1-9a)。T_2WI 图像上,高信号代表 T_2 弛豫时间长的组织,常称为长 T_2 高信号或长 T_2 信号,例如脑脊液;低信号代表 T_2 弛豫时间短的组织,常称为短 T_2 低信号或短 T_2 信号,例如骨皮质(图 1-9b)。表 1-2 列举了几种正常组织在 T_1WI 和 T_2WI 图像上的信号强度与影像灰度。

表 1-2　几种正常组织在 T_1WI 和 T_2WI 图像上的信号强度与影像灰度

		脑白质	脑灰质	脑脊液	韧带	肌肉	脂肪	骨皮质	骨髓
T_1WI	信号强度	较高	中等	低	低	中等	高	低	高
	影像灰度	白灰	灰	黑	黑	灰	白	黑	白
T_2WI	信号强度	中等	较高	高	低	中等	较高	低	中等
	影像灰度	灰	白灰	白	黑	灰	白灰	黑	灰

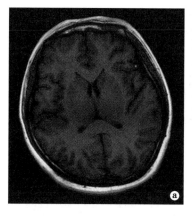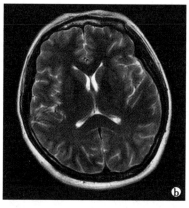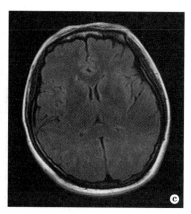

图 1-9 正常脑 MRI 图像

a. T_1WI；b. T_2WI；c. T_2-FLAIR。脑室内脑脊液呈长 T_1 低信号和长 T_2 高信号；脑灰质信号在 T_1WI 和 T_2WI 上分别低于和高于脑白质信号；无论在 T_1WI 或 T_2WI 上，颅骨内外板均呈极低信号；在 T_2-FLAIR 上，脑沟、脑裂及脑室内脑脊液的高信号被抑制，呈低信号

二、MRI 设备与 MRI 成像性能

（一）MRI 设备

MR 设备的主要指标是磁场强度即场强，单位为特斯拉(Tesla，T)。目前，临床应用的 MR 设备有以下两种主流机型。

1. 高场强 1.5T 和 3.0T 超导型 MR 机 其场强稳定，图像的信噪比(signal to noise ratio，SNR)高，图质好；功能齐全，能够进行包括功能磁共振成像(functional magnetic resonance imaging，fMRI)在内的各种脉冲序列(pulse sequence)检查；缺点是购置和运行成本较高。此类 MR 设备除用于临床疾病诊断外，还常用于科学研究。

2. 低场强 0.2～0.35T 永磁型 MR 机 其图质尚佳；但成像脉冲序列受限，不能进行或难以获得较佳的 fMRI 图像；优点是购置和运行费用较低。此类 MR 设备主要用于临床疾病诊断。目前，低场强 MR 机的应用已日益减少。

其他 MR 设备还有超高场强的 7.0T MR 机、肢体专用 MR 机、心脏专用 MR 机、复合手术室 MR 机等，但安装量均很少。

（二）MRI 成像性能

1. MRI 成像的主要优势

（1）多参数成像：与 X 线检查的单一密度参数不同，MRI 检查有多个成像参数，例如 T_1 值、T_2 值、质子密度等。由于每个成像参数所提供的信息不同，联合这些参数图像有助于疾病的检出、诊断与鉴别。

（2）多序列成像：MRI 成像序列丰富，除了常用的自旋回波(spin echo，SE)和快速自旋回波序列以外，梯度回波(gradient echo，GRE)、反转恢复(inversion recovery，IR)和平面回波成像(echo planar imaging，EPI)等序列亦经常应用。在这些成像序列中，通过改变成像参数，还可衍生出更多的成像序列和方法。

（3）多方位成像：与以轴位断层图像为主的 CT 成像相比较，MRI 成像可直接获取任意方位断层图像，有利于显示组织结构间的解剖关系，也有利于明确病变的起源部位及范围。

（4）软组织分辨力高：MRI 成像在显示中枢神经系统及关节内结构与病变方面明显优于 CT。一些特定的成像方法还有利于进一步确认病变的组织学特征。例如，亚急性出血和脂肪组织在 T_1WI、T_2WI 上均呈相似的高信号，然而应用脂肪抑制技术，脂肪组织呈低信号，而亚急性出血依然为高信号。

（5）直接进行水成像：利用重 T_2WI 序列，不用任何对比剂，就能够整体显示含有液体的管道系统，此即 MR 水成像（MR hydrography）。例如 MR 胆胰管成像（MR cholangiopancreatography，MRCP）（图 1-10a）、MR 尿路成像（MR urography，MRU）和 MR 脊髓成像（MR myelography，MRM）等。

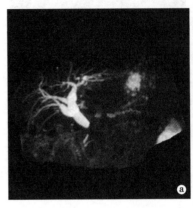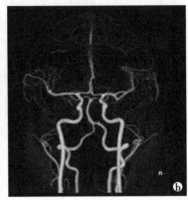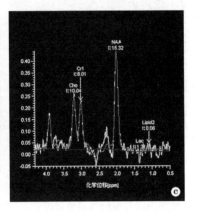

图 1-10   MRCP、MRA 及 ^{1}H-MRS

a. MR 胆胰管水成像（MRCP），整体显示扩张的胆总管、左右肝管及主胰管，呈高信号，胆总管末端及主胰腺近端突然截断（病理证实为胰头癌）；b. MR 血管成像（MRA），整体显示颅内颈内动脉、椎-基底动脉及其分支；c. ^{1}H 磁共振波谱成像（^{1}H-MRS），以谱线形式表示代谢产物生化成分含量，横坐标为共振峰的位置；Cho（胆碱）、Cr（肌酸）和 NAA（N-乙酰天门冬氨酸）是脑内最常见的代谢产物

（6）直接进行血管成像：利用液体流动效应，不用对比剂，采用时间飞跃（time of flight，TOF）或相位对比（phase contrast，PC）法，即能整体显示血管，类似 X 线血管造影效果，此即 MR 血管成像（MR angiography，MRA）（图 1-10b）。

（7）显示组织磁敏感性差异：梯度回波序列和磁敏感加权成像（susceptibility weighted imaging，SWI）均可显示正常组织之间或组织与病变之间磁敏感性的差异。

（8）检测组织生化成分：^{1}H 在不同化合物中的共振频率存在差异，据此能够检测活体组织和病变内的生化成分及其含量，此即 ^{1}H 磁共振波谱（magnetic resonance spectroscopy，MRS）检查（图 1-10c）。

（9）显示水分子扩散运动：扩散加权成像（diffusion weighted imaging，DWI）能够大致反映组织和病变内水分子的扩散运动及其受限程度；而扩散张量成像（diffusion tensor imaging，DTI）能够更全面、准确地刻画水分子的扩散运动能力和方向，据此可显示和量化脑区间的解剖连接。

（10）显示组织血流灌注状态：灌注加权成像（perfusion weighted imaging，PWI）可反映组织和病变的血流灌注状态。动态磁敏感对比（dynamic susceptibility contrast，DSC）方法利用顺磁性对比剂所引起的磁敏感效应进行成像；动脉自旋标记（arterial spin labelling，ASL）方法无需注射对比剂，通过标记动脉内 ^{1}H 进行成像。

（11）脑功能定位：基于特定任务，利用血氧水平依赖（blood oxygen level-dependent，BOLD）原理对脑功能进行定位。

（12）显示和量化脑区间功能连接：基于 BOLD-fMRI 数据，可显示和量化脑区间功能连接，并能够研究脑功能网络属性。

2. MRI 成像的局限性

（1）通常不能整体显示器官结构和病变：与 CT 相同，MRI 常规为断层图像，不能整体显示器官结构与病变。

（2）多序列、多幅图像不利于快速观察：这一点也与 CT 相同，尤其是对于多序列图像，需要较长时间进行比对观察。

（3）受部分容积效应影响：常规 MRI 图像也为体素成像，同样受部分容积效应影响。

（4）检查时间相对较长：每个 MRI 序列都需要数分钟，多序列成像耗时更长，不利于急症患者和难以制动者检查。

（5）易发生不同类型伪影：MRI 图像上常有运动性、外磁场不均匀性、梯度相关性等伪影，给图像的解释带来困难。

（6）识别钙化有限度：常规 MRI 检查多不易识别钙化，SWI 有所帮助，但总体而言，MRI 对钙化识别不及 CT 检查。

三、MRI 检查方法

MRI 检查方法的种类繁多，各具其适用范围和诊断价值，应根据检查的目的进行选用。

（一）平扫检查

1. **普通平扫检查**　全身各部位 MRI 检查时，若无特殊要求，通常先行普通平扫检查。常规为横断层 T_1WI 和 T_2WI 检查，必要时辅以其他方位检查。肝囊肿、胆囊石、子宫肌瘤等病变普通平扫检查即可明确诊断。

2. **特殊平扫检查**　常用者有以下几种。

（1）脂肪抑制 T_1WI 和 T_2WI：应用特定的脂肪抑制序列和技术，能够明确病变内有无脂肪组织，有利于含脂肪病变例如脂肪瘤、髓脂瘤和畸胎瘤的诊断（图 1-11a、b）。

（2）梯度回波同、反相位 T_1WI：用于富含脂质病变例如肾上腺腺瘤、脂肪肝等病变诊断（图 1-11c、d）。

（3）水抑制 T_2WI：能够抑制自由水信号，利于脑室、脑沟旁长 T_2 高信号病灶的检出。

（4）磁敏感加权成像（SWI）：反映组织之间磁敏感性差异，能够清晰显示小静脉、微出血和铁沉积。用于脑内静脉发育畸形、脑外伤微出血等疾病的诊断。

（二）对比增强检查

MRI 对比增强检查常简称 MRI 增强检查，是经静脉注入顺磁性或超顺磁性对比剂后，再行 T_1WI 或 T_2WI 检查的方法。目前，普遍采用的对比剂是二乙烯三胺五乙酸钆（gadolinium diethylenetriamine

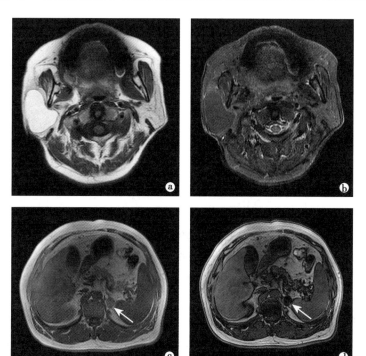

图 1-11　脂肪抑制前、后 T_1WI 及梯度回波同、反相位 T_1WI

a. T_1WI，右侧腮腺肿块呈均匀高信号，颈部皮下脂肪及骨髓腔内黄髓亦为高信号；b. 脂肪抑制 T_1WI，与 a 图相比，右侧腮腺肿块高信号被完全抑制，呈低信号，病理证实为脂肪瘤；皮下脂肪、髓腔内黄髓转变为低信号；c. 同相位图像，与普通 T_1WI 图像相似，左侧肾上腺见等信号结节；d. 反相位图像，其特征是软组织结构与周围脂肪组织边界处出现线状低信号影，左侧肾上腺结节信号明显下降，病理证实为细胞内富含脂质的腺瘤

penta acetic acid,Gd-DTPA),为顺磁性对比剂,主要作用是缩短 T_1 值,可使 T_1WI 图像上组织与病变的信号强度发生不同程度增高,称之为强化,从而改变其间的信号对比,有利于病变的检出和诊断。其他对比剂:①超顺磁性氧化铁(superparamagnetic iron oxide,SPIO),为超顺磁性对比剂,主要作用是缩短 T_2 值,使 T_2WI 图像上信号减低,是网状内皮系统 Küpffer 细胞特异性对比剂;②钆塞酸二钠(Gd-EOB-DTPA),为顺磁性对比剂,主要作用是缩短 T_1 值,是一种新型肝细胞特异性对比剂。

MRI 增强检查根据对比剂类型、注入后扫描延迟时间和扫描次数,分为以下方法。

1. 普通增强检查(Gd-DTPA)为单期扫描,常用于颅脑疾病诊断(图 1-12)。

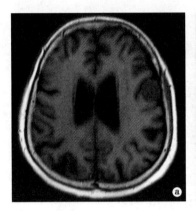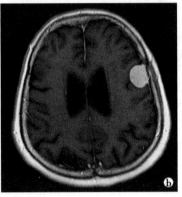

图 1-12　增强前、后 T_1WI

a. T_1WI,左侧额部颅骨内板下方见类圆形等信号结节;b. 增强 T_1WI,与 a 图相比,左侧额部病灶(病理证实为脑膜瘤)均匀强化,信号明显增高

2. **多期增强检查(Gd-DTPA)**　多期扫描能够观察病变强化程度随时间所发生的动态变化,有利于定性诊断。主要用于腹、盆部疾病诊断。

3. **超顺磁性对比剂增强检查(SPIO)**　应用很少,主要用于肝脏肿瘤的诊断与鉴别诊断。

4. **肝细胞特异性对比剂增强检查(Gd-EOB-DTPA)**　主要用于肝脏肿瘤的诊断与鉴别诊断,对于小肝癌的检出有较高价值。

（三）MRA 检查

MRA 检查主要用于诊断血管疾病,分为以下两种方法。

1. **普通 MRA 检查**　无需注入对比剂,但对于小血管显示欠佳。

2. **增强 MRA(contrast enhancement MRA,CE-MRA)**　需经静脉注入 Gd-DTPA,对于血管细节尤其小血管的显示效果要优于普通 MRA。

（四）MR 水成像检查

MRCP 主要用于胆胰管异常,尤其梗阻性病变的诊断(见图 1-10a);MRU 则用于检查尿路梗阻性病变;内耳迷路水成像对于诊断内耳先天性发育畸形很有帮助。

（五）^{1}H-MRS 检查

^{1}H-MRS 通常获取的是代表组织内不同生化成分中 ^{1}H 共振峰的谱线图,进而能够明确其生化成分的组成和浓度(见图 1-10c);也可依某一生化成分的空间分布和浓度转换成检查层面的伪彩图,并与普通平扫 MRI 图像叠加,以利直观分析。^{1}H-MRS 检查对肿瘤、炎症等疾病的诊断与鉴别诊断有很大帮助。

（六）fMRI 检查

1. **DWI 和 DTI 检查**　DWI 常规用于超急性期脑梗死诊断(图 1-13),也用于肿瘤性病变的诊断与鉴别诊断;全身性 DWI 常用于查找和诊断原发恶性肿瘤及转移灶;此外,DWI 也已用于恶性肿瘤病理级别评估和放化疗疗效预测及监测等方面的研究。DTI 目前常用于脑白质纤维束成像,能够清楚

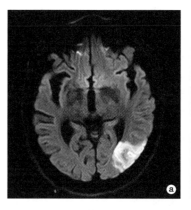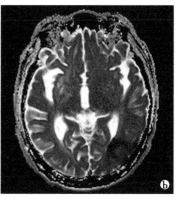

图 1-13　高 b 值 DWI 图像和 ADC 图像

a. 高 b 值 DWI 图像,左侧颞枕叶新鲜梗死灶呈明显高信号;b. ADC 图像,病灶呈明显低信号,提示细胞毒性水肿所致的细胞外水分子扩散受限

地显示其因病变所造成的移位、破坏和中断。

2. PWI 检查　主要用于缺血性和肿瘤性病变诊断与鉴别诊断以及肿瘤恶性程度评估的研究。

3. BOLD-fMRI 检查　通过定位语言和运动等功能区,协助脑肿瘤手术方案的制订,以尽可能避免损伤这些重要脑功能区。此外,BOLD-fMRI 还可以研究神经、精神疾病的脑功能及脑连接损害特征。

四、MRI 检查的安全性

MRI 设备产生强磁场,需特别注意患者检查的安全性。MRI 检查的禁忌证包括:安装有心脏起搏器;体内有金属性(铁磁性)内植物,例如手术夹、支架、假体、假关节等;怀孕三个月以内;幽闭恐惧症。患者、家属和医护人员进入 MRI 检查室时,严禁携带任何铁磁性物体,例如金属发夹、硬币、别针、金属性医疗器械等,否则不但影响图像质量,且有可能导致严重的人身伤害。

此外,MRI 增强检查所用的含钆对比剂,有可能引起肾源性系统性纤维化(nephrogenic systemic fibrosis,NSF),故肾功能严重受损者禁用此类对比剂。

五、MRI 图像特点

MRI 图像的主要特点有:①图像上的黑白灰度被称为信号强度,反映的是组织结构的弛豫时间;②通常为多序列、多幅断层图像,组织结构影像无重叠;③图像上组织结构的信号强度与成像序列和技术相关;④图像上组织对比与窗的设置有关;⑤增强检查可以改变图像上组织结构的信号强度;⑥MRA 和 MR 水成像可三维立体显示血管及含水管道;⑦^{1}H-MRS 和 fMRI 图像可提供代谢及功能信息。

1. **普通平扫 MRI 图像特点**　①常规为多序列、多幅断层图像,组织结构无重叠;②T_1WI 和 T_2WI 图像上,骨皮质皆为极低信号,脂肪组织则呈高或较高信号;③富含水的液体(脑脊液、尿液等)在 T_1WI 图像上呈低信号,而在 T_2WI 图像上呈高信号。

2. **特殊平扫图像特点**

(1)脂肪抑制 T_1WI 和 T_2WI 图像:具有普通平扫 T_1WI 和 T_2WI 的信号特点,唯脂肪组织呈低信号(见图 1-11a、b)。

(2)同、反相位 T_1WI 图像:同相位图像与普通 T_1WI 图像相似,而反相位图像的特征是软组织结构与周围脂肪组织边界处出现线状低信号影,富含细胞内脂质病变的信号减低(见图 1-11c、d)。

(3)水抑制 T_2WI 图像:脑灰、白质信号对比同普通 T_2WI 图像,唯脑室、脑池和脑沟内脑脊液呈低信号表现(见图1-9c)。

3. **增强 T_1WI 图像特点** 具备 T_1WI 图像的一般特点,垂体、肾实质和血管等部分解剖结构发生强化,呈高信号表现(见图1-12)。

4. **MRA 图像特点** 整体显示血管结构,呈高信号表现,周围结构则显示不清(见图1-10b)。

5. **MR 水成像图像特点** 整体显示富含游离水的器官形态,例如胆胰管(见图1-10a)、尿路等,均呈高信号表现,周围结构则显示不清。

6. **^{1}H-MRS 图像特点** 为显示代谢产物浓度的谱线图,横坐标为不同代谢产物共振峰的位置,纵坐标代表相应代谢产物的浓度(见图1-10c)。

7. **fMRI 图像特点**

(1) DWI 和 DTI 图像:DWI 包括3组图像:①扩散梯度敏感因子 b 为零的图像:为脂肪抑制 T_2WI 图像;②高 b 值图像:是扩散信息和组织 T_2 值的综合反映(见图1-13a);③表观扩散系数(apparent diffusion coefficient, ADC)图像:反映水分子扩散幅度(见图1-13b)。DTI 图像不仅可以反映水分子扩散幅度还可以反映扩散方向,通过后处理可以直观显示脑白质纤维束的形态。

(2) PWI 图像:包括多种灌注参数的伪彩图,伪彩图上不同颜色代表该灌注参数值的高低。

(3) 脑功能定位图像:在头颅平扫 T_1WI 图像上,将特定任务下被激活的脑区以伪彩色标记出来,不同颜色代表不同的激活强度。

第五节 分子影像学与核医学

一、分子影像学与核医学概念和成像基本原理

(一) 分子影像学概念

分子影像学(molecular imaging)是指在活体状态下,应用影像学方法对人或动物体内的细胞和分子水平的生物学过程进行成像,并进行定性和定量研究的一门学科。1999 年 Weissleder 提出分子影像学概念,认为实现分子成像必须满足4个基本条件:高度特异性和亲和力的分子探针;探针能克服生物屏障进入靶器官和细胞内;适度(化学或生物性)扩增的方法;敏感、快速、清晰的成像技术。

分子探针(molecular probe)是分子成像的关键,是一种带有靶向性标志物、能够被成像设备检测到的特殊分子。分子探针的组成有三部分:亲和组件(affinity component)、信号组件(signaling component)和连接物(linker)(图1-14)。亲和组件即靶向分子,是能与成像靶点特异性结合的部分(如配体或抗体等);信号组件是能产生影像学信号且能被高精度的成像技术探测的对比剂或标记物部分(如放射性核素、荧光素、顺磁性原子及超声微泡等);连接物可直接把信号组件和亲和组件连接起来。

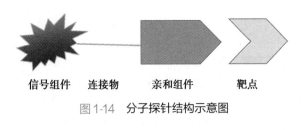

信号组件   连接物   亲和组件   靶点

图1-14 分子探针结构示意图

分子影像学能够通过分子探针与成像靶点(如受体、酶和核酸)的特异性结合,应用高精度的成像设备获得分子信息,对那些决定疾病进程的关键靶点进行成像。与传统医学影像学相比,分子影像学着眼于基因、分子及蛋白质异常所导致的基础变化,而不是这些变化的最终结果。分子影像学可直观地显示疾病复杂的分子通路,使在活体内捕捉疾病初期的代谢和分子特征性改变成为可能,实现疾病的早期诊断、特异性诊断甚至个体化诊断,同时为预测疾病进展和治疗疗效提供了有效手段。

(二) 分子影像学成像的基本原理

分子成像原理根据分子探针类型而不同,可分为直接成像、间接成像和替代物成像。

1. **直接成像** 直接成像是指分子成像探针与成像靶点直接反应,因此图像揭示的探针位置和浓度直接与探针和靶点(如抗原决定簇和酶)的相互作用相关。如将这些分子探针的抗体或肽用放射

性核素标记,则可以进行放射性核素成像;如连接于微泡或脂质体,则可以进行超声成像;如连于磁性物质则可以进行 MRI 成像等。

2. **间接成像**　间接成像相对复杂,必须具备报告基因(reporter gene)和报告探针(reporter probe)两要素。报告基因是指能间接反映基因转录水平编码的某种酶或蛋白质的基因,其表达产物易被报告探针检测,且易与内源性背景蛋白相区别。报告探针则为能与报告基因的表达产物特异性结合,之后才能够被成像设备检测到的成像物质。所以,间接成像是基于报告探针与相应靶分子(报告基因产物)相互作用而间接对感兴趣目标(如目的基因)进行成像,直观地"报告"细胞内与基因表达有关的信号级联,如绿色荧光蛋白(green fluorescent protein)成像就属于典型的间接成像。

3. **替代物成像**　替代物成像是利用"替代标记物"探针来反映内源性分子或基因生物过程的下游结果。放射性示踪剂^{18}F-氟代脱氧葡萄糖(^{18}F-fluorodeoxyglucose,^{18}F-FDG)成像就是替代物成像的代表。^{18}F-FDG 是葡萄糖的类似物,经与葡萄糖相同的摄取路径进入细胞内,但不能被进一步代谢,而滞留在细胞内。^{18}F-FDG 目前已广泛用于肿瘤和神经系统疾病诊断。然而替代物成像中,可作为成像的分子较少,而且特异性有限。

（三）**核医学概念和成像基本原理**

核医学(nuclear medicine)是通过成像设备对放射性核素释放的射线进行灵敏与实时的检测,对人体正常与异常变化进行动态与静态、全身与断层成像的影像技术。

核医学成像基本原理是放射性粒子在穿透一定厚度的吸收物质时,可与吸收物质发生相互作用,包括光电效应、康普顿散射及电子对效应,成像设备对相互作用后产生的电离对和荧光等信号进行探测和计数,并重建形成图像。

二、分子影像学与核医学成像设备及技术

分子成像设备包括核医学成像、磁共振成像(MRI)、光学成像(optical imaging,OI)、超声成像及多模式融合成像(integration of multi-mode imaging)等。借助这些分子成像技术,生命系统内部某些特定的生理或病理过程,如基因表达、蛋白质之间相互作用、信号传导、细胞代谢等生命过程可成为可视图像,以进行观察和分析。

1. **核医学成像设备及技术**　核医学成像是最早应用于分子影像学的成像技术,也是为数不多的进入临床应用阶段的分子成像技术,主要包括单光子发射计算机体层显像(single photon emission computed tomography,SPECT)和正电子发射体层显像(positron emission tomography,PET)。放射性核素成像技术具有灵敏度高、可定量等优点,在分子影像学研究领域中占据极其重要的地位。随着融合成像技术的发展,以核医学成像技术为代表的功能和代谢成像,和以 CT 和 MRI 为代表的解剖成像的结合,成为医学影像学发展的重要趋势,SPECT-CT、PET-CT 和 PET-MRI 是目前可用于临床的最为成熟的分子影像技术。

2. **磁共振成像设备及技术**　MRI 分子成像技术是继放射性核素成像后,最有希望进入临床应用的分子成像手段。MRI 分子成像是利用 MRI 成像技术并借助磁共振分子探针的特性,直接或间接地显示生物体内靶点的情况。

MRI 分子成像通常是在微小 MR(micro-MR)设备上进行,微小 MR 设备较临床型磁共振设备有更高的场强和梯度场强,其信噪比和空间分辨力显著提高。MRI 分子成像的主要优点是在高分辨力成像的同时获取生理和功能信息。然而,与放射性核素成像技术相比,MRI 分子成像的时间长且灵敏度低。

3. **光学成像设备及技术**　光学成像(OI)设备种类较多,主要有生物发光成像(bioluminescence imaging)、荧光介导的分子体层成像(fluorescence molecular tomography)、近红外线荧光成像(near-infrared fluorescent imaging)、弥散光学体层成像(diffuse optical tomography)和光学相干体层成像(optical coherence tomography),目前以生物发光成像和近红外荧光成像的应用研究较多。光学成像

较突出的优点有:非离子低能量辐射,高敏感性,可进行连续、实时监测,无创性,价格相对较低。但光学信号穿透能力有限,无法对深层组织成像,这是光学成像技术应用于临床的主要障碍。

4. 超声成像设备及技术　超声分子成像(ultrasound-based molecular imaging)应用的是微小超声成像系统,超声波频率为2~60MHz。超声分子成像利用携带配体的超声成像靶向对比剂(targeted ultrasound contrast agents)与靶组织结合,应用超声造影技术显示靶组织在组织、细胞及亚细胞水平的变化,从而反映病变区组织分子水平的变化。超声分子成像具有分辨力较高、操作简单、使用灵活等优点。但由于超声物理特性,其在骨骼和肺的成像受到限制,另外超声靶向对比剂安全性和敏感性还有待进一步提高。

5. CT 成像设备及技术　目前,以显示解剖结构改变为基础的 CT 成像还不能揭示疾病在分子水平上的变化,但随着 CT 成像技术和新型 CT 分子探针的发展,CT 分子成像有望成为可能。CT 分子成像研究通常应用的是小动物 CT(small animal computed tomography)或微小 CT(micro-CT)。微小 CT 空间分辨力已达到 $50\mu m$,其成像具有高通量、低成本、高分辨力等优点,缺点是敏感性低和潜在的放射性损伤。

6. 多模式成像技术　多模式成像(multimodality molecular imaging)是利用两种或两种以上成像技术对同一物体成像,获得融合信息。对于分子成像而言,目前还没有一种单模式成像技术是完美的,如 PET 和 SPECT 成像虽然敏感性高,但空间分辨力低;MRI 成像组织分辨力高,检测深度不受限制,但成像敏感性较差;光学成像敏感性较高,但最大的限制在于组织穿透力弱等。为弥补单一成像方式的不足,将多种成像技术相互融合已成为分子影像学成像发展的重要趋势,如 PET-CT 和 PET-MR 等多模式成像技术,可以同时提供快捷、高分辨力的解剖和功能或分子信息。目前,PET-CT 已广泛用于临床,而 PET-MR 也已开始用于临床。多种成像手段的融合是分子成像发展的趋势,利用不同成像模式的优势互补,将极大推进分子影像学研究从基础向临床的转化。

三、分子影像学主要应用及前景

1. 肿瘤研究　肿瘤研究是目前分子影像学应用研究的最多领域,包括肿瘤血管成像、肿瘤基因成像、肿瘤间质成像、肿瘤凋亡成像、肿瘤乏氧成像、肿瘤受体成像、肿瘤代谢成像等。

肿瘤的血管分子成像是肿瘤研究的重点。新生血管在肿瘤的侵袭和转移中起重要作用,而且是肿瘤治疗的重要靶点。因此,肿瘤血管生成分子成像在肿瘤的早期诊断、治疗及疗效监测等方面发挥重要的作用。整合素是介导细胞与内皮细胞、细胞间黏附作用的主要因子,在肿瘤新生血管形成过程中起着不可或缺的作用,其中以 αvβ3 整合素与肿瘤血管生成的关系最为密切,是肿瘤新生血管的一种特异性标记,在肿瘤血管生成的成像研究中具有重要价值。

精氨酸-甘氨酸-天冬氨酸(Arg-Gly-Asp,RGD)是靶向 αvβ3 的肽段,将可成像的纳米颗粒与 RGD 肽连接后,能特异性与血管内皮细胞上的整合素 αvβ3 结合,进行肿瘤血管生成成像。单壁碳纳米管(single-walled carbon nanotubes,SWNTs)是目前分子成像领域中应用较多的生物材料,RGD 肽与 SWNTs 连接制备的分子探针,具有高亲和、高特异性与 αvβ3 结合能力,可进一步用于肿瘤诊断及抗血管生成治疗的疗效监测(见文末彩图 1-15)。

肿瘤血管分子成像可以定量分析肿瘤新生血管的结构和功能,还可以确定血管生成抑制因子和刺激因子在时间及空间上的分布,并对其进行长期、无创的监测,从而为病变的早期检测、治疗药物筛选、治疗方案制订、疗效判断和预后评估等提供大量的重要信息。

2. 心血管疾病　心血管分子成像研究的主要目的是进一步探索心血管疾病的发病机制,在临床基础研究和临床应用方面有良好的发展前景。传统的成像方式关注的是解剖结构、生理和代谢信息的改变等,如心脏超声、MRI、CT、SPECT 和 PET。分子成像则是对上述改变过程中的关键作用靶点进行成像。

心血管疾病分子成像研究包括动脉粥样硬化、心肌缺血、心肌活力、心衰、基因治疗和干细胞移植等方面,其中重点是动脉粥样硬化的研究。基质金属蛋白酶(matrix metalloproteinases,MMPs)能特异性与细胞外基质相结合,降解细胞外基质,是斑块易损的重要原因。组织蛋白酶-B由正常的血管平滑肌细胞分泌,在易损斑块中的表达明显增高(见文末彩图1-16)。

针对粥样硬化不同的斑块成分,如炎性细胞、增殖的平滑肌细胞、纤维蛋白、纤维蛋白原及细胞外基质等,可设计合成不同的分子成像探针,对易损斑块进行分析和诊断。随着新型分子探针的开发和成像技术的进展,包括血栓成像、炎症成像、凋亡成像和血管生成等将为临床提供更多有价值的信息。

3. 神经系统疾病　脑是目前已知最为复杂的细胞网络,中枢神经系统的分子影像学能够对明确脑功能的多种机制提供帮助,并可进一步了解各种神经递质的作用方式和各种神经系统疾病是如何影响脑功能的。然而,由于血脑屏障的存在,与其他器官相比,分子探针进入脑组织较为困难。目前,分子影像利用放射性核素分子成像和MRI脑功能定位成像方法,用于诊断神经退行性变(如阿尔茨海默病、帕金森病、亨廷顿病等)、肿瘤性疾病和炎症性疾病等。神经分子影像学在进一步理解和治疗这些神经疾病中发挥重要的作用,具有很大的临床应用潜力。

4. 新药研发　分子成像已经开始用于药物研发的各个方面,如监测药物的体内分布、药物与靶点的结合情况(特异性)和药代动力学特征等。

传统药代动力学的研究主要依靠大量离体实验结果的分析,例如先通过活检或尸检取得标本,然后再通过PCR、原位杂交、免疫组织化学等方法进行分析。分子影像学方法能从分子水平真实、完整地反映药物在疾病治疗过程中的作用;不需要大批量、不同时间点处死实验动物来测定血药浓度,节约了时间和费用;活体监测药物与作用靶点的亲和力,提供了定量数据;监测药物体内的代谢活动等,从而加速药物的开发和研制进程。

5. 细胞示踪　细胞疗法在许多疾病治疗中发挥重要的作用,包括恶性肿瘤、免疫性疾病、神经退行性疾病、心肌梗死和中风。用非侵袭性分子成像方法来定位移植细胞,监测移植细胞的迁移,可以促进对细胞治疗潜在机制的基础研究,促进临床转化。

6. 展望　以分子生物学、分子细胞学、分子药理学以及计算机科学等为基础的分子医学将成为现代医学的重要组成部分。分子影像学既是分子医学的重要组成部分,也是研究分子医学的有力工具。目前,在分子医学基础研究方面,尤其是功能基因组学/蛋白组学、药物基因组学等领域的分子成像研究已取得很大进展。分子成像可提供活体、实时、动态、定量的分子或基因信息,将复杂的生物过程实现可视化,已经广泛应用于各种疾病的研究中。

另外,分子成像将推进个体化医学的发展。例如,由于肿瘤异质性的原因,治疗过程中对某一患者有效的药物对另一患者就可能无效或有明显副作用,而分子成像能够筛选合适患者,为其提供正确、个体化的药物治疗方案,通过个体化治疗提高肿瘤治疗的安全性并降低副作用。

很多新发现的肿瘤靶点,既可用以合成诊断用分子成像探针,又可作为治疗靶点,使分子成像与治疗相结合,在识别疾病的同时进行治疗,从而实现诊断治疗的一体化。

分子成像技术将成为基础研究成果转化至临床应用的重要纽带,也是今后医学影像学发展方向之一,这将对未来医学模式产生重要影响,使疾病在基因、分子水平上的早期诊断和治疗成为可能。

第六节　对　比　剂

一、对比剂成像基本原理

为提高影像观察效果而引入(静脉注入或口服等方法)体内的物质称为对比剂,它可以提高病灶与正常组织和器官的对比度,显示其形态和功能,同时提高了病变的检出率及疾病诊断的准确性。临床上常用的对比剂有X线对比剂和MR对比剂。①X线对比剂成像基本原理:将能高吸收X线的物质(如硫酸钡)或少吸收X线的物质(油脂、气体)导入体内,以提高病灶与正常组织和器官的对比度,显示其形态和功能;②MR对比剂成像基本原理:MR对比剂本身不产生信号,引入体内后,可通过改

变邻近组织的 T_1 和 T_2 弛豫时间,达到改变组织信号强度的目的,一般是使 T_1 和 T_2 时间都缩短;③超声对比剂成像基本原理:在血液中加入声阻抗值与血液截然不同的介质(微气泡),使血液内的散射增强,对比剂随血流注入器官、组织,使器官、组织显影或显影增强。

二、常用对比剂种类与性能

(一) X 线对比剂种类及性能

根据对比剂对 X 线吸收程度的不同分为两种:①阴性对比剂:此类对比剂密度低、吸收 X 线少,X 线片上显示为低密度影像。常用的有空气、氧气、二氧化碳、油脂等,其中以空气应用最多。②阳性对比剂:此类对比剂密度高、吸收 X 线多,X 线照片上显示为密度高或白色的影像。常用的对比剂有硫酸钡和碘化合物。

1. **硫酸钡**　硫酸钡是纯净的医用硫酸钡粉末,白色无臭,性质稳定,不溶于水或酸碱性水溶液,在消化道内不被吸收,无毒副作用,服用安全。主要用于食管、胃、肠道检查,采用不同方法导入体内。

2. **碘化合物**　碘化合物分为两大类:①碘化油:是无机碘制剂,为植物油与碘的结合剂。主要用于瘘管、子宫输卵管和淋巴管造影检查,用法为直接注入检查部位。在介入治疗中,也用于制备碘油化疗药物乳剂行血管内化疗栓塞以治疗肿瘤。②水溶性有机碘化合物:此类对比剂种类多、用途广,其毒性和不良反应在不断降低。按是否在体内解离,可分为离子型和非离子型两类;按其化学结构,又分为单体和双聚体两类;按其渗透压高低,又分为低渗型、等渗型和高渗型。水溶性碘对比剂主要经血管注入,用于血管的 X 线、CT 造影及 CT 各部位增强扫描;也可在不适于用钡剂的情况下用于消化道和瘘道造影。

(二) MR 对比剂种类及性能

根据 MR 对比剂生物分布特性分为细胞内、外对比剂两类:①细胞外对比剂:目前临床广泛应用的钆制剂属此类,代表药物为二乙烯三胺五乙酸钆(gadolinium diethylenetriamine pentaacetic acid,Gd-DTPA)。它在体内非特异性分布于细胞外间隙或间质间隙,可在血管内与血管外、细胞外间隙间自由通过,因此成像时需要掌握好时机,方可获得良好的组织强化对比。②细胞内对比剂:可特异性进入体内某一类细胞内,反映此类细胞的分布和功能,如作为巨噬细胞-单核吞噬细胞系统的对比剂[如超顺磁性氧化铁(superparamagnetic iron oxide,SPIO)]和肝细胞对比剂[如钆塞酸二钠(Gd-EOB-DTPA)]。Gd-EOB-DTPA 一方面通过缩短组织 T_1 弛豫时间,可得到与 Gd-DTPA 相似的多期动态增强效果;另一方面,肝功能正常者注射 Gd-EOB-DTPA 后 20 分钟肝实质吸收对比剂强化达峰值,同时胆系也可显影,该期相称为肝胆特异期,它可以提高肝局灶性病变的检出及定性诊断能力,可显著提高超声、MSCT 或 Gd-DTPA 增强 MRI 表现不典型的肝细胞癌(hepatocellular carcinoma,HCC)定性诊断的准确性。

根据对比剂磁特性分为顺磁性、超顺磁性和铁磁性三类:①顺磁性对比剂由钆、锰等顺磁性金属元素组成,主要使 T_1 时间缩短并使信号增强。临床上常用缩短 T_1 效应作为 T_1WI 中的阳性对比剂,如 Gd-DTPA。最初主要用于中枢神经系统检查,目前也广泛用于腹部、乳腺、骨肌系统病变增强检查以及血管成像,可显示病变的血供情况、勾画肿瘤的轮廓、区别病变组织与正常组织、发现平扫不能显示的微小病变以及进行灌注成像等功能研究。②铁磁性和超顺磁性对比剂由氧化铁组成,二者均可使 T_2 弛豫时间缩短,一般用于 T_2WI 序列。代表药物为超顺磁性氧化铁(SPIO)。主要作为肝脏的靶向对比剂用于肝恶性肿瘤诊断。静脉注射后被肝脏 Küpffer 细胞吞噬,T_2WI 上正常肝实质信号明显减低,而肝恶性肿瘤缺乏 Küpffer 细胞,因此信号强度无明显变化,与正常肝实质对比明显。

(三) 超声对比剂种类及性能

超声对比剂从性质上分为靶向超声对比剂和非靶向超声对比剂两种。①非靶向超声对比剂的化学结构简单,由内层的惰性气体和外层的包膜构成。包膜表面没有任何的配体修饰,此类对比剂多应用于肝脏、肾脏及心脏的超声造影。②靶向超声对比剂外层的包膜表面有特异性的配体修饰,它可以在特定的组织器官或者病变部位与其受体特异性地紧密结合,使对比剂在该部位滞留,实现超声的组织特异性成像。

三、对比剂不良反应及其处理

临床上磁共振钆对比剂及超声对比剂不良反应发生比例远远低于碘对比剂,出现钆对比剂及超声对比剂不良反应的处理方法与碘对比剂不良反应相类似。碘对比剂的不良反应主要包括副反应和肾毒性。

1. **副反应** 副反应分为两类:①特异质反应:为个体对对比剂的过敏反应,一般与剂量无关,难以预测和防止,常见的症状有恶心呕吐、皮肤瘙痒、荨麻疹、血管性水肿、喉头水肿、眼结膜充血、支气管痉挛、呼吸困难或休克、死亡等。②物理和化学反应:主要与对比剂的渗透压和离子浓度有关,如高渗对比剂可以使液体从红细胞、内皮细胞内移出,可产生疼痛、血管扩张、血压下降等反应。离子型对比剂的化学毒性(尤其对神经系统的化学毒性)明显高于非离子型对比剂。

2. **肾毒性** 常规血管内对比剂的排泄,90%以上的量是经过肾脏排出的。其主要的影响是使肾脏的负担加重,对于肾功能正常的患者来讲,很少因对比剂的应用产生不良反应。但是,对于那些本来肾功能就有损害的患者就有可能发生对比剂性肾中毒,而且对比剂的用量越大,注药前肾小球滤过率越低,发生对比剂肾中毒的危险性越高。肾功能不全的患者尽量避免使用血管内对比剂,必须用时,应该注意尽量减少对比剂剂量。

3. **对比剂不良反应的处理** 注药过程中要密切观察患者体征与反应,一旦发生不良反应,应立即停止注药,并根据对比剂不良反应的程度,进行相应处理。①轻度反应:全身有热感、恶心、呕吐、咳嗽、流涕、喉部紧缩感、皮肤潮红、皮肤发痒或荨麻疹。应使患者安静休息,吸氧,并观察生命体征。②中度反应:上述反应加重如全身出现荨麻疹,眼睑、面颊、耳部水肿,胸闷气短,呼吸困难,应立即静脉注射地塞米松20mg,皮下注射肾上腺素0.3~1.0mg并吸氧。③重度反应:呼吸困难、意识不清、休克、惊厥、心律失常、心搏骤停,有生命危险,应立即采取气管切开、心肺复苏等急救措施。

对于无明显过敏反应的患者,增强扫描检查结束后,指导患者多喝水加强排泄,促进体内残留对比剂排出体外。

第七节 不同成像技术的比较与临床应用

一、不同成像技术和检查方法的比较

不同成像技术,不但在检查的易行性、检查的时间、安全性和费用等方面有明显不同,更重要的是对于不同系统和解剖部位病变的检出和诊断能力也有很大差异。例如,在中枢神经系统,X线检查的密度分辨力低,加之组织结构影像的重叠干扰,因而价值有限,已基本不再使用;超声检查由于颅骨对超声波的全反射,应用受到限制;CT和MRI检查则分别具有高的密度分辨力和软组织分辨力,已成为目前中枢神经系统广泛应用的检查技术。相比较,在乳腺,X线检查几乎无邻近结构影像的重叠影响,能清楚显示腺体结构异常,尤为能敏感地发现乳腺癌表现特征之一即微小钙化,是目前乳腺疾病首选和主要检查技术;超声检查也能确切发现乳腺结构异常,并能反映病变的血流和弹性状况,同样为乳腺疾病的重要检查技术;CT检查对乳腺病变并不能提供有价值的诊断信息,仅用于检查乳腺癌的转移灶;MRI检查的软组织分辨力高,且可进行DWI和动态增强扫描(dynamic contrast enhancement,DCE)等检查,主要用于乳腺疾病的鉴别诊断。以上示例不难说明,造成不同成像技术适用范围和诊断能力差异的主要原因,除了与各种成像技术的成像原理及成像性能密切相关外,还取决于不同系统和解剖部位组织结构的差异。

同一种成像技术,还包括不同的检查方法。这些检查方法不但操作技术有明显不同,而且适用范围和诊断能力同样有很大差别。例如,急性脑血管病属于中枢神经系统疾病,需选用CT或MRI检

查,但在超急性期脑梗死时,常规 CT 或 MRI 检查常不能发现病灶,而需进一步选用 CT 灌注检查或 MRI 的 DWI 检查,方能发现病灶和明确诊断。又如,肝脏海绵状血管瘤、肝细胞癌和肝转移瘤均为肝脏常见的肿瘤性病变,在 CT 平扫检查时,可表现为相似的局灶性低密度病变,但用多期增强 CT 检查,根据病变的强化特征,常能做出明确诊断。因此,不同检查方法各具其适用范围和应用价值,当对某一系统和解剖部位确定所用成像技术后,还要根据临床拟诊情况和(或)常规影像检查表现,进一步选用适宜的检查方法,以反映病变的特征。

二、不同成像技术和检查方法的临床应用

当前,医学影像技术发展迅速,已形成了包括 X 线、CT、超声和 MRI 在内的多种成像检查体系。这些成像技术基于成像原理不同,各具其优势和不足,因而在临床上有不同的适用范围和应用价值。

1. X 线检查的临床应用　普通 X 线摄影适用于检查:①具有良好自然密度对比的器官和部位所发生的病变,例如胸部、骨关节和乳腺疾病;②能够与周围结构产生明显密度对比的病变,例如胆系和泌尿系统阳性结石、游离气腹和肠梗阻等。X 线造影方法主要用于检查消化道、泌尿系统和心血管系统疾病。

2. CT 检查的临床应用　CT 检查的密度分辨力高,易于发现病变,临床上应用广泛,适用范围几乎涵盖了人体各个系统和解剖部位,其中包括中枢神经系统、头颈部、胸部、心血管系统、腹盆部以及骨骼肌肉系统等。

3. 超声检查的临床应用　超声检查易行、无辐射且为实时动态成像,适用范围广,主要用于:①眼眶、颈部、乳腺、腹盆部和肌肉软组织等疾病检查;②心脏和四肢血管疾病检查,且为主要影像检查技术;③病变穿刺活检、抽吸引流等,并为主要定位方法;④术中寻找小病灶和明确毗邻关系。

4. MRI 检查的临床应用　MRI 检查的软组织分辨力高,易于发现病变并显示特征,且能进行 ^{1}H-MRS 和多种功能成像检查。临床上主要用于检查:①中枢神经系统、头颈部、乳腺、纵隔、心脏大血管、腹盆部、肌肉软组织及骨髓等疾病,并对 X 线、CT 和超声检查发现而未能诊断的病变,例如乳腺肿块、肝脏肿块和肾上腺病变等,进行诊断与鉴别诊断;②检出 X 线、CT 和超声检查难以或不能发现的病变,例如脑内微小转移瘤、骨挫伤、关节软骨退变和韧带损伤等。此外,功能 MRI 也常用于疾病的早期诊断与鉴别诊断,例如应用 DWI 检出超急性期脑梗死、鉴别脑转移瘤与脑脓肿,应用 ^{1}H-MRS 诊断前列腺癌并与良性前列腺增生鉴别等。

第八节　图像的观察和分析与影像诊断原则

一、图像的观察和分析

图像的观察和分析是影像诊断的基础,也是需要掌握的基本技能。对图像进行观察和分析,要遵守一定的原则和步骤,并养成良好的习惯,才能避免发生这样或那样的错误,以便做出符合实际的解释及正确诊断。图像的观察和分析包括以下原则和步骤。

(一)图像观察和分析前的准备

图像观察和分析前,要认真做好如下准备工作,切忌就图像而论图像,进行盲目的观察和分析。

1. 核对图像上的患者信息这一环节至关重要　当前各种影像检查的图像上大多标有患者的相关信息,包括姓名、性别、年龄、检查号以及检查日期等。应认真核对这些信息,否则在图像观察和分析中就有可能"张冠李戴",导致医疗差错,甚至重大医疗事故。

2. 图像应符合观察和分析的需求　有以下两点:①图像的成像技术、检查方法、技术条件及检查范围等,应符合观察和分析的需求。若不相符,例如胸部 X 线检查仅有后前位图像,而无侧位图像;又如多期增强 CT 检查时,对比剂用量少(大血管强化程度低)、扫描延迟时间不恰当、扫描时相不符合要求、未包全需要检查的器官等,则不能进行观察和分析,否则将会导致错误结果。②图像质量也应

满足观察和分析的需求。进行各种影像检查时,设备性能、技术因素和患者自身原因(意识不清、不能配合检查、体表或体内有干扰成像的物质)等,均会造成图像质量下降。对于质量较差的图像,尤其图像上有各种原因造成的伪影者,一般情况下不能勉强进行观察和分析,否则难以做出合理解释,并有可能导致误诊。

3. **识别图像类型**　图像类型系指应用何种成像技术和检查方法获取的图像。各种影像检查获得的大多为黑白灰度图像,这些图像有某些相似之处,尤其是常规 CT 和 MRI 的横断层图像,初学者易于混淆。识别图像的类型是进行正确观察和分析的前提条件,在不同类型图像上,同一病变的表现却大相径庭。例如胆囊结石,常规 X 线图像上常呈高密度灶,CT 图像上亦常表现为高密度灶,二维超声图像上为强回声灶伴后方声影,而 MRI 常规 T_1WI 和 T_2WI 上则多呈低信号影。又如,肝脏海绵状血管瘤在 CT 平扫图像上为低密度病变,二维超声图像上多呈高回声表现,MRI 检查 T_1WI 和 T_2WI 图像上分别为低信号和显著高信号病灶。因此,只有在明确图像类型的基础上,才能对图像进行正确的观察和分析。

（二）图像观察和分析的原则和方法

图像观察和分析时,要遵循全面、重点和比对相结合的原则。

1. **图像的全面观察和分析**　为了不遗漏图像上的病灶,尤其是小病灶,应当全面、有序、系统地进行观察和分析,并形成良好习惯。例如,在观察和分析胸部 X 线后前位图像时,应由外及里依次观察胸壁、肺、肺门、纵隔和心脏大血管的影像。在观察和分析肺部时,亦应自肺尖至肺底、自肺门向肺周有顺序地进行。否则,很容易遗漏某些具有重要临床意义的病灶,例如忽略肋骨的骨质破坏,这种情况并非少见。对于 CT 和 MRI 的多幅横断层图像,也要逐幅认真全面观察和分析。小病灶例如 CT 上肺小结节,仅显示在 1~2 幅横断层图像上,稍不细心,就有可能遗漏。

2. **图像的重点观察和分析**　在图像全面观察和分析的基础上,还应了解病史和结合临床资料,进行有重点的观察和分析。例如,对于疑为梗阻性黄疸患者的 CT 或 MR 图像,要重点观察和分析胆系有无扩张、扩张的范围、梗阻的部位以及梗阻端表现等,除此以外,还要观察和分析邻近淋巴结有无增大、胰管是否扩张以及相邻部位和脏器表现,所有这些均有助于梗阻性黄疸的正确诊断。应当指出,重点观察和分析并不排斥全面观察和分析,而需两者密切有机结合,方能达到正确诊断之目的。

3. **图像的比对观察和分析**　是常用的方法,比对分为以下几种类型。

（1）对称部位的图像比对:为了明确某一解剖部位图像有无异常,常需要与对侧对称部位图像进行比对。例如,怀疑一侧乳腺 X 线图像上有局限性不对称致密时,需要与对侧乳腺 X 线图像进行比对。

（2）不同成像技术的图像比对:患者在同期可能进行了两种或两种以上成像技术检查,对这些图像需认真进行比对。除进一步确认病变外,还可通过比对观察和分析以发现病变特征。例如,患者的二维超声图像上显示肾上腺类圆形肿块,比对其 MRI 图像特征,发现该肿块于反相位图像上信号强度明显低于同相位图像,指明其内富含脂质,为肾上腺腺瘤的特征表现。

（3）同一成像技术不同检查方法的图像比对:临床上常用。例如,肝脏海绵状血管瘤,通过比对平扫 CT 和多期增强 CT 图像表现,能进一步确认病变,还可反映强化范围由病灶周边向中心逐渐扩展的特征,有利于鉴别诊断。另一种是 CT 和 MRI 后处理图像与原图像之间的比对,以相互印证,进一步提高观察和分析结果的可信性。

（4）不同时间的图像比对:这种比对也很重要。例如,体检胸部 X 线图像上有孤立性肺结节,与以往体检图像比对,若结节无变化,常指示为良性结节,但原无结节或结节短期内明显增大,则提示有肺癌的可能性。不同时期的图像比对还用于评估疾病的治疗效果。例如,比对急性胰腺炎治疗前、后的 CT 图像,能够反映疗效,说明病变好转、稳定、进展或出现合并症。

二、影像诊断原则

影像诊断是临床诊断的重要组成部分,常起着关键性作用,其正确与否直接关系到患者是否能够得到及时、合理、有效治疗。为了达到正确影像诊断这一目的，必须遵循"熟悉正常影像表现、辨认异常影像表现、异常影像表现的分析和归纳、结合临床资料进行综合诊断"的影像诊断基本原则。

（一）熟悉正常影像表现

熟悉不同部位各种影像检查的正常影像表现非常重要，这是辨认异常影像表现的先决条件。在熟悉和掌握正常影像表现时，不但要清楚不同成像技术和检查方法之间的差异，也要注意性别、年龄以及个体之间的差异，同时还要识别各种正常解剖变异。只有在此基础上，才能发现和辨认异常影像表现。

（二）辨认异常影像表现

异常影像表现是进行疾病影像诊断的主要依据，识别异常表现即辨认异常征象（常简称为"认征"）的正确与否，直接关系到影像诊断结果的准确性。在"认征"过程中，需特别注意既不可将正常影像表现误认为异常表现，如将 X 线图像上的儿童期骨骺误认为骨折；也不可把异常影像表现误认为正常，如将后前位胸片的下肺野内结节误为正常乳头影像。同时，还要注意辨认不同形式的伪影，如MRI 检查时腹主动脉搏动性伪影，常在肝左叶外侧段形成类圆形异常信号影，不可误认为病变。只有在准确"认征"的基础上，才能进一步做出正确诊断。

（三）异常影像表现的分析和归纳

当确认为异常影像表现后，还要对其进行分析和归纳，以评价可能代表的病理改变。

1. **异常影像表现分析** 异常影像表现与疾病的病理改变密切相关，对其进一步分析，无疑有助于正确诊断。

异常影像表现以局灶性改变多见，分析时包括以下内容。

（1）部位：一些病变常有其好发部位，如同属于颅内肿瘤，脑膜瘤多位于颅内脑外，转移瘤常见于脑内表浅部位，而星形细胞肿瘤的位置多较深在。

（2）数目：同为肺内结节，单发者可能为肺癌或其他良性病变，多发者常见于转移瘤。

（3）形状和边缘：反映了病变的大体形态。一般而言，类圆形且边缘光整者常为良性病变，如肺错构瘤；而形态不规则、边缘不清者，可能为恶性肿瘤如肺癌，或为急性炎症如肺脓肿急性期。

（4）密度、信号强度和回声：可大致反映病变的组织结构和成分。例如，钙化灶在 X 线平片和 CT 上均呈高密度，MRI 上呈 T_1WI 低信号、T_2WI 低信号，超声上则为强回声伴后方声影；含水囊肿，CT 上为水样密度，MRI 上呈 T_1WI 低信号、T_2WI 高信号，超声上为无回声灶并后方回声增强；软组织病变，在 X 线平片、CT、MRI 和超声上，其密度、信号强度和回声与邻近正常组织有所差异，且 CT、MRI 增强检查和超声造影上有不同程度强化和回声增强。

（5）邻近器官和结构：邻近器官和结构改变对诊断常有较大帮助，例如，CT 图像上发现肺野内分叶状肿块，若同时有同侧肺门淋巴结增大，常指示肿块为周围型肺癌并已发生淋巴结转移。

此外，异常表现也可为弥漫性，例如 X 线片上显示骨质密度普遍性减低，见于老年性骨质疏松或软骨病；肺纹理普遍性增多，见于肺间质性病变、肺淤血或肺充血。

异常表现还可为器官大小、形态和位置等改变。例如，CT 上脾弥漫性增大常见原因颇多，可为门静脉高压、淀粉样变、传染性单核细胞增多症、骨髓纤维化、白血病、淋巴瘤等病变所致；又如，X 线正位片上心影形态呈"梨形"改变，常见于二尖瓣狭窄；再如，超声检查示肾床内无肾影，而于盆腔内显示肾结构回声，即"盆肾"，属于先天性异常。

2. **异常影像表现的归纳** 归纳即将病灶的各种异常影像表现，包括病灶的位置、数目、形状、边缘、密度、信号、回声、增强表现及周围结构改变等，综合在一起，以推测可能代表的病理改变。此外，归纳还包括综合同期同一种成像技术不同检查方法或不同成像技术的影像表现，目的是通过归纳分析，筛选出一种或几种能够反映病变病理特征的异常表现，以利病变的诊断和鉴别诊断。例如，CT 平扫显示肝内稍低密度肿块，多期增强检查时，病变强化范围随时间由周边向中心扩散，为肝脏海绵状血管瘤的强化特征；而肿块于肝动脉期强化，并于肝实质期迅速减低，则是肝细胞癌较特征性的表现，从而有助于病变的诊断和鉴别诊断（图 1-17）。

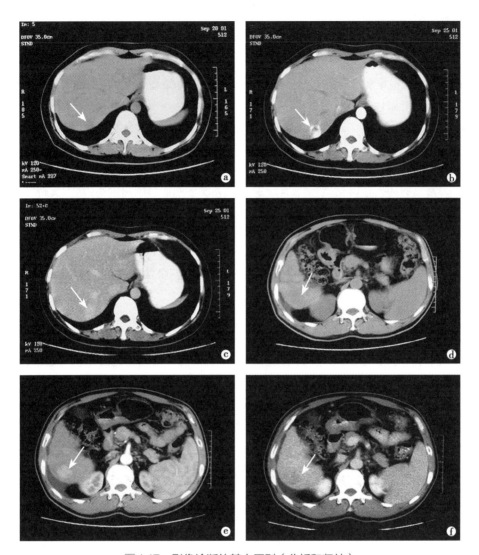

图 1-17　影像诊断的基本原则（分析和归纳）

a ~ c. 肝海绵状血管瘤;d ~ f. 肝细胞癌。平扫 CT 检查(a、d),两个病变均表现为肝内低密度结节(↑);b、c. 分别为多期增强检查动脉期和平衡期,病变于动脉期呈周边明显结节状强化(↑),并于平衡期达到均一,且仍高于肝实质密度(↑),为海绵状血管瘤强化特征;e、f. 分别为增强动脉期和平衡期,病灶于动脉期显著强化(↑),并于平衡期密度低于邻近肝实质(↑),为肝细胞癌的表现特征,且有肝硬化和脾大表现,进一步支持肝细胞癌诊断

（四）结合临床资料进行综合诊断

对病变的异常影像表现,进行识别、分析和归纳后,可以获得初步结果,进一步还须结合临床资料进行综合诊断。这是因为病变的异常表现常常缺乏特异性,同样的异常表现可见于不同疾病,此即"异病同影",例如胸膜凹陷征为周围型肺癌的常见异常表现,但也可见于炎性肉芽肿性病变;此外,同一疾病不同类型或进展阶段也可有不同的异常表现,此即"同病异影",例如肾细胞癌不同亚型在增强 CT 和 MRI 上具有不同的强化形式。

临床资料主要包括下述内容,综合这些资料,对最终做出正确影像诊断至关重要。

1. 年龄和性别　在不同年龄和性别,疾病谱不同。例如,肺门区肿块,在儿童常为淋巴结结核,在老年人则以中心型肺癌多见;肝细胞癌和肝细胞腺瘤均表现为肝内肿块,前者易发生在男性,而后者多见于口服避孕药的中年妇女。

2. 职业史和接触史　是诊断职业病和一些疾病不可或缺的依据,例如尘肺的诊断须具有粉尘职业史,而腐蚀性食管炎的诊断须具有误服强酸、强碱史。

3. 生长和居住史　对地方病诊断有重要价值,例如肝棘球蚴病多发生在西北牧区,而肝血吸虫病则以华东、中南一带多见。

4. 家族史　对某些疾病诊断具有重要意义。例如,神经纤维瘤病、结节性硬化、肾多囊性病变等均为遗传性疾病,常有阳性家族史。

5. 临床症状、体征和实验室检查　是进行最终影像诊断所必须参考的内容,它们可以支持、但也可否定最初的影像学考虑。例如,影像检查根据肝内病灶的异常表现,考虑为肝细胞癌,实验室检查血中甲胎蛋白明显增高,则支持肝细胞癌诊断。又如,CT 上显示肺内大片实变影并含充气支气管征,据此考虑为常见的肺炎性病变,然而临床上患者并无发热和血白细胞增高,则不支持最初考虑,而有可能为细支气管肺泡癌或肺淋巴瘤。因而,结合临床资料,进行综合考虑,是做出正确影像诊断的至关重要环节。

第九节　影像检查的申请和影像诊断报告的应用

一、影像检查的申请

临床各学科医师在日常诊疗过程中,申请影像检查是一项重要的工作内容。熟悉并掌握申请影像检查的要点,不但有利于充分、合理地应用这一医疗资源,更重要的是通过影像检查能使疾病获得及时、准确诊断,具有非常重要的临床意义。这些要点包括:申请检查目的要明确,并选取适宜影像学检查;合理选择成像技术和检查方法;正确填写申请单。

(一) 申请检查目的明确并选取适宜影像学检查

通常,临床医师申请影像检查以进行疾病诊断时,有着不同的目的和要求,主要包括:①对于临床表现类似而难以鉴别的疾病,进行影像检查,常能明确病变的性质和类型。例如,临床考虑为胸痛三病症(急性心肌缺血、主动脉夹层和肺动脉栓塞)时,申请胸部 CTA 检查,有助于其鉴别。②怀疑某一疾病,借助影像检查,以印证或除外这一病变。例如,当患者有全程肉眼血尿并腹部肿块而疑为肾肿瘤时,申请腹部超声检查,以进一步明确诊断。③对于已确诊的疾病,欲通过影像检查,进一步明确病变的位置、大小、范围和分期。例如,经支气管镜检查并活检证实的肺癌,常申请胸部和上腹部 CT 检查及头颅 MRI 检查,目的是明确肿瘤的大小、有无肺、肺门和纵隔淋巴结转移以及肾上腺、肝脏和脑转移。④在疾病的发生和发展过程中,随诊影像检查,可观察病变变化,有助于最终诊断,亦可评估治疗效果。例如,孤立性肺小结节的定期随访 CT 检查,常有助于判断结节的良、恶性。⑤对于易发某一疾病的高危人群或家族成员,定期行影像学检查,利于疾病的早期发现和治疗。例如,乙型或丙型肝炎的肝硬化患者易发生肝细胞癌,定期行 MRI 检查能够检出早期肝细胞癌。⑥健康查体时,影像检查为主要项目之一。

申请影像检查时,除需有明确的检查目的外,还要认真考虑其是否适宜影像学检查,这一点很重要,因为影像学检查并非对所有疾病诊断均能提供有价值的信息。一些疾病,例如,急性上呼吸道感染、功能性消化不良、心肌炎等,经临床和相关实验室检查,常能明确诊断,而影像学检查可无异常表现,则此部分疾病不宜行影像检查。此外,还有一些疾病,例如,窦性心律失常、急性肝炎、缺铁性贫血等,影像学检查虽有一些异常表现,但所提供的信息无助于疾病的最终诊断,因而这些疾病也不宜行影像检查。若对这些不适宜疾病进行影像检查,不但达不到诊断目的,延误了诊断时间,而且增加了患者的经济负担,浪费了医疗资源。

(二) 合理选择成像技术和检查方法

在明确检查目的并确认适宜影像检查后,还须进一步合理选择成像技术和检查方法。这一选择非常重要,因为对于不同疾病,不同成像技术和检查方法的诊断价值和限度各异。合理选择成像技术和检查方法,应遵循以下原则。

1. 选择诊断价值高的成像技术和检查方法　对于临床拟诊的某一疾病,首先应选择对该疾病检出敏感且能显示出特征性表现(即诊断价值高)的成像技术和检查方法。例如,患者突发昏迷并有脑膜刺激征,临床初步诊断为急性蛛网膜下腔出血,则应选择对该病检出敏感且能显示出特征性表现的头颅 CT 平扫检查;相比较,若患者有心房颤动病史,突发意识不清,疑为急性脑动脉栓塞时,则应选择头颅 MRI 检查,并包括对超急性期脑梗死检出敏感的 DWI 序列。

2. 选择无创或微创的成像技术和检查方法　在一些疾病,不同的成像技术和检查方法均有可能明确诊断,此时应选择无创或微创性检查,必要时再选择有创性检查。例如,经 CT 平扫或腰穿确诊的急性蛛网膜下腔出血,根据患者的年龄、病史疑为脑动脉瘤破裂所致时,应首选微创的头颅 CTA 检查,多能明确脑动脉瘤的位置、大小、瘤颈和载瘤动脉等,若 CTA 未发现病变,则可进一步选择有创性全脑 DSA 检查,以明确诊断。

3. 选择易行、费用低的成像技术和检查方法　在疾病影像检查时,应尽可能选择易行、费用低的成像技术和检查方法。例如,对于胆囊结石和胆囊炎,通常超声检查即可明确诊断,而无需选择费用较高的 CT 或 MRI 检查。

4. 选择安全性高的成像技术和检查方法　不同成像技术和检查方法多涉及检查的安全性,选择时需特别注意。例如,孕妇应禁行 CT 检查,早孕者也不宜行 MRI 检查;肾功能受损者则应慎用含碘对比剂行增强 CT 检查;置有心脏起搏器或体内有铁磁性置入物者,则禁用 MRI 检查。诸如此类安全性问题,在选择成像技术和检查方法时必须予以足够的重视。

合理选择成像技术和检查方法的总体原则为:在保证检查安全性的前提下,优先选择诊断价值高且尽可能无创或微创、易行和费用低的成像技术和检查方法。

（三）正确填写影像检查申请

正确填写影像检查申请具有非常重要的意义,甚至关系到影像诊断的正确与否。申请通常包括以下内容,必须认真、准确逐项填写,不应有遗漏。

1. 一般资料　包括患者的姓名、性别、年龄、就诊科室、门诊或住院号、病室和床号等。其中有些信息,如年龄、性别等很重要。其他项目也需准确填写,以防止差错发生。

2. 临床资料　认真、详细填写患者的主诉、病史、症状和体征等临床资料,具有非常重要意义。影像诊断的基本原则之一是结合临床资料进行综合诊断。这些资料所提供的信息,均可对最终影像诊断产生影响,甚至可能改变最初基于影像学表现所作出的考虑。例如,CT 增强检查时,肝脏内多发环形强化病灶有可能为多发肝脓肿或多发囊性转移瘤,此时参考临床资料包括患者有无发热、有无原发恶性肿瘤病史等,对其鉴别有重要价值。详细提供实验室检查与其他辅助检查结果也很重要。例如,肾上腺各种功能性腺瘤和非功能性腺瘤多具有相似的影像学表现,其鉴别主要依赖实验室的肾上腺的各种功能检查结果。

由于影像医师进行疾病诊断时,需要获取有关疾病的详细临床资料,因此认真填写这部分资料,无疑有助于提高最终影像诊断的准确率。反之,草率、不准确填写,甚至不提供必要的临床资料,将可能导致影像诊断的误诊或漏诊。

3. 临床初步诊断和检查目的　这部分内容对影像诊断也十分重要,其将引导影像诊断医师对图像进行重点观察和分析,同时也是最终影像诊断的重要参考依据。

4. 检查部位、成像技术和检查方法　检查部位填写需准确、无误,且要与临床资料及临床初诊内容相匹配,切不可相互矛盾。例如,临床资料栏目填写的是有关肺部感染的症状和体征,而检查部位却填写为腹部,如此失误将导致不必要的影像检查,甚至引起医疗纠纷。有关成像技术和检查方法的选择原则如前所述,此处不再赘述。

二、影像诊断报告的应用

在日常疾病诊疗过程中,临床各学科医师经常接触到影像诊断报告。如何对待影像诊断结果及如何应用这一结果,是年轻医师所面临的问题。学习并逐步掌握这些方面的知识和技能,将有益于在疾病诊疗中最大限度地发挥影像诊断的作用。

（一）如何对待影像诊断结果

影像诊断的结果,基本有四种类型:确定性诊断;符合性诊断;可能性诊断;否定性诊断。对这四种类型,要区别对待。

1. **确定性诊断**　一些疾病,在影像学检查时,具有特异性表现,据此能明确疾病诊断,并可显示其部位、大小、数目和范围等,这就为临床制订治疗计划和评估预后提供了有价值的资料。例如,X线平片对四肢骨骨折的诊断、头颅CT平扫对急性脑出血的诊断、二维超声对胆囊结石的诊断、MRI对子宫肌瘤的诊断等。

确定性诊断又依临床最初诊断的疾病,分为两种情况:

（1）影像诊断与临床最初诊断相一致:指影像确诊的疾病即为临床最初诊断的疾病,这就使临床诊断得到了进一步印证,提高了疾病诊断的可靠性。

（2）影像诊断与临床最初诊断不一致:系指影像检查确诊的疾病,是最初临床诊断所未曾考虑到的疾病。此时,应视疾病的临床意义,予以区别对待。例如,临床最初诊断为急性胰腺炎而行CT检查,CT诊断结果为急性胰腺炎、右肾细胞癌、肝左叶囊肿,则后两种诊断是临床最初所未曾考虑到的疾病,其中右肾细胞癌具有重要的临床意义,必须及早治疗,而肝左叶囊肿在临床上多无大意义。

2. **符合性诊断**　某些疾病,影像学检查虽有一定特征,但相同的异常表现还可见于其他疾病,此时可依据临床最初诊断的疾病,做出符合性影像诊断。例如,临床初诊为二尖瓣狭窄,X线平片显示心脏呈"梨形",这种心形改变是二尖瓣狭窄的典型表现,但也能见于房间隔缺损、肺动脉瓣狭窄等,此时可做出二尖瓣狭窄的符合性诊断。对于符合性影像诊断,临床常需要进一步检查或治疗后复查,以获得最终确诊。

3. **可能性诊断**　指影像学检查虽已发现病变,但其表现缺乏特征性,而不足以明确诊断,仅能诊为"病变性质待定"或提出几种疾病的可能性。此时,影像诊断报告常建议选用其他影像学检查、内镜检查、实验室检查乃至穿刺活检或定期观察等方法,以进一步明确诊断。例如,对CT检出的小的孤立性肺结节,难以明确性质时,常常建议定期随诊复查;当结肠肿块难以判断为炎性抑或肿瘤性时,多建议行纤维结肠镜检查;对肾上腺肿块难以定性时,也常常建议行实验室肾上腺功能检查。临床医师应重视影像诊断报告中的这些建议,本着及时、有效、尽可能无创的原则,采用适宜的检查技术和方法,以达到明确诊断的目的。

4. **否定性诊断**　经影像学检查,排除了临床最初诊断的疾病,即为否定性诊断。例如,临床根据患者症状,最初疑为膀胱肿瘤,经超声检查,未发现膀胱异常。然而,对于否定性诊断,要综合考虑多种因素的影响,包括所选用的成像技术和检查方法、疾病的严重程度和发展阶段,以及影像检查和诊断的限度等。例如,对于脑转移瘤,CT检查为否定性诊断,而MRI双倍量对比剂的增强检查则可能发现直径2~3mm的微小脑转移瘤;胸部外伤后,X线平片可以表现正常,而薄层CT和三维重建则能发现平片不能检出的肋骨骨折,甚至肋软骨骨折;轻度水肿型胰腺炎的影像学检查可显示为正常;早期急性骨髓炎也可在X线平片上显示骨质正常;对于胰岛素瘤,尽管临床症状和实验室检查结果已很明确,但影像学检查有时却难以发现这种小的功能性肿瘤。因此,对于否定性影像诊断,临床医师要根据具体病情,慎重对待,必要时可选择其他成像技术和检查方法或其他辅助检查,乃至定期随诊复查,以使疾病尽早获得确诊和治疗。

（二）如何应用影像诊断报告

临床医师在诊疗过程中,为了明确病变的性质、位置、大小、数目、范围及与毗邻结构的关系,以进一步决定治疗对策,常常需要比对图像上的表现与影像诊断报告结果。在比对过程中,应注意以下几点。

1. **核对患者的一般资料**　这一点很重要。在比对前,要认真核对影像诊断报告与图像上的患者一般资料,包括姓名、性别、年龄、影像检查号及检查日期,应完全一致。切忌诊断报告与图像上的患者资料不符,否则将导致医疗差错和事故发生。若患者同期进行了多次影像检查或为治疗后复查,则应按检查时间先后对图像和影像诊断报告进行排序,依次进行比对。

2. **认真比对影像诊断报告与图像**　临床医师应依影像诊断报告所描述的内容,对图像上的病灶进行识别,观察其位置、大小、数目、范围、与周围结构的关系,以及治疗后改变等,为下一步治疗提供参考。

3. **及时与影像诊断医师进行沟通**　在比对过程中,若发现图像、影像诊断结果与临床具体病情不符,或多次影像检查结果发生相互矛盾时,要及时与影像诊断医师进行沟通,使疾病诊断得到进一步确认。

特别需要指出的是,影像诊断结果偶尔也会发生漏诊、错诊及一些重要的差错,例如,病变左右侧颠倒、病变椎体或肋骨的定位不准确等。在比对过程中,有可能发现此类错误,应及时与影像诊断医师沟通,避免将其带入下一步诊疗流程中。

第十节　图像存档和传输系统与信息放射学

一、图像存档和传输系统

图像存档与传输系统(PACS)是一种科技含量高、实际应用价值极大的复杂系统,其将数字化成像设备、高速计算机网络、海量存储设备和具备后处理功能的影像诊断工作站结合起来,完成对医学影像信息的采集、传输、存储、后处理及显示等功能,使得图像资料得以有效管理和充分利用。

(一) PACS 的基本结构

PACS 的基本构成主要包括数字图像获取子系统、PACS 控制器和图像显示子系统,如图 1-18 所示。

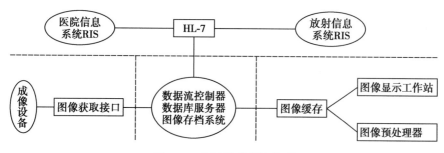

图 1-18　PACS 的基本构成

1. **数字获取子系统**　该子系统含两个基本组成部分:成像设备和获取接口。其中,成像设备包括诸如数字化 X 线成像、CT、MR 等各种数字化医学影像成像设备。为了使 PACS 网络系统与成像设备之间能够进行快速和可靠的图像数据传输,不同成像设备的制造商使用通用的图像获取接口联接成像设备与 PACS 网络,该获取接口应符合全球统一的数据结构和通讯协议[如医学数字成像和传输(digital imaging and communications in medicine,DICOM)3.0 标准]。图像获取接口的功能是与成像设备进行联接,以获取图像数据,并进行一系列必要的图像预处理和信息格式的封装与转化,最终将封装完成的图像数据发送给 PACS 控制器。图像获取接口的功能一般由计算机控制自动实现。

2. **PACS 控制器**　PACS 控制器包括了数据流控制器、数据库服务器和图像存档系统。数据流控制器是 PACS 系统数据流的控制单元,对图像数据流进行智能化管理;数据库服务器为已经存档的文本文件与图像文件建立索引,提供查询服务,同时还可通过健康水平-7(HL-7)接口与医院信息系统(hospital information system,HIS)和放射信息系统(radiology information system,RIS)进行数据交换;图像存档系统是 PACS 的核心,实现了海量图像数据的实时存储功能。医学图像的存储一般由短期、中期和长期等不同时间跨度的存储设备构成,并针对具体的存档要求,使用多种存储介质,如磁盘阵列、磁带机、磁光机和一次写入多次读出光盘等。

PACS 控制器的基本功能包括:从图像获取接口得到图像,提取图像文件中的文本信息;更新网络数据库;存档图像文件;对数据流进行控制,使相关数据在适当的时间发往要求的显示系统;自动从存档系统中获取必要的对照信息;执行从显示工作站或其他控制器发出的文档读写任务。

3. **图像显示子系统**　该子系统包括显示预处理器、显示工作站缓存以及显示工作站。显示预处理器对从 PACS 控制器获取的图像数据进行预处理,使其依显示工作站的特性参数设置进行规定显示;还能根据操作者的要求和指令,进行各种必要的图像处理和特征参数计算,并将处理结果通过显示工作站呈现给观测者。显示工作站缓存用于存储预处理前后的图像数据。显示工作站是软阅读的最终载体,也是图像显示子系统的核心和通向 PACS 环境的窗口,PACS 显示工作站充分利用了整个系统的资源和处理能力,同时提供一个良好的用户操作界面。

图像显示子系统的基本功能包括:提供 PACS 数据库查询窗口,从 PACS 服务器下载图像数据信息;数据库查询结果的显示,图像的测量、增强及缩放等各种后处理;计算机辅助诊断(CAD),纹理分析、胶片排版等。

（二） PACS 的应用价值

在软阅读模式下,PACS 的优势是显而易见的:

1. **诊断方面**　相对于传统以观片灯为媒介的硬阅读而言,在 PACS 应用中,影像医生通过工作站上嵌入的图像后处理工具,对图像进行操作和调整,可提供更加丰富的诊断信息,避免了因信息不足而造成的漏诊和误诊。此外,还可以实时调阅和融合不同时期、不同成像技术的图像,便于对照和比较,为影像医师的正确诊断和临床的后续治疗提供了可靠资料。

2. **管理方面**　PACS 系统记录了各级各类工作人员的工作数量和质量,使每个岗位的具体工作职责明确;并可通过图形和报表的形式简单明了地展示各类统计信息,例如,特定时间内每台设备的工作运转情况、各种检查的数量、各种特定报告的数量,因此极大优化了科室统计工作模式。

PACS 采用了大容量存储设备,便于图像传输和交流,实现了图像数据的共享,方便临床、急诊科医师随时调阅图像,提高了工作效率,同时避免了胶片借阅中的丢失现象,成为医院现代化管理的重要手段。

3. **成本方面**　PACS 及集中打印系统的使用,基本实现了医院无胶片化,减少了胶片使用量,减轻了胶片日常管理工作的压力,节省了大量的人力成本和经济成本。

4. **教学方面应用**　PACS 系统,可调阅影像和检验科报告、临床病历、手术记录、病理结果等各种医学资料,使传统授课模式发生全新改变。通过实时调阅图像及相关资料,以案例带教学,可使学生接触到大量临床具体病例,学习由被动变为主动,培养了学生的独立思考能力,明显促进了教学质量的提高。

5. **科研方面**　PACS 具备实时查询功能,可以按各种关键词组合或依据结构化模板查找感兴趣病例,简化了科研资料的收集和统计工作,避免了人为操作的误差,PACS 已成为不可或缺的科研平台。

6. **质控方面**　在影像检查前,只需确认患者 ID 和检查部位,后续归档工作可全部由 PACS 自动完成,避免了图像资料不全、归档错误的发生。此外,应用 PACS 系统,还可定期对照片质量、诊断报告质量进行抽样评价,并将相关结果反馈给个人,实现了科室质控工作的持续改进和不断提高。

在国内外医疗服务需求不断增长的今天,PACS 已广泛应用到各级医院的放射科或影像中心。上述 PACS 优势将有利于提高医疗质量、减少诊疗成本、缩短患者在院滞留时间,为医院和患者带来显著的社会效益和经济效益。

PACS 最初是从处理放射科的数字图像发展起来的,目前已扩展到所有的医学图像领域,如心脏病学、病理学、眼科学、皮肤病学、核医学、超声学以及口腔医学等。此外,随着图像融合技术、计算机辅助诊断技术(CAD)、4G 通信技术、流媒体技术、新图像编码技术及分布式系统架构等的出现,使得 PACS 系统向纵深即更高效、更稳定和更灵活易用的方向发展,必将进一步提高其临床应用价值。

二、信息放射学

在放射信息领域,除了 PACS 系统外,还包括了放射信息系统(RIS)和远程放射学(tele-radiology)。放射信息系统(RIS)主要用于医院的影像学科,负责并完成所有非图像存储与传输的工作内容,即 PACS 主要处理图像数据,而 RIS 主要处理文本信息,如登记预约、收费统计、患者核对与查询、权限设置等。远程放射学可以充分利用区域性大型医院的医学影像资源(设备资源和专家资源),扩大医学影像服务的范围,特别是一些缺少高年资影像医师的边远地区医院,医学图像可上传至区域性大型医院,利用其专家优势,不但可及时获得正确影像诊断,而且提高了这些边远地区医院影像医师的诊断水平。

(一)放射信息系统(RIS)

放射信息系统(RIS)是通过计算机技术、网络通讯技术,对医学影像学科的相关事务,诸如收集、存储、处理、检索和统计患者的基本信息、诊断信息、治疗信息及科室的工作量及财务信息等进行管理的信息系统。其以日常工作为基础,为影像学科合理设计医疗工作流程、合理制定固化的管理模板提供了平台,大大提高了科室的工作效率、减少了差错的发生。RIS 由一个服务器和若干工作站及网络环境组成,具体如下。

1. 登记/分诊/预约工作站　用于登记患者的检查申请,将患者的相关信息及检查申请单首页上传至 RIS 服务器的数据库中,同时根据现有待检患者量和设备使用情况对患者的检查进行分诊和预约。

2. 技师工作站　用于浏览患者的各种检查信息,核对患者的检查状态,避免不必要差错的发生。

3. 影像工作站　通过各种检索手段调阅患者的相关影像资料,进行影像诊断;也可回顾性查阅患者的相关资料,用于临床科研和教学。

4. 主任工作站　可对科室以往工作进行全面统计与审核,包括对病案报告的审核、对科室工作人员的工作量和工作质量审核、对科室经济效益核算及医疗质量的控制等。

5. 集中打印工作站　登记员通过扫描条形码,打印工作站自动从 PACS 服务器下载与该患者相关的医学影像信息,并分别发送至胶片打印机、DVD 光盘刻录机和诊断报告打印机,最终实现全部图像的 DVD 光盘刻录、关键图像的胶片打印和诊断报告的打印。近年来出现的胶片自助打印机,可实现患者完全自主的扫码打印,进一步节省时间和人力成本。

放射信息系统的工作流程一般有以下几个步骤:检查申请、检查科室预约与安排、检查确认、图像调阅和报告书写、报告归档及打印,具体步骤如下:

临床医生在医生 HIS 工作站为患者开具影像检查申请;RIS 工作站接收该信息并根据患者等候数量和设备使用情况进行分诊和预约;然后患者的基本信息及检查信息将通过 DICOM Worklist 传输到检查设备,检查时无需在设备上再次手工输入患者的相关信息;患者完成检查后,设备自动把检查完毕的信息反馈给 RIS,同时设备通过 DICOM Server 将相关图像信息上传至 PACS 服务器;影像科医师通过诊断工作站的 RIS 系统检索并下载患者的影像资料,对图像进行后处理和诊断,并书写诊断报告。一般情况下 RIS 提供了相应的诊断报告撰写模板,大大方便了影像诊断报告的书写,冠脉 CT、乳腺钼靶等还可采用结构化的影像模板,使报告信息更加模块化、代码化。医师在进行书写报告的同时,还为胶片后期打印完成排版工作,打印工作站将根据患者的需要和排版的结果进行胶片打印、报告打印和光盘刻录。

(二) 远程放射学

远程放射学就是将患者的 X 线、CT 和 MRI 等影像资料进行远程传输,从一地方医院传输至另一医院或医学影像诊断中心,目的是请相关影像专家对图像进行解读或会诊。远程放射学充分利用了现有的通讯和网络技术,如互联网、电话线和广域网等,并且在传输过程中使用了先进的图像处理和压缩技术,因此远程放射学实现了传统意义 PACS 的空间延伸。

远程医学影像会诊网是以一个会诊管理中心、多个会诊中心和众多会员医院的模式来开展远程医疗活动,以会诊管理中心为枢纽将位于各权威医疗机构内的会诊中心与各地的会员医院连成网络。新兴的远程会诊网在医学专家和患者之间建立了全新的联系,使得患者在规模较小的基层医院就可以接受异地专家的会诊及其指导下的诊疗和护理。会诊网络的总体架构如图 1-19 所示,系统分为三个层次:会诊申请工作站、会诊管理中心和会诊服务工作站。

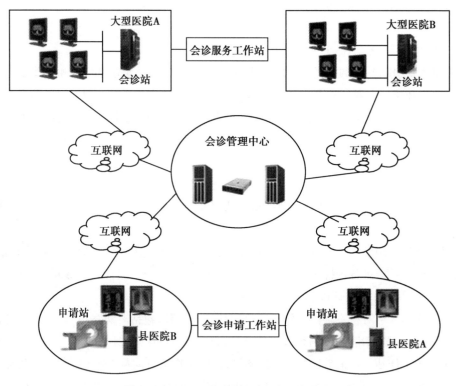

图 1-19　远程医学影像会诊网络的架构图

1. **会诊申请站**　为各基层医院的影像科安装的一套具有会诊申请功能软件的工作站,该工作站满足 DICOM 协议的要求;并与本院多台数字化成像设备进行连接,以接受需要会诊的患者图像,将患者图像和文本等数据文件进行打包压缩后,通过与申请工作站相连的互联网,发送至会诊管理中心。

2. **会诊管理中心**　是构建在大型数据库基础上的,它首先接收来自申请工作站的压缩文件,解压后将文本内容保存于数据库中,图像数据保存于硬盘上,然后形成会诊任务,并根据申请工作站要求的会诊服务医院和医生,自动通知相应的会诊服务工作站,提出会诊申请要求。

3. **会诊服务工作站**　为省内的大型医院影像科拥有的多个工作站,嵌入工作站上的功能软件在接受到会诊管理中心发来的会诊任务后,可自动或手动下载会诊图像,会诊专家给出诊断意见,并发送至会诊管理中心,会诊申请工作站最终从会诊管理中心调阅远程会诊结果。

当前,远程放射已进入实用性阶段。基层医院影像科医师在遇到少见病例,因经验不足而难以确诊或因病情复杂而难以制订下一步检查方案时,可通过远程放射学系统申请会诊,远程会诊医院的医学影像专家就可观察通过各种网络传输的影像资料,及时做出诊断。

当前,国外发达国家已普遍开展远程放射学会诊。在我国,这项工作已得到国家政策的支持,相信在不久的将来,随着技术的成熟、政策的引导、财政的支持以及在社会信息化的带动下,远程放射学必将成为我国医学影像领域的一个重要发展方向。

（徐克　高剑波　舟海涛　于春水　张辉　卢再鸣　张立娜）

第二章 中枢神经系统

中枢神经系统包括脑和脊髓,位于骨组织包绕的颅腔和椎管内,一般物理检查的价值有限,影像学检查具有重要意义。脑和脊髓疾病复杂,病种繁多,包括先天发育异常、肿瘤、外伤、血管性、感染、变性和脱髓鞘性以及精神障碍性等疾病。这些疾病的临床表现常有许多相似之处,但治疗方案和预后却截然不同。影像学检查不但能够确切地检出这些疾病,而且多可做出明确诊断和鉴别诊断,而有利于临床治疗和预后评估。各种影像检查技术均可用于中枢神经系统疾病检查,然而它们各具不同的优势、不足和应用范围,且其间有很大差异。

X线检查:X线平片很少用于中枢神经系统疾病检查,通常只是用来评估颅骨和脊椎的骨质改变;DSA 检查应用较多,主要是评估脑血管和脊髓血管病变。

超声检查:在中枢神经系统的应用有限,经颅多普勒(transcranial Doppler)检查可获取脑动脉的血流动力学信息,以及在婴幼儿经未闭合的前囟检查颅内病变。

CT 检查:是颅内各种疾病的首选和主要影像检查技术,能够发现大多数疾病,包括先天性脑发育异常、脑肿瘤、脑血管病、颅脑外伤、颅内感染及部分脑变性疾病和脱髓鞘疾病,且通常能明确诊断。然而,对于某些疾病,例如,某些脑变性疾病,以及较小病变,例如,垂体微腺瘤、小的转移瘤等,CT 检查的价值有限,或不能发现病变或虽发现病变但难以明确诊断。此外,CT 检查对椎管内包括脊髓的各种类型疾病的检出和诊断也价值有限。

MRI 检查:是颅内各种疾病的主要影像检查技术,并可作为一些疾病,如超急性脑梗死、脑转移瘤等的首选检查方法,也是 CT 检查的重要补充。MRI 检查具有组织分辨力高、多序列、多参数、多方位和多种 fMRI 检查等优势,能够更敏感地发现病变并显示病变特征,从而有利于疾病的早期检出和准确诊断,例如,对垂体微腺瘤和小的脑转移瘤的检出和诊断、应用 SWI 诊断 CT 检查无明确异常的弥漫性轴索损伤、应用 ^{1}H-MRS 检查早期阿尔茨海默病以及应用 DTI 和 PWI 评估抑郁症等。然而,MRI 检查颅内疾病也有一定限度,例如对病变内钙化的确定较为困难,较少用于急性脑出血、急性蛛网膜下腔出血和一般急性颅脑外伤等急症检查。

此外,MRI 也是椎管内包括脊髓的各种类型疾病的首选和主要影像检查技术,具有独特的诊断价值,是其他影像检查技术难以比拟的。

因而,对于中枢神经系统疾病,CT 和 MRI 是主要影像检查技术。在实际应用中,要根据临床拟诊的疾病,选择 CT 或 MRI 检查并确定具体方法;此外,在应用中还常常联合同一种成像技术的不同检查方法,甚至联合 CT 与 MRI 的多种检查方法,以达到疾病能够最佳检出和正确诊断之目的。

第一节 检 查 技 术

一、X线检查

(一)颅脑 X 线

1. **头颅平片** 临床上很少应用,主要用于检查颅骨骨折和颅骨肿瘤。常规摄取后前位和侧位片,必要时加摄切线位片。

2. **脑血管造影**(cerebral angiography) 通常用 DSA 技术,包括颈动脉造影(carotid arteriography)和椎动脉造影(vertebral arteriography)。主要用于评估脑血管疾病,例如,颅内动脉瘤、动静脉畸形等,也常作为 CTA 检查的补充方法,并为脑血管疾病诊断的金标准。此外,脑血管造影也是脑血管疾病介入治疗的组成部分。

（二）脊髓 X 线

1. **脊椎平片**　主要用于检查脊椎本身病变和椎管内病变所引起的一些改变,其中包括骨质改变以及椎间隙、骨性椎管径线和椎间孔大小的改变。常规摄取脊椎正、侧位片,观察椎间孔时需摄取斜位片。

2. **脊髓血管造影**　用于检查椎管内血管畸形,并为诊断的金标准,还可进行介入治疗。

二、CT 检查

（一）颅脑 CT

1. **CT 平扫**　为颅脑疾病的常规检查方法,其中部分疾病如急性颅脑外伤、急性脑出血和先天性脑发育畸形等,CT 平扫检查常可明确诊断。

2. **CT 增强**　CT 平扫发现颅内病变时,多需行 CT 增强检查,并依临床拟诊疾病和平扫检查表现,采用不同的增强检查方法。

（1）增强检查:是大多数颅脑疾病如肿瘤性、血管性、感染性病变等常用的增强方法,依据病变的强化程度和方式,多可明确诊断。

（2）CTA 检查:主要用于脑血管疾病检查,可以发现和诊断脑动脉主干及主要分支狭窄和闭塞、颅内动脉瘤和动静脉畸形等。由于 CTA 检查的安全性高、成像质量佳,已部分取代了有创性 DSA 检查。

（3）CT 灌注检查:可以反映脑实质微循环和血流灌注情况,主要用于检查急性脑缺血(见文末彩图 2-1),此外对于脑肿瘤病理级别的评估、肿瘤治疗后改变与复发的鉴别等也有一定价值。

3. **图像后处理技术**　运用 MSCT 获得的容积数据,可行多种 CT 图像后处理,例如,行冠状位、矢状位乃至任意方位的多层面重组以更清楚地显示病变的空间位置,应用最大密度投影(MIP)可更佳地发现颅内动脉瘤及其与载瘤动脉的关系等。

（二）脊髓 CT

1. **CT 平扫**　常作为椎管病变的初查方法。用于:评估脊椎骨质改变和椎间盘病变,且明显优于脊椎平片;准确测量骨性椎管各径线和截面积;显示椎管旁软组织异常。然而,CT 平扫对检查原发并局限于椎管内的病变价值有限。常规行横断位扫描,需分别用软组织窗和骨窗观察,应用多平面重组和 SSD 等后处理技术,能更直观显示上述各种改变。

2. **CT 增强**　CT 增强检查较少应用;CTA 检查对发现椎管内血管畸形有较高价值。

三、MRI 检查

（一）颅脑 MRI

1. MRI 检查

（1）普通 MRI 检查:需常规进行,包括横断位 T_1WI 和 T_2WI 检查,必要时加行冠状位和(或)矢状位成像。其中,T_1WI 像显示解剖结构较好,T_2WI 像则对发现病变较为敏感。对于较小病灶,如垂体微腺瘤、局限于内耳道内的听神经瘤等,则需用高分辨力薄层检查。

（2）特殊 MRI 检查

1）水抑制 T_2WI(FLAIR)检查:能够敏感地检出 T_2WI 上难以发现的脑室旁和脑沟、脑池旁的脑实质病灶。

2）脂肪抑制技术:主要用于检查和诊断颅内含有脂肪组织的病变,例如胼胝体脂肪瘤、松果体区畸胎瘤等。

3）磁敏感加权成像(SWI)检查:用于检出常规 CT 和 MRI 检查均不能发现的弥漫性轴索损伤所

致的小灶性出血,以及脑内的小静脉异常等。

2. 增强检查　常需进行,其应用指征是:普通检查发现异常,但难以确定病灶的具体大小、数目和性质;临床高度疑为颅内疾病,而普通检查未发现明确异常。

3. MR 血管成像(MRA)检查　可用于检查脑血管疾病,但显示效果通常不及 CTA 检查。

4. ^{1}H 磁共振波谱(^{1}H-MRS)检查　通过分析病变组织内代谢物的改变,有助于颅内病变尤其是肿瘤性病变的诊断与鉴别诊断。

5. 功能性 MR(fMRI)检查　能够反映疾病所导致的脑功能性改变,以此达到病变诊断与鉴别诊断之目的。同时,fMRI 也是精神影像学这一新的学科分支的重要检查方法。

(1)扩散加权成像(DWI)和扩散张量成像(DTI)检查:DWI 主要用于急性脑梗死的早期诊断、脑肿瘤的诊断与鉴别诊断及其病理级别的评估等;DTI 的脑白质纤维束成像能够显示正常脑白质纤维束的走向和结构的完整性(见文末彩图 2-2),以及病变所致的脑白质纤维束受压、移位或破坏、中断,对病变的诊断、治疗及预后评估均具有重要价值。

(2)灌注加权成像(PWI)检查:主要用于脑缺血性疾病检查,并对评估急性脑梗死的缺血性半暗带有一定价值;此外,还可用于常见的星形细胞肿瘤的诊断、鉴别诊断以及病理级别的评估。

(3)脑功能定位检查:是利用血氧水平依赖(BOLD)原理对脑皮质功能区进行定位,主要用于脑外科术前方案制订,以避免损伤重要功能脑区,此外也用于术前癫痫灶的定位。

(二)脊髓 MRI

MRI 是椎管内包括脊髓各类疾病的首选和主要影像检查技术。

1. 普通 MRI 检查　普通检查为椎管内病变的常规检查方法,能够敏感地检出病变;检查以矢状位 T_1WI 和 T_2WI 为主,可全面观察脊髓及其周围结构,必要时辅以横断位、冠状位检查。脂肪抑制 T_1WI 和 T_2WI 检查偶用,可检查和诊断椎管内含有脂肪组织的病变。

2. 增强 MRI 检查　常用,有助于脊髓和其他椎管内病变的诊断与鉴别诊断。

3. MRA 检查　用于发现和诊断椎管内血管畸形。

4. MR 脊髓成像(MRM)　较少应用,对椎管内病变的定位有一定帮助。

第二节　正常影像表现

一、颅脑正常表现

(一)X 线表现

颈动脉 DSA 检查,正常脑血管造影的动脉期表现如图 2-3 所示。颈内动脉经颅底入颅后,先后发出眼动脉、脉络膜前动脉和后交通动脉。终支为大脑前、中动脉:①大脑前动脉的主要分支依次是额

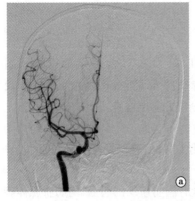
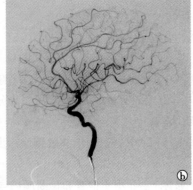

图 2-3　正常颈内动脉 DSA 表现

a. 后前位;b. 侧位

极动脉、胼缘动脉、胼周动脉等;②大脑中动脉的主要分支依次是额顶升支、顶后支、角回支和颞后支等。这些分支血管多相互重叠,结合正侧位造影片容易辨认。正常脑动脉走行迂曲、自然,由近及远逐渐分支、变细,管壁光滑,分布均匀,各分支走行较为恒定。

（二）CT 表现

1. CT 平扫　正常脑 CT 平扫表现如图 2-4 所示。

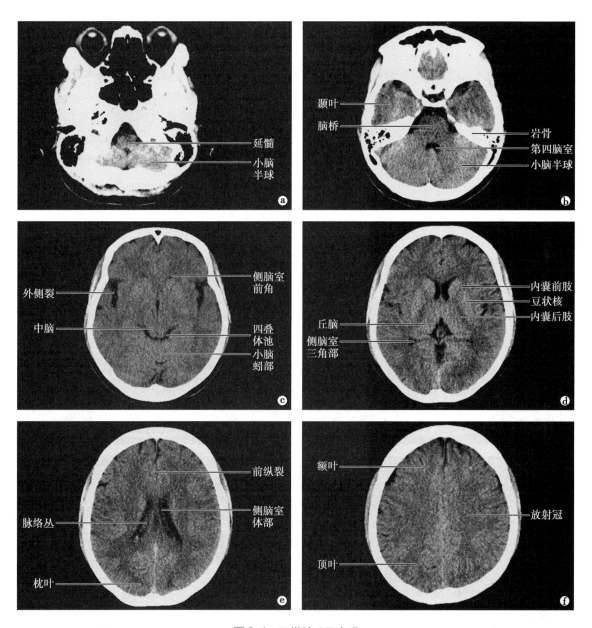

图 2-4　正常脑 CT 表现

a. 延髓层面;b. 脑桥层面;c. 中脑层面;d. 丘脑层面;e. 侧脑室体部层面;f. 放射冠层面

（1）颅骨:颅骨为高密度,颅底层面可见其中低密度的颈静脉孔、卵圆孔、破裂孔等。鼻窦及乳突内气体呈极低密度。

（2）脑实质:分大脑额、颞、顶、枕叶及小脑、脑干。皮质密度略高于髓质,分界清楚。大脑深部的灰质核团密度与皮质相近,在髓质的对比下显示清楚:①尾状核头部位于侧脑室前角外侧,体部沿丘脑和侧脑室体部之间向后下走行;②丘脑位于第三脑室的两侧;③豆状核位于尾状核与丘脑的外侧,呈楔形,自内而外分为苍白球和壳核;苍白球可钙化,呈高密度;④豆状核外侧近岛叶皮层下的带状灰质为屏状核。尾状核和丘脑与豆状核之间的带状髓质结构为内囊,自前向后分为前肢、膝部和后肢;豆状核与屏状核之间的带状髓质结构为外囊。内、外囊均呈略低密度。

(3)脑室系统:包括双侧侧脑室、第三脑室和第四脑室,内含脑脊液,为均匀水样低密度。双侧侧脑室对称,分为体部、三角区和前角、后角、下角。

(4)蛛网膜下腔:包括脑沟、脑裂和脑池,充以脑脊液,呈均匀水样低密度。脑池主要有鞍上池、环池、桥小脑角池、枕大池、外侧裂池和大脑纵裂池等;其中鞍上池在横断位上表现为蝶鞍上方的星状低密度区,多呈五角或六角形。

2. 增强扫描

(1)增强检查:正常脑实质仅轻度强化,与正常脑灰白质比较血管结构、垂体、松果体及硬脑膜呈显著强化。

(2)CTA 检查:脑动脉主干及分支明显强化,MIP 上所见类似正常脑血管造影的动脉期表现。

(3)CT 灌注检查:可获得脑实质各种灌注参数图,其中皮质和灰质核团的血流量和血容量均高于髓质。

(三)MRI 表现

1. 普通 MRI 检查　正常脑 T_1WI 和 T_2WI 表现如图 2-5 所示。

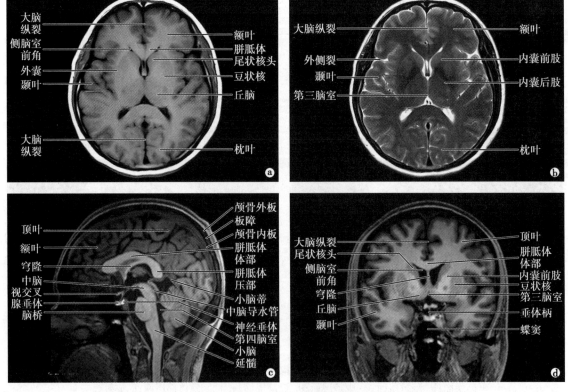

图2-5　正常脑 MRI 表现
a. 横断位 T_1WI;b. 横断位 T_2WI;c. 矢状位 T_1WI;d. 冠状位 T_1WI

(1)脑实质:脑髓质组织结构不同于皮质,其 T_1 和 T_2 值较短,故 T_1WI 脑髓质信号稍高于皮质,T_2WI 脑髓质信号则稍低于皮质。脑内灰质核团的信号与皮质相似。

(2)含脑脊液结构:脑室和蛛网膜下腔含脑脊液,信号均匀,T_1WI 为低信号,T_2WI 为高信号,水抑制 T_2WI(FLAIR)呈低信号。

(3)颅骨:颅骨内外板、钙化和脑膜组织的水和氢质子含量很小,T_1WI 和 T_2WI 均呈低信号。颅骨板障和颅底骨内黄骨髓组织在 T_1WI 和 T_2WI 上均为高信号。

（4）血管：血管内流动的血液因"流空效应"在 T_1WI 和 T_2WI 上均呈低信号；当血流缓慢时，则呈高信号。

2. **增强检查** 脑组织的 MRI 强化表现与 CT 增强表现相似。

3. **MRA 检查** 表现类似正常脑血管造影所见。

4. **¹H-MRS 检查** 正常脑实质在 ¹H-MRS 的谱线上，位于 2.02ppm 的 N-乙酰天门冬氨酸（NAA，为神经元标志物）的峰要显著高于 3.2ppm 的胆碱复合物（Cho，参与细胞膜的合成和代谢）峰和 3.03ppm 的肌酸（Cr，为脑组织能量代谢物）峰。

5. **DWI 和 DTI 检查** 在 DWI 上，正常脑实质除额极和岛叶皮质、内囊后肢和小脑上脚可呈对称性略高信号外，其余部分均为较低信号，无明显高信号区；此外，还可通过计算，获取脑实质各部水分子运动的量化指标即表观扩散系数（apparent diffusion coefficient，ADC）值以及重组的 ADC 图。在 DTI 上，可见用不同色彩标记的不同走向的白质纤维束；纤维束成像则可显示其分布和走向。

6. **PWI 检查** 表现类似正常脑 CT 灌注检查所见。

二、脊髓正常表现

（一）X 线检查

1. **脊椎平片** 脊椎平片能显示脊髓的骨性椎管。正位片上，两侧椎弓根对称，各个相邻上、下椎弓根内缘连线即代表骨性椎管的两侧壁，其平滑、自然相续；侧位片上，诸椎体后缘连线则代表骨性椎管的前壁，屈度平滑自然，与脊椎屈度一致。

2. **脊髓血管造影** 可清楚显示脊髓的多支供血动脉及其分支，其中呈"发卡样"走行的最粗一支

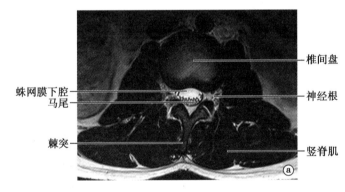

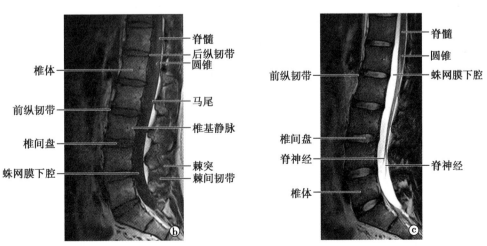

图 2-6 正常腰椎 MRI 表现

a. T_2WI 横断位；b. T_1WI 矢状位；c. T_2WI 矢状位

供血动脉为 Adamkiewicz 动脉。

（二）CT 检查

1. 骨性椎管 横断位适于观察椎管的大小和形状：①在椎弓根层面上，由椎体后缘、椎弓根、椎板和棘突围成的一个完整的骨环，即为骨性椎管的横断位；正常骨性椎管前后径下限为 11.5mm，横径下限为 16mm，侧隐窝宽度下限为 3mm；小于下限值即提示骨性椎管狭窄；②在椎间盘及其上、下层面上，椎体与椎板并不相连，其间即为椎间孔，有脊神经和血管通过。

2. 椎管内软组织 硬膜囊位于椎管内，呈圆形或卵圆形，周围可有脂肪性低密度间隙；脊髓和硬膜囊均呈中等密度。在上颈椎水平，脊蛛网膜下腔较宽大，可见低密度脑脊液环绕在颈髓与硬膜囊之间；余水平均难以分辨脊髓与硬膜囊。黄韧带附于椎板内侧面，正常厚度为 2~4mm。

（三）MRI 检查

在正中矢状位 T_1WI 上，正常脊髓呈带状中等信号，边缘光整、信号均匀，位于椎管中心，前后有低信号的蛛网膜下腔内脑脊液衬托；旁矢状位上，椎间孔内脂肪呈高信号，其内圆形或卵圆形低信号影为神经根。正中矢状位 T_2WI 上，脊髓仍呈中等信号，而蛛网膜下腔内脑脊液呈高信号。横断位上，清楚显示脊髓、脊神经及与周围结构的关系（图2-6）。MRM 能够清楚显示高信号的脊蛛网膜下腔内脑脊液和走行其中的低信号脊髓和脊神经，以及向前外走行呈高信号的脊神经根鞘。

第三节 基本病变表现

一、颅脑基本病变

（一）X 线表现

脑血管 DSA 检查：脑血管单纯性狭窄、闭塞常见于脑动脉粥样硬化；脑血管局限性突起多为颅内动脉瘤；局部脑血管异常增粗、增多并迂曲为颅内动静脉畸形表现；脑血管受压移位、聚集或分离、牵直或扭曲见于颅内占位性病变。

（二）CT 表现

1. CT 平扫

（1）密度改变：①高密度病灶：见于新鲜血肿、钙化和富血管性肿瘤等；②等密度病灶：见于某些肿瘤、血肿吸收期、血管性病变等；③低密度病灶：见于某些肿瘤、炎症、梗死、水肿、囊肿、脓肿等；④混杂密度病灶：为各种密度混合存在的病灶，见于某些肿瘤、血管性病变、脓肿等。

（2）脑结构改变：①占位效应：为颅内占位性病变及周围水肿所致，表现局部脑沟、脑池、脑室受压变窄或闭塞，中线结构移向对侧；②脑萎缩：可为局限性或弥漫性，皮质萎缩显示脑沟和脑裂增宽、脑池扩大，髓质萎缩显示脑室扩大；③脑积水：交通性脑积水时，脑室系统普遍扩大，脑池增宽；梗阻性脑积水时，梗阻近侧脑室扩大，脑沟和脑池无增宽。

（3）颅骨改变：①颅骨本身病变：如外伤性骨折、颅骨炎症和肿瘤等；②颅内病变累及颅骨：如蝶鞍、内耳道或颈静脉孔扩大以及局部骨质增生和（或）破坏，常见于相应部位的肿瘤性病变。

2. CT 增强

（1）CT 增强检查：可见病变呈不同形式强化：①均匀性强化：见于脑膜瘤、转移瘤、神经鞘瘤、动脉瘤和肉芽肿等；②非均匀性强化：见于胶质瘤、血管畸形等；③环形强化：见于脑脓肿、结核瘤、胶质瘤、转移瘤等；④无强化：见于脑炎、囊肿、水肿等。

（2）CTA 检查：异常表现与 DSA 检查所见类似。

（3）CT 灌注检查：脑血流量减低、血容量变化不明显或增加、平均通过时间延长且范围与脑血管供血区一致，为脑缺血性疾病表现；局灶性脑血流量和血容量均增加，常见于脑肿瘤。

（三）MRI 表现

1. 普通 MRI 检查

（1）信号改变：病变的信号变化与其性质和组织成分相关。

1）肿块：一般肿块含水量高，T_1WI 上呈低信号，T_2WI 上呈高信号；脂肪类肿块 T_1WI 上呈高信号，T_2WI 上呈高信号；含顺磁性物质的黑色素瘤 T_1WI 上呈高信号，T_2WI 上呈低信号；钙化和骨化性肿块则 T_1WI 上呈低信号，T_2WI 上呈低信号。

2）囊肿：含液囊肿 T_1WI 上呈低信号，T_2WI 上呈高信号；而含黏蛋白和类脂性囊肿则 T_1WI 上呈高信号，T_2WI 上呈高信号。

3）水肿：脑组织发生水肿时，T_1 和 T_2 值均延长，T_1WI 上呈低信号，T_2WI 上呈高信号。

4）出血：因血肿时期而异，①急性期：T_1WI 和 T_2WI 呈等或稍低信号，不易发现；②亚急性早期：血肿 T_1WI 信号由周围向中心逐渐增高，T_2WI 呈低信号；亚急性晚期，T_1WI 和 T_2WI 均呈高信号，周围可开始出现含铁血黄素沉积形成的 T_2WI 低信号环；③慢性期：T_1WI 呈低信号，T_2WI 呈高信号，周围含铁血黄素沉积形成的 T_2WI 低信号环更加明显。

5）梗死：①急性脑梗死早期（超急性期脑梗死）在 T_1WI 和 T_2WI 上信号多正常；②急性期和慢性期由于脑水肿、坏死和囊变，T_1WI 上呈低信号，T_2WI 上呈高信号。

（2）脑结构改变：脑结构改变的表现和分析与 CT 相同。

2. MRI 增强检查　脑病变的 MRI 增强表现和分型与 CT 相似。

3. MRA 检查　异常表现及意义与 CTA 检查相同。

4. ¹H-MRS 检查　代谢物峰的异常改变常见于脑肿瘤、脑梗死、脑脓肿等，如星形细胞肿瘤的 NAA 峰减低，而 Cho 峰明显增高甚至超过前者。

5. DWI 和 DTI 检查　DWI 异常表现是高信号，见于所有能导致组织内水分子运动改变（主要是受限）的疾病，如超急性期脑梗死、脑肿瘤和脑脓肿等；其中，星形细胞肿瘤的病理级别越高，信号强度也越高；脑脓肿的脓液呈高信号，而肿瘤的坏死灶为低信号，有助于其间鉴别。DTI 的白质纤维束成像上，可见其受压移位，常为占位性病变所致；也可表现破坏中断，多见于脑梗死、脱髓鞘疾病，也可为高级别星形细胞肿瘤等。

6. PWI 检查　异常表现及意义与 CT 灌注检查所见相似。

二、脊髓基本病变

（一）X 线检查

1. 脊椎平片　椎管内占位病变可致骨性椎管扩大，表现椎弓根内缘变平或凹陷、椎弓根间距增宽和椎体后缘凹陷；椎间孔扩大伴边缘骨质硬化，常见于神经源性肿瘤；椎骨破坏及椎旁软组织肿块多见于脊椎结核或恶性肿瘤。

2. 脊髓血管造影　椎管内局部血管异常增多、增粗和迂曲，见于椎管内血管畸形。

（二）CT 检查

1. CT 平扫　总体上对局限于椎管内病变的显示能力较差。骨性椎管和椎间孔扩大的病理意义同脊椎平片；椎间盘水平显示硬膜囊前或前外侧缘受压，主要见于椎间盘突出；椎管中央局限脂肪性低密度灶，见于脊髓脂肪瘤。

2. CT 增强　较少应用，异常强化主要见于某些肿瘤和血管性疾病；CTA 检查，异常表现及意义同脊髓血管造影。

（三）MRI 检查

普通 MRI 检查和 MRI 增强检查时，椎管及脊髓的基本病变表现包括出血、肿块、变形、坏死等，其所见和意义与脑部相似。MRM 检查，依据病变与脊髓和硬膜囊的关系，可判断椎管内病变的部位。

第四节　疾病诊断

一、颅脑疾病

（一）脑肿瘤

1. 星形细胞肿瘤　星形细胞肿瘤（astrocytic tumors）属于神经上皮组织起源的肿瘤,为中枢神经系统最常见的肿瘤,成人多发生于大脑,儿童多见于小脑。

【临床与病理】

肿瘤按细胞分化程度不同分为Ⅰ～Ⅳ级:Ⅰ级分化良好,属低度恶性;Ⅲ、Ⅳ级分化不良,为高度恶性;Ⅱ级则介于其间。Ⅰ级肿瘤的边缘较清楚,部分Ⅰ、Ⅱ级肿瘤易发生囊变,肿瘤血管较成熟;Ⅱ～Ⅳ级肿瘤一般呈弥漫浸润生长,分界不清,肿瘤轮廓不规则,易发生坏死、出血,肿瘤血管丰富且形成不良。2016版WHO中枢神经系统肿瘤分类中,引入分子病理诊断,将弥漫浸润生长的星形细胞肿瘤分为弥漫性星形细胞瘤（Ⅱ级）、间变型星形细胞瘤（Ⅲ级）和多形性胶质母细胞瘤（Ⅳ级）,再根据肿瘤分子特征异柠檬酸脱氢酶（isocitrate dehydrogenase,IDH）表达类型进一步分为IDH突变型、野生型和未定型。根据肿瘤的组织学类型、分级及分子特征得出的综合诊断,对指导治疗、判断预后具有重要的临床意义。

【影像学表现】

CT:病变多位于白质。①Ⅰ级肿瘤:平扫,通常呈低密度灶,边界清楚,占位效应轻;增强检查,绝大多数无或轻度强化（毛细胞型和室管膜下巨细胞型星形细胞瘤除外）;②Ⅱ～Ⅳ级肿瘤:平扫,多呈高、低或混杂密度的肿块,可有斑点状钙化和瘤内出血,肿块形态不规则,边界不清,占位效应和瘤周水肿明显;增强检查,Ⅱ级肿瘤多数不强化或呈轻度强化,Ⅲ、Ⅳ级肿瘤多数强化明显,少数也可表现无明显强化（图2-7）。

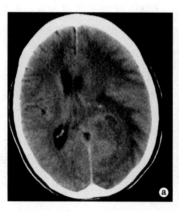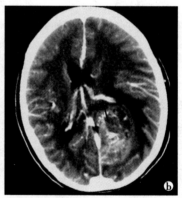

图2-7　星形细胞瘤Ⅱ～Ⅲ级
a. CT平扫,左侧顶枕叶呈不均匀低密度,同侧侧脑室三角部受压闭塞;
b. CT增强扫描,肿瘤呈不均匀强化,同侧脉络丛向前移位(↑)

MRI:①普通MRI检查,病变T_1WI呈稍低或混杂信号,T_2WI呈均匀或不均匀性高信号;②MRI增强检查,表现与CT增强检查类似;③DWI检查,恶性度越高,ADC值越低;④DTI白质纤维束成像能很好地显示白质纤维的破坏;④MRS检查,氮-乙酰天冬氨酸（N-acetylaspartate,NAA）及肌酸（creatine,Cr）峰不同程度减低,胆碱（choline,Cho）峰、脂质（lipid,Lip）峰和乳酸（lactate,Lac）峰升高,NAA/Cho倒置,Cho/Cr升高;⑤PWI检查,动态磁敏感对比增强磁共振成像（dynamic susceptibility contrast MR imaging,DSC-MRI）可见相对脑血容量（relative cerebral blood volume,rCBV）及相对脑血流量（relative cerebral blood flow,rCBF）增高,动态对比增强磁共振成像（dynamic contrast enhanced MR imaging,DCE-MRI）可见对比剂容积转运常数（volume transfer constant,Ktrans）增加（图2-8）。MRS和PWI参数异常

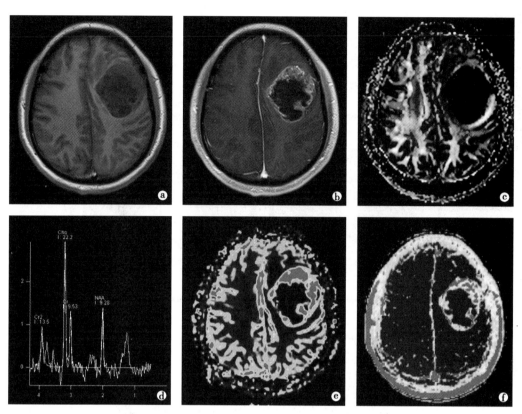

图 2-8 左额叶多形性胶质母细胞瘤（Ⅳ级星形细胞肿瘤）

a. T₁WI,显示左额叶混杂低信号占位;b. 增强 T₁WI,显示肿瘤呈花环样强化;c. DTI,显示肿瘤致白质纤维束推移、破坏;d. MRS,显示 Cho 峰升高,NAA 峰及 Cr 峰降低;e. DSC,显示肿瘤区域 rCBV 明显高于对侧正常脑组织;f. DCE,显示肿瘤边缘 Ktrans 增高

改变与肿瘤的恶性程度有关。

【诊断与鉴别诊断】

根据上述星形细胞肿瘤的 CT 和 MRI 表现,大多数肿瘤可以定位、定量,约 80% 肿瘤还可做出定性诊断。低级别星形细胞肿瘤需与脑梗死、胆脂瘤、蛛网膜囊肿、脑炎等鉴别:①脑梗死病灶与供血动脉分布一致,皮髓质同时受累,边界清楚,有脑回状强化;②蛛网膜囊肿位于脑实质外,其 CT 值更低;③胆脂瘤可为负 CT 值,MRI 上 T₁WI 上呈高信号,T₂WI 上呈高信号;④脑炎临床起病急,变化较快。根据类型不同,病变可累及颞叶、边缘系统或皮层及皮层下,病灶单发或多发;增强检查,可见斑片状、线样强化,也可以不强化。高级别星形细胞瘤或环形强化的肿瘤需与脑脓肿、转移瘤等鉴别:①脑脓肿壁较光滑,厚薄均匀,一般无壁结节;②转移瘤壁较厚且不均匀,内缘凹凸不平,且瘤周水肿常更广泛。少数星形细胞瘤的密度较高,呈均一性强化,类似脑膜瘤和转移瘤,可根据病史及骨质改变等鉴别。¹H-MRS、DWI 及 PWI 检查对这些病变的鉴别诊断亦有很大的帮助。

2. 脑膜瘤 脑膜瘤(meningioma)占原发性颅内肿瘤的 15% ~ 20%,多见于中年女性。

【临床与病理】

脑膜瘤起源于蛛网膜粒帽细胞,多居于脑外,与硬脑膜粘连。脑膜瘤发生与 22 号染色体异常有关,常表现为长臂缺失或单条染色体。好发部位为矢状窦旁、大脑凸面、蝶骨嵴、嗅沟、桥小脑角、大脑镰或小脑幕等处,少数肿瘤位于脑室内。肿瘤包膜完整,多由脑膜动脉供血,血运丰富,常有钙化,少数有出血、坏死和囊变。组织学分为脑膜上皮型、纤维型、过渡型、砂粒型、血管瘤型等多种亚型。据 2016 年 WHO 中枢神经系统肿瘤分级标准,脑膜瘤分为三级,脑膜瘤(WHO Ⅰ 级)、非典型性脑膜瘤(WHO Ⅱ 级)和间变型脑膜瘤(WHO Ⅲ 级)。

【影像学表现】

CT：①平扫，肿块呈等或略高密度，类圆形，边界清楚，其内常见斑点状钙化；多以广基底与硬脑膜相连；瘤周水肿轻或无，静脉或静脉窦受压时可出现中或重度水肿；颅板受累引起局部骨质增生或破坏；②增强检查，病变大多呈均匀性显著强化（图2-9）。

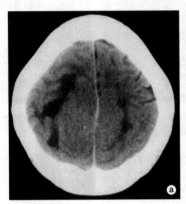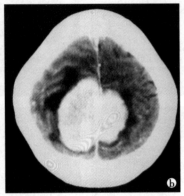

图2-9　脑膜瘤

a. CT平扫，大脑镰两侧肿块呈等密度；b. CT增强扫描，肿块强化明显，
边界清楚，密度均匀

MRI：①普通MRI检查，肿块多位于脑实质外，在T_1WI上呈等或稍高信号，T_2WI上呈等或高信号，高级别脑膜瘤常可出现坏死、囊变；②增强T_1WI检查，Ⅰ级脑膜瘤呈均一明显强化，非典型性脑膜瘤和间变型脑膜瘤可见斑片状不均匀强化并侵犯正常脑组织；邻近脑膜增厚并强化称为"脑膜尾征"，具有一定特征；③MRA能明确肿瘤对静脉（窦）的压迫程度及静脉（窦）内有无血栓。

【诊断与鉴别诊断】

根据上述CT和MRI表现，结合脑膜瘤的好发部位、性别和年龄特征，易于明确诊断。少数非典型性和间变型脑膜瘤，需与星形细胞肿瘤、转移瘤和脑脓肿等鉴别。

3. 垂体瘤　垂体瘤（pituitary tumor）绝大多数为垂体腺瘤（pituitary adenoma）。占脑肿瘤的10%左右；以30～60岁常见；性别无明显差异，但分泌泌乳素的微腺瘤多为女性。

【临床与病理】

垂体腺瘤按其是否分泌激素可分为功能性和非功能性腺瘤；功能性腺瘤包括泌乳素、生长激素、性激素和促肾上腺皮质激素腺瘤等。直径10mm以下者为微腺瘤，大于10mm者为大腺瘤，大于40mm时则为垂体巨大腺瘤。肿瘤包膜完整，较大肿瘤常因缺血或出血而发生坏死、囊变，偶有钙化。肿瘤向上生长可穿破鞍隔突入鞍上池，向下可侵入蝶窦，向两侧可侵入海绵窦。临床上，主要表现为垂体功能异常和视野缺损。

【影像学表现】

CT：①垂体微腺瘤：平扫，不易显示；需行冠状面薄层增强检查，表现为强化垂体内的低、等或稍高密度结节；间接征象包括垂体高度≥8mm、垂体上缘隆突、垂体柄偏移和鞍底下陷；②垂体大腺瘤：平扫最常见表现为蝶鞍扩大，肿块呈等或略高密度，内常有低密度灶，蝶鞍骨质变化也较为常见，包括鞍底、鞍背和鞍结节破坏，并可向蝶窦生长；鞍内肿块向上突入鞍上池，可侵犯一侧或两侧海绵窦，亦可压迫视交叉、第三脑室前部和孟氏孔区；增强检查，呈均匀、不均匀或环形强化。

MRI：①垂体微腺瘤：MRI显示优于CT；普通MRI检查可见垂体内小的异常信号灶，增强早期常显示为边界清楚的低信号灶；②垂体大腺瘤：在T_1WI上呈稍低信号，T_2WI上呈等或高信号；增强检查，有明显均匀或不均匀强化（图2-10）。MRA可显示肿瘤对Willis环形态和血流的影响。

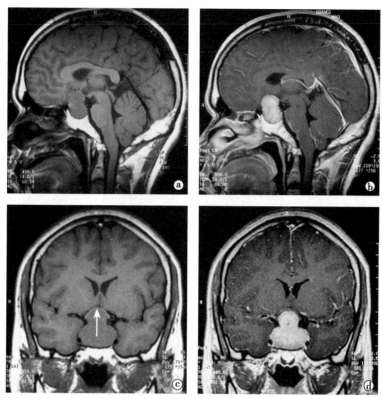

图 2-10　垂体大腺瘤

a 和 c 为 MRI T$_1$WI 检查,b 和 d 为 T$_1$WI 增强,均显示鞍内肿瘤,延伸至鞍上,将视交叉向上推移(↑)

【诊断与鉴别诊断】

根据上述 CT 和 MRI 表现,结合内分泌检查结果,95% 垂体腺瘤可明确诊断。少数垂体大腺瘤需与鞍上脑膜瘤、颅咽管瘤、生殖细胞瘤及视交叉或下丘脑的胶质瘤等鉴别。垂体微腺瘤的诊断主要靠MRI,增强检查更为明确。

4. 听神经瘤　听神经瘤(acoustic neurinoma)是颅内神经鞘瘤中最常见的一种,占脑肿瘤的8% ~ 10%,占桥小脑角区肿瘤的80%,多发生于成年人,儿童少见。

【临床与病理】

听神经瘤多起源于听神经前庭支的神经鞘;早期位于内耳道内,随肿瘤增大则向桥小脑角池生长;包膜完整,常有出血、坏死、囊变;多为单侧,偶可累及双侧。临床上主要有听力部分或完全丧失及前庭功能紊乱等症状。

【影像学表现】

CT:①平扫,表现为桥小脑角池内等、低或混杂密度肿块,内可见钙化、囊变或出血,瘤周轻至中度水肿;肿瘤增大可压迫脑干及小脑,出现第四脑室受压移位,伴幕上脑积水;②增强检查,肿块呈均匀、不均匀或环形强化。

MRI:表现与 CT 相似,肿瘤实性部分于 T$_1$WI 上呈中等信号或稍低信号,T$_2$WI 上信号增高,增强后肿瘤实性部分呈明显均匀或不均匀强化,囊变后呈明显环形强化(图 2-11)。增强及薄层扫描还可检出和诊断内耳道内 3mm 的微小肿瘤。

【诊断与鉴别诊断】

根据听神经瘤的特征性位置和影像学表现,绝大多数肿瘤可以确诊。当听神经瘤表现不典型或肿瘤较大时,则需与桥小脑角脑膜瘤、胆脂瘤、三叉神经瘤等鉴别。

5. 颅咽管瘤　颅咽管瘤(craniopharyngioma)是颅内较常见的肿瘤,占脑肿瘤的 3% ~ 5%;儿童和

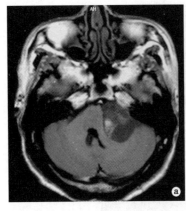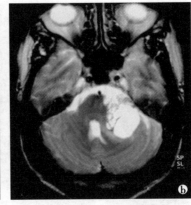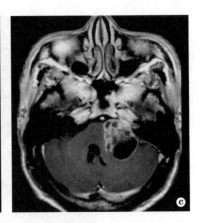

图2-11 听神经瘤

a. MRI T$_1$WI,左侧脑桥小脑角肿瘤信号不均匀,第四脑室向右移位;b. T$_2$WI,肿瘤呈高信号,与脑脊液界限不清楚;c. T$_1$WI增强检查,肿瘤强化不均匀,坏死囊变部分无强化

青年多见,男性多于女性。

【临床与病理】

颅咽管瘤是源于胚胎颅咽管残留细胞的良性肿瘤。肿瘤多位于鞍上,可分为囊性和实性,以囊性为主多见,囊壁和实性部分常有钙化。临床上主要表现生长发育障碍、视力改变和垂体功能低下。

【影像学表现】

CT:①平扫,表现为鞍上池内类圆形肿块,多呈不均匀低密度为主的囊实性病灶;常见呈高密度的囊壁壳样钙化和实性部分不规则钙化;压迫视交叉和第三脑室前部时,可出现脑积水;②增强检查,肿块囊壁和实性部分分别呈环形和均匀或不均匀强化。

MRI:①普通检查,肿瘤信号依其内成分而不同,T$_1$WI可为高、等、低或混杂信号,T$_2$WI多为高信号;②增强T$_1$WI,肿瘤囊壁和实性部分发生强化。

【诊断与鉴别诊断】

根据上述颅咽管瘤的CT和MRI表现,结合其多有钙化的特点,较易明确诊断;少数肿瘤发生在鞍内与鞍上时,需与垂体瘤等鉴别。

6. 脑转移瘤 脑转移瘤(metastatic tumors)较常见,占脑肿瘤的20%左右。多发生于中老年人,男性稍多于女性。

【临床与病理】

脑转移瘤多自肺癌、乳腺癌、前列腺癌、肾癌和绒癌等原发灶,经血行转移而来;顶枕区常见,也见于小脑和脑干;常为多发,易出血、坏死、囊变;瘤周水肿明显。临床主要有头痛、恶心、呕吐、共济失调、视神经盘水肿等表现。

【影像学表现】

CT:①平扫,可见脑内多发或单发结节,单发者可较大;常位于皮髓质交界区;呈等或低密度灶,中心多有坏死、囊变,出血时密度增高;瘤周水肿较重,有"小病灶、大水肿"的特征;②增强检查,病变呈结节状或环形强化,多发者可呈不同形式强化。

MRI:①普通检查,脑转移瘤T$_1$WI上一般呈低信号,T$_2$WI为高信号,瘤内出血T$_1$WI和T$_2$WI一般均呈高信号(与出血期龄有关);MRI较CT更易发现脑干和小脑的转移瘤;②增强T$_1$WI,表现同CT增强检查,MRI增强对小转移瘤的检出更为敏感。DWI、MRS和PWI对转移瘤的诊断也有一定的帮助。

【诊断与鉴别诊断】

根据上述脑转移瘤的CT和MRI表现,结合原发瘤病史容易明确诊断,但需与其他多灶性病变如其他多发性脑肿瘤及多发性脑脓肿等鉴别。

（二）脑外伤

脑外伤是一种严重的脑损害,急性脑外伤死亡率高。自 CT 和 MRI 应用以来,脑外伤诊断水平不断提高,显著降低了死亡率和致残率。

【临床与病理】

由于受力部位不同和外力类型、大小、方向不同,可造成不同类型、程度的颅内损伤,如脑挫裂伤、脑内、脑外出血等,其中脑外出血又包括硬膜外、硬膜下和蛛网膜下腔出血。

【影像学表现】

（1）脑挫裂伤:脑挫伤(cerebral contusion)病理为脑内散在出血灶,静脉淤血和脑肿胀;如伴有脑膜、脑或血管撕裂,则为脑裂伤(cerebral laceration)。二者常合并存在,故统称为脑挫裂伤。

CT:平扫,显示低密度脑水肿区内,散布斑点状高密度出血灶;伴有占位效应;也可表现为广泛性脑水肿或脑内血肿。

MRI:普通检查,脑水肿在 T_1WI 上呈等或稍低信号,T_2WI 上呈高信号;出血灶的信号强度与出血期龄有关。

（2）脑内血肿(intracerebral hematoma):脑外伤引起的脑内血肿常位于受力点或对冲部位脑组织内,可发生于伤后即刻或在脑挫裂伤的基础上发生迟发性外伤性脑内血肿,多发生于额、颞叶,与高血压性脑出血好发于基底节和丘脑区不同。

CT:平扫,急性脑内血肿呈边界清楚的类圆形高密度灶。

MRI:普通检查,血肿信号变化与血肿期龄相关。

（3）硬膜外血肿(epidural hematoma):多由脑膜血管损伤所致,脑膜中动脉常见;血液聚集硬膜外间隙,由于硬膜与颅骨内板附着紧密,故血肿较局限,呈梭形。

CT:平扫,表现为颅板下方梭形或半圆形高密度灶,多位于骨折附近,不跨越颅缝(图 2-12)。

（4）硬膜下血肿(subdural hematoma):多由桥静脉或静脉窦损伤出血所致,血液聚集于硬膜下腔,沿脑表面广泛分布。

CT:平扫:①急性期,见颅板下新月形或半月形高密度影;常伴有脑挫裂伤或脑内血肿;脑水肿占位效应明显;②亚急性或慢性血肿,呈稍高、等、低或混杂密度灶。

MRI:普通检查,硬膜下血肿的信号强度与出血期龄相关;但 CT 平扫上的等密度血肿,在 T_1WI 和 T_2WI 上常呈高信号,显示清楚(图 2-13)。

（5）蛛网膜下腔出血(subarachnoid hemorrhage):儿童脑外伤常见,出血多位于大脑纵裂和脑底池。

CT:平扫:①表现为脑沟、脑池内密度增高影,形成铸型,密度与其出血量、血细胞比容及出血时间长短有关;大脑纵裂出血多见,表现为中线区纵行窄带形高密度影;出血亦见于外侧裂池、鞍上池、环池、小脑上池内;②蛛网膜下腔出血一般 7 天左右吸收,此时 CT 检查阴性。

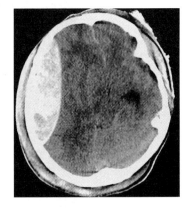

图 2-12 硬膜外血肿
CT 平扫,右侧额颞顶区血肿呈梭形高密度影,边缘锐利

MRI:普通检查,难以显示急性蛛网膜下腔出血;但出血吸收,CT 检查为阴性时,仍可发现高信号出血灶的痕迹。

（6）弥漫性轴索损伤(diffuse axonal injury):是由于头颅受到突然加速或减速力的作用,脑白质与灰质因惯性运动速度不同而发生相对移位,从而导致相应部位脑组织的撕裂和轴索损伤,可致严重的脑功能障碍。

弥漫性轴索损伤往往累及双侧,好发部位为灰白质交界处,其次为胼胝体、基底节、内囊及脑干背

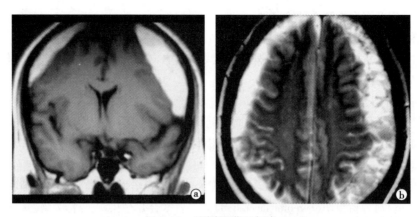

图 2-13   双侧硬膜下血肿

a. MRI T_1WI 冠状位，双侧额顶区血肿呈高信号，双侧侧脑室内聚；b. T_2WI 横断位，双侧额顶区的血肿呈带状高信号

外侧等。临床上轻者仅有头痛、头晕；重者则出现昏迷。病理上肉眼可见弥漫性点状出血灶及蛛网膜下腔出血；镜下见轴索损伤断裂，退缩呈球状。

CT：平扫：①首次检查，多为阴性；②短期复查，可见点状出血灶，典型表现为灰白质交界区及胼胝体点状高密度影，病灶常呈双侧性；伴或不伴蛛网膜下腔出血。故首次 CT 平扫阴性而临床疑为弥漫性轴索损伤时，应注意随访。

MRI：①普通检查，典型表现为灰白质交界及胼胝体等处散在大小不等的斑点状、小片状及条索状 T_1WI 低信号、T_2WI 高信号影，也可无明确异常；②SWI 检查，对弥漫性轴索损伤病灶中的微出血灶检出非常敏感，表现为边界清楚的不规则斑点状、线条状或团状低信号灶（图 2-14）。

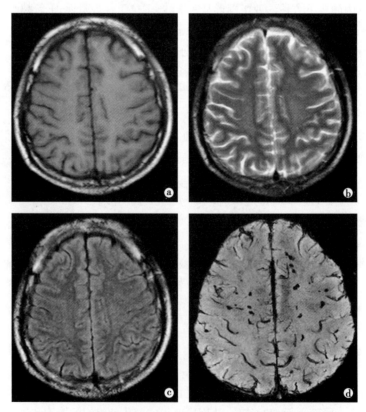

图 2-14   弥漫性轴索损伤（重物打击头部，昏迷 10 小时）

a～c. 分别为 T_1WI、T_2WI 和 FLAIR，均未见异常；d. SWI 显示幕上灰白质交界处及白质内多发呈低信号的小出血灶

（7）颅内迟发性血肿：颅内"迟发性血肿"是指在伤后初次 CT 扫描时没有血肿的部位，于数小时或数天后 CT 复查时出现的颅内血肿。颅内迟发性血肿可发生于硬膜外、硬膜下或脑内。其原因可能与脱水治疗、手术减压或其他继发性血管损害等有关。CT 和 MRI 表现与前述同类型血肿相同。

（8）脑外伤后遗症：常见的脑外伤后遗症包括脑软化、脑萎缩、脑积水、脑穿通畸形囊肿等。

1）脑软化（encephalomalacia）：为脑挫裂伤后脑组织坏死、吸收而形成的病理性残腔。

CT：平扫，表现为低密度灶；增强扫描，无强化。

MRI：普通检查，T_1WI 为低信号，T_2WI 为高信号，其周围可见脑沟加宽和加深、脑室扩大等局部脑萎缩表现，有别于其他占位性病变。

2）脑萎缩（brain atrophy）：严重脑外伤后可引起弥漫性或局限性脑萎缩。

CT 和 MRI：普通检查，弥漫性脑萎缩表现为双侧侧脑室及脑沟和脑池扩大；局限性脑萎缩可使相应部位脑室和脑沟及脑池扩大。

3）脑穿通畸形囊肿：脑穿通畸形囊肿是指脑内血肿或脑挫裂伤后形成的软化灶且与邻近侧脑室相通。

CT：平扫，表现为边界清楚的水样低密度区，并与相邻脑室相通，相应脑室发生扩大。

MRI：病灶形态与 CT 同，信号强度与脑脊液相似。

4）脑积水：颅脑外伤可引起交通性或梗阻性脑积水。

CT 和 MRI：脑室对称性扩大，但无脑沟加深加宽，而不同于弥漫性脑萎缩。

【诊断与鉴别诊断】

根据上述 CT 和 MRI 表现，结合外伤史一般易于明确颅脑损伤的类型、程度和范围及其后遗改变。对于急性脑外伤所发生的出血，CT 显示较 MRI 为佳；对于脑外伤出血的亚急性和慢性期，则 MRI 显示常优于 CT。SWI 对弥漫性轴索损伤的微出血灶检出非常敏感。

（三）脑血管疾病

1. 脑出血　脑出血（intracerebral hemorrhage）属于出血性脑血管疾病（cerebrovascular diseases），多发于中老年高血压和动脉硬化患者。

【临床与病理】

自发性脑内出血多继发于高血压、动脉瘤、血管畸形、血液病和脑肿瘤等，血管畸形性脑出血在年轻人中多见，高血压性脑出血以老年人常见。在后者，出血好发于基底节、丘脑、脑桥和小脑，易破入脑室；血肿及伴发的脑水肿引起脑组织受压、坏死和软化。临床上根据出血时间及血肿病理演变过程将脑出血分为超急性期（12 小时以内）、急性期（12 小时至 2 天）、亚急性期和慢性期，各期时间长短与血肿大小及患者年龄有关。

【影像学表现】

CT：平扫：①急性期：血肿呈边界清楚的肾形、类圆形或不规则形均匀高密度影；周围水肿带宽窄不一，局部脑室受压移位（图 2-15）；破入脑室可见脑室内高密度积血；②亚急性期：始于出血后 2~7 天，可见血肿缩小并密度减低，血肿周边变模糊；水肿带增宽；小血肿可完全吸收；③慢性期，为出血 2 个月以后，较大血肿吸收后常遗留大小不等的裂隙状囊腔；伴有不同程度的脑萎缩。增强扫描，血肿早期多不强化，亚急性期由于血肿周围炎症反应及新生毛细血管而出现环状强化。

MRI：普通检查，脑内血肿的信号随血肿期龄而变化：①超急性期：血肿 T_1WI 呈等信号，T_2WI 呈稍高信号；②急性期：血

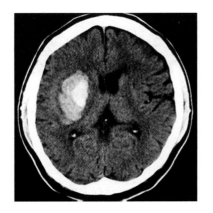

图 2-15　脑内血肿
CT 平扫显示右侧基底节区血肿呈不均匀高密度，右侧侧脑室受压变窄并向左侧移位，占位效应明显

肿 T_1WI 呈等信号，T_2WI 呈稍低信号；③亚急性期：亚急性早期，血肿 T_1WI 信号由周边到中心逐渐增高，T_2WI 呈低信号；亚急性晚期 T_1WI 及 T_2WI 均呈高信号；④慢性期：囊肿完全形成时 T_1WI 呈低信号，T_2WI 呈高信号；由于周边含铁血黄素沉积 T_2WI 上可见低信号环，此期 MRI 显示比 CT 敏感。超急性期和急性期血肿显示均不如 CT 清楚。

【诊断与鉴别诊断】

根据典型的 CT、MRI 表现和突发的临床症状，脑内出血容易诊断。CT 和 MRI 对脑出血的检查有很强的互补作用，为脑出血不同时期的鉴别诊断提供了有力帮助。临床症状不明显的脑出血在吸收期 CT 检查时可能为等密度，需和脑肿瘤鉴别。

2. 脑梗死   脑梗死（cerebral infarction）是缺血性脑血管疾病，其发病率在脑血管疾病中居首位。

【临床与病理】

脑梗死为脑血管闭塞所致脑组织缺血性坏死。其原因有：①脑血栓形成，继发于脑动脉硬化、动脉瘤、血管畸形、炎性或非炎性动脉炎等；②脑栓塞，如血栓、空气、脂肪栓塞；③低血压和凝血状态。病理上分为缺血性、出血性和腔隙性脑梗死。

【影像学表现】

（1）缺血性梗死（ischemic infarction）

CT：①平扫，在发病 24 小时内常难以显示病灶；24 小时后表现为低密度灶，部位和范围与闭塞血管供血区一致，皮髓质同时受累，多呈扇形；可有占位效应，但相对较轻；②增强扫描，发病当天，灌注成像即能发现异常，表现病变区脑血流量明显减低；其后普通增强可见脑回状强化。1~2 个月后形成边界清楚的低密度囊腔，且不再发生强化。

MRI：对脑梗死灶发现早、敏感性高：①发病后 1 小时即可见局部脑回肿胀，脑沟变窄，随之出现 T_1WI 低信号、T_2WI 高信号影（图 2-16a、b）；②DWI 检查可更早地检出脑缺血灶，表现为高信号；③MRA 检查还能显示脑动脉较大分支的闭塞（图 2-16c）。

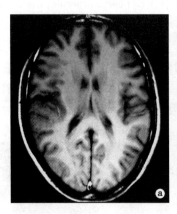 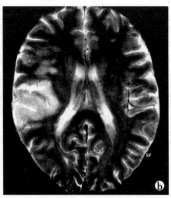 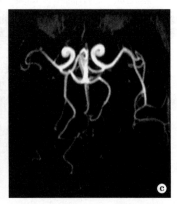

图 2-16   脑梗死

a. MRI T_1WI 显示右侧颞顶叶呈低信号；b. T_2WI 显示右侧颞顶叶呈高信号；c. MRA 显示右侧大脑中动脉变窄且远端分支显示减少

（2）出血性梗死（hemorrhagic infarction）：常发生在缺血性梗死一周后。

CT：平扫，呈低密度脑梗死灶内，出现不规则斑点、片状高密度出血灶，占位效应较明显。

MRI：普通检查，梗死区内出现 T_1WI 高信号灶。

（3）腔隙性梗死（lacunar infarction）：系深部髓质穿支动脉闭塞所致。缺血灶为 10~15mm 大小，好发于基底节、丘脑、小脑和脑干，中老年人常见。

CT：平扫，发病 24 小时后，可见脑深部的片状低密度区，无占位效应。

MRI:早期 DWI 检查即可发现腔隙性梗死灶,表现为小的高信号区;其后呈 T_1WI 低信号、T_2WI 高信号表现;DTI 重建可显示皮质脊髓束破坏情况(图 2-17)。

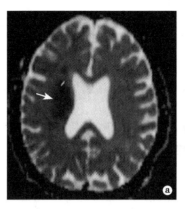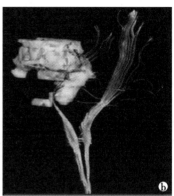

图 2-17　右基底节区脑梗死

a. ADC 图,显示右侧基底节梗死区为低信号(↑),代表梗死区水分子运动受限;b. DTI 白质纤维束成像融合图像,显示右侧皮质脊髓束已大部分破坏

【诊断与鉴别诊断】

根据上述典型脑梗死的 CT 和 MRI 表现,结合病史多可明确诊断。表现不典型时应注意与星形细胞肿瘤、病毒性脑炎等相鉴别:星形细胞肿瘤占位表现常较脑梗死更显著,且多呈不规则强化;病毒性脑炎常有发热,病灶可为双侧对称性,且脑脊液特异性抗体检查为阳性。

3. 颅内动脉瘤　颅内动脉瘤(intracranial aneurysm)常见于中老年,女性略多于男性。

【临床与病理】

颅内动脉瘤好发于脑底动脉环及附近分支,是蛛网膜下腔出血的常见原因;多呈囊状,大小不一,瘤腔内可有血栓形成。

【影像学表现】

X 线:DSA 检查,可直观显示颅内动脉瘤及其载瘤动脉(图 2-18)。

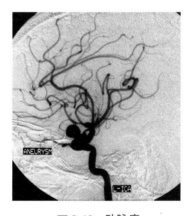

图 2-18　动脉瘤

DSA 显示左颈内动脉虹吸段宽颈动脉瘤,瘤腔光滑

CT:①直接征象:分为三型:Ⅰ型无血栓动脉瘤,平扫呈类圆形高密度灶;增强检查呈均一强化;Ⅱ型部分血栓动脉瘤,平扫可见中心或偏心性高密度灶;增强检查,中心和瘤壁强化,其间血栓无强化,呈"靶征";Ⅲ型完全血栓动脉瘤,平扫呈等密度灶,可有弧形或斑点状钙化;增强检查,可见瘤壁环形强化。②间接征象:动脉瘤破裂时 CT 图像上多数不能显示瘤体,但可见继发的蛛网膜下腔出血、脑内血肿、脑积水、脑水肿和脑梗死等改变。

MRI:动脉瘤瘤腔在 T_1WI 和 T_2WI 上呈圆形流空信号灶,动脉瘤内血栓则呈高低相间的混杂信号。

此外,CTA 和 MRA 还可三维立体显示动脉瘤及其与载瘤动脉的关系。

【诊断与鉴别诊断】

根据 CT 或 MRI 检查显示的病变位置和特征性表现,或 DSA、CTA、MRA 所见,可明确颅内动脉瘤的诊断;其中 CTA 为常规首选检查方法,DSA 则可进一步检出 CTA 阴性的颅内动脉瘤并用于介入治疗。

4. 颅内血管畸形　颅内血管畸形(vascular malformation)可发生于任何年龄,男性略多于女性。

【临床与病理】

颅内血管畸形最常见致病因素为胚胎期脑血管的发育异常,主要表现为动静脉畸形(arteriovenous malformation,AVM)、静脉畸形、毛细血管畸形、大脑大静脉瘤和海绵状血管瘤等。其中,AVM最常见,好发于大脑前、中动脉供血区,由供血动脉、畸形血管团和引流静脉构成。本节仅介绍AVM的影像表现。

【影像学表现】

X线:DSA检查,能够清楚显示颅内动静脉畸形的全貌,包括供养动脉、畸形血管团和引流静脉,并可在DSA引导下,行介入治疗。

CT:①直接征象:平扫,显示不规则混杂密度灶,可有钙化,无脑水肿和占位效应;增强检查,呈斑点或弧线形强化(图2-19);②间接征象:可继发脑内血肿、蛛网膜下腔出血及脑萎缩等改变。

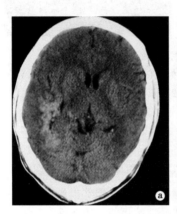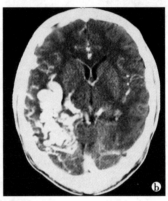

图2-19　脑动静脉畸形
a. CT平扫,右侧颞叶部分病灶呈略高密度;b. CT增强扫描,右侧颞叶呈条、片状强化,显示大量畸形血管

MRI:普通检查,可见扩张流空的畸形血管团影,邻近脑实质内的混杂或低信号灶为反复出血后改变。

此外,CTA和MRA均可直观地显示畸形血管团、供血动脉和引流静脉。

【诊断与鉴别诊断】

根据上述颅内AVM的CT和MRI典型表现,通常可做出诊断;DSA、CTA和MRA可更佳显示AVM全貌,其中CTA常作为初查方法,而DSA则主要用于介入治疗。

(四) 颅内感染

1. 脑脓肿　脑脓肿(cerebral abscess)是化脓性细菌进入脑组织引起的炎性改变,并进一步发展而形成脓肿。

【临床与病理】

脑脓肿以耳源性常见,多发于颞叶和小脑;其次为血源性、鼻源性、外伤性和隐源性等。病理上分为急性炎症期、化脓坏死期和脓肿形成期。急性期常伴发全身感染症状。

【影像学表现】

CT:①急性炎症期:平扫,呈大片低密度灶,边缘模糊,伴占位效应;增强检查,无强化或不规则斑点状、脑回样强化;②化脓坏死期:平扫,低密度区内出现更低密度坏死灶;增强检查,呈轻度不均匀性强化;③脓肿形成期:平扫,见等密度环,内为低密度并可有气泡影;增强检查,呈环形强化,代表脓肿壁,其一般完整、光滑、均匀,部分脓肿可为多房分隔状。

MRI:①急性炎症期:T_1WI呈稍低信号,T_2WI呈稍高信号,边界模糊,占位效应明显;增强检查无强化或斑点状不均匀强化;②化脓坏死期:T_1WI病灶内出现更低信号区,T_2WI呈高信号,周边可见

T_1WI 稍高或等信号、T_2WI 等信号不规则薄壁;增强检查,薄壁呈不规则环状强化;③脓肿形成期:脓肿壁在 T_1WI 上呈等或稍高信号,在 T_2WI 呈等或稍低信号。脓腔内的脓液在 T_1WI 上呈低信号,T_2WI 上呈高信号,周围可见水肿信号;DWI 检查,脓腔内呈明显高信号;Gd-DTPA 增强,表现为光滑薄壁环形强化。

【诊断与鉴别诊断】

根据上述脑脓肿的 CT 和 MRI 典型表现,结合局部或全身感染等症状可做出诊断。

2. 结核性脑膜脑炎　结核性脑膜脑炎(tuberculous meningitis and encephalitis)属于结核病第 5 型即肺外结核之一,常发生于儿童和青年人。

【临床与病理】

结核性脑膜脑炎是结核杆菌引起的脑膜弥漫性炎性反应,并波及脑实质,好发于脑底池。结核性脑膜渗出和肉芽肿为其基本病理改变,可合并脑结核球、结核性脑脓肿、脑梗死和脑积水。

【影像学表现】

CT:①结核性脑膜炎:平扫,早期可无异常发现;脑底池大量炎性渗出时,其密度增高,后期局部可见点状钙化;肉芽肿形成则见局部脑池闭塞;增强扫描,脑膜线样强化和(或)结节状强化,形态不规则;②脑结核球和结核性脑脓肿:平扫为等或低密度灶;增强检查呈结节状或环形强化。

MRI:①结核性脑膜炎:普通检查,脑底池结构不清,T_1WI 信号增高,T_2WI 信号更高;水抑制 T_2WI 病变的形态、范围显示更清楚,呈高信号;增强表现同 CT;②脑结核球和结核性脑脓肿:普通检查,T_1WI 呈略低信号,T_2WI 呈低、等或略高混杂信号,周围脑水肿轻;增强所见同 CT。

【诊断与鉴别诊断】

根据上述 CT 和 MRI 的表现,结合病史及全身中毒症状等,不难做出诊断。

3. 脑囊虫病　脑囊虫病(cerebral cysticercosis)又称脑囊尾蚴病,是最常见的脑寄生虫病,其发病率约占囊虫病的 80%。

【临床与病理】

脑囊虫病系猪绦虫囊尾蚴在脑内寄生所产生的病变。人误食绦虫卵或节片后,被胃液消化并孵化出蚴虫,经肠道血流而散布寄生于全身;脑囊虫病为其全身散布之一,分为脑实质型、脑室型、脑膜型和混合型。脑内囊虫的数目不一,呈圆形,直径 4~5mm;囊虫死亡后退变为小圆形钙化点。

【影像学表现】

(1) 脑实质型:CT 平扫,表现为脑内散布多发性低密度小囊,多位于皮髓质交界区;囊腔内可见致密小点代表囊虫头节。MRI 较有特征,小囊主体呈均匀 T_1WI 低信号、T_2WI 高信号,其内偏心性小结节呈 T_1WI 高信号、T_2WI 高信号;增强 T_1WI,囊壁和头节有轻度强化。囊虫死亡后呈钙化小点,CT 显示敏感。不典型者可表现为单个大囊、肉芽肿、脑炎或脑梗死。

(2) 脑室型:以第四脑室多见,CT 和 MRI 直接征象有限,多间接显示局部脑室扩大,常合并脑积水;囊壁、头节有时可强化。

(3) 脑膜型:病变多位于蛛网膜下腔,和脑膜粘连;CT 和 MRI 表现与脑室型类似,并可显示局部脑池扩大、邻近脑实质光滑受压及脑膜强化等。

【诊断与鉴别诊断】

根据上述 CT 和 MRI 表现,结合患者有绦虫病史、囊虫补体结合试验阳性等,可做出诊断。不典型者需与其他肉芽肿、脑炎或脑梗死等鉴别。

4. 脑棘球蚴病　脑棘球蚴病(cerebral hydatidosis)亦称脑包虫病,为棘球绦虫的幼虫寄生于人脑所致,分为脑细粒棘球蚴病和泡状棘球蚴病,以前者多见。狗为其终宿主,人食入虫卵后作为中间宿主。

【临床与病理】

棘球绦虫的虫卵在十二指肠内孵化为蚴虫,入门静脉,随血流进入肝、肺、脑内。细粒棘球蚴在脑内发育为囊泡状,囊内含无数头节,还可有子囊;常为单发,多发者少见;常见部位为颞叶及枕叶。棘球蚴死后囊壁可钙化。临床上可出现癫痫、偏瘫等症状,病变较大时还可产生颅内压增高症状;皮内Casoni 试验和脑脊液补体结合试验呈阳性,周围血及脑脊液中可见嗜酸性粒细胞增多;常伴颅外棘球蚴病,多见于肺和肝脏。

【影像学表现】

CT:①平扫,常表现为边缘清楚锐利的巨大、类圆形囊性病灶,CT 值近似脑脊液或略高,囊壁可有钙化;周围无脑水肿,但占位效应明显;脑脊液循环路径受阻时可伴有梗阻性脑积水表现;②增强检查,囊壁一般无强化;当有异物反应性炎症时,囊壁可呈环状强化。

MRI:①普通检查,为圆形或类圆形囊性病灶,T_1WI 为低信号,T_2WI 为高信号;周边环绕厚薄均匀的囊壁,囊壁在 T_2WI 上呈低信号,有时可见"大囊内套小囊",为其典型特征;囊周无脑水肿;②增强 T_1WI,表现类似 CT 增强所见。

【诊断与鉴别诊断】

在棘球蚴病流行区,若患者有神经系统症状,Casoni 试验和补体结合试验为阳性,结合上述典型 CT 及 MRI 表现,特别是患者伴有肝或肺棘球蚴病时,可确诊为脑棘球蚴病。本病主要与囊变的星形细胞肿瘤、脑脓肿和蛛网膜囊肿相鉴别。

5. 病毒性脑炎　病毒性脑炎(viral encephalitis)是由病毒侵犯脑实质引起的炎症反应,常见病毒有单纯疱疹病毒、巨细胞病毒和 HIV 病毒等。

【临床与病理】

病毒性脑炎常出现发热、头痛、意识障碍和精神异常等症状,病情多呈快速进展;脑脊液检查,可见淋巴细胞明显增多,病毒特异性抗体试验阳性。病理上可见脑组织出血、坏死,软脑膜常有少量出血,脑膜可伴轻到中度渗出。

【影像学表现】

CT:①平扫,表现为片状低密度影,伴轻度占位效应;②增强检查,病变呈不均匀强化。单纯疱疹病毒性脑炎主要累及颞叶、岛叶,继而扩展到额叶及枕叶深部,常呈双侧对称或不对称性分布。

MRI:①普通检查,脑炎病灶多为 T_1WI 低信号,T_2WI 高信号;②增强检查,可见点状、斑片状或弥漫脑回状强化,也可无强化(图 2-20)。

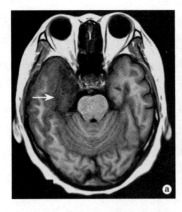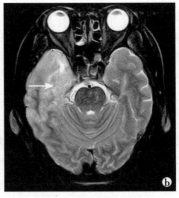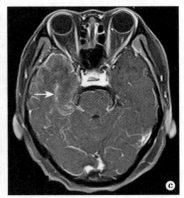

图 2-20　病毒性脑炎

a. T_1WI,右侧颞叶可见片状低信号(↑);b. T_2WI,病灶呈高信号(↑);c. T_1WI 增强,病灶无强化,室管膜呈条状强化(↑)

CT 和 MRI 检查也可为阴性。

【诊断与鉴别诊断】

脑脊液病毒特异性抗体试验阳性,结合临床表现,可确诊为病毒性脑炎。CT 及 MRI 检查可协助诊断,并有可能明确病变的部位和范围。病毒性脑炎应与细菌性脑炎、早期脑脓肿等鉴别。

（五）　脱髓鞘疾病

脱髓鞘疾病(demyelinating diseases)是一组以有髓神经纤维髓鞘脱失为主要病理改变的疾病。它包括:①髓鞘形成缺陷的疾病,如肾上腺脑白质营养不良;②正常髓鞘脱失的疾病,如多发性硬化、视神经脊髓炎等。这里只介绍多发性硬化。

多发性硬化(multiple sclerosis,MS)是中枢神经系统最常见的一种脱髓鞘疾病,是中青年非外伤性致残的常见原因之一。

【临床与病理】

多发性硬化病因不明,可能与遗传、病毒感染、环境等因素有关。非特异性免疫与特异性免疫(包括细胞免疫和体液免疫)异常对多发性硬化的病理性损害均有影响。本病可累及大脑、小脑、脑干、脊髓和视神经,灰、白质结构均可受累,病理表现为脱髓鞘、轴突破坏和炎症反应。MS 好发于中青年,女性多见;临床表现复杂,常有癫痫、感觉或运动障碍等症状;且病情可呈缓解、复发交替性改变,而分为复发缓解、继发进展和原发进展等临床亚型,症状体征的空间多发性和病程的时间多发性是其主要特点。脑脊液中寡克隆区带多为阳性。MRI 检查是诊断 MS 的主要手段。

【影像学表现】

CT:诊断价值不高。①平扫,主要表现为多灶性低或等密度区,多无占位效应;②增强检查,活动期病灶有强化,慢性期则无强化。

MRI:在显示病灶的时间变化和空间分布方面具有重要作用。①普通检查,脑内病灶呈斑片状,好发于侧脑室旁、半卵圆中心、胼胝体、脑干及小脑等部位;特征性表现为与侧脑室壁垂直排列的多发病灶;在 T_1WI 上病灶为低或稍低信号,在 T_2WI 上多数为高信号(图2-21);②增强检查,表现同 CT 增

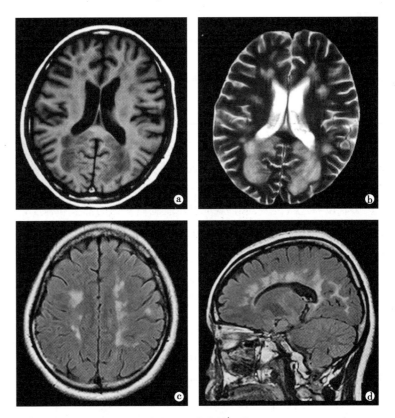

图2-21　**多发性硬化**

a、b. 同一例,显示双侧侧脑室周围及深部脑白质多发斑片状病灶,呈 T_1WI 低信号(a)和 T_2WI 高信号(b);c、d. 另一例,T_2WI 水抑制像(FLAIR),显示双侧侧脑室周围多发高信号灶,并在矢状位(d)上表现垂直于侧脑室

强检查所见。病灶具有时间与空间变化特征,即随时间、治疗和病情变化,病灶的大小、数目和分布以及强化表现均可发生显著改变。

脊髓内 MS 病灶多位于颈、胸髓内,常局限在 1～3 个椎体节段;呈 T_1WI 低信号、T_2WI 高信号;可单发,也可多发(图 2-22)。

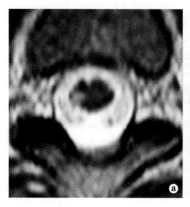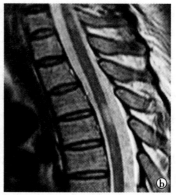

图 2-22　脊髓多发性硬化
a. 横断位;b. 矢状位。胸段脊髓 T_2WI,胸髓内病变呈高信号

【诊断与鉴别诊断】

多发性硬化的诊断需病灶具有随时间变化和空间分布变化的特征,多次 MRI 检查可先于临床确诊;但需与视神经脊髓炎、多发性脑梗死等鉴别。

(六)先天性畸形

1. 胼胝体发育不全　胼胝体发育不全(dysplasia of corpus callosum)是较常见的颅脑发育畸形。

【临床与病理】

胼胝体发育不全包括胼胝体完全缺如和部分缺如,常合并脂肪瘤。临床上,可有癫痫或伴随其他先天性畸形的症状。

【影像学表现】

CT:平扫即可明确诊断,表现:①双侧侧脑室前角扩大、分离,体部距离增宽,并向外突出,三角区和后角扩大,呈"蝙蝠翼"状;②第三脑室扩大并向前上移位,居于分离的侧脑室之间;③大脑纵裂向下延伸至第三脑室顶部。合并脂肪瘤时可见纵裂间负 CT 值肿块,可伴边缘钙化。

MRI:普通检查,矢状位和冠状位上,可直观地显示胼胝体缺如的部位和程度,其中压部缺如最常见。合并的脂肪瘤呈 T_1WI 高信号、T_2WI 高信号,脂肪抑制像上变为低信号。

【诊断与鉴别诊断】

根据上述 CT 和 MRI 表现可明确胼胝体发育不全诊断,同时可确定是否合并脂肪瘤。

2. Chiari 畸形　Chiari 畸形(Chiari malformation)又称小脑扁桃体下疝畸形,系先天性后脑发育异常所致,根据病理改变可以分为四种类型。

【临床与病理】

小脑扁桃体变尖延长,经枕大孔下疝入颈椎管内,可合并延髓和第四脑室下移、脊髓空洞症和幕上脑积水等。通常表现为小脑、脑干和高位颈髓受压症状。

【影像学表现】

CT:平扫,主要表现为幕上脑积水,颈椎椎管上端后外部可见类圆形软组织,为下疝的小脑扁桃体。

MRI:为首选检查方法。矢状位上:①可见小脑扁桃体变尖,下极位于枕大孔平面以下 3mm 为可疑,5mm 或以上可确诊;②第四脑室和延髓也常变形并向下移位;③可并有脊髓空洞症和幕上脑积水。

二、脊髓疾病

（一）椎管内肿瘤

椎管内肿瘤（intraspinal tumors）约占中枢神经系统肿瘤的15%，可发生在椎管内的各个部位。以20~40岁成人多见。

【临床与病理】

椎管内肿瘤的病理类型与其部位有关：髓内肿瘤，以室管膜瘤和星形细胞瘤常见；髓外硬膜内肿瘤，多为神经源性肿瘤和脊膜瘤；硬膜外肿瘤，常见为转移瘤。临床上，主要表现为肿瘤平面以下肢体运动、感觉以及括约肌功能障碍。

【影像学表现】

X线和CT：脊椎平片有可能提示椎管内占位病变，但价值有限；CT对局限于椎管内肿瘤的检出和诊断，通常也价值不高。

MRI：能直观地显示椎管内肿瘤及其与周围组织的关系，做出肿瘤的定位、定量乃至定性诊断，是目前诊断椎管内肿瘤的可靠方法。普通检查即可确定肿瘤的位置：①髓内肿瘤，常显示脊髓增粗，周围蛛网膜下腔对称性变窄、闭塞（图2-23）；②髓外硬膜内肿瘤，表现为患侧蛛网膜下腔增宽，而对侧变窄，脊髓受压向对侧移位（图2-24）；③硬膜外肿瘤，常表现为蛛网膜下腔变窄和脊髓受压移位。椎管内肿瘤在T_1WI上常呈等或稍低信号，T_2WI上呈等或高信号；Gd-DTPA增强检查，不同类型肿瘤常有不同程度和形式的强化，且显示更加清楚（图2-23~图2-25）。

【诊断与鉴别诊断】

对于椎管内肿瘤，根据MRI表现及发病部位、临床表现等，诊断多无困难。

（二）脊髓损伤

脊髓损伤（spinal cord injury）是一种非常严重的损伤，占全身损伤的0.2%~0.5%。

【临床与病理】

脊髓损伤分为出血性和非出血性损伤，后者仅表现为脊髓水肿和肿胀，预后较好。脊髓横断损伤可为部分性或完全性，伴有出血。损伤后期合并症包括脊髓软化、囊性变、蛛网膜粘连和脊髓萎缩等。

【影像学表现】

X线：脊椎平片可发现椎骨骨折、椎体滑脱和椎管连续性中断。

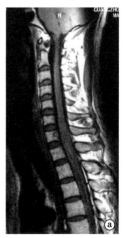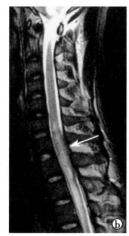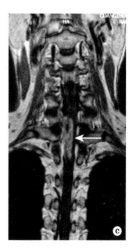

图2-23 **脊髓室管膜瘤**

a. MRI T_1WI，下颈段及上胸段脊髓增粗，信号略低；b. T_2WI肿瘤呈稍高信号，周围蛛网膜腔变窄（↑）；c. T_1WI增强冠状位，肿瘤呈不均匀强化（↑）

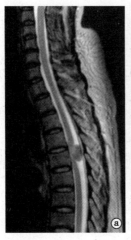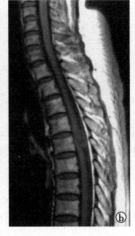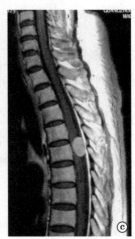

图 2-24　椎管内脊膜瘤

a. MRI T_2WI,肿瘤与脊髓信号相等,肿瘤同侧蛛网膜腔增宽,提示肿瘤位于髓外硬膜内;b. T_1WI 肿瘤呈等信号;c. T_1WI 增强,肿瘤强化明显,脊髓前移

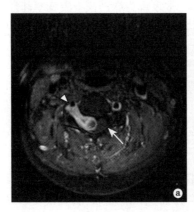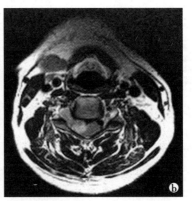

图 2-25　椎管内外神经鞘瘤

a. MRI T_1WI 横断位增强扫描,肿瘤呈哑铃状,延伸至椎间孔外(△),明显强化,脊髓被推向左侧(↑);b. T_2WI 横断位,肿瘤呈不均匀高信号

　　CT:平扫可见呈高密度的脊髓内出血或硬膜内、外出血,还可清楚显示骨折块的移位及对脊髓的压迫。

　　MRI:可直观显示外伤性椎管狭窄、脊髓的损伤类型、部位、范围和程度。①脊髓损伤出血,在 T_1WI 上可呈高信号;②脊髓水肿,T_1WI 上呈低或等信号,T_2WI 上呈高信号;③脊髓软化、囊变、空洞形成和粘连性囊肿,均呈 T_1WI 低信号、T_2WI 高信号(图 2-26);④脊髓萎缩,表现脊髓局限或弥漫性缩小,伴或不伴信号异常。

　　【诊断与鉴别诊断】

　　根据明确的外伤史和典型的 MRI 表现,脊髓损伤及其类型均不难诊断。

　　(三)　视神经脊髓炎

　　视神经脊髓炎(neuromyelitis optica,NMO)是好发于亚洲人群的一种脱髓鞘疾病,以视神经和脊髓损害为主,也可累及脑组织。

　　【临床与病理】

　　视神经脊髓炎起病急、症状重、预后差;女性多见;少数呈单期病程,多数表现为反复发作。该病主要累及视神经和脊髓,少数患者也可累及脑组织。病理表现为多个脊髓节段的广泛脱髓鞘,可继发坏死和空洞形成。血液中 NMO-IgG 和 AQP-4 抗体多为阳性,是诊断视神经脊髓炎较为特异性的指标。

【影像学表现】

CT:诊断价值不高。

MRI:是诊断视神经脊髓炎的重要检查手段。脊髓病变:①普通检查,多表现为长段脊髓受累,常大于 3 个椎体节段;急性期脊髓肿胀增粗,内有 T_1WI 低信号、T_2WI 高信号的病灶;②增强扫描,病灶有不同程度强化。视神经病变:①脂肪抑制成像对于显示视神经病变非常重要,在脂肪抑制 T_2WI 上病变表现为高信号;②增强检查,急性期病变可以发生显著强化。

【诊断与鉴别诊断】

视神经脊髓炎常为临床诊断,MRI 检查在该病的诊断与鉴别诊断中具有重要价值。其诊断依据为:病灶以累及脊髓和视神经为主,脊髓病灶多表现为长段脊髓受累;脑多表现正常;血液中 NMO-IgG 与 AQP-4 抗体阳性。本病需与多发性硬化进行鉴别,后者脑内病灶多见、脊髓病灶长度常小于 3 个椎体节段,NMO-IgG 与 AQP-4 抗体多为阴性。

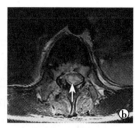
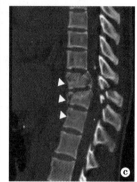
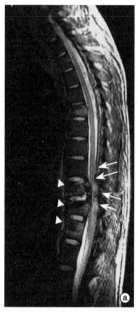

图 2-26 脊髓损伤

a. MRI T_2WI 矢状位,可见胸 11、胸 12 及腰 1 椎体骨折(△),相应层面脊髓挫伤呈高信号(↑);b. MRI T_2WI 横断位,可见脊髓内挫伤呈高信号影(↑);c. CT 矢状位重建显示胸 11、胸 12 及腰 1 椎体骨折(△)、椎管狭窄

（四）脊髓空洞症

脊髓空洞症(syringomyelia)属于脊髓慢性退行性疾病,可为先天性,或者继发于外伤、感染和肿瘤。好发于 25～40 岁,男性略多于女性。

【临床与病理】

脊髓空洞症在病理上包括中央管扩张积水和脊髓空洞形成两型。临床症状主要为分离性感觉异常和下运动神经元功能障碍。

【影像学表现】

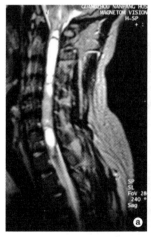
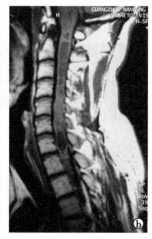

图 2-27 脊髓空洞症

a. MRI T_2WI,脊髓增粗,空洞区呈不均匀高信号;b. T_1WI 空洞区呈不均匀低信号

CT:价值有限。平扫,偶于上颈髓内见低密度囊腔,囊内蛋白含量高时可呈等密度。

MRI:矢状位上,易于确定囊腔的部位、大小及流体动力学变化,还可明确空洞症的病因。①普通检查,T_1WI 上囊腔呈低信号,T_2WI 上呈高信号(图 2-27);若囊腔直接与蛛网膜下腔相通,脑脊液搏动使 T_2WI 高信号内出现不规则条状低信号影;②水抑制 T_2WI,能够更敏感地显示小的脊髓空洞。

【诊断与鉴别诊断】

依据典型 MRI 表现并结合临床症状多可明确诊断脊髓空洞症,并有助于发现导致继发性脊髓空洞症的原因,如髓内肿瘤。

（五）椎管内血管畸形

椎管内血管畸形系胚胎期脊髓血管的
发育异常,可发生于脊髓各节段,脊髓内外可同时受累。好发于 20～60 岁,男性多于女性。

【临床与病理】

本病类似脑血管畸形,包括数种类型,以动静脉畸形即 AVM 最常见。AVM 依部位又可分为硬膜外和硬膜内两类。硬膜内 AVM 更重要,临床上有节段分布的疼痛和运动障碍。

【影像学表现】

X 线:DSA 检查能够清楚显示脊髓 AVM 供血动脉的起源、畸形血管团及引流静脉走向,从而为介入治疗提供了明确的"路径图"(见文末彩图 2-28a)。

CT:①平扫,可发现点状钙化影;②增强检查,病变血管呈迂曲条状、团块状强化,有时可见增粗的供血动脉和引流静脉;③CTA检查,能够较为清楚显示 AVM 全貌(见文末彩图 2-28b)。

MRI:①普通检查,可见脊髓膨大,T_2WI 信号增高,脊髓内外的异常血管团呈流空信号,粗大的引流静脉常位于脊髓背侧;②增强检查,可检出小的 AVM;③MRA 检查,显示效果类似 CTA检查。

【诊断与鉴别诊断】

典型的椎管内 AVM 诊断不难,不典型者需与髓内肿瘤、海绵状血管瘤等鉴别。

三、精神放射影像

（一）阿尔茨海默病

【临床与病理】

阿尔茨海默病(Alzheimer disease,AD)是一种中枢神经系统变性病,起病隐匿,呈进行性发展,是最常见的老年痴呆类型,患病率随年龄而增加。AD 与淀粉样蛋白 Aβ42 异常沉积和 Tau 蛋白异常磷酸化有关。约10% 的 AD 患者具有明确家族史,发病早,与淀粉样前体蛋白或早老素基因突变有关;90% 左右的 AD 患者为迟发型或散发型,病因不明,部分与载脂蛋白 E 基因多态性关系密切。AD 发病过程漫长,病理损害可出现在典型症状发生的数十年前。整个过程大致可分为三个阶段:临床前期表现为病理异常而认知功能正常;轻度认知损害期表现为认知功能尤其是情景记忆功能损害;痴呆期表现为认知功能全面严重损害,也可出现人格和行为改变。本病确诊依赖于神经病理检查,组织学特征为神经元缺失、神经原纤维缠结和淀粉样物质沉积。

【影像学表现】

CT:平扫:痴呆期之前无明确异常表现;痴呆期表现为弥漫性脑萎缩,以内侧颞叶及海马最明显。

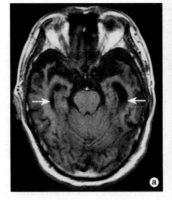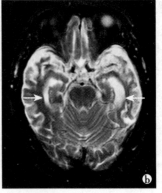

图 2-29　阿尔茨海默病
a. T_1WI;b. T_2WI。可见脑萎缩,并以双侧颞叶及海马萎缩为主;
双侧侧脑室颞角不对称性扩大(↑)

MRI:普通检查:痴呆期之前无明确异常表现;能敏感地显示痴呆期脑萎缩改变(图 2-29)。特殊检查:①高分辨力磁共振结构成像检查,可早期发现海马萎缩;②SWI 检查,可敏感显示皮层微出血;③DTI 检查,可显示上纵束和胼胝体压部的纤维完整性减低;④fMRI 检查,可以发现长程功能连接和突显网络功能连接进行性损害;⑤^{1}H-MRS,可早期显示后扣带皮层的代谢异常,表现为 N-乙酰天门冬氨酸(NAA)含量减低,肌醇(MI)含量升高。

【诊断与鉴别诊断】

本病早期诊断困难;中晚期时依据影像所见,结合临床表现诊断不难。阿尔茨海默病需与正常老年性变化、血管性痴呆、额颞叶痴呆等鉴别。

(二) 重型抑郁症

【临床与病理】

重型抑郁症(major depressive disorder,MDD)是以情绪、认知、行为和身体功能紊乱为特征的精神疾病,其发病率高、易复发、自杀率高。抑郁症终身患病率为 16.2%,女性的患病率是男性的 2 倍。其病因及发病机制非常复杂,至今未明。临床上主要表现为情绪低落和快感缺失、兴趣缺乏、思维迟缓及认知功能损害,也可伴有食欲减退、体重下降、睡眠障碍、乏力、便秘等躯体症状。

【影像学表现】

CT:通常无阳性发现。

MRI:①传统 MRI 检查多为阴性;②高分辨力磁共振结构成像检查,发现前扣带、海马及丘脑体积缩小,其损害特点有助于区分难治性和非难治性抑郁症患者;③DTI 检查,可发现伴自杀倾向的抑郁症患者在左侧内囊前肢出现局灶性纤维完整性损害;④fMRI 检查,可发现抑郁症患者功能活动和功能连接改变,据此可进行抑郁症生物学亚型划分;⑤PWI 检查,可发现非难治性抑郁患者左侧前额叶皮质的血流灌注降低、双侧边缘系统的血流灌注增加;难治性抑郁患者双侧额叶和丘脑血流灌注均降低(见文末彩图 2-30)。

【诊断与鉴别诊断】

目前抑郁症主要依据临床症状进行诊断;MRI 新技术有望为难治性和非难治性抑郁症及生物学分型的诊断提供客观影像学指标。

(三) 精神分裂症

【临床与病理】

精神分裂症(schizophrenia)是一种常见的精神疾病,患病率约为 1%。症状主要为思维过程的崩溃及情绪反应的损害,常表现为幻觉、妄想、思维混乱等阳性症状,以及情感缺乏、动作缺乏等阴性症状,严重者会有自毁及伤人的倾向。遗传、环境、心理及社会因素可能与精神分裂症发病有关,但具体病因及发病机制不明,客观诊断和治疗一直为医学界的难题。

【影像学表现】

CT:通常无阳性发现。

MRI:①传统 MRI 检查,结果多为阴性;②高分辨力磁共振结构成像检查,发现首发精神分裂症患者右颞上回及颞中回灰质体积减少(见文末彩图 2-31);慢性精神分裂症患者额叶、颞叶、顶叶多个脑区体积普遍减少;③DTI 检查,显示多个脑区的脑白质异常,据此可区分精神分裂症生物学亚型;④fMRI 检查,发现精神分裂症患者局部脑活动、脑功能连接及功能网络均存在异常,例如首发患者脑自发活动在内侧前额叶降低,在双侧壳核升高;⑤PWI 检查,发现精神分裂症患者存在神经血管耦合改变。

【诊断与鉴别诊断】

目前精神分裂症主要以临床症状为依据进行诊断;MRI 新技术有助于疾病的早期客观诊断;影像

遗传学通过结合遗传和影像信息有望提升精神分裂症诊断的客观性和准确性。

（四） 焦虑障碍

【临床与病理】

焦虑障碍（anxiety disorder）是一种常见的精神疾病，患病率为 3.6%，包括社交焦虑障碍、惊恐发作、广泛焦虑障碍、广场恐惧，分离性焦虑障碍和选择性缄默症等类型。症状主要包括心理性警觉、易激惹、对刺激敏感、坐立不安、注意力不集中和过分担心等。焦虑障碍的发病机制尚不清楚，与遗传、生化和心理因素有关。

【影像学表现】

不同焦虑障碍亚型的影像表现不同，且研究结果缺乏一致性。

CT：通常无阳性发现。

MRI：①普通检查，结果多为阴性；②高分辨力磁共振结构成像检查，惊恐障碍表现为皮层-边缘叶结构异常；广泛性焦虑障碍表现为杏仁核及颞叶体积变化；社交焦虑障碍表现为杏仁核、丘脑及楔前叶体积减小（见文末彩图 2-32）；③fMRI 检查，惊恐障碍表现为海马、海马旁回及杏仁核功能异常；广泛性焦虑障碍表现为杏仁核和前额叶皮层功能改变；社交焦虑障碍表现为前额叶皮层、边缘叶及纹状体功能失调。

【诊断与鉴别诊断】

焦虑障碍主要依据临床症状进行诊断；fMRI 在研究不同类型焦虑障碍脑损害特点方面有一定优势。

（五） 双相障碍

【临床与病理】

双相障碍（bipolar disorder，BD），又称躁狂抑郁症，是一种症状较为严重的精神疾病，常导致日常工作能力受损。BD 的患病率约为 2.6%，无地域、种族和性别差异。临床表现为情绪、精力及活动水平的异常转变，例如从躁狂发作（极度兴高采烈、充满活力）到抑郁发作（极度哀伤、绝望）。BD 的确切发病机制不明，遗传因素、环境因素、神经内分泌异常均与疾病发生有关，但与单纯抑郁相比，双相障碍的遗传倾向更加明显。

【影像学表现】

CT：有时可以观察到脑室扩大。

MRI：①普通检查有时可以显示脑室扩大；②高分辨力磁共振结构成像检查，常可显示右侧额颞叶（包括岛叶、颞中回、颞上回、额下回和屏状核）灰质体积减小；③DTI 检查，显示大部分白质纤维束完整性减低；④fMRI 检查，发现皮质-边缘系统功能连接异常。

【诊断与鉴别诊断】

双相障碍为临床诊断；MRI 新技术有助于双相障碍的客观诊断与分型。

（六） 创伤后应激障碍

【临床与病理】

创伤后应激障碍（post-traumatic stress disorder，PTSD）是个体经历异常强烈的精神应激后，延迟发生的一类临床症状严重、极大损害精神健康的应激相关障碍。PTSD 应激源包括严重的自然灾害、人为灾害和重大丧失等创伤性事件，发病率因创伤事件不同而差异较大，为 5%～50%。临床表现为重复体验、警觉性增高、回避与麻木。其发病机制不明，可能与遗传及下丘脑-垂体-肾上腺皮质轴功能异常有关。

【影像学表现】

CT：通常无阳性发现。

MRI：①传统 MRI 检查，结果多为阴性；②高分辨力磁共振结构成像检查，表现为前扣带皮层、海马及岛叶体积减小；③fMRI 检查，发现杏仁核、前扣带皮层、海马和岛叶等脑区存在明显的脑功能改变，包括任务态下激活异常、功能连接异常及功能网络异常。

【诊断与鉴别诊断】

根据患者经历的创伤性应激事件及临床表现诊断本病并不困难。MRI 新技术在揭示 PTSD 发病机制方面有较大潜力。

（徐海波　张伟国　龚启勇　于春水）

第三章 头 颈 部

头颈部指颅底至胸廓入口的区域,包括眼、耳、鼻和鼻窦、咽部、喉部、涎腺、口腔颌面部、甲状腺、甲状旁腺、颈部淋巴结和颈部间隙等,是人体头部与体部神经、血管的交通枢纽,解剖结构精细复杂,生理功能重要,可发生多种类型病变。

当前,随着影像检查技术的快速发展,使头颈部解剖结构及其病变的显示能力不断提高,不但能客观反映头颈部精细解剖及其变异,且可敏感检出头颈部病变并确定其部位、大小和范围,还可对大部分病变做出定性诊断。头颈部影像学检查方法有 X 线平片、造影、超声、CT、MRI 等,不同器官和不同病变应选择不同的成像技术和检查方法,部分病变还需行多种检查方法相互补充。

X 线检查:常规 X 线摄影在头颈部较少应用,主要是检查口腔颌面部和鼻窦病变;X 线造影用于检查涎腺和泪道病变;DSA 则可评估鼻咽和颈部肿块的血供情况;CT 检查是头颈部大多数疾病的主要影像检查技术,广泛用于头颈部先天性、肿瘤性、炎性和外伤性等疾病检查。

超声检查:在头颈部,超声检查常作为眼球和甲状腺病变的检查方法。然而,对检查耳、鼻和鼻窦、咽及喉部病变无大价值。

MRI 检查:由于其优越的组织分辨力,目前已经成为头颈部各类疾病的常规检查技术,与 X 线检查互补。

第一节 眼 部

眼部包括眼眶、眼球、眼睑及泪器。眼眶由额骨、筛骨、蝶骨、腭骨、泪骨、上颌骨和颧骨 7 块骨构成,有眶上、外、下、内壁。眶内有眼外肌、视神经、眶脂肪体及其构成的眶内间隙。眼眶借视神经管、眶上裂与颅中窝相沟通,借眶下裂与翼腭窝、颞下窝相沟通。眼球直径约24mm,球壁由巩膜、葡萄膜、视网膜构成,球内有晶状体、玻璃体。泪器包括泪腺、泪点、泪小管、泪囊及鼻泪管。

一、检查技术

1. **X 线检查** 泪囊泪道造影用于观察泪囊泪道功能和形态。CT 检查是眼部疾病的主要影像检查技术,适用于检查眼部先天性、肿瘤性、炎性、血管性和外伤性等病变。常规容积扫描,薄层多方位重组技术,软组织窗观察;外伤时采用薄层骨算法重组,即高分辨力 CT 技术,并行软组织窗和骨窗观察。必要时行 CT 增强扫描。

2. **超声检查** 超声是眼球病变的首选检查技术。常规超声检查需选用 5MHz 以上高频专用探头,超声生物显微镜则采用 50MHz 超高频探头。

3. **MRI 检查** MRI 是眼部病变诊断的常规检查技术,同时也是神经眼科病变、海绵窦或视路病变的首选检查技术。常规检查包括 T_1WI 及 T_2WI,行横断、冠状及斜矢状位成像,层厚 3mm 或 4mm;脂肪抑制序列可降低球后脂肪信号强度,有利于病灶形态的观察。增强检查及动态增强检查为眼部病变的常规检查技术。

二、正常影像表现

超声:眼睑及角膜呈高回声带;前房及玻璃体呈无回声暗区;晶状体呈双凸椭圆形低回声区;球后

脂肪呈高回声,其内可见带状低回声的视神经和眼外肌。

　　CT:眶腔呈锥形,眶壁为条状高密度影,内、下壁薄,外壁最厚,上壁厚薄不均;眼球壁呈环形等密度影,称眼环,其内可见低密度的玻璃体及高密度的晶状体;眼球外上方等密度影为泪腺;眼球后方可见低密度的脂肪间隙,周边可见条状眼外肌,中间为视神经;在眶尖可见通向颅内的眶上裂及视神经管(图 3-1)。

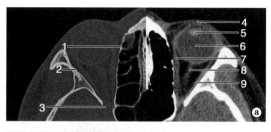
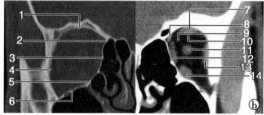

图 3-1　正常眼部 CT 解剖

a. 横断位:1. 眶内壁;2. 眶外壁;3. 眶上裂; 4. 眼睑;5. 晶状体;6. 眼球;7. 内直肌;8. 视神经;9. 外直肌。b. 冠状位:1. 眶上壁;2. 内上隅角;3. 眶内壁;4. 眶外壁;5. 内下隅角; 6. 眶下壁;7. 眶上肌群;8. 上斜肌;9. 眼上静脉;10. 眼动脉;11. 视神经;12. 内直肌; 13. 外直肌;14. 下直肌

　　MRI:眶壁骨皮质呈低信号影;眼外肌、视神经、眼环及晶状体呈等信号;玻璃体 T_1WI 上为低信号,T_2WI 上呈高信号;眶内脂肪 T_1WI 上为高信号,T_2WI 上呈中高信号。

三、基本病变表现

　　眼部基本病变表现包括各解剖结构的形态、位置、大小、密度和信号强度改变。

　　1. **眼球**　眼球缩小见于先天性小眼球、各种原因引起的眼球萎缩;眼球增大见于球内肿瘤、青光眼晚期、高度近视等。眼球突出见于球后占位性病变、Graves 眼病、动静脉瘘、眶内血肿等;眼球内陷见于外伤后眶内脂肪脱出、静脉曲张等。眼环局限性增厚,常形成突向球内肿块,见于视网膜母细胞瘤、脉络膜黑色素瘤、脉络膜转移瘤、脉络膜血管瘤、视网膜或脉络膜脱离等;眼环弥漫性增厚多见于炎性病变。球壁钙化见于脉络膜骨瘤、眼球失用性萎缩;眼球内钙化见于视网膜母细胞瘤。

　　2. **眼外肌**　眼外肌萎缩见于眼球运动神经麻痹;眼外肌增粗见于炎症、Graves 眼病、动静脉瘘、外伤等,其中炎性病变累及眼外肌全程,包括肌腹及肌腱,而 Graves 眼病常累及多条眼外肌,肌腹受累明显。

　　3. **视神经**　视神经增粗见于视神经胶质瘤、视神经鞘脑膜瘤、炎性病变、颅内压增高等;视神经变性表现为 T_2WI 呈高信号,强化或不强化;视神经变细见于视神经萎缩,主要依靠 MRI 检查,但目前尚无统一判断标准。视交叉、视束增粗见于胶质瘤、炎性病变及邻近病变的累及。

　　4. **眼眶**　眶腔浅小见于颅面骨发育畸形;眶腔扩大见于巨大肿瘤、神经纤维瘤病等。眶壁骨质中断、移位见于外伤骨折;骨质增厚硬化见于骨纤维异常增殖症、扁平型脑膜瘤等;骨质破坏见于各类恶性肿瘤包括转移瘤;眶壁骨质缺损见于神经纤维瘤病、皮样囊肿、朗格汉斯细胞组织细胞增多症等。眶腔肿块多见于肌锥内间隙,可为海绵状血管瘤、淋巴管瘤、神经源性肿瘤等。

　　5. **泪腺**　泪腺前移常见于老年人或眶内肿瘤推挤。泪腺弥漫性增大多为炎症或淋巴瘤;泪腺肿块常见于泪腺眶部,主要是良、恶性混合瘤、腺样囊性癌等。

　　6. **眼睑**　眼睑弥漫性增厚见于炎症、Graves 眼病、眼静脉回流障碍;肿块见于毛细血管瘤、基底细胞癌、睑板腺癌等。

四、疾病诊断

（一）眼部炎性假瘤

【临床与病理】

眼部炎性假瘤(inflammatory pseudotumor)病因不清,可能与免疫功能异常有关。根据病变累及的范围,炎性假瘤可分为七型,包括眶隔前型(眶隔为一纤维膜,其前方为眼睑,后方为眼眶)、肌炎型、泪腺炎型、巩膜周围炎型、视神经束膜炎型、肿块型及弥漫型。急性期:病理改变主要为水肿和轻度炎性浸润,浸润细胞包括淋巴细胞、浆细胞和嗜酸细胞;临床起病急,表现为眼周不适或疼痛、眼球转动受限、眼球突出、球结膜充血水肿、眼睑皮肤红肿、复视和视力下降等,症状与炎症累及的眼眶结构有关。亚急性期和慢性期:病理改变为大量纤维血管基质形成,并逐渐发生纤维化;症状和体征可于数周至数月内缓慢发生,持续数月或数年。本病激素治疗有效,但容易复发。

【影像学表现】

CT:平扫表现:①眶隔前型表现为眼睑肿胀增厚;②肌炎型显示眼外肌增粗,典型表现为肌腹和肌腱同时增粗,以上直肌和内直肌最易受累;③巩膜周围炎型表现为眼环增厚;④视神经束膜炎型表现为视神经增粗,边缘模糊;⑤肿块型表现为眶内软组织肿块,多以广基连于一侧眶壁,随诊观察病变变化明显;⑥泪腺炎型表现为泪腺增大,一般为单侧,也可为双侧;⑦弥漫型表现为患侧眶内弥漫软组织影,可累及眶隔前软组织、肌锥内外间隙、眼外肌、泪腺以及视神经等,眼外肌与病变无明确分界,视神经可被病变包绕。CT增强表现:病变强化,呈高密度,而视神经不强化,呈低密度。

MRI:病变在急性期,T_1WI 呈略低信号,T_2WI 呈高信号;慢性期 T_1WI 呈等信号,T_2WI 呈低信号;增强后为中度至明显强化。可累及眶周结构。

【诊断与鉴别诊断】

炎性假瘤需与以下病变鉴别:①淋巴组织增生性病变:可为多结构受累,部分包绕眼球生长,信号较均匀,与脑白质相比呈等或略低信号,需与弥漫型炎性假瘤鉴别,治疗后短期复查有助于其间鉴别,明确诊断需活检;②转移瘤:表现为眼外肌结节状增粗,表现不典型时需与肌炎型炎性假瘤鉴别;③结节病:眼部表现为葡萄膜炎,需与巩膜周围炎型炎性假瘤相鉴别,结节病多为双侧性,此外尚可见肺门、纵隔内增大淋巴结;④急性蜂窝织炎:与弥漫型炎性假瘤影像学表现类似,但临床症状比较严重,病情发展较快,可眶内外多结构受累。

（二）眼部肿瘤

眼部肿瘤可原发于眼部各种组织结构,也可为邻近部位肿瘤直接蔓延,还可以是经血行而来的转移瘤。目前分类尚不统一,根据肿瘤来源及发病部位简要归为:眼球肿瘤、泪腺肿瘤、视神经肿瘤、眶壁肿瘤、眶内肿瘤、眼眶继发性肿瘤。

1. 泪腺良性混合瘤

【临床与病理】

泪腺良性混合瘤(benign mixed tumor)又称良性多形性腺瘤(benign pleomorphic adenoma),见于成人,平均发病年龄41岁,无明显性别差异。肿瘤多发生于泪腺眶部,呈类圆形,有包膜,生长缓慢,可发生恶变。临床表现为眼眶前外上方相对固定、无压痛的肿块,眼球向前下方突出,肿瘤较大时可引起继发性视力下降等。

【影像学表现】

CT:平扫表现为泪腺区软组织肿块,密度均匀,边界光整;钙化少见;泪腺窝扩大,骨皮质受压,无骨质破坏征象;常并有眼球、眼外肌及视神经受压移位改变;增强检查,肿块明显强化。

MRI:肿块于 T_1WI 上呈略低信号,T_2WI 上呈高信号,信号多不均匀;部分病例可显示肿瘤包膜;增强检查,肿块有明显强化。

【诊断与鉴别诊断】

泪腺良性混合瘤需与下列病变鉴别:泪腺恶性上皮性肿瘤:边缘多不规则,常伴有泪腺窝区骨质破坏表现;泪腺淋巴瘤:形态不规则,常包绕眼球生长。

2. 视神经胶质瘤

【临床与病理】

视神经胶质瘤(optic nerve glioma)是来源于视神经胶质细胞的肿瘤,儿童多见,发生在成人则具有恶变倾向,女性多于男性。本病伴有神经纤维瘤病者达15%~50%。临床上最初症状为视野盲点,但因患者多为儿童而被忽视;95%患者以视力减退就诊,还可有眼球突出,视神经盘水肿或萎缩。

【影像学表现】

CT:平扫检查,视神经呈条状或梭形增粗,边界光整,密度均匀,CT值在40~60HU之间;侵及视神经管内段引起视神经管扩大;增强检查,病变呈轻度强化。

MRI:肿瘤在增强前T_1WI上为等或略低信号,T_2WI上呈高信号;部分肿瘤周围蛛网膜下腔明显增宽,其信号强度与脑脊液相同;增强后检查肿瘤明显强化。

MRI检查易于确定肿瘤累及视神经的球壁段、管内段或颅内段,并有利于区别肿瘤与蛛网膜下腔增宽,为首选影像检查方法。

【诊断与鉴别诊断】

①视神经鞘脑膜瘤:其主要见于成年人,CT表现为等或略高密度,可见钙化,边界光整;MRI T_1WI和T_2WI上呈等信号,肿瘤强化明显,而视神经无强化,形成较具特征的"轨道"征;②视神经炎:主要指视神经的炎性病变,有时与视神经胶质瘤不易鉴别;③视神经蛛网膜下腔增宽:见于颅内压增高,一般有颅内原发病变。

3. 海绵状血管瘤

【临床与病理】

海绵状血管瘤(cavernous hemangioma)是成人眶内最常见的良性肿瘤。发病年龄平均38岁,女性占52%~70%;多单侧发病,生长缓慢,视力一般不受影响。临床常表现为轴性眼球突出,呈渐进性,肿瘤较大时可引起眼球运动障碍。

【影像学表现】

CT:平扫检查,肿瘤呈圆形、椭圆形或梨形,边界光整,密度均匀,CT值平均55HU;可有眼外肌、视神经、眼球受压移位及眶腔扩大等表现;增强扫描,显示特征性"扩散性强化",即肿瘤内首先出现小点状强化,逐渐扩大,随时间延长形成均匀的显著强化;强化出现时间早、持续时间长也是本病的强化特点。故增强扫描对本病诊断有重要意义。

MRI:肿瘤在T_1WI上呈等或略低信号;T_2WI上呈高信号,且于多回波序列中,随回波时间延长,肿瘤信号强度也随之增高;增强检查,同样显示"扩散性强化"特征(图3-2)。

【诊断与鉴别诊断】

神经鞘瘤:典型者在CT上呈较低密度且不均匀,增强后为轻、中度快速强化;神经鞘瘤发生在眶尖时,还可经眶上裂形成眶颅沟通性肿瘤。MRI检查更有利于显示神经鞘瘤的病理特征。

4. 皮样囊肿和表皮样囊肿

【临床与病理】

眼眶皮样囊肿(dermoid cyst)和表皮样囊肿(epidermoid cyst)由未萎缩退化的胚胎表皮陷于眶骨间隙内形成,儿童多见。临床表现为缓慢生长的无痛性肿物,较大时伴眼球突出和眼球运动障碍等。

【影像学表现】

CT:平扫检查,表现为均匀低密度或混杂密度肿块,其内含有脂肪性低密度灶;可伴邻近骨壁局限性受压或缺损;眼球、眼外肌、视神经常受压移位;增强检查,肿瘤的囊壁强化而囊内无强化。

MRI:表现为含有脂肪性高信号的肿块,应用脂肪抑制技术后,脂肪性高信号明显减低;非脂肪性

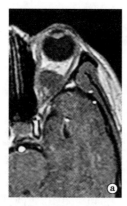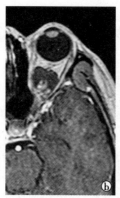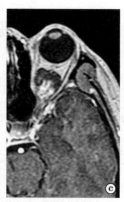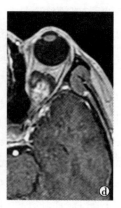

图 3-2　左眼眶海绵状血管瘤

a~d. MRI 动态增强检查,注射对比剂后左眼眶肿瘤内小片状强化,随时间延长,小片状强化
影逐渐扩大,最终整个肿瘤趋于明显均匀强化,呈扩散性强化特点

部分在 T_1WI 上呈低信号,T_2WI 上呈高信号。

【诊断与鉴别诊断】

该肿瘤含有脂肪组织为其特征,也是与泪腺肿瘤、朗格汉斯细胞组织细胞增多症等病变鉴别的
要点。

(三) 眼部外伤与异物

1. 眼部异物

【临床与病理】

眼部异物(foreign body)临床上常见,并可产生严重后果。按异物性质可分为金属和非金属异物:
前者包括钢、铁、铜、铅及其合金颗粒物等;后者包括玻璃、塑料、橡胶、沙石、骨质和木质碎片等。眼部
异物可产生多种并发症,如眼球破裂、晶状体脱位、出血及血肿、视神经挫伤、眼眶骨折、颈动脉海绵窦
瘘以及感染等。根据异物进入眼部的路径、异物存留的部位、异物对眼部结构的损伤及程度而有不同
的临床表现。眼球内异物主要表现视力障碍,眶内异物若伤及视神经也表现为视力障碍,若伤及眼外
肌则出现复视、斜视和眼球运动障碍等。

【影像学表现】

CT:可显示异物的种类、大小、数目及位置;确定异物与眼球、眼外肌、视神经等眶内重要结构的
关系,有助于减少异物取出时对眶内重要结构的损伤。金属异物表现为高密度影,周围有明显的放射
状伪影(图 3-3);非金属异物又分为高密度或低密度异物:前者包括沙石、玻璃和骨片等,CT 值多在
300HU 以上,一般无伪影;后者包括植物类、塑料类等物,CT 值在-199~50HU 之间。

CT 检查能准确显示金属异物和高密度非金属异物,还可显示少数较大的低密度非金属异物如木质异物,但对于较小的木质异物或其他低密度非金属异物常难以显示。

MRI:应特别指出,铁磁性异物在强磁场内会发生移位而导致眼部结构再度损伤,故为 MRI 检查的禁忌证。非金属异物含氢质子少,在 T_1WI、T_2WI 和质子密度像上均为低信号,可清楚显示。

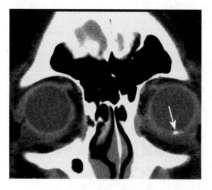

图 3-3　左侧眼球球壁异物

平扫 CT,冠状位软组织窗观察,示左侧
眼球壁六点钟方位斑片状高密度影
(↑),周围可见放射状伪影,为金属异物

【诊断与鉴别诊断】

详细询问有无外伤史是诊断的关键。鉴别诊断包括:①眼球钙斑:多见于视网膜母细胞瘤、脉络膜骨瘤等,也可见于创伤后改变如晶状体钙化、出血后钙化等;②眶内钙化:常见于肿瘤

如脑膜瘤,一般同时可见明确肿块影,容易鉴别;③人工晶体及义眼:询问病史有助于确诊;④眶内气肿:有时木质异物与气肿 CT 值相近,异物具有固定形状有助于鉴别。

2. 眼眶骨折和视神经管骨折

【临床与病理】

眼眶骨折和视神经管骨折属于眼科常见病,表现为复视、眼球运动障碍、失明等,早期、全面准确诊断对治疗和预后有重要意义。眼眶骨折分为爆裂骨折、直接骨折和复合型骨折。眼眶爆裂骨折是指外力作用于眼部使眶内压力骤然增高,致眶壁发生骨折而眶缘无骨折,故其并非为外力直接作用于眶壁的结果,以眶内壁和下壁较常发生。

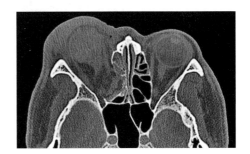

图 3-4　右侧眼眶内壁爆裂骨折
平扫高分辨力 CT,横断位骨窗观察,显示右侧眼眶内壁骨质连续性中断,向筛窦方向移位,眶内容疝入右侧筛窦内

【影像学表现】

CT:①骨折直接征象,为眶壁或视神经管的骨质连续性中断、粉碎及移位等改变;②骨折间接征象,为骨折邻近软组织改变,包括血肿形成,眼肌增粗、移位及嵌顿,眶内容通过骨折处疝入邻近鼻窦内(图 3-4)。

【诊断与鉴别诊断】

CT 是诊断眼眶和视神经管骨折的主要检查技术。注意诊断时不要将正常结构如眶下孔、筛前、后动脉走行通道以及眶壁的正常弯曲处误认为骨折;还必须注意周围结构有无骨折或其他损伤。诊断眶部骨折时较少应用超声和 MRI 检查。

第二节　耳　　部

耳部包括外、中、内耳,大部分位于颞骨内,具有良好的自然对比,影像检查很容易观察耳部骨性解剖结构。观察的重点是骨性外耳道和中、内耳结构;相关结构也应同时进行观察,包括面神经管、颈动脉管、颈静脉窝和乙状窦沟及中颅窝底(鼓室盖)等,这些结构表现与耳部病变并发症相关,并直接影响病变的诊断、治疗和预后。

一、检查技术

1. X 线检查　X 线平片主要用于人工耳蜗植入术后观察电极的形态及位置。CT 是耳部病变的主要影像检查技术。常规行容积扫描,多方位高分辨力重组,也可行其他多种后处理,包括三维表面遮盖显示、迷路成像和听骨链成像等。近年来随软件的快速发展,CT 仿真内镜技术日臻成熟,可观察鼓室、乳突窦、迷路及内耳道结构。对于耳镜检查无异常的搏动性耳鸣,行颞骨高分辨力双期增强检查并联合采用 CTA 与仿真内镜观察,是首选检查方案。

2. MRI 检查　MRI 是常规检查技术。其应用价值在于:采用恰当的检查方法,可直接显示听神经、面神经、膜迷路及软组织病变;MRI 水成像技术可清楚显示膜迷路的三维结构;高分辨力三维采集的源图像可观察桥小脑角区的脑神经与血管的关系;增强检查则常用于肿瘤性病变及炎性病变的诊断与鉴别诊断。

二、正常影像表现

高分辨力 CT:可以清楚地显示颞骨的诸结构,还可以观察颞骨气化情况。颞骨由鳞部、鼓部、乳突部、岩部、茎突五个部分组成。外耳、中耳及内耳的位置由外向内:①外耳道长 2.5～3.0cm,外 1/3 为软骨部,内 2/3 为骨部;②中耳由鼓室、鼓窦(又称乳突窦)、咽鼓管、颞骨气房组成;鼓室为不规则含气腔,分为上鼓室、中鼓室、下鼓室;鼓室内有听小骨,包括锤、砧、镫骨;③内耳位于岩部内,又称迷路,包括前庭、前庭窗、前庭水管、半规管、耳蜗、耳蜗水管等;面神经走行于颞骨内,总长平均30mm,有两个弯曲即膝状神经节(第一膝)和锥曲(第二膝)处,分三段即迷路段、鼓室段(水平段)、垂直段;内耳道走行在迷路内侧。颞骨内或周边还有乙状窦、颈静脉窝、颈动脉管等结构(图3-5)。

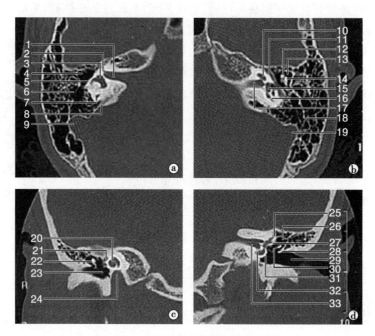

图3-5　正常颞骨高分辨力CT解剖

a、b. 横断位:1. 内耳道;2. 面神经管迷路段;3. 前庭;4. 上鼓室;5. 外半规管;6. 乳突窦;7. 后半规管;8. 前庭水管;9. 乙状窦;10. 耳蜗;11. 面神经管鼓室段;12. 锤骨;13. 上鼓室;14. 砧骨;15. 前庭;16. 后半规管;17. 内耳道;18. 乳突气房;19. 乙状窦。c、d. 冠状位:20. 耳蜗;21. 面神经膝部;22. 听小骨;23. 鼓膜;24. 颈内动脉管;25. 上半规管;26. 上鼓室;27. 外半规管;28. 鼓室盾板;29. 外耳道;30. 听小骨;31. 前庭窗;32. 后半规管;33. 内耳道

具有重要临床意义的解剖变异包括乙状窦沟前位、颈静脉窝高位及憩室、颈动脉管异位、中颅窝底低位、面神经管鼓室段低位、垂直段前位等。CT检查时,对这些解剖变异的详细观察很重要,其有助于避免耳部或颅底手术中伤及这些结构。

MRI:T_1WI和T_2WI上,颞骨骨质及所含气体均为低信号。T_2WI上,可见迷路淋巴液及内耳道内脑脊液呈高信号,听神经、面神经呈线条状等信号;T_1WI上,迷路淋巴液及内耳道内脑脊液呈低信号,神经呈等信号。

三、基本病变表现

1. **外耳道**　外耳道狭窄或闭锁常见于先天性发育畸形;肿块多见于耵聍腺瘤、胆脂瘤、外耳道癌等;骨质破坏主要见于恶性肿瘤或恶性外耳道炎。

2. **中耳**　鼓室狭小见于先天发育畸形;鼓室扩大见于胆脂瘤、肿瘤;鼓室内软组织影见于各类炎性病变、外伤后出血、鼓室或颈静脉球瘤。听小骨异常多为先天发育畸形,常伴有外耳道或鼓室畸形;听骨链脱位或不连续见于外伤、手术后;听小骨侵蚀见于胆脂瘤、骨疡型中耳炎或肿瘤。中耳区骨质破坏也多见于胆脂瘤、骨疡型中耳炎或肿瘤。

3. **迷路**　耳蜗、前庭、半规管单纯形态异常主要见于先天性发育畸形;耳蜗、前庭、半规管骨质受侵见于炎性病变、肿瘤、骨纤维异常增殖症、畸形性骨炎。迷路密度增高或信号异常见于骨化性迷路炎。

4. **内耳道**　内耳道狭窄见于先天性发育畸形或骨纤维异常增殖症;扩大主要见于听神经瘤、面神经瘤。MRI 检查还可以发现前庭蜗神经发育不良。

5. **面神经管及颞骨区血管**　由于面神经管原发病变,或继发于其他类型疾病(如慢性炎症、肿瘤等),面神经管可发生管腔异位、扩大或管壁破坏。颞骨区血管也可由于上述原因,发生血管异位、发出异常分支,或管腔的扩大、闭塞等。

四、疾病诊断

(一) 中耳乳突炎

【临床与病理】

中耳乳突炎(otomastoiditis)为最常见的耳部感染性疾病,临床表现为耳部疼痛、耳道分泌物及传导性耳聋,基本病理分型包括:单纯型、肉芽肿型、胆脂瘤型。

【影像学表现】

CT:典型表现为鼓室和乳突气房内无气,并可见软组织密度影填充;少数可见骨质破坏或增生硬化;累及周围结构时出现相应并发症改变:若显示鼓室内软组织影合并钙化,提示鼓室硬化症(tympanosclerosis);若显示鼓室内软组织肿块并有强化,伴周围骨质侵蚀及听小骨破坏,提示胆固醇肉芽肿(cholesterol granuloma),无强化者则提示胆脂瘤(cholesteatoma)形成(图 3-6)。

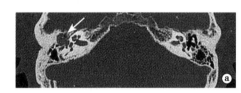
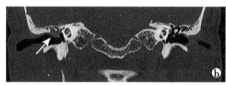

图 3-6　**右侧鼓室腔内胆脂瘤**
平扫高分辨力 CT,横断位(a)和冠状位(b)显示右侧鼓室腔内软组织密度影(↑),鼓室腔扩大,边缘骨质光整,听小骨仅部分显示,鼓室盾板变钝

MRI:已经成为常规检查技术。增强前,炎性渗出 T_1WI 为低信号,T_2WI 呈高信号,增强后黏膜线性强化;伴肉芽组织形成,肉芽组织 T_1WI 为等低信号,T_2WI 呈高信号,明显强化;伴胆脂瘤形成,胆脂瘤 T_1WI 为等低信号,T_2WI 呈高信号,增强后无强化,常伴有周围不规则环形强化,DWI 为高信号;炎症侵及颅内,可发生脑膜炎、脑实质受累、乙状窦血栓等并发症,MRI 检查能更好地显示病变的侵及范围。当怀疑病变累及面神经、内耳、颅脑时,更推荐进行 MRI 增强检查。

(二) 外伤

【临床与病理】

颞骨外伤包括颞骨骨折和听小骨骨折、脱位,可引起传导性聋和(或)感音神经性聋。

【影像学表现】

CT:①岩部骨折分为:纵行(平行于岩骨长轴,约占80%)(图 3-7)、横行(垂直于岩骨长轴,占 10% ~ 20%)及混合性骨折,好发于上鼓室外侧,常累及上鼓室及面神经膝部;②迷路骨折多见于横行骨折,但纵行骨折亦可累及迷路,均可致感音神经性聋;迷路出血机化少见,表现为迷路密度增高;③听小骨骨折或脱位:表现听骨链中断,但因结构细小容易漏诊,三维显示技术对观察听小骨有独特优势,锤砧、砧镫关节脱位较常见。

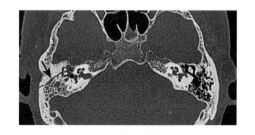

图 3-7　**颞骨纵行骨折**
平扫高分辨力 CT 横断位显示右侧颞骨纵行透亮线影(↑),向内累及锤砧关节,鼓室及乳突气房内可见软组织密度影,代表出血

(三) 颞骨肿瘤

临床表现为传导性聋和(或)感音性聋,影像学检查对

颞骨肿瘤诊断有较高的临床价值。

1. 听神经瘤   见中枢神经系统。

2. 副神经节瘤

【临床与病理】

副神经节瘤(paraganglioma)包括颈静脉球瘤(glomus jugulare tumor)及鼓室球瘤(glomus tympanicum tumor)。症状主要为搏动性耳鸣,也可有传导性听力下降。鼓室球瘤在耳镜检查时可见紫色肿物;颈静脉球瘤累及鼓室之前,耳镜检查无异常。

【影像学表现】

CT:①颈静脉球瘤和鼓室球瘤均呈软组织密度,常见骨侵蚀;增强检查,病变明显强化;②颈静脉球瘤尚可见颈静脉窝扩大,并可向上破坏鼓室下壁,侵入下鼓室,亦可向下蔓延破坏舌下神经管;③鼓室球瘤较小时骨质改变不明显,较大时充填中耳腔并可见骨质侵蚀改变。

MRI:增强前检查,T_1WI 上肿瘤为等信号,T_2WI 上呈高信号,其中有多数迂曲条状及点状血管流空影,为本病典型所见,称为"椒盐"征;增强后 T_1WI,肿瘤有明显强化。

DSA:肿瘤由颈外动脉供血,肿瘤区可见异常血管团或肿瘤染色,特征性较强。

3. 外耳和中耳癌

【临床与病理】

外耳和中耳癌(carcinoma of the external and middle ear)多见于中老年人。临床表现为外耳道内软组织肿物,有出血及分泌物。

【影像学表现】

CT:平扫检查,表现为外耳道及鼓室软组织肿块;骨壁呈侵袭性破坏,边缘不整;肿块向周围侵犯,可累及乳突、面神经管、咽鼓管、颈动脉管、颈静脉窝及中、后颅窝。增强检查,肿块明显强化。

MRI:显示肿瘤范围较好,T_1WI 呈略低信号,T_2WI 呈略高信号;增强检查,可见肿瘤强化。

(四)先天性畸形

先天性畸形(congenital malformation)包括外耳、中耳及内耳畸形。常见者有外耳道骨性狭窄、闭锁、鼓室狭小、听小骨畸形、Michel 畸形、Mondini 畸形、大前庭水管综合征、内耳道畸形等。

【影像学表现】

CT:CT 是诊断耳先天性畸形的主要影像检查技术。高分辨力 CT 检查:①外耳道骨性闭锁表现为无外耳道影像,狭窄表现为外耳道前后径或垂直径小于 4mm;②锤、砧骨融合并与闭锁板相连或镫骨缺如,提示听小骨畸形;③内耳畸形大多表现为耳蜗未发育或耳蜗周数不全,前庭与外半规管部分融合,前庭水管扩大等;④内耳道横径小于 3mm 为狭窄,内耳道底板骨质缺损是先天性脑脊液耳漏的主要原因。

(五)搏动性耳鸣

【临床与病理】

搏动性耳鸣(pulsatile tinnitus)约占全部耳鸣的 4%,主要与头颈部异常血流被内耳所感知有关。病因多样,影像检查的目的在于检出可治疗的病变。

【影像学表现】

CT:针对搏动性耳鸣,应用双期增强高分辨 CT,可"一站式"较好地检出病变,常见病变包括乙状窦或颈内静脉憩室、乙状窦沟或颈静脉窝骨壁缺损、硬脑膜动静脉瘘(患侧颈内静脉或乙状窦提前显影;回流至硬脑膜窦的小静脉迂曲、扩张并提前显影)、颈内动脉粥样硬化;也是耳镜检查发现鼓膜后肿块后的首选检查方法,以副神经节瘤最常见,增强后可见肿块明显强化。

MRI:常用于诊断前庭蜗神经压迫综合征(水成像显示内耳道内有迂曲血管,压迫前庭蜗神经)、良性颅内压增高(无明确占位,可见空蝶鞍或部分空蝶鞍和视神经周围蛛网膜下腔增宽)、颅内血管畸形(局部异常血管团流空影)。

DSA:脑膜动静脉瘘在 CT、MRI 上不易显示,需经 DSA 检查以发现病变,表现为动、静脉间有异常沟通。

第三节　鼻 和 鼻 窦

鼻和鼻窦由多块颅面骨构成。鼻腔外侧壁结构复杂,有上、中、下三个鼻甲、三个鼻道及鼻窦开口。鼻窦包括前组鼻窦及后组鼻窦:前者包括额窦、前组筛窦及上颌窦,开口于中鼻道;后者包括后组筛窦及蝶窦,开口于上鼻道。鼻腔和鼻窦的解剖与个体发育密切相关,不同个体间鼻腔和鼻窦形态、大小均不相同。鼻内镜手术已成为鼻-颅底病变的常规术式,术前不仅要对病变进行定位、定量诊断,还需了解每一患者的鼻和鼻窦解剖发育及变异。因此,影像检查已成为鼻和鼻窦病变的诊断与治疗及颅底病变经鼻内镜手术前必不可少的手段。

一、检查技术

1. **X 线检查**　X 线平片可用于检查鼻和鼻窦病变,但敏感度低,目前已较少应用。CT 是鼻和鼻窦病变的主要影像检查技术。常规行高分辨力 CT 检查,并多方位观察;参考窗位 200HU、窗宽 2000HU,炎症和肿瘤性病变还需行软组织窗观察;部分病变尚要行增强扫描。仿真内镜可清楚显示鼻腔和鼻窦的开口以及鼻窦的黏膜面。CT 导航技术已用于各种鼻窦病变的内镜手术治疗。

2. **MRI 检查**　MRI 是临床常规检查技术。常规行横断位 T_1WI 和 T_2WI 检查,必要时辅以冠状位和矢状位检查;增强检查常用,其在鼻腔鼻窦肿瘤的诊断和鉴别诊断中具有重要价值;有时应用水成像技术,可显示脑脊液鼻漏。

二、正常影像表现

高分辨力 CT 可清楚地显示正常鼻和鼻窦解剖及其变异,是鼻内镜手术的"路程图",术前需常规进行并应仔细观察鼻窦的正常结构及变异,以减少手术并发症。

(一) 鼻和鼻腔

鼻腔外侧壁可显示上、中、下鼻甲与上、中、下鼻道,中鼻道区有窦口鼻道复合体(包括筛漏斗、半月裂、钩突、筛泡),鼻囟门可有上颌窦副口。

(二) 鼻窦

1. **上颌窦**　上颌窦由前壁、后壁、上壁、下壁、内壁围成。窦腔发育过大时,可向硬腭、额突、颧突及眶骨内延伸,向牙槽突延伸时牙根突入其内;发育过小时则窦腔狭小;少数窦腔内还可出现骨性间隔。

2. **筛窦**　筛窦位于鼻腔外上方,每侧有多个气房,分前后组,分别开口于中鼻道和上鼻道。常见变异有 Haller 气房、Onodi 气房、额筛泡、筛甲气房、鼻丘气房等。

3. **额窦**　额窦可以不发育或一侧发育,但两侧发育者达 60% 以上,通过额鼻管开口于中鼻道。

4. **蝶窦**　蝶窦位于蝶骨体内。按气化程度分为:甲介型、鞍前型、半鞍型、全鞍型、鞍枕型。蝶窦开口于蝶筛隐窝。当蝶窦过度发育,致蝶骨大小翼、翼突、鞍背、蝶骨嵴等结构气化时,使视神经管、圆孔、卵圆孔、翼管及颈动脉管等结构与蝶窦的相对位置发生改变。

CT 检查时,鼻腔及窦腔内含气为极低密度,窦壁骨质呈线状高密度,正常黏膜薄而不显示(图 3-8)。MRI 检查时,窦腔内气体及骨皮质皆呈极低信号;窦壁内骨髓呈高或等信号;黏膜呈线状影,T_1WI 为等信号、T_2WI 为高信号。

三、基本病变表现

1. **黏膜增厚**　窦腔黏膜增厚时,影像学表现为沿窦壁内缘走行的条状软组织影,厚度多不均匀,

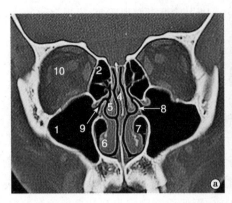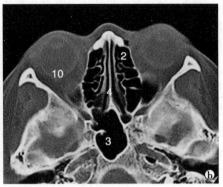

图 3-8　正常鼻腔鼻窦 CT 解剖

a. 冠状位；b. 横断位。1. 上颌窦；2. 筛窦；3. 蝶窦；4. 鼻中隔；5. 中鼻甲；6. 下鼻甲；

7. 下鼻道；8. 钩突；9. 上颌窦开口；10. 眼眶

常见于各种鼻窦炎症。

2. **窦腔异常**　包括窦腔大小、密度的异常。窦腔积液表现为其内液体密度或信号影，并可见气液平面，见于炎症、外伤等病变。

3. **肿块**　骨瘤或骨化纤维瘤表现为高密度肿块，边界清楚；内翻乳头状瘤表现为软组织肿块，多位于中鼻道；黏膜囊肿、黏液囊肿或鼻息肉表现为半圆形或球形软组织影，位于鼻窦或鼻道；恶性肿瘤常表现为不规则肿块，并向周围侵犯。

4. **钙化**　窦腔病变内的钙化主要见于真菌性鼻窦炎。

5. **骨质改变**　窦壁骨质破坏见于各种恶性肿瘤，骨质增生见于长期慢性炎症，骨质中断见于外伤骨折。

四、疾病诊断

（一）鼻窦炎

【临床与病理】

鼻窦炎（nasal sinusitis）为临床常见病，主要表现为鼻塞、流涕、失嗅等。

【影像学表现】

CT：CT 检查对鼻窦炎的分型及分期具有重要意义，可有如下所见：①表现为黏膜增厚和窦腔密度增高，长期慢性炎症可导致窦壁骨质增生肥厚和窦腔容积减小；②窦腔软组织影内若有不规则钙化，提示并发真菌感染；③窦腔扩大，窦壁膨胀性改变，窦腔内低密度影，增强后周边强化，提示黏液囊肿。

MRI：T_2WI 上病变常为高信号；增强 T_1WI 上仅有黏膜呈环形或花边状强化。

（二）鼻窦良性肿瘤

【临床与病理】

鼻窦良性肿瘤中，最常见的是内翻性乳头状瘤。男性多见，易发生于 40～50 岁；主要临床表现有鼻塞、流涕、鼻出血、失嗅、溢泪等。术后常复发。2%～3% 肿瘤发生恶变。

【影像学表现】

CT：①平扫检查，内翻乳头状瘤表现为鼻腔或筛窦软组织密度肿块，较小时呈乳头状，密度均匀；阻塞窦口可引起继发性鼻窦炎改变；可侵入眼眶或前颅窝，造成骨质破坏。②增强检查，肿瘤轻度强化，并有助于区分肿瘤与继发炎性改变，后者无强化；如肿瘤增大迅速，骨质破坏明显，应考虑有恶变可能。

MRI：T_1WI 上病变呈等或低信号，T_2WI 上呈混杂等或高信号；增强 T_1WI 上，病变明显不均匀强化,特征性表现为卷曲状"脑回样强化",矢状位明显。

【诊断与鉴别诊断】

内翻乳头状瘤的鉴别诊断包括:①慢性鼻窦炎和鼻息肉,一般骨质改变不明显;②血管瘤,呈明显强化;③黏液囊肿,窦腔膨胀性扩大;④恶性肿瘤,骨质破坏明显,但定性诊断仍需病理学检查。

(三) 鼻窦恶性肿瘤

【临床与病理】

鼻窦恶性肿瘤分为上皮性(鳞癌、腺癌和未分化癌等)和非上皮性(嗅神经母细胞瘤、横纹肌肉瘤、淋巴瘤和软骨肉瘤等),其中以鳞癌最常见。

【影像学表现】

CT:①平扫检查,肿瘤通常表现为鼻窦内软组织肿块;一般密度均匀,肿块较大时可有低密度区,为液化坏死灶;部分病变还可见钙化,如腺样囊性癌、软骨肉瘤、恶性脊索瘤等;肿瘤呈侵袭性生长,恶性上皮性肿瘤进展时直接侵及邻近结构,如鼻腔、眼眶、翼腭窝、颞下窝、面部软组织甚至颅内等(图3-9a);绝大多数肿瘤产生明显的虫蚀状骨质破坏。②增强检查,肿瘤呈中度或明显强化。

MRI:可清楚地显示肿瘤侵犯周围结构的范围(图3-9b)。

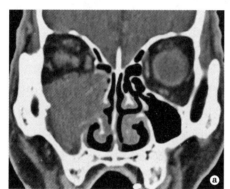
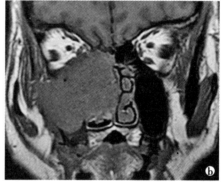

图3-9 右侧上颌窦鳞癌

a. CT冠状位,示右侧上颌窦肿块,窦壁骨质破坏,并侵及右侧眼眶和鼻腔;b. 冠状位 T_1WI,示右侧上颌窦腔充满软组织影,呈等信号,病变向邻近结构侵犯,累及右侧眼眶内下壁、鼻腔、颞下窝等结构,上颌窦窦壁骨质破坏

【诊断与鉴别诊断】

鼻窦恶性肿瘤应与内翻乳突状瘤、鼻息肉、血管瘤等良性肿瘤鉴别,前者骨质破坏明显、呈浸润性生长、易侵犯相邻结构、并有较显著强化,是其间鉴别诊断的要点。

(四) 鼻部及鼻窦外伤

【临床与病理】

面部外伤为临床常见病,多累及鼻骨、鼻窦,并造成骨折。

【影像学表现】

CT:①鼻部骨折:表现鼻骨、上颌骨额突、泪骨骨质中断或(和)移位,以鼻骨骨折最多见,泪骨骨折常累及泪囊窝;骨缝分离表现鼻额缝、鼻骨与上颌骨额突缝、上颌骨额突与泪骨骨缝的增宽和(或)移位。②鼻窦骨折:表现窦壁骨质中断、移位,窦腔内积血、黏膜肿胀增厚等改变;骨折累及颅底和硬脑膜,可形成脑脊液鼻漏;蝶窦位于颅底的中央,位置深在,毗邻结构重要,故蝶窦骨折后易引起严重的临床症状,预后不良;鼻窦骨折多为复合性骨折。

第四节 咽 部

咽部以软腭和会厌为界自上而下分为鼻咽、口咽及喉咽三部分。咽部肿瘤以鼻咽部最多见。其中,鼻腔血管纤维瘤为常见的良性肿瘤;而鼻咽癌为最多见的原发恶性肿瘤,由于鼻咽癌常可蔓延,侵犯邻近鼻腔、鼻窦、眼眶及颅内而预后不佳,故早期发现和诊断非常重要。口咽部的软组织异常可引起阻塞性睡眠呼吸暂停低通气综合征,临床上常见。

一、检查技术

(一) X 线检查

咽部病变很少应用 X 线平片检查。

1. 咽腔造影检查用于观察咽腔形态和评估吞咽运动功能。

2. DSA 检查较少应用,但对检查鼻咽血管纤维瘤具有较高价值。

3. CT 检查为咽部病变的常规影像检查技术,可以清晰显示咽腔、咽壁及咽周间隙改变。通常采用薄层多方位重组技术,并选用软组织窗观察,尤以冠状位和矢状位观察更具有重要意义。颅底部需采用骨窗进行观察。发现病变时应加行增强检查。

(二) MRI 检查

MRI 检查的软组织分辨力高,是临床常规检查技术。常规行矢状、横断、冠状位 T_1WI、T_2WI 检查;当疑为血管性病变、肿瘤侵入颅内,或需确定肿瘤形态、大小及邻近组织的浸润范围时,需行增强检查。

二、正常影像表现

1. **鼻咽部** 鼻咽部位于鼻腔后方,下止于软腭背面及后缘。前壁为鼻后孔及鼻中隔后缘;顶壁由蝶枕骨构成,与颅底关系密切;后壁为枕骨基底部及第一、二颈椎椎体;外壁为咽鼓管咽口、圆枕、咽隐窝。CT 和 MRI 检查,这些结构均清晰可见,并显示咽隐窝、咽鼓管圆枕和咽鼓管咽口两侧对称;此外,MRI 检查还可区分鼻咽黏膜、黏膜下层、外侧肌群及咽旁间隙等结构。

2. **口咽部** 口咽部上起软腭,下至会厌游离缘。前方软腭下方为舌面,向后下续为舌根和会厌组织。CT 和 MRI 横断位可显示口咽黏膜、黏膜下咽缩肌、咽旁间隙、扁桃体、舌和口底等组织结构。

3. **喉咽部** 喉咽部又称为下咽部,上起会厌游离缘,下至环状软骨下缘,由下咽侧壁、两侧梨状窝及环后间隙组成。CT 和 MRI 横断位可清楚显示下咽后壁黏膜,黏膜下颈长肌群;两侧梨状窝多对称,大小一致,黏膜面光滑整齐;食管上端呈软组织密度结构,位于环状软骨及气管后方。

三、基本病变表现

1. **咽腔狭窄或闭塞** 咽腔狭窄或闭塞可见于肿瘤、外伤及阻塞性睡眠呼吸暂停低通气综合征等病变。

2. **咽壁增厚或不对称** 咽壁增厚或不对称,多见于炎症或肿瘤。

3. **异常密度、信号或肿块** 咽腔或咽周异常密度、信号或肿块影,主要见于炎症或肿瘤。

4. **咽旁间隙异常** 咽周间隙移位或消失,也多为炎症或肿瘤所致。

四、疾病诊断

(一) 咽部脓肿

【临床与病理】

咽部脓肿(pharyngeal abscess)依部位分为扁桃体周围脓肿、咽后脓肿、咽旁间隙感染或脓肿。急性脓肿多见于儿童,常因咽壁损伤、异物刺入、耳部感染、化脓性淋巴结炎等引起;慢性脓肿多见于颈椎结核、淋巴结结核。急性脓肿有全身性炎症反应,咽痛,吞咽和呼吸困难等,脓肿侵蚀血管可引起出血。

【影像学表现】

CT:平扫检查,表现为咽部软组织肿胀,密度较低;增强扫描,脓肿壁呈环状强化;若有气泡或液气平面可确定诊断(图 3-10)。不同部位脓肿尚可见:①扁桃体周围脓肿表现患侧扁桃体增大,周围脂肪间隙模糊,咽腔受压;②咽旁脓肿可单侧发病,也可双侧发病,咽旁间隙受压变窄,颈动、静脉向外侧移位(图 3-10);③咽后脓肿显示颈椎前长条状略低密度影,结核脓肿有时可见脓肿壁钙化,也可并有颈椎骨质破坏及椎间隙狭窄、颈部淋巴结增大和坏死等改变。

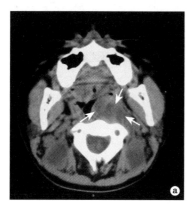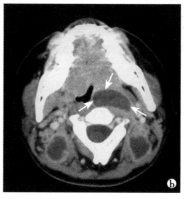

图 3-10 咽部脓肿

a. CT 平扫,横断位示左侧口咽部低密度区(↑),并双侧颈部多发囊性低密度区,口咽腔受压变形;b. CT 增强,横断位示病灶呈环形强化(↑),并见双侧颈内静脉后方多个大小不等环形强化影

MRI:增强前,T_1WI 见脓肿呈不均匀低信号,T_2WI 呈高信号,周围组织器官受压移位;增强后,脓肿壁强化,脓腔无强化,脓肿范围显示更加清楚。

【诊断与鉴别诊断】

本病鉴别包括外伤血肿、咽部囊性淋巴管瘤、鼻咽血管纤维瘤等:①急性期血肿 CT 呈高密度,亚急性期血肿 MRI T_1WI、T_2WI 呈高信号;②囊性淋巴管瘤为儿童头颈部较常见疾病,范围较广,与脓肿改变不同;③鼻咽血管纤维瘤常见于男性青少年,DSA 检查可见血供丰富肿块,CT 和 MRI 检查病变强化明显。

(二) 咽部肿瘤

1. 鼻咽癌

【临床与病理】

鼻咽癌(nasopharyngeal carcinoma)是我国常见恶性肿瘤之一。病理上,大多数为低分化鳞癌。鼻咽癌以男性多见。临床表现主要有涕血、鼻出血、耳鸣、听力减退、鼻塞、头痛。晚期可引起视力障碍、视野缺损、突眼、复视、眼球活动受限;侵犯三叉神经、展神经、舌咽、舌下神经时出现相应症状;颈淋巴结转移率高达80%,远隔转移率约为4%。

【影像学表现】

CT:为鼻咽癌的首选影像检查方法。平扫检查,表现病侧咽隐窝变浅、消失、隆起,咽顶、后、侧壁肿块突向鼻咽腔,同时常见颈深部淋巴结肿大;增强检查,病变呈不均匀明显强化。

随肿瘤进展,可向不同方向延伸、侵犯:①向前突向后鼻孔,侵犯翼腭窝,破坏蝶骨翼板及上颌窦、筛窦后壁进入眶内;②向后侵犯头长肌、枕骨斜坡、环椎前弓侧块,破坏舌下神经管;③向外侵犯咽鼓管圆枕、腭帆张肌、腭帆提肌、翼内肌、翼外肌,累及颞下窝、颈动脉鞘、茎突;④向上破坏颅底并经卵圆孔、破裂孔入颅累及海绵窦;⑤向下侵犯口咽、喉等。

MRI:①T_1WI 上肿瘤呈低至等信号;T_2WI 上呈等至高信号,同时还可见病侧乳突气房呈高信号表现,为分泌性中耳乳突炎;②增强检查,肿瘤发生强化,且常不均匀(图 3-11)。MRI 检查的价值在于

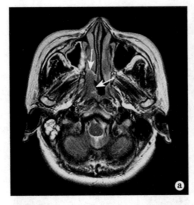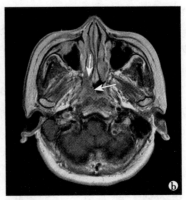

图 3-11　鼻咽癌

a. T₂WI,横断位示鼻咽右侧壁黏膜明显增厚并形成肿块(↑),表面不光滑,鼻咽隐窝消失;b. T₁WI 增强,横断位示肿块(↑)不均匀轻到中度强化

能敏感地发现斜坡和海绵窦受累和下颌神经受侵等。

【诊断与鉴别诊断】

鼻咽癌表现为咽部黏膜间隙肿块时,需要鉴别的病变有:①腺样体肥大:多发生于儿童及青少年,鼻咽顶后壁软组织对称性增厚,表面可不光滑,增强检查均匀强化,其深面可见明显强化线影,代表完整的咽底筋膜,提示无鼻咽深层软组织侵犯;②鼻咽部非霍奇金淋巴瘤:可并有身体其他部位淋巴结增大;黏膜下肿块明显,常广泛累及咽部淋巴组织;增强 T₁WI 多为轻度强化;③小唾液腺恶性肿瘤:有时与鼻咽癌很难鉴别,但淋巴结转移少见;④此外,鼻咽癌侵及颅底时还应与颅底原发恶性肿瘤鉴别。

2. 鼻咽血管纤维瘤

【临床与病理】

鼻咽血管纤维瘤(nasopharyngeal angiofibroma)又称为青少年出血性纤维瘤,多见于 10 ~ 25 岁男性。临床症状以进行性鼻塞和反复顽固性鼻出血为主,肿瘤较大时可压迫邻近鼻腔、鼻窦、耳、眼等结构而出现相应症状。鼻咽检查可见突向鼻咽腔的粉红色肿块,易出血。

【影像学表现】

X 线:DSA 检查显示肿瘤血管丰富,并可明确肿瘤供血动脉及引流静脉,同时还可进行介入治疗。

CT:①平扫检查,表现为鼻咽腔软组织肿块,呈分叶状或不规则形,境界清楚,密度均匀;鼻咽腔狭窄变形;肿瘤可经后鼻孔长入鼻腔、鼻窦、眼眶、翼腭窝及颞下窝等;周围骨质可受压、吸收,蝶腭孔及翼腭窝开大。②增强检查,肿块多发生明显强化(图 3-12)。

MRI:①增强前,T₁WI 上肿块呈略低信号,T₂WI 上呈高信号;瘤内可见低信号流空条状或点状影,称为"椒盐征",颇具特征;②增强后,T₁WI,肿瘤强化明显。

【诊断与鉴别诊断】

本病需与腺样体肥大、鼻咽部淋巴瘤及鼻咽癌等鉴别:①腺样体肥大:见鼻咽癌鉴别诊断;②鼻咽部淋巴瘤:见鼻咽癌鉴别诊断;③鼻咽癌:为鼻咽腔不光滑肿块,常侵犯颈长肌、咽旁间隙,可发生颅底骨质破坏及咽后和颈深淋巴结转移。

(三) 阻塞性睡眠呼吸暂停低通气综合征

【临床与病理】

阻塞性睡眠呼吸暂停低通气综合征(obstructive sleep apnea hypopnea syndrome,OSAHS)是指患者睡眠时,由于上气道的塌陷阻塞引起的呼吸暂停和通气不足,伴有打鼾、睡眠结构紊乱、频繁发生血氧饱和度下降、白天嗜睡等病症。多导睡眠检测是诊断 OSAHS 的金标准,影像学检查的目的在于对咽腔阻塞处进行准确定位,以选择恰当的治疗方案。

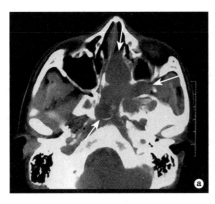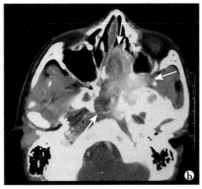

图 3-12　**鼻咽血管纤维瘤**

a. CT 平扫,横断位示鼻咽部软组织密度肿块(↑)并向左侧鼻腔、翼腭窝蔓延,病侧鼻腔增宽,翼腭窝扩大,蝶骨翼突受侵;b. CT 增强,横断位示肿块(↑)明显强化,密度不均匀

【影像学表现】

CT:成人 OSAHS 的阻塞部位可为:①鼻咽部,包括鼻中隔偏曲,鼻甲肥大,鼻息肉等;②口咽部,包括软腭体积大,与舌背接触多;悬雍垂过长,达到咽后区;舌体肥大,舌根淋巴组织增生;③喉咽部,表现为会厌肥大,杓会厌皱襞黏膜增厚等;咽旁及椎前软组织增厚,为脂肪组织过多沉积所致。其中以口咽部阻塞多见。深吸气末扫描阻塞最为明显,表现为咽腔前后径和横截面积明显减小,甚至闭合。

儿童 OSAHS 以腺样体及腭扁桃体肥大等咽淋巴环组织增生常见,导致鼻咽及口咽上部气道狭窄。

【诊断与鉴别诊断】

OSAHS 是由上气道周围组织结构的改变引起上气道狭窄,从而引发的一系列症状,CT 检查能够确定阻塞的部位,且易与邻近结构的肿瘤性病变相鉴别。

第五节　喉　　　部

喉部位于舌骨下颈前部,上通咽部、下接气管,以声带为界,可分为声门上区、声门区(喉室)和声门下区。

一、检查技术

1. X 线检查　喉部病变很少应用 X 线平片检查。CT 检查为喉部及其病变的主要影像检查技术,可以清晰显示喉腔、喉壁各层结构及喉周间隙改变。检查范围自会厌至声门下区,需采用薄层多方位重组技术;并行软组织窗观察,增大窗宽有利于显示声带及喉室情况;发现病变时常加行增强检查。

2. MRI 检查　MRI 检查可任意方位成像,并具有高的软组织分辨力,是常规检查技术。常规行喉部薄层矢状、横断和冠状位 T_1WI 及横断和(或)冠状位 T_2WI 检查;增强时行薄层横断和冠状位 T_1WI检查。

二、正常影像表现

1. CT　平扫即可识别会厌、喉前庭、杓会厌皱襞、梨状窝、喉室、室带、声带、声门下区的形态结构;显示舌骨、甲状软骨、杓状软骨、环状软骨的位置、形态及其关系;评价喉旁间隙和喉周肌肉的形态与密度。增强检查,正常喉黏膜发生强化。

2. MRI　喉软骨未钙化前在 T_1WI、T_2WI 上均呈等信号,钙化后呈不均匀低信号;喉周肌肉 T_1WI 和 T_2WI 均呈略低信号;喉黏膜 T_1WI 呈等信号,T_2WI 呈明显高信号;喉旁间隙在 T_1WI 和 T_2WI 上均呈高信号影;喉前庭、喉室和声门下区则均呈极低信号。

三、基本病变表现

1. **喉腔狭窄或闭塞**　喉腔狭窄或闭塞见于肿瘤、外伤、声带麻痹等病变。
2. **喉壁增厚**　喉壁或声带、室带增厚见于慢性炎症、声带水肿、息肉及肿瘤等。
3. **喉周围间隙的移位或消失**　喉旁间隙的移位或消失多见于急性炎症或恶性肿瘤的侵犯。
4. **喉软骨破坏**　喉部软骨破坏见于各型喉癌晚期,软骨的断裂移位则见于外伤。

四、疾病诊断

(一) 喉外伤

【临床与病理】

喉外伤是指由于医源性或暴力性损伤导致的喉部组织结构破损、出血、水肿等,造成呼吸困难及声音嘶哑或失声等症状。①医源性喉外伤指诊疗过程中如内镜、气管插管操作不当及放射治疗等引起的喉损伤:插管引起的声音嘶哑,多提示杓状软骨脱位;长期放置喉气管插管,可导致声门或声门下区瘢痕性狭窄;放射治疗可导致喉软骨坏死,喉轮廓改变,出现吸气性呼吸困难。②暴力性损伤常表现为出血、水肿、喉软骨骨折、杓状软骨脱位,出现软组织内气肿等。

【影像学表现】

喉外伤后及时行影像学检查很重要,其中 CT 是主要检查技术。

(1) 医源性喉外伤

CT:①杓状软骨脱位:横断位示患侧声带内移,杓状软骨向内后移位,环杓关节内外间隙不等宽;矢状位示杓状软骨向前倾斜,环杓关节面不平行,关节间隙宽窄不一。②声门及声门下瘢痕:声门或声门下有条索状影,气道变形、狭窄。③喉软骨坏死:甲状软骨板断裂,断面彼此重叠,喉腔黏膜增厚,喉腔变形。

(2) 暴力性喉外伤

CT:出血和水肿均表现为黏膜弥漫增厚,喉旁间隙密度增高;喉软骨骨折表现为软骨断裂、移位,其中以甲状软骨及环状软骨多见;软组织内气肿表现为邻近皮下或间隙内不规则气体密度影。

【诊断与鉴别诊断】

对于喉外伤,CT 检查能够明确喉软骨损伤的位置、形态,有无异物残留,损伤的范围,血肿的部位和大小以及气道受压变窄的情况等,有利于临床及时采取有效的治疗方案。

(二) 喉癌

【临床与病理】

喉癌(carcinoma of the larynx)是常见的恶性肿瘤之一,约占全身恶性肿瘤的 2% ,其中 93% ~96% 为鳞癌;多见于 40 岁以上男性;常发生在声门区,其次为声门上区,而声门下区最少。临床表现为喉异物感、喉痛、声嘶、呼吸困难、喉部肿块及颈部淋巴结增大等。

【影像学表现】

CT:是喉癌的主要影像检查技术。平扫检查,病变呈软组织

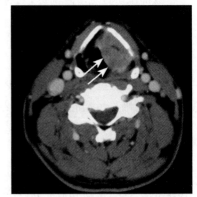

图 3-13　喉癌

增强 CT,横断位示喉腔左侧壁软组织肿块影(↑),边缘不规则,向内突入喉腔,向外累及喉旁间隙,呈明显不均匀强化;左侧梨状窝受压变窄,喉软骨未见明显破坏

密度,突向喉腔内,压迫梨状窝使其变小消失;肿瘤可向前通过前联合侵犯对侧声带;向外侵及喉旁间隙,进而破坏甲状软骨板,侵犯喉外肌群;颈部间隙内可有增大的淋巴结;增强检查,肿瘤强化明显(图3-13)。

MRI:肿瘤在 T_1WI 上呈等信号,T_2WI 上呈高信号;强化明显。MRI 检查显示肿瘤累及的范围更加准确。

【诊断与鉴别诊断】

影像学检查能够全面准确显示喉癌的侵犯范围及颈部淋巴结转移,是术前必不可少的检查手段。需鉴别病变包括喉息肉、乳头状瘤、喉结核、喉淀粉样变等:喉息肉和乳头状瘤多见于声带前端,病变限于黏膜面,不侵犯深层组织;喉结核和喉淀粉样变很少造成喉软骨破坏。

第六节　口腔颌面部

口腔颌面部包括口腔、舌、牙、涎腺、咀嚼肌、颌面部间隙及颞颌关节等。

一、检查技术

(一) X 线检查

1. **常规 X 线平片摄影**　主要有牙片、颌骨正侧位片及曲面体层摄影等,用于观察牙齿、牙槽骨病变,可诊断阻生齿、龋齿、牙周膜炎、根尖脓肿、根尖肉芽肿、根尖周囊肿、牙周病及颌骨肿瘤等。

2. **X 线造影检查**　涎腺 X 线造影在临床上很少应用,可用于检查涎腺病变。

3. **CT**　目前常用的是口腔专用锥形束 CT。剂量低、空间分辨力高是突出优点,但缺点为穿透性差、信噪比低。多排螺旋 CT 检查也为颌面部及其病变的常规检查技术,需采用薄层多方位重组,并行软组织窗观察,观察骨质变化时应用骨算法重建并骨窗观察。

(二) MRI 检查

MRI 检查是临床常规检查技术,并为舌、颞颌关节病变的主要影像检查技术。常规行矢状、横断、冠状位 T_1WI 和横断或冠状位 T_2WI 检查;必要时行增强横断、冠状、矢状位 T_1WI 检查。

二、正常影像表现

1. **牙齿**　X 线平片上可显示牙齿形态及内部结构,牙根与牙槽骨间的线状透光影为牙周膜。CT 横断位图像及三维重组均可清楚显示牙齿、颌骨和周围软组织及其毗邻关系。MRI T_1WI、T_2WI 上牙髓和松骨质呈高信号,其他骨质呈低信号。

2. **上颌骨**　上颌骨分体部和四个突起:体部主要由上颌窦组成;四个突起为额突、颧突、齿槽突和腭突。CT 横断位可分别观察上颌骨各部的形态及结构。MRI T_1WI、T_2WI 上显示骨髓呈高信号,骨皮质呈低信号。

3. **下颌骨**　下颌骨由体部和升支组成,其交界处为下颌角。下颌骨体部上缘为齿槽骨,体部有下颌管;升支包括喙突和髁状突,升支中部舌侧面有下颌孔。X 线平片上见下颌骨皮质呈线状高密度影,其内松质骨呈网状略高密度,下颌管呈条带状低密度影。CT 和 MRI 可同样清晰显示下颌骨的各部结构。

4. **口腔颌面软组织**　口腔颌面软组织包括舌、口底、牙龈、扁桃体、腭、颊、涎腺及咀嚼肌等,平片难以观察。CT 能清晰显示各软组织结构的形态,正常时双侧性结构对称、等大,呈中等均匀密度,增强检查舌根淋巴组织及涎腺均匀强化。MRI T_1WI、T_2WI 多方位成像可更好地观察上述结构,清楚地显示其内组织构成。

5. **颞下颌关节**　颞下颌关节包括下颌小头、关节窝、关节结节、关节盘、关节囊等。X 线平片和曲面体层摄影可显示关节面骨质和关节间隙。CT 还可清楚显示关节周围软组织。MRI T_1WI、T_2WI

及质子密度加权像能更加清晰地显示张闭口位时关节盘的位置、形态和信号改变及关节内积液等。

三、基本病变表现

1. **形态改变**　口腔颌面部的形态改变包括结构变形、扩大、缩小甚至消失，通常提示存在外伤、畸形、肿瘤等病变。

2. **位置改变**　正常颌面部各结构可发生移位，表现为上、下、左、右及前、后位置的改变，通常提示有占位性病变或畸形。

3. **骨质改变**　骨质中断为外伤性骨折所致，骨质破坏提示有原发恶性肿瘤或转移瘤等。

4. **异常密度和信号**　病变呈低密度提示含脂肪性病变或积气；呈等密度，多见于炎性或肿瘤性病变；呈高密度，则见于骨瘤、钙化等。MRI 上，信号异常见于炎症和肿瘤性病变，多表现为 T_1WI 低信号、T_2WI 高信号。

四、疾病诊断

（一）造釉细胞瘤

【临床与病理】

造釉细胞瘤（ameloblastoma）是颌面部常见的肿瘤，来源于牙板和造釉器的残余上皮和牙周组织的残余上皮，约 5% 发生恶变。该瘤多见于 20～40 岁青壮年，无性别差异，多发生于下颌骨，生长缓慢；初期无症状，后期颌骨膨大，面部畸形，牙齿松动、脱落，可产生吞咽、咀嚼、语言、呼吸障碍。

【影像学表现】

X 线：表现为颌骨内囊状低密度灶，多向颊侧膨胀性生长，边缘骨质硬化，有多发切迹（图 3-14a）；病灶可含有牙齿，也可有邻近牙根侵蚀或缺失；骨皮质受压变薄甚至吸收。依病灶表现，可分为四型：①多房型：最常见，分房大小不等、密度不同、间隔不均；②蜂窝型：分房细小密集，状如蜂窝，间隔呈网格状；③单房型：少见，为单一圆形或卵圆形的透光区；④恶性型：约占 5%，病灶内间隔少，呈溶骨性骨质破坏区，边缘毛糙，周围软组织膨隆。CT 平扫检查，病变呈低密度灶，周围囊壁境界清晰，呈锐利高密度影；并较 X 线平片更加清晰显示肿瘤的内部结构、密度及邻近骨皮质改变（图 3-14b）。

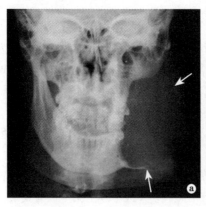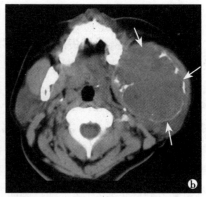

图 3-14　下颌骨造釉细胞瘤

a. 下颌骨正位片，示左侧下颌骨磨牙区及升支椭圆形透光区（↑），骨质受压菲薄，向颊侧膨隆，轮廓光滑，外缘骨质大部分消失；b. CT 平扫，横断位示左侧下颌骨略低密度肿块影（↑），其内可见散在斑片状更低密度灶，皮质受压变薄，边缘呈切迹状，部分骨皮质缺失

MRI：肿瘤在 T_1WI 上低信号，T_2WI 上其内囊液为高信号；囊壁呈低信号；囊内间隔亦呈低信号。

【诊断与鉴别诊断】

本病鉴别诊断包括牙源性囊肿和骨巨细胞瘤：前者呈圆形低密度，边缘光滑锐利，囊壁硬化、完整,囊内可见牙齿;后者呈分隔状,瘤壁无骨质硬化。

(二) 腮腺肿瘤

【临床与病理】

腮腺肿瘤 90% 来自腺上皮。良性者以混合瘤(亦称多形性腺瘤)多见,常位于腮腺浅部;恶性者以黏液表皮样癌多见。良性者病史长,可达 30 余年,表现为质软无痛性肿块,边界清楚;恶性者病史短,可侵犯神经引起疼痛和面肌麻痹,若侵犯咀嚼肌群则致开口困难。

【影像学表现】

X 线:①良性者,腮腺造影显示导管纤细、变直、撑开、聚拢、消失、移位等改变;CT 平扫呈圆形或分叶状、边界清楚的等或稍高密度影;增强检查,呈轻、中度强化(图 3-15)。②恶性者,腮腺造影表现导管受压移位、破坏、缺损、中断及对比剂外溢。CT 平扫呈境界不清稍高密度影,密度多不均匀,可有下颌骨骨质破坏,常合并颈部淋巴结增大;增强检查,呈不均匀强化。

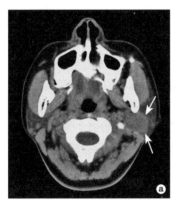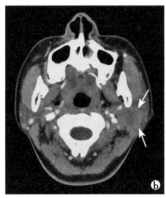

图 3-15　腮腺多形性腺瘤

a. 平扫 CT,左侧腮腺区可见卵圆形软组织密度影(↑),边界清楚;
b. 增强 CT,可见病变呈轻度强化

MRI:T$_1$WI 肿瘤呈低、等信号,T$_2$WI 呈低至较高信号。①良性者,边界清,呈圆形或分叶状;增强检查,多呈均匀强化。②恶性者,呈不规则状,可伴颈部淋巴结增大;增强检查,以不均匀强化者居多,转移淋巴结呈均匀或环状强化。

【诊断与鉴别诊断】

需与腮腺肿瘤鉴别的病变包括下颌骨升支肿瘤、咽旁间隙肿瘤、淋巴瘤、淋巴结核、腮腺转移瘤等。

(三) 牙源性囊肿

【临床与病理】

牙源性囊肿(dentigerous cyst)为牙齿病变或牙齿发育障碍所引起的囊肿,以根尖周囊肿(periapical cyst)和含牙囊肿(dentigerous cyst)较为常见。病理上,囊肿的内膜由复层鳞状上皮组织组成,一般无角化。根尖周囊肿多发生于龋齿、死髓牙等病源牙的牙根部,其中以上颌切牙、尖牙和前磨牙牙根唇面多见;含牙囊肿常见于下颌第三磨牙和上颌尖牙,后者累及上颌窦。

【影像学表现】

CT:①根尖周囊肿:CT 冠状位重组显示根尖周围囊状均匀低密度区,包绕根尖,边界清楚;有时囊壁较厚,周围骨质硬化;增强检查,囊内容物无强化,囊壁可见轻度强化。②含牙囊肿:冠状位能更清楚显示病变,表现为囊状透亮区,内含形态完整或不完整牙齿,压迫邻近结构。

MRI:①囊肿内容物在 T$_1$WI 多为低信号,T$_2$WI 多为高信号;内含的牙齿在 T$_1$WI 和 T$_2$WI 均为低信号。②增强检查,囊内容无强化;囊壁呈轻中度环形强化。

【诊断与鉴别诊断】

牙源性囊肿易于诊断:根尖周囊肿发生于病源牙,内包含牙根;含牙囊肿的囊壁主要连于牙冠、牙根交界处,包绕尚未萌出的牙冠。

第七节   颈   部

颈部由深、浅筋膜分隔成十二个间隙,包绕咽、喉、气管、食管等空腔器官以及甲状腺和甲状旁腺。相邻的间隙可以相互沟通,故病变可沿其蔓延扩散。颈部间隙内有丰富淋巴结。

一、检查技术

1. **X 线检查**   颈部病变很少应用 X 线平片检查,仅偶用常规 X 线平片检查观察颈部气管和颈前软组织,应用 DSA 检查显示病变与血管关系及了解病变的血供情况。CT 是颈部的主要影像检查技术,但对显示和诊断局限于甲状腺内的病变不及超声检查。增强 CT 为颈部及其病变的常规检查方法,并需行薄层多方位重组;选择软组织窗进行观察,必要时再选择骨窗观察颈椎或颈部软骨结构。需特别指出,甲状腺功能明显亢进且未经治疗者,应禁行增强 CT 检查。

2. **MRI 检查**   MRI 检查的软组织分辨力高,对颈部病变的检出、囊实性病变鉴别、肿瘤术后改变与复发判断等有较高价值,是临床常用检查技术。然而,颈部 MRI 检查常有一定伪影。常规行矢状、横断、冠状位 T_1WI 及横断或冠状位 T_2WI 检查;发现病变时行增强 T_1WI 检查。

3. **超声检查**   超声检查主要用于检查颈部淋巴结、甲状旁腺和甲状腺疾病,其中对甲状腺疾病是首选和主要影像检查技术。

二、正常影像表现

1. **颈部软组织及其间隙**   DSA 检查可显示颈部正常大血管及其分支的形态和走行。超声检查时,正常淋巴结较小,为类圆形,中央髓质为高回声,周边皮质为低回声。CT 平扫检查,可分辨颈部软组织:皮下脂肪和组织间隙内的脂肪组织呈低密度,肌肉、血管、神经、淋巴结均呈中等密度,筋膜不能分辨;CT 增强,可观察颈部大血管形态和走行。MRI T_1WI 或 T_2WI 上,肌肉、神经、淋巴结呈等信号,动脉、静脉呈流空信号,间隙内脂肪呈高和较高信号。

2. **甲状腺及甲状旁腺**   X 线平片上不能显示甲状腺形态及结构;超声检查,甲状腺被膜呈高回声,实质为分布均匀的细而密集的中等回声,CDFI 显示腺体内有较丰富的点状、条状血流信号;CT 平扫检查,因甲状腺内高的碘含量,致其密度明显高于肌肉组织,且密度均匀一致,腺体边界清楚,CT 增强扫描,甲状腺呈均匀明显强化;MRI 检查,T_1WI 和 T_2WI 上甲状腺信号分别略高于和显著高于肌肉信号。

各种影像检查时,正常甲状旁腺因腺体较小而难以识别。

3. **颈部淋巴结**   颈部淋巴结分为七区,分别为:Ⅰ区,颏下及颌下淋巴结;Ⅱ区,颈内静脉链上组;Ⅲ区,颈内静脉链中组;Ⅳ区,颈内静脉链下组,上述三组均位于颈内静脉周围;Ⅴ区,颈后三角区淋巴结,即胸锁乳突肌后缘、斜方肌前缘及锁骨构成的三角区内的淋巴结;Ⅵ区,中央区淋巴结,包括喉前、气管前和气管旁淋巴结;Ⅶ区,上纵隔淋巴结。

三、基本病变表现

1. **淋巴结增大**   一般正常颈部淋巴结短径小于 5mm;达 5 ~ 8mm 时,提示可疑淋巴结增大;若大于 8mm,则认为是淋巴结增大,常见病因为炎症、结核、转移瘤及淋巴瘤等。增大的淋巴结在超声上表现为类圆形低回声肿块;CT 平扫上为等密度肿块,位于颈部各间隙内,增强后呈均匀、不均匀或环形强化;MRI T_1WI 上呈较低信号,T_2WI 则呈较高信号。颈部淋巴结的全面准确分析,对恶性肿瘤的分期具有重要价值。

2. **软组织肿块**　颈部肿块常见于各种肿瘤和炎症。不同病变的位置、形态及回声、密度和信号各异,如颈动脉体瘤见于颈动脉分叉处;神经源性肿瘤多位于颈动脉间隙,肿块长轴呈上下方向;囊性淋巴管瘤常占据多个间隙,呈无回声、水样密度或信号强度;炎性病变一般累及多个颈部间隙。

3. **软组织间隙回声、密度和信号强度异常**　颈部单一或邻近多个间隙回声、密度或信号强度异常,见于炎症、放疗后和外伤等病变。

4. **甲状腺及甲状旁腺增大**　双侧甲状腺弥漫性增大,见于甲状腺肿或慢性炎症;甲状腺内肿块见于甲状腺腺瘤、甲状腺癌、淋巴瘤和多结节性甲状腺肿等。甲状旁腺增大见于甲状旁腺腺瘤、腺癌及增生。

四、疾病诊断

(一) 颈动脉体瘤

【临床与病理】

颈动脉体位于颈动脉分叉部后上方,椭圆形,纵径5mm。颈动脉体瘤(carotid body tumor)为副神经节瘤,好发于中年女性,临床上较为少见。主要临床表现为颈部肿块,头晕,头痛;可合并迷走神经压迫症状,如声嘶、呛咳;也可有交感神经压迫症状,如霍纳综合征或舌下神经功能障碍。

【影像学表现】

X线:

(1) DSA检查,见颈动脉分叉加宽,呈"高脚杯"样表现,分叉处见血供丰富的肿块。

(2) CT平扫检查,表现为颈动脉分叉处边界清楚的圆形软组织密度肿块。增强检查,肿块明显强化(图3-16a、b);CTA上颈动、静脉受压移位,颈内、外动脉分叉角度增大。

MRI:①T$_1$WI上呈等或略低信号,T$_2$WI为高信号,肿瘤较大时信号不均,其内可见多发流空信号影,称为"椒盐征",具有一定特征;②增强T$_1$WI,肿瘤强化明显。MRA检查可见颈动脉分叉开大,颈内、外动脉分离,同样可见"高脚杯"样表现(图3-16c)。

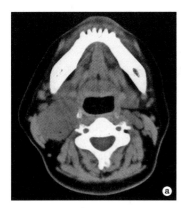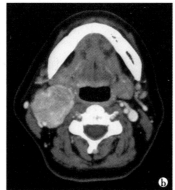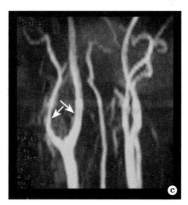

图3-16　**颈动脉体瘤**

a. CT平扫,横断位示右侧颌下腺后方、颈动脉鞘间隙内类圆形软组织肿块影;b. CT增强,横断位示肿块明显强化;c. MRA,示颈动脉分叉扩大,呈"高脚杯"样表现(↑)

【诊断与鉴别诊断】

该肿瘤需鉴别的疾病包括神经纤维瘤、神经鞘瘤、淋巴结增大等。

(二) 甲状腺肿瘤

【临床与病理】

甲状腺肿瘤(thyroid tumor)可为良性或恶性。良性者主要为腺瘤,占甲状腺肿瘤的60%;恶性者多为甲状腺癌,其中以乳头状癌多见。甲状腺良、恶性肿瘤均以女性多见,常为 20 ~ 40 岁;可引起声嘶、呼吸困难,恶性肿瘤易发生淋巴结转移。

【影像学表现】

超声: 表现为甲状腺内肿块:一般边界清楚、偏低均匀回声、缺乏血流信号者,提示为良性肿瘤;边界不清、回声不均、血流信号丰富者,则提示为恶性肿瘤。

CT: 腺瘤 CT 平扫时,表现为圆形、类圆形边界清楚的低密度影;增强检查,腺瘤多不强化,或仅轻度强化;甲状腺癌平扫时,则呈形态不规则、边界不清的不均匀低密度影,其内可见散在小灶性钙化及低密度坏死区,病变与周围组织分界不清,可有颈部淋巴结肿大;增强检查,甲状腺癌呈不均匀明显强化,转移淋巴结多呈环状强化(图 3-17)。

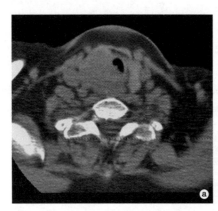
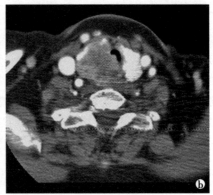

图 3-17　甲状腺癌

a. CT 平扫,横断位示右侧甲状腺增大,其内可见形态不规整、边界不清低密度肿块影,向气管后方蔓延;b. CT 增强,横断位示肿块呈中度不均匀强化,并自右后方突入气管内,致管腔不规则狭窄,肿块与食管亦分界不清

MRI: 腺瘤在 T_1WI 上呈边界清楚的低、等或高信号结节,滤泡型腺瘤内含有丰富的胶样物而多为高信号;腺癌在 T_1WI 呈境界不规则的低等混杂信号;无论腺瘤或腺癌在 T_2WI 上均呈均匀或不均匀高信号。

(三)甲状腺肿

甲状腺肿(goiter)是甲状腺激素合成不足,引起垂体促甲状腺激素增多,刺激甲状腺滤泡上皮增生,滤泡肥大所致。本病多见于缺碘地区,即为地方性甲状腺肿,但也可为散发性甲状腺肿;好发于中老年女性;一般不伴有明显甲状腺功能异常症状,明显肿大时可有气道压迫症状。

【影像学表现】

超声: 表现为甲状腺增大,其内回声不均,可见单发或多发中低回声结节;CDFI 见结节周边绕行的血流信号。

CT: ①甲状腺弥漫性肿大,其内有低密度结节,较小时密度均匀,较大时密度不均;②多结节性甲状腺肿常向下延伸至前纵隔内,其内有多发低密度区,有时边缘可见钙化;③腺瘤样增生结节可有轻度强化,一般不侵犯邻近器官或结构。

MRI: 肿大的甲状腺在 T_2WI 上表现为不均匀高信号,T_1WI 信号强度则根据其内胶体蛋白的含量而定,由低信号到高信号不等。

(四)甲状旁腺腺瘤

【临床与病理】

甲状旁腺腺瘤(parathyroid adenoma)是引起原发性甲状旁腺功能亢进最常见的病因。病理上,腺瘤包膜完整,瘤内见腺样结构,间质中血管丰富。临床常以全身骨关节痛、轻微外伤后骨折、泌尿系统结石和食欲下降、腹胀、便秘等为首发症状。实验室特征性指标为甲状旁腺素增高,以及血钙、尿钙、尿磷增高和血磷减低。

【影像学表现】

X 线:骨骼系统 X 线平片,表现不同类型的骨吸收,有时可见纤维性囊性骨炎所致的局灶性透光区,常并有病理性骨折,且可为多发性;尿路平片,常显示双肾多发结石。CT 平扫检查,甲状旁腺腺瘤多位于甲状腺下极附近的气管-食管旁沟内,常表现为直径 1～3cm、边缘光整、密度均匀的软组织结节;少数腺瘤密度不均匀,内有单发或多发低密度灶,甚至呈壁厚不一的囊性表现,代表瘤内坏死或陈旧性出血灶;增强检查,结节呈明显均匀强化或环状强化。

MRI:①增强前,T_1WI 腺瘤信号低于或等于甲状腺,T_2WI 上多为高信号;少数腺瘤内有出血、囊变或坏死而致信号不均。②增强后,表现类似 CT 增强检查所见。

超声:颈部超声,甲状旁腺腺瘤呈回声均匀、边缘规则、有包膜的结节,其回声低于正常甲状腺;腺瘤内可有囊变及出血,使回声发生改变。

(王振常　余永强)

第四章 呼吸系统

呼吸系统疾病常见且种类繁多,影像检查在呼吸系统疾病的诊断中具有重要价值。肺与纵隔解剖关系密切,一些肺部病变常累及纵隔,如中央型肺癌的纵隔侵犯,而纵隔病变如胸腺瘤也可突入肺内,还有一些病变如结节病可同时累及肺与纵隔,影像检查均可确切显示。因此,纵隔部分也纳入本章内介绍,但不包括纵隔内心脏和大血管。

X 线检查:X 线胸片经济简便、应用广泛、整体感强,是胸部疾病诊断的基本方法。X 线检查可大致明确胸部是正常还是异常;随访复查可对肺部病变进行动态观察或判断疗效,了解术后改变或术后病变的复发情况;健康查体还可早期发现症状不明显的某些疾病。但 X 线检查对肺内细微病灶或隐匿性病灶易漏诊,对病变的定位及定性诊断均有一定困难。

CT 检查:CT 检查易于发现胸部病变和显示病变特征,还可显示胸片上心影后及后肋膈角等处隐匿性病灶,提高了病变的检出率和诊断准确率,已成为呼吸系统疾病的主要检查方法;MSCT 的低辐射剂量扫描则可用于肺癌的普查,效果明显优于 X 线胸片;应用 CT 动态增强扫描还可了解病变的血供情况,提高了鉴别病变良恶性的准确率。

MRI 检查:胸部 MRI 常用于检查纵隔病变;还可了解肺部病变对纵隔的侵犯、纵隔病变对心脏大血管的侵犯等;鉴别纵隔或肺门病变是血管性还是非血管性;即使不使用对比剂也可显示纵隔和(或)肺门的淋巴结增大。然而肺部 MRI 信号较弱,难以显示肺的细微结构,显示病灶的钙化也不敏感。

第一节 检 查 技 术

一、X 线检查

(一)X 线摄影

胸部 X 线摄影(chest radiography)是胸部疾病最常用的检查方法,常规摄影体位如下:

1. 后前位和侧位胸片 为常规摄影体位,用于疾病初查、定位和治疗后复查,也是胸部健康查体经常采用的方法。

2. 斜位胸片 也称广角位胸片,常用于检查肋骨腋段的骨折。

目前,胸部 X 线摄影已广泛应用现代的 CR、DR 数字化成像方法,其具有减影功能,一次摄片可分别获得标准胸片、软组织密度和骨组织密度三幅图像,避免了不同密度组织结构影像重叠的干扰。DR 体层容积成像或者体层融合技术通过一次检查即可获得胸部任意深度、厚度的多层面体层图像,从而提高了肺内小病变的检出能力。

(二)X 线透视

胸部 X 线透视(chest fluoroscopy)由于透视的图像欠清晰、辐射剂量较大等原因目前已很少应用。在胸部主要用于评估疾病所致的膈肌运动异常,也是上消化道造影的常规检查手段之一。

二、CT 检查

(一)平扫检查

平扫是 CT 检查常规应用方法。对于大多数胸部病变,平扫检查多可明确诊断。常规行横断位扫描,获取胸部各个横断层面的肺窗和纵隔窗图像。其中,肺窗主要显示肺组织及其病变;纵隔窗主要显示纵隔结构及其病变,并用于观察肺组织病变的内部结构,确定有无钙化、脂肪和含气成分等。若需评价胸廓的骨质改变,则应在骨窗图像上观察。

（二）增强检查

增强检查通常是在平扫检查发现病变的基础上进行。适用于:鉴别肺和纵隔病变的血管与非血管性质;了解病变的血供;明确纵隔病变与心脏大血管的关系等,从而有助于病变的定位与定性诊断,尤其对良、恶性病变的鉴别有较大帮助。方法是经静脉快速注入含碘对比剂,并根据需要选择不同的注射速率、不同扫描期相或不同的延迟时间,对感兴趣部位进行连续或间歇性横断位扫描。对于碘对比剂使用禁忌证者则不能采用此项检查。

（三）后处理技术

对于平扫和增强检查发现的病变,常应用不同的后处理技术,目的是更好地显示病变,发现病变特征,确定病变位置及其在三维方向上与毗邻结构的关系,为病变的诊断和临床治疗提供更多的信息。后处理技术有多种,应根据病变平扫和增强检查表现和后处理目的进行选用,常用后处理技术如下:

1. **薄层面重组技术**　是指对 CT 扫描的容积数据,以 0.3～2.0mm 薄层进行图像后处理重组的技术,若使用高分辨力算法则其效果相当于高分辨力 CT(high resolution CT,HRCT)图像。该技术消除了部分容积效应影响,提高了图像的空间分辨力,有利于观察细微病灶,常用于评估肺小结节,尤其是磨玻璃结节(GGN),对弥漫性肺间质病变及轻度支气管扩张等也有很高的诊断价值。

2. **多平面重组技术**　应用 CT 扫描的容积数据,重组为冠状、矢状或任意倾斜方位的体层图像,有助于立体显示病变解剖信息,及其与毗邻结构的关系。

3. **支气管树成像**　利用 minIP 技术获得全气管和支气管树整体观图像的方法,并可旋转观察,用于检查气管和支气管病变,如支气管肿瘤、支气管扩张等。

4. **CT 仿真内镜**　应用软件对 CT 扫描的容积数据进行处理,在荧屏上产生模拟纤维支气管镜进、出和转向的效果,主要用于观察支气管腔内的改变,但不能像纤维支气管镜那样观察病变的表面色泽和进行组织活检。

5. **肺结节分析**　利用灰度直方图技术可获得整体结节内不同 CT 值体素的比例;肺结节容积定量技术可自动量化结节的容积,通过不同检查时间结节容积的对比,可计算出结节的倍增时间(double time),有助于肺结节良、恶性诊断。

（四）能谱 CT

能谱 CT 作为一种新的成像技术,已初步应用于临床并展示一定的价值。通过能谱曲线分析,可为淋巴结病变的良、恶性鉴别提供重要信息;应用碘基成像,可敏感显示肺动脉栓塞所引起的供血区的血流灌注改变。

三、MRI 检查

1. **增强前检查**　胸部 MRI 检查时,常规先行增强前检查,获得横轴位 T_1WI 和 T_2WI 图像。为了多方位观察病变,可加行冠状位和(或)矢状位成像。增强前检查也有助于敏感显示纵隔和胸壁等病变,其中部分病变如支气管囊肿、心包囊肿等可明确诊断。对纵隔内和肺内较大的结节或团块状病变,MRI 检查亦有重要价值,也是 CT 检查的重要补充。例如,应用脂肪抑制序列有助于含脂肪病变如畸胎瘤的诊断;扩散加权成像则为肿块病变的良、恶性鉴别诊断提供了有价值信息。

2. **增强检查**　对于 MRI 增强前检查发现的胸部病变,大多需行增强检查,以进一步评价病变的血供情况,确定是否存在囊变或坏死,明确病变与大血管的关系等。增强检查可为胸部病变的诊断与鉴别诊断提供有价值的信息,尤其对肺结核瘤薄壁环形强化征象的显示十分敏感,并有助于提示诊断。

第二节 正常影像表现

一、胸廓正常表现

（一）X线表现

正常胸部 X 线影像是胸腔内、外各种组织、器官包括胸壁软组织、骨骼、心脏大血管、肺、胸膜和膈肌等相互重叠的综合投影（图 4-1）。一些胸壁软组织和骨结构可以投影于肺野内，注意不要误为病变。

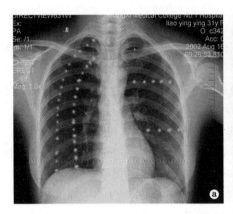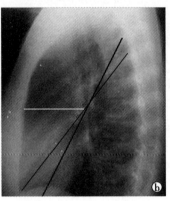

图 4-1 正常胸部正侧位片

a. 后前位，肺野划分如虚线所示；b. 侧位，细黑线代表右侧斜裂，白线代表水平裂，粗黑线代表左侧斜裂

1. 胸壁软组织

（1）胸锁乳突肌和锁骨上皮肤皱褶：胸锁乳突肌（sternocleidomastoid muscle）与颈根部软组织在两肺尖内侧形成外缘锐利、均匀致密的阴影。锁骨上皮肤皱褶表现为与锁骨上缘平行的 3～5mm 薄层软组织影，系锁骨上皮肤及皮下组织的投影。

（2）胸大肌：在胸大肌（pectoralis major）发达的男性胸片上，于两侧肺野中外带可见扇形致密影，下缘锐利，呈一斜线与腋前皮肤皱褶续连。两侧胸大肌影可以不对称。

（3）乳房及乳头：女性乳房（breast）重叠于两肺下野，形成下缘清楚、上缘不清且密度向上逐渐变淡的半圆形致密影，其下缘向外与腋部皮肤连续。乳头（nipple）在两肺下野相当于第 5 前肋间处，形成小圆形致密影，多见于年龄较大和较瘦的女性，也可见于少数男性，多两侧对称；如一侧较明显时，不要误为肺结节病灶。

2. 骨性胸廓 骨性胸廓由胸椎、肋骨、胸骨、锁骨和肩胛骨组成。

（1）胸椎：正位胸片上横突可突出于纵隔影之外，与肺门重叠时不要误为增大的淋巴结。

（2）肋骨：肋骨后段呈水平向外走行，前段自外上向内下斜行。同一肋骨前后端不在同一水平，一般第 6 肋骨前端相当于第 10 肋骨后端的高度。前段肋骨扁薄，不如后段肋骨清晰。第 1～10 肋骨前端有肋软骨与胸骨相连，因软骨不显影，故肋骨前端显示为游离状。成人肋软骨常见钙化，表现为不规则的斑片状致密影，不要误为肺内病变。肋骨及肋间隙常被用作胸部病变的定位标志。肋骨有多种先天性变异，如颈肋（cervical rib）、叉状肋（bifurcation of rib）及肋骨融合（fusion of rib）等。

（3）胸骨：正位胸片上，胸骨几乎完全与纵隔影重叠，仅胸骨柄两侧外上角可突出于纵隔影之外。但在侧位及斜位胸片上胸骨可以全貌显示。

（4）锁骨：两侧锁骨内端与胸骨柄形成胸锁关节，两侧胸锁关节间隙应对称，否则为投照位置不正。锁骨内端下缘有半月形凹陷，为菱形韧带附着处，边缘不规则时，勿误为骨质破坏。

（5）肩胛骨:肩胛骨内缘可与肺野外带重叠。青春期肩胛骨下角可出现二次骨化中心,不要误为骨折。

3. 胸膜　胸膜(pleura)菲薄,分为包裹肺及肺叶间的脏层和与胸壁、纵隔及横膈相贴的壁层,两层胸膜之间为潜在的胸膜腔(pleural cavity)。

在胸膜返折处且 X 线与胸膜走行方向平行时,胸膜可显示为线状致密影。在胸部正位片上,于右侧多可见水平裂胸膜,表现为从腋部第 6 肋骨水平向内止于肺门外约 1.0cm 处的水平线状致密影。在侧位胸片上,斜裂胸膜表现为自后上(第 4、5 胸椎水平)斜向前下的线状致密阴影,常在前肋膈角后 2~3cm 处与膈肌相连;水平裂(横断)起自右侧斜裂中点,向前水平走行达前胸壁(见图 4-1b)。

肺叶间裂的变异常见的有奇叶副裂,系肺在发育过程中,奇静脉被包入右肺芽内所致,由奇静脉两侧的四层胸膜形成。在正位胸片上,表现为自右肺尖部向奇静脉方向走行的弧线状致密影,以小圆点状的奇静脉影为终止点,其内侧肺组织即为奇叶(azygos lobe)。

（二）CT 表现

胸部的组织结构复杂,有含气的肺组织、脂肪组织、肌肉组织及骨组织等。由于这些组织的密度差异很大,其 CT 值的范围广,因此在观察胸部 CT 时,至少需采用两种不同的窗宽和窗位,分别观察肺野与纵隔,有时还需采用骨窗,以观察胸部骨骼的改变。胸部 CT 图像通常是胸部不同层面的横轴位图像,必要时可利用后处理软件行冠、矢状位图像的重组以多方位观察病灶。

1. 胸壁肌肉　应在纵隔窗 CT 图像上观察,可分辨胸大肌、胸小肌等。胸大肌前方为乳腺(女性);胸小肌较薄,位于胸大肌上方之后。后胸壁肌肉较复杂。腋窝的前壁为胸大肌和胸小肌,后壁是背阔肌、大圆肌及肩胛下肌。腋窝内充满大量脂肪,CT 检查时如上肢不上举可见腋窝走行的血管影,不要误为淋巴结。

2. 胸部骨骼　胸骨柄呈前凸后凹的梯形,两侧缘的凹陷为锁骨切迹,与锁骨头形成胸锁关节;胸骨体呈长方形;成人剑突多呈小三角形高密度影。胸椎位于后胸廓中央。肋骨断面呈弧形排列,第 1 肋软骨钙化可突向肺野内,不要误为肺内病灶。肩胛骨于胸廓背侧,呈不规则、长条形、斜行走行结构,前上方可见喙突,外侧方可见肩峰及肩关节盂的一部分。MSCT 三维重组可立体显示胸部骨骼。

（三）MRI 表现

正常胸部结构的 MRI 表现取决于不同组织的信号强度特征。如肺组织、脂肪组织、肌肉组织、骨组织均具有不同的 MRI 信号强度,在 MRI 图像上表现为不同的黑、白灰度影。

胸壁肌肉在 T_1WI 和 T_2WI 上均呈较低信号,显示为黑影或灰黑影;肌腱、韧带、筋膜的氢质子含量很低,在 T_1WI 和 T_2WI 上均呈低信号;肌肉间可见线状的脂肪影及流空的血管影。脂肪组织在 T_1WI 上呈明显高信号,显示为白影;在 T_2WI 上呈较高信号,显示为灰白影。

胸骨、胸椎、锁骨和肋骨的骨皮质在 T_1WI 和 T_2WI 上均显示为低信号影,中心部的海绵状松质骨含有脂肪,显示为较高信号影;肋软骨的信号高于骨皮质信号,低于骨松质信号。

二、肺部正常表现

（一）X 线表现

1. 肺野　正常充气的两肺在 X 线胸片上表现为均匀一致较为透明的区域称肺野(lung field)。在正位胸片上,两侧肺野透明度基本相同,其透明度与肺内所含气体量成正比。为便于描述病变的部位,通常人为地将两侧肺野划分为上、中、下野及内、中、外带:①横向划分为野,分别在第 2、4 肋骨前端下缘引一水平线,即将每侧肺划分为上、中、下三野;②纵向划分为带,分别将两侧肺纵行分为三等分,即将肺分为内、中、外三带(见图 4-1a)。此外,第一肋骨圈外缘以内的部分称为肺尖区,锁骨以下至第 2 肋骨圈外缘以内的部分称为锁骨下区。

2. 肺门　肺门影(hilar shadow)主要由肺动脉、肺叶动脉、肺段动脉、伴行支气管及肺静脉构成(图 4-2)。在正位胸片上,肺门影位于两肺中野内带,左侧比右侧高 1~2cm;两侧肺门可分上、下两部,右肺门上、下部相交形成一钝角,称肺门角。在侧位胸片上:两侧肺门影大部重叠,右肺门略偏前;肺门影表现似一尾部拖长的"逗号",其前缘为上肺静脉干,后上缘为左肺动脉弓,拖长的"逗号"尾部由两下肺动脉干构成。

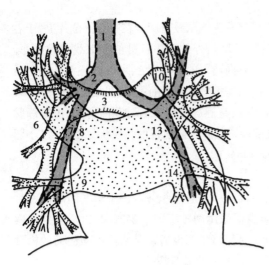

图 4-2　肺门结构示意图

1. 气管;2. 右主支气管;3. 右肺动脉;4. 下后静脉干;5. 右下肺动脉;6. 肺门角;7. 中间支气管;8. 右上肺静脉;9. 右下肺静脉;10. 左肺动脉弓;11. 舌段动脉;12. 左下肺动脉;13. 左上肺静脉;14. 左下肺静脉

3. 肺纹理　在正常充气的肺野上,可见自肺门向外呈放射分布的树枝状影,称为肺纹理(lung markings)。肺纹理由肺动脉、肺静脉等组成,其中主要是肺动脉分支,支气管、淋巴管及少量间质组织也参与肺纹理的形成。在正位胸片上,肺纹理表现为自肺门向肺野中、外带延伸,逐渐变细至肺野外围。

4. 肺叶和肺段　肺叶(lobe)由叶间胸膜分隔而成,右肺包括上、中、下三个肺叶,左肺包括上、下两个肺叶。肺叶由 2～5 个肺段(segment)组成,每个肺段有单独的段支气管。肺段常呈圆锥形,尖端指向肺门,底部朝向肺的外围,肺段间没有明确的边界。各肺段的名称与其相应的段支气管名称一致。

(1)**肺叶**:在正侧位胸片上,有时借助显影的叶间胸膜可分辨相应的肺叶和推断各肺叶大致的位置。

1)右肺叶:①上叶:位于右肺前上部,上缘达肺尖,下缘以横裂与中叶分隔,后缘以斜裂与下叶为界;②中叶:位于右肺前下部,上缘以横裂与上叶为界,后下缘以斜裂与下叶分隔,呈三角形;③下叶:位于右肺后下部,以斜裂与上叶及中叶分界。

2)左肺叶:①上叶:相当于右肺上叶和中叶所占据的范围;②下叶:相当于右肺下叶所占据的范围。

3)副叶:属正常变异,副叶(accessory lobe)是由副裂深入肺叶内形成,常见者为奇叶,其次为下副叶。当副裂与 X 线投照方向一致时,表现为致密线状影。副裂和副叶有其固定的位置,不要误为病变。

正位胸片上,上叶下部与下叶上部重叠,中叶与下叶下部重叠;侧位胸片上,上叶位于前上部,中叶位于前下部,下叶位于后下部,彼此不重叠。

(2)**肺段**:各肺段之间无明确的分界,但在胸片上仍可根据相应的段支气管确定其大致的位置(图 4-3)。

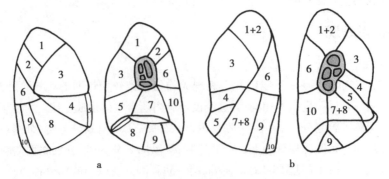

图 4-3　肺段划分

a. 右肺肺段;b. 左肺肺段。1. 尖段;2. 后段(1+2 尖后段);3. 前段;4. 中叶外段(上舌段);5. 中叶内段(下舌段);6. 背段;7. 内基底段(7+8 内前基底段);8. 前基底段;9. 外基底段;10. 后基底段

5. **气管、支气管**　气管在第5~6胸椎平面分为左、右主支气管。气管分叉部下壁形成隆突,分叉角为60°~85°。两侧主支气管逐级分出叶、肺段、亚肺段、小支气管、细支气管、呼吸细支气管直至肺泡管和肺泡囊。支气管分支的名称见表4-1。

表4-1　两侧肺叶及肺段支气管名称

右侧	左侧
上叶支气管	上叶支气管
尖段支气管(B_1)	上部支气管
后段支气管(B_2)	尖后段支气管(B_{1+2})
前段支气管(B_3)	前段支气管(B_3)
	下部支气管
	上舌段支气管(B_4)
	下舌段支气管(B_5)
中间支气管	
中叶支气管	
中叶外段支气管(B_4)	
中叶内段支气管(B_5)	
下叶支气管	下叶支气管
背段支气管(B_6)	背段支气管(B_6)
内基底段支气管(B_7)	内前基底段支气管(B_{7+8})
前基底段支气管(B_8)	外基底段支气管(B_9)
外基底段支气管(B_9)	后基底段支气管(B_{10})
后基底段支气管(B_{10})	

两侧肺支气管的分支形式不完全相同,有以下差异:①右主支气管分为上、中、下三支肺叶支气管;左主支气管分为上、下两支肺叶支气管;②右上叶支气管直接分为肺段支气管;而左上叶支气管先分为上部及下(舌)部支气管,然后再分别分出肺段支气管;③右上叶支气管分为尖、后、前三支肺段支气管;左上叶的上部支气管分为尖后支及前支两支肺段支气管;④右主支气管分出上叶支气管后至中叶支气管开口前的一段称为中间支气管;左侧无中间支气管;⑤右下叶支气管共分出背、内、前、外、后五支肺段支气管;左下叶支气管则分为背、内前、外、后四支肺段支气管。

(二) CT表现

1. **肺野**　常规CT只能在各横轴位图像上分别观察各自显示的肺野和(或)肺门。两肺野内含气而呈极低密度影,在其衬托下,可见由中心向外围走行的肺血管分支,由粗渐细,上下走行或斜行的血管则表现为圆形或椭圆形的断面影。有时中老年人两肺下叶后部近胸膜下区血管纹理较多,系仰卧位CT扫描时肺血的坠积效应所致,不要误认为异常,改为俯卧位CT扫描可以鉴别。肺叶及肺段支气管与相应肺动脉分支血管的相对位置、伴行关系及管径的大小较为恒定,肺动脉分支的管径与伴行的支气管管径相近(图4-4)。

2. **肺门**　CT对两侧肺门结构的显示要优于胸片,尤其是增强CT检查。

(1) 右肺门:右肺动脉在纵隔内分为上、下肺动脉。上肺动脉常很快分支并分别与右上叶的尖、后、前段支气管伴行。下肺动脉在中间段支气管前外侧下行中,先分出回归动脉参与供应右上叶后段;然后,再分出右中叶动脉、右下叶背段动脉,最后分出多支基底动脉供应相应的基底段。右肺静脉为两支静脉干,即引流右上叶及右中叶的右上肺静脉干和引流右下叶的右下肺静脉干。

(2) 左肺门:左上肺动脉通常分为尖后动脉和前动脉分别供应相应的肺段。左肺动脉跨过左主支气管后即延续为左下肺动脉,左下肺动脉先分出左下叶背段动脉和舌段动脉,然后分出多支基底动脉供应相应的基底段。左肺静脉也为两支静脉干,即引流左上叶的静脉与左中肺静脉汇合形成的左上肺静脉干和引流左下叶的左下肺静脉干。

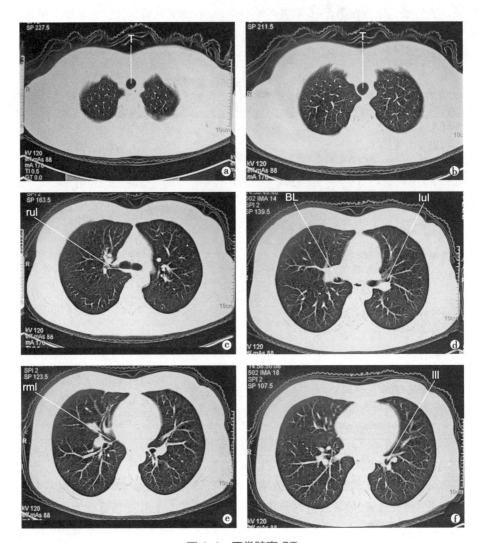

图 4-4　正常肺窗 CT

a、b. 气管(T)；c. 右上叶支气管(rul)；d. 右中间段支气管(BL)，左上叶支气管(lul)；
e. 右中叶支气管(rml)；f. 左下叶支气管(lll)

3. **叶间裂**　由于叶间裂处实际是其两侧相邻肺叶的边缘部分，在常规 5mm 层厚 CT 图像上，叶裂边缘部的微细血管、支气管等结构已不能显示，所以在肺窗上表现为透明带，而叶裂本身由于部分容积效应影响多难以显示(图 4-5a)。在横轴位 CT 上，斜裂位置在第 4 胸椎平面以下的层面，表现为自纵隔至侧胸壁的横行透明带影；水平叶间裂因其与扫描平面平行，可表现为三角形或椭圆形无血管透明区。当叶间裂走行与扫描平面接近垂直或略倾斜时，则可显示为细线状影。在薄层高分辨力 CT 图像上，叶间裂可清楚显示为高密度线状影(图 4-5b)。

4. **肺叶、肺段和次级肺小叶**　CT 图像上能够明确肺叶并可大致判断肺段的位置，尤其是薄层高分辨力 CT 图像上能够显示次级肺小叶结构。

(1) 肺叶：叶间裂是识别肺叶的标志，左侧斜裂前方为上叶，后方为下叶。右侧者在水平裂以上层面，斜裂前方为上叶，后方为下叶；在水平裂以下层面，斜裂前方为中叶，后方为下叶。

(2) 肺段：肺段的基本形态为尖端指向肺门的锥体状。CT 图像上不能显示肺段间的界限，但可根据肺段支气管及血管的走行大致定位。

(3) 次级肺小叶(secondary pulmonary lobule)：常简称为肺小叶，是肺的基本解剖单位。肺小叶呈圆锥形，直径为 10～25mm，主要包括以下三部分：①小叶核心，主要是小叶肺动脉和细支气管组成；

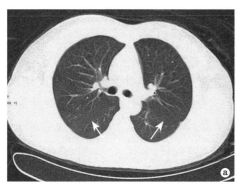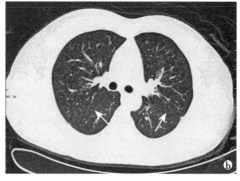

图4-5　正常叶间裂

a. 普通5mm层厚CT扫描,斜裂显示欠佳,相当于斜裂处表现为带状透亮区(↑);b. 薄层高分
辨力CT图像上,斜裂显示清晰,表现为线样致密影(↑)

②小叶实质,为小叶核心的外围结构,主要为肺腺泡结构;③小叶间隔,由疏松结缔组织组成,内有小叶静脉及淋巴管走行。在5mm层厚CT上难以显示肺小叶结构,但在1mm薄层高分辨力CT图像上,肺小叶由于其边缘有小叶间隔的勾画而得以识别,常见于肺的周边部,呈不规则多边形或截头锥形,底朝向胸膜,尖指向肺门;构成小叶核心的小叶肺动脉呈细点状,直径约1mm,而细支气管难以显示;小叶实质通常表现为无结构的低密度区,偶可见斑点状微小血管断面影;小叶间隔有时可见,表现为长10~25mm的均匀细线状致密影,易见于胸膜下,且与胸膜垂直(图4-6)。

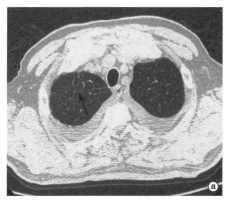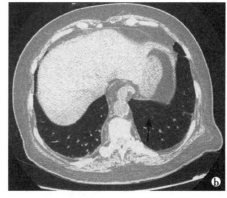

图4-6　肺小叶薄层CT表现

a、b. 分别为肺尖和肺底水平薄层高分辨力CT图像,显示肺小叶呈多边形(↑),其周边线状致密影代表小叶间隔,中心点状致密影为小叶核心(注:为清楚显示肺小叶结构,此两幅图像并非完全正常肺小叶,而是有小叶间隔的轻度增厚)

(三)MRI表现

在常规MRI图像上,无论是肺野还是肺纹理的显示均远不及CT。由于肺血管的流空效应,较大的肺动、静脉均呈管状的无信号影,而肺门部的支气管也呈无信号影,所以两者只能根据其解剖学关系进行分辨;但应用快速梯度回波序列,肺动、静脉均呈高信号,则可鉴别。在肺血管与支气管之间,由脂肪、结缔组织及淋巴组织融合而成的小结节状或条片状高信号影,其直径一般不超过5mm。

三、纵隔正常表现

(一)X线表现

纵隔(mediastinum)位于胸骨之后,胸椎之前,介于两肺之间,上为胸廓入口,下为横膈;两侧为纵隔胸膜和肺门。其中包含心脏、大血管、气管、主支气管、食管、淋巴组织、胸腺、神经及脂肪等。

X线胸片上除气管及主支气管可分辨外,其余纵隔结构缺乏对比,只能观察其与肺部邻接的轮廓。纵隔的分区在判断纵隔病变的起源和性质上有重要意义。纵隔的分区方法有多种,较简单而常用的是六分区法:即在侧位胸片上,从胸骨柄体交界处至第4胸椎下缘画一水平线,其上为上纵隔,下为下纵隔;以气管、升主动脉及心脏前缘的连线作为前、中纵隔的分界,再以食管前壁及心脏后缘连线作为中、后纵隔的分界,从而将上、下纵隔各分为前、中、后三区,共6区。

(二)CT表现

1. **前纵隔**   前纵隔位于胸骨后方,心脏大血管之前。前纵隔内有胸腺组织、淋巴组织、脂肪组织和结缔组织。胸腺位于上纵隔血管前间隙内,分左右两叶,形状似箭头,尖端指向胸骨;胸腺边缘光滑或呈波浪状,但儿童胸腺外缘常隆起,而成人胸腺外缘平直或凹陷;胸腺的密度取决于其内的脂肪含量,中老年人胸腺几乎全部为脂肪组织代替,仅见一些细纤维索条状结构。前纵隔淋巴结包括前胸壁淋巴结和血管前淋巴结;血管前淋巴结位于两侧大血管前方,沿上腔静脉、无名静脉及颈总动脉前方排列。

2. **中纵隔**   中纵隔包括气管与主支气管、大血管及其分支、膈神经及喉返神经、迷走神经、淋巴结、心脏及心包等。左、右心膈角区可见三角形脂肪性低密度影,常为对称性,右侧多大于左侧,为心包外脂肪垫,不要误为病变。中纵隔淋巴结多沿气管、支气管分布,主要有气管旁淋巴结、气管支气管淋巴结、奇淋巴结、支气管肺淋巴结(肺门淋巴结)、隆突下淋巴结等。

3. **后纵隔**   后纵隔为食管前缘之后,胸椎前及椎旁沟的范围。后纵隔内有食管、降主动脉、胸导管、奇静脉、半奇静脉及淋巴结等。后纵隔淋巴结沿食管及降主动脉分布,与隆突下淋巴结交通。

纵隔各组淋巴结在CT上均表现为圆形或椭圆形软组织影,正常时其短径≤10mm,若≥15mm应视为异常。

正常纵隔的代表性CT层面表现详见图4-7。

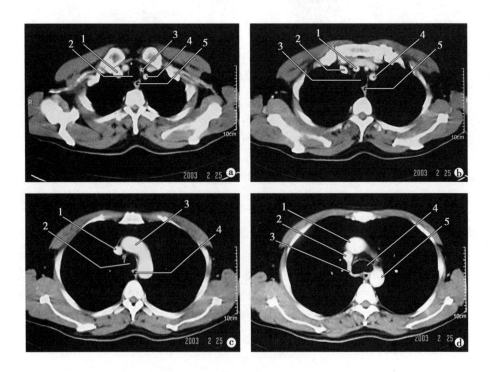

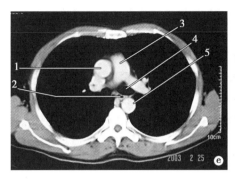
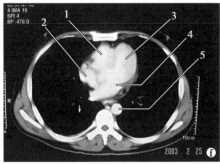

图 4-7　正常纵隔 CT（增强检查）

a. 胸腔入口层面：1. 右头臂静脉；2. 气管；3. 左颈总动脉；4. 左锁骨下动脉；5. 食管。

b. 胸骨柄层面：1. 无名动脉；2. 右侧头臂静脉；3. 气管；4. 左锁骨下动脉；5. 食管。

c. 主动脉弓层面：1. 上腔静脉；2. 气管；3. 主动脉弓；4. 食管。d. 主动脉窗层面：1. 升主动脉；2. 上腔静脉；3. 奇静脉；4. 气管；5. 降主动脉。e. 气管分叉层面：1. 升主动脉；2. 食管；3. 主肺动脉；4. 左主支气管；5. 降主动脉。f. 四腔心层面：1. 右心室；2. 右心房；3. 左心室；4. 左心房；5. 降主动脉

（三）MRI 表现

胸腺未发生脂肪替代时，呈较均匀信号，在 T_1WI 上信号强度低于脂肪，T_2WI 上信号强度与脂肪相似。

气管与主支气管腔内无信号（黑影）；气管和支气管壁由软骨、平滑肌纤维和结缔组织构成且较薄，通常也不可见；气管和主支气管可由周围高信号纵隔脂肪衬托而勾画出其大小和走行。纵隔内的血管也是由周围高信号脂肪衬托而得以显示呈低信号。胸段食管多显示较好，食管壁信号强度与胸壁肌肉相似。

淋巴结常可见，在 T_1WI 和 T_2WI 上均表现为中等信号的小圆形或椭圆形结构，正常时其径线同 CT。通常前纵隔淋巴结、右侧气管旁淋巴结、右气管支气管淋巴结、左上气管旁淋巴结、主-肺动脉间淋巴结及隆突下淋巴结较易显示，而左下气管旁淋巴结及左主支气管周围淋巴结不易显示。

心脏与大血管 MRI 表现详见第五章循环系统。

第三节　基本病变表现

在影像学检查时，胸部疾病可表现为不同的形态、大小、数目及密度或信号异常，这些异常的表现是胸部病变的大体病理改变在影像学上的反映。有时体现为同种疾病在发展的不同时期出现不同的异常影像学表现，而不同种疾病又可有相同或类似的异常影像学表现，即"同病异影、异病同影"现象，致使病变诊断出现困难，而认识这些基本病变的影像学表现则有利于疾病的诊断和鉴别诊断。

一、肺部病变

（一）支气管阻塞

支气管阻塞是由腔内阻塞或外在性压迫所致：腔内阻塞的病因可以是异物、肿瘤、炎性狭窄、分泌物淤积、水肿或血块等；外压性阻塞主要由邻近肿瘤或肿大淋巴结压迫所致。阻塞的病因、程度和时间不同，可引起不同类型的支气管阻塞性改变，包括阻塞性肺气肿、阻塞性肺炎和阻塞性肺不张。

1. **阻塞性肺气肿（obstructive emphysema）**　肺气肿是指终末细支气管以远的含气腔隙过度充气、异常扩大，可伴有不可逆性肺泡壁的破坏。肺气肿可分为局限性和弥漫性：①局限性阻塞性肺气肿：系因支气管部分性阻塞产生活瓣作用，吸气时支气管扩张空气进入，呼气时空气不能完全呼出，致使阻塞远侧肺泡过度充气所致；②弥漫性阻塞性肺气肿：为弥漫性终末细支气管慢性炎症及狭

窄,形成活瓣性呼气性阻塞,终末细支气管以远的肺泡过度充气并伴有肺泡壁破坏。

（1）**X 线表现**:在正位胸片上,①局限性阻塞性肺气肿:表现为肺野局限性透明度增加,其范围取决于阻塞的部位;一侧肺或一个肺叶的肺气肿表现为一侧肺或一叶肺的透明度增加,肺纹理稀疏,纵隔移向健侧,病侧横膈下降(图4-8);②弥漫性阻塞性肺气肿:表现为两肺野透明度普遍性增加,常有肺大疱出现,肺纹理稀疏;晚期,肺纹理进一步变细减少、肺野透明度明显增加,胸廓前后径及横径均增大、肋间隙增宽、横膈低平且活动度减弱,心影狭长呈垂位心型,中心肺动脉可以增粗、外围肺血管纹理变细,严重者出现肺动脉高压及肺心病。

（2）**CT 表现**:①局限性阻塞性肺气肿:CT 上表现为局限性肺透明度增加,肺纹理稀少(图4-9);CT 对局限性肺气肿的检出比 X 线检查更加敏感,可显示阻塞的部位,甚至阻塞的原因;②弥漫性阻塞性肺气肿:表现为两肺纹理普遍稀疏、变细、变直;其余表现同 X 线胸片所见。

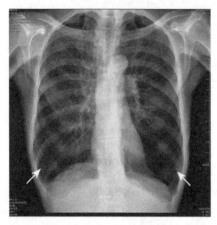

图4-8　两下肺气肿

胸部平片,可见两下肺野透明度增加(↑),肺纹理减少,肋间隙增宽,膈肌低平

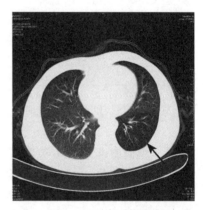

图4-9　左下叶肺气肿

CT 平扫,肺窗观察,左下叶肺透明度增加,肺纹理减少(↑)

薄层高分辨力 CT 可显示肺小叶的结构及异常改变,可发现早期肺气肿。

2. 阻塞性肺不张（obstructive atelectasis）　系支气管腔内完全阻塞、腔外压迫或肺内瘢痕组织收缩引起,以前者最为多见。当支气管突然完全阻塞后(如支气管异物或血块),肺泡内气体多在18～24 小时内被吸收,相应的肺组织萎陷。阻塞性肺不张的影像学表现与阻塞的部位和时间有关,也与不张的肺内有无已经存在的病变有关。阻塞的部位可以发生在主支气管、叶或段支气管、细支气管,从而导致相应的一侧性、肺叶、肺段和小叶的肺不张。

（1）**X 线表现**:①一侧性肺不张:患侧肺呈均匀性密度增高影;肋间隙变窄,纵隔向患侧移位,横膈升高;健侧有代偿性肺气肿表现;②肺叶不张:不张的肺叶体积缩小,密度均匀增高,相邻叶间裂呈向心性移位(图4-10、图4-11a);纵隔及肺门可不同程度向患部移位;邻近肺叶可出现代偿性肺气肿;③肺段不张:单纯肺段不张较少见;正位胸片上可呈三角形致密影,基底向外,尖端指向肺门;肺段体积缩小;④小叶不张:为多数终末细支气管被黏液阻塞所致,表现为多数小斑片状致密影,与邻近的炎症不易区分,多见于支气管肺炎。

（2）**CT 表现**:①一侧性肺不张:不张侧肺体积缩小,呈均匀软组织密度影,增强扫描可见明显强化;常可发现主支气管阻塞的部位和原因;②肺叶不张:右肺上叶不张表现为上纵隔旁右侧的三角形或窄带状软组织密度影,尖端指向肺门,边缘清楚;左肺上叶不张表现为三角形软组织密度影,底部与前外胸壁相连,尖端指向肺门,其后外缘向前内方凹陷(图4-11b);右肺中叶不张较常见,表现为右心缘旁三角形软组织密度影,其尖端指向外侧;肺下叶不张表现为脊柱旁的三角形软组织密度影,尖端指向肺门,其前外缘锐利,患侧横膈升高,肺门下移;③肺段不张:常见于右肺中叶的内、外段,表现为右心缘旁三角形软组织密度影,边缘内凹;④小叶不张:CT 表现与 X 线表现相似。

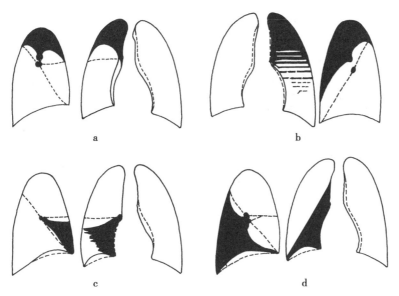

图 4-10 肺叶不张示意图（黑色区域）

a. 右上叶肺不张；b. 左上叶肺不张；c. 右中叶肺不张；d. 右下叶肺不张

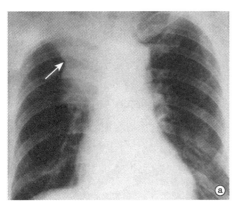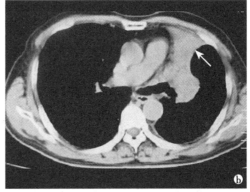

图 4-11 肺叶不张

a. 胸部平片，右上叶肺不张，呈倒三角形（↑）；b. CT 纵隔窗，左上叶肺不张（↑）并左上肺门肿块影

（3）MRI 表现：不张的肺叶或肺段在 T_1WI 上表现为较高信号影，T_2WI 上为略高信号影。通过增强检查，有时可区分引起肺不张的肺门区肿块影。

（二）肺实变

肺实变（lung consolidation）指终末细支气管以远的含气腔隙内的空气被病理性液体、细胞或组织所替代。病变累及的范围可以是腺泡、小叶、肺段或肺叶，也可以是多个腺泡、小叶受累而其间隔以正常的肺组织。常见的病理改变为炎性渗出、水肿液、血液、肉芽组织或肿瘤组织。肺实变常见于大叶性肺炎、支气管肺炎及其他各种肺炎；也见于肺泡性肺水肿、肺挫伤、肺出血、肺梗死、肺结核、肺泡癌及真菌病等。

1. X 线表现 X 线胸片上实变范围可大可小，如多处连续的肺泡发生实变，则形成单一的片状致密影；而多处不连续的实变，隔以含气的肺组织，则形成多灶性致密影。如实变占据一个肺段或整个肺叶，则形成肺段或大叶性致密阴影；实变中心区密度较高，边缘区常较淡；当实变抵达叶间胸膜时，可表现为锐利的边缘；当实变扩展至肺门附近，较大的含气支气管与实变的肺组织常形成对比，在实变区中可见含气的支气管分支影，称空气支气管征（air bronchogram）（图 4-12a）。炎性实变经治疗后,可在1～2周内消散,在吸收过程中,病变常失去均匀性;肺出血或肺泡性水肿所形成的实变,其变化较炎性实变快,经适当治疗,可在数小时或1～2日内完全消失。

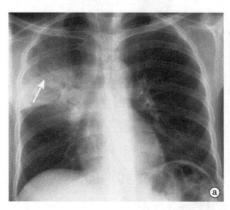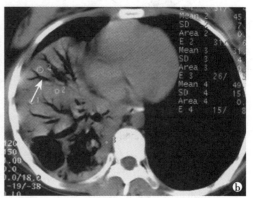

图4-12　肺实变

a. 胸部平片,右上叶肺实变,其中可见空气支气管征(↑);b. CT,右下叶肺实变,可见空气支气管征(↑)

2. **CT表现**　以渗出为主的急性实变在CT肺窗上表现为均匀高密度影,纵隔窗上则呈软组织密度影,大的病灶内常可见空气支气管征(图4-12b);病灶密度均匀,边缘多不清楚,如靠近叶间胸膜时则边缘可清楚。渗出性病变的早期或吸收阶段,由于实变不完全可表现为较淡薄的磨玻璃样密度影,其内可见肺血管纹理,纵隔窗上病变则不显示。慢性过程的实变密度多高于急性病变所引起的实变密度,病灶的边缘也多较清楚;当实变局限于腺泡时,实变影可表现为数毫米至1cm大小的结节状,形似"梅花瓣"状,边缘常较清楚。

3. **MRI表现**　对液体的成像效果好,故对显示肺泡的渗出性病变有一定帮助。渗出性实变在T_1WI上表现为边缘不清的片状略高信号影,T_2WI上表现为较高信号影;有时在病变区内可见含气的支气管影和流空的血管影,表现类似CT上的空气支气管征。渗出物所含蛋白质的量不同,所表现的信号强度也就不同,如肺泡蛋白沉积症是以蛋白质和脂质沉积于肺泡为特征,可呈脂肪样信号特点,与其他渗出性病变的表现明显不同。

(三) 空洞与空腔

空洞(cavity)为肺内病变组织发生坏死并经引流支气管排出后所形成。空洞壁可为坏死组织、肉芽组织、纤维组织或肿瘤组织,多见于肺结核、肺癌和真菌病等。根据洞壁的厚度可分为厚壁空洞与薄壁空洞,前者的洞壁厚度≥3mm,后者的洞壁厚度<3mm。空腔(intrapulmonary air containing space)与空洞不同,是肺内生理腔隙的病理性扩大,如肺大疱、含气肺囊肿及肺气囊等都属于空腔。

1. **X线表现**　①薄壁空洞:洞壁可为薄层纤维组织、肉芽组织及干酪组织;空洞呈圆形、椭圆形或不规则形;洞壁内外缘光滑清楚,空洞内多无液面;其周围无大片状阴影,但可有斑点状病灶;多见于肺结核,有时肺转移瘤也可呈薄壁空洞影。②厚壁空洞:洞壁厚度常超过3mm,多在5mm以上;空洞周围有高密度实变区,内壁光滑或凹凸不平;多见于肺结核及周围型肺癌。结核性空洞壁外缘多整齐清楚,邻近常有散在斑片状病灶;周围型肺癌的空洞壁外缘和轮廓呈分叶状并伴有细短毛刺影,洞壁内面凹凸不平,有时可见壁结节。

空腔的壁菲薄而均匀,厚度多在1mm以下,周围无实变,腔内无液体;当合并感染时,腔内可见气-液面,空腔周围可有实变影(图4-13a)。

2. **CT表现**　可较X线胸片更敏感地发现病变内空洞影,并显示其细节,分析下述表现,对空洞鉴别诊断有较大帮助:①空洞位置:结核性空洞多见于上叶尖段、后段或下叶背段;癌性空洞多位于上叶前段及下叶基底段;②空洞大小:空洞直径大于3cm者多为肿瘤;③空洞壁表现:空洞壁外缘不规则或呈分叶状,内缘凹凸不平或呈结节状,多为癌性空洞(图 4-13b);洞壁厚度小于 4mm 者多为良性病变,而大于 15mm 者多为恶性病变;④空洞周围肺组织表现:结核性空洞周围多可见纤维条索影、结节状或斑片状"卫星灶"以及与肺门相连的支气管壁的增厚;癌性空洞有时可见支气管狭窄或阻塞,并可见阻塞性肺炎征象。

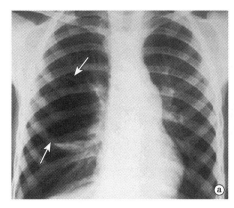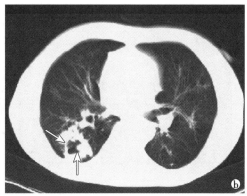

图 4-13 空腔与空洞

a. 胸部平片,右肺野空腔影(↑);b. CT 肺窗,空洞(↑)形态不规则,洞壁内缘凹凸不平,外缘呈分叶状,为癌性空洞

在空腔病变中,先天性肺囊肿的囊壁多较薄而均匀,厚度在 1mm 左右。肺大疱的壁较先天性含气肺囊肿的壁更薄,不到 1mm,厚薄均匀;多发生于胸膜下区,大小差异很大,一般较小,大者可占据一个肺叶或更大。

3. MRI 表现　在 T_1WI 和 T_2WI 上,空洞内因有气体而呈低信号影,空洞壁则呈中等信号影。但由于 MRI 空间分辨力较低,故对空洞壁细节的显示不及 CT 检查。

(四)结节与肿块

当肺部病灶以结节或肿块为基本病理形态时,其中直径≤3cm 者称为结节(nodule),而>3cm 者称为肿块(mass)。其可单发,也可多发。单发者常见于肺癌、结核球及炎性假瘤等;多发者最常见于肺转移瘤,还可见于坏死性肉芽肿、多发性含液肺囊肿等。结节与肿块除了其大小不同外,其他表现大致相似。

1. X 线表现　①肺良性肿瘤:多有包膜,呈边缘光滑锐利的球形结节或肿块;错构瘤内可有"爆玉米花"样的钙化;②肺恶性肿瘤:多呈浸润性生长,边缘不锐利,常有细短毛刺向周围伸出,靠近胸膜时可有线状、幕状或星状影与胸膜相连而形成胸膜凹陷征。结节或肿块的性质各异,其表现也不同,例如:①结核球,常为圆形,其内可有点状钙化,周围常有"卫星灶";②炎性假瘤,多直径为 5cm 以下类圆形肿块影,其上方或侧方常有尖角状突起,病变近叶间胸膜或外围时可见邻近胸膜的粘连、增厚;③转移瘤,常呈多发、大小不一,以中下肺野较多,密度均匀或不均,边缘多清晰。

2. CT 表现　显示结节与肿块细节更为清晰,仔细分析其形态、内部结构、边缘等征象,常有助于定性诊断:①形态轮廓,可呈多个弧形凸起,弧形相间则为凹入而形成成分叶状,称为分叶征;如边缘可见不同程度棘状或毛刺状突起,则称为棘状突起或毛刺征(图 4-14a、b);②内部结构,病灶内有时可见直径 1~3mm 的气体样低密度影,称为空泡征,>5mm 者则为空洞征;③边缘征象,结节与肿块邻近胸膜时,由于成纤维反应性收缩牵拉胸膜可形成胸膜凹陷征。出现以上征象的结节或肿块常见于周围型肺癌;有时还可见周围小叶间隔结节状或不规则增厚即癌性淋巴管炎。由于 CT 图像密度分辨力很高,有时结节或肿块内可发现脂肪密度影(CT 值呈负值),则有助于错构瘤的诊断(图 4-14c、d)。肺结核球周围常有多少不一、大小不等的"卫星灶"及厚壁的引流支气管影。CT增强扫描对定性诊断也有一定帮助:①肺结核球,无强化或仅见周边环形轻度强化;②肺良性肿瘤,可不强化或轻度均匀性强化;③肺恶性肿瘤,常为较明显的均匀强化或中心强化,多呈一过性强化;④肺炎性假瘤,可呈环状强化或轻度均匀性强化。

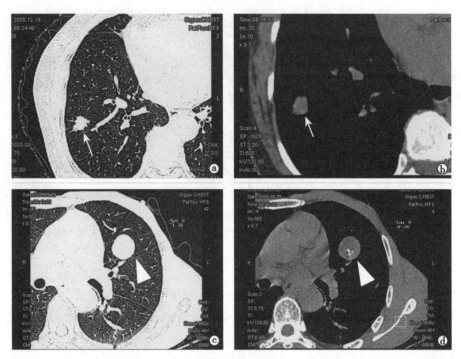

图4-14　结节与肿块(CT)

a、b. 肺窗与纵隔窗,显示肺内结节(↑),边缘不规则,短毛刺,结节内密度不均匀,病理为"肺腺癌";c、d 肺窗与纵隔窗,显示肺内肿块(△),边缘光整,肿块内可见钙化和脂肪密度,病理为"错构瘤"

结节病灶可呈腺泡大小的结节(直径在1cm以下),边缘较清楚,呈"梅花瓣"状,即相当于腺泡范围的实变,常见于炎性或增殖性病变;也可为粟粒状结节影(3mm以下),如急性粟粒型肺结核的粟粒结节具有大小、密度、分布一致的特点,而癌性淋巴管炎的粟粒结节多分布不均匀并伴有小叶间隔不规则增厚。

3. MRI表现　因结节或肿块内的血管组织、纤维结缔组织、肌组织及脂肪组织等成分不同,在MRI上信号表现也不同。慢性肉芽肿、干酪样结核或错构瘤等由于其内含有较多的纤维组织与钙质,在T_2WI上呈较低信号;恶性病变如肺癌或肺转移瘤在T_2WI上呈较高信号。肿块内坏死灶在T_1WI上呈低信号,T_2WI上呈高信号;囊性变者在T_1WI上呈低信号,T_2WI上呈高信号;血管性肿块如肺动静脉瘘,由于流空效应而表现为无信号(低信号)影。

附:孤立性肺结节的处理与对策

孤立性肺结节(solitary pulmonary nodule,SPN)是指肺实质内单发且直径≤3cm的圆形或类圆形结节。临床上,SPN较常见,既可以是良性,亦可为恶性病变,多为早期肺癌。因此,SPN及时检出并正确诊断及鉴别诊断十分重要。

1. **检查方法与价值**　下述影像学检查有助于SPN诊断与鉴别诊断。

(1) **CT**:主要包括高分辨力CT和其他CT后处理技术及动态增强检查。

1) 高分辨力CT(HRCT):是进一步评估SPN普遍采用的方法,可更加清晰显示SPN内部密度、边缘特征、病变与周围结构的关系等。

2）后处理技术：包括多平面重组、最大密度投影、容积再现以及最小密度投影等。可进一步全面、整体、直观地显示病变形态、表面以及与周围结构的关系。显示分叶征、毛刺征、胸膜凹陷征、空泡征及空气支气管征也优于常规 CT 扫描。

3）动态增强扫描：可通过 SPN 密度的动态变化模式、程度来反映病灶的血供情况，对 SPN 良、恶性的鉴别诊断具有重要的价值。

（2）MRI：动态增强检查可提供 SPN 血流动力学信息，DWI 可反映 SPN 病变组织内水分子运动受限的程度，有助于其良、恶性的鉴别诊断。

（3）PET/CT：恶性肿瘤细胞代谢活跃，对^{18}F-FDG 摄取量增加，可通过标准摄取值（SUV）进行半定量分析，有助于 SPN 良、恶性鉴别诊断。

2. **影像学随访**　当 SPN 较小时，往往缺乏特征性影像学表现而难以作出及时准确性诊断。此时，对于合适的 SPN 病灶可采用穿刺活检获得组织学诊断结果；亦可行随访复查，以动态观察结节变化从而判断其良、恶性。

（1）**随访方法**：包括 X 线胸片、CT 和 MRI 检查，其中以 CT 检查最常用。

1）X 线胸片：简便经济，辐射剂量小，对已有 X 线胸片记录且病灶显示较清楚者，可采用该种方法进行复查，以比较 SPN 大小的变化。

2）CT：是 SPN 随访常用和最佳的影像学方法，可清晰显示病灶的形态、大小、密度及边缘等改变。应用肺结节分析软件，还能客观评估结节大小变化，自动计算出结节倍增时间（double time，DT），有助于 SPN 良、恶性的鉴别诊断。

3）MRI：无辐射、多方位、多序列成像，有助于靠近纵隔及肺尖部结节病灶的亦可进行随访和观察其内部信号的变化。

（2）**随访时间**：应根据 SPN 大小、良恶性倾向、患者年龄及个人与家族史等进行综合分析，以决定合适随访时间。通常，每 3 个月或每 6 个月可复查 1 次；如病灶较小，复查间隔时间可相对较长，病灶较大，则间隔时间相对缩短。

（3）**随访处理**：随访过程中，如 SPN 逐渐增大，则恶性可能性增加；如长期稳定，则良性可能性大。此外，DT 也有助于 SPN 良、恶性评估；通常认为若 SPN 的 DT 为 1 ~ 6 个月时，常提示为恶性（图 4-15a ~ d）；由较规则形态变成分叶状者，也提示为恶性（图 4-15e、f）；边缘较光整，随访时出现毛刺者，多提示为恶性；由单纯磨玻璃结节（GGN）演变为混合 GGN 或混合 GGN 变为实性结节者，均提示恶性可能大；如发生邻近结构改变（胸膜凹陷征或血管集束征等），也是提示恶性的重要征象，临床上应及时采取穿刺活检进一步确诊和积极治疗。

（五）网状、细线状及条索状影

肺部的网状、细线状及条索状影是间质性病变的表现，其病理改变可以是渗出或漏出、炎性细胞或肿瘤细胞浸润、纤维结缔组织或肉芽组织增生等。常见的肺间质病变有慢性支气管炎、特发性肺纤维化、癌性淋巴管炎、尘肺及结缔组织病等。由于病理性质、病变范围、发生时间不同，其影像学表现也有所不同。

1. **X 线表现**　不同部位、不同病因所致的肺间质性病变表现不同：①较大支气管、血管周围的间质病变，表现为肺纹理增粗、模糊和紊乱；小支气管、血管周围间质及小叶间隔的病变，表现为网状与细线状影或蜂窝状影（图 4-16a）；②局限性线状影，可见于肺内病变沿肺间质引向肺门或外围，如肺癌肿块与肺门之间或与胸膜之间的细线状影；肺结核愈合后，其周围肺间质可发生纤维化，表现为条索状影，走行不规则，粗细不一；③小叶间隔内有液体或组织增生，可表现为不同部位的间隔线；常见者有间隔 B 线（也称 Kerley B 线），表现为两下肺野近肋膈角处的外带，有数条垂直于肋胸膜的线状影，长约 2cm，宽为 1 ~ 2mm，多见于肺静脉高压、肺间质水肿。

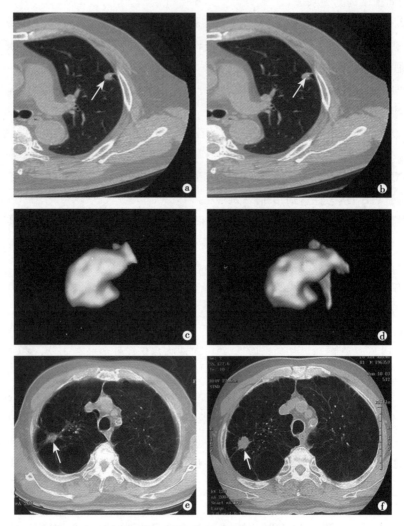

图 4-15   孤立性肺结节 CT 复查

a~d. 同一病例；a、b. HRCT 复查，间隔时间 3 个月，左上肺 SPN(↑)二维测量大小无明显改变；c.d. 两次复查的肺结节容积定量分析，显示 SPN 体积有增大，且形态发生改变，计算其 DT 为 167 天，提示恶性，手术病理为"中分化鳞癌"。e、f. 同一病例，CT 复查，间隔 4 个月，显示后者(f)的右上肺结节(↑)明显增大，且出现分叶状轮廓及毛刺征，提示恶性，手术病理为"中分化腺癌"

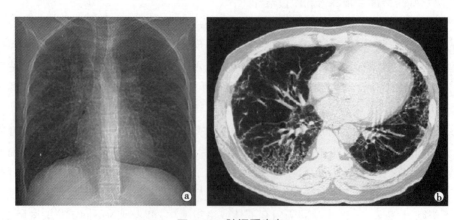

图 4-16   肺间质病变

a. 胸部平片，肺弥漫性网状影；b. CT 肺窗，两肺线状和网状影，以胸膜下区为著，形成蜂窝状，为特发性肺纤维化

2. **CT表现**　HRCT可发现早期轻微肺纤维化,表现为小叶间隔增厚等微细改变,对肺间质病变的诊断具有重要价值。小叶间隔增厚CT表现与其累及范围、程度和病因有关:①初期,常表现为与胸膜相连的细线状影,长1~2cm,病变明显时可呈多角形的网状影;②进展期,如肺纤维化时,由于广泛的小叶间隔增厚,相邻增厚的小叶间隔相连,在胸膜下1cm以内,可见与胸壁平行的弧线状影,长2~5cm,称为胸膜下线;③晚期,如肺纤维化后期,在两中、下肺野胸膜下可见蜂窝状影(图4-16b),并可向内累及中、内带和向上累及上肺野。

3. **MRI表现**　正常情况下肺野信号很低,故对网状、细线状病灶显示不满意;较大的条索状病灶有时可在黑色(低信号)的肺野背景上显示,在T_1WI上和T_2WI上均呈中等信号影。

(六)钙化

钙化(calcification)在病理上属于变质性病变,受到破坏的组织发生脂肪酸分解而引起局部pH值变化时,钙离子以磷酸钙或碳酸钙的形式沉积下来,一般发生在退行性变或坏死组织内。多见于肺或淋巴结干酪性结核病灶的愈合阶段;某些肺内肿瘤组织内或囊肿壁也可发生钙化。两肺多发性钙化除结核外还可见于矽肺、骨肉瘤肺内转移、肺组织胞浆菌病及肺泡微石症等。

1. **X线表现**　在胸部平片上,钙化表现为密度很高、边缘清楚锐利、大小形状不同的病灶,可为斑点状、块状及球形,呈局限或弥散分布。肺结核或淋巴结结核钙化呈单发或多发斑点状;矽肺钙化多表现为两肺散在多发结节或环状致密影,其淋巴结钙化多呈蛋壳样。

2. **CT表现**　在纵隔窗上,钙化的密度明显高于软组织,CT值达100HU以上。层状与环状钙化常为良性病灶,多见于肉芽肿或结核性病变(图4-17a、b);典型肺错构瘤的钙化呈"爆玉米花"样(图4-17c);少数周围型肺癌亦可出现钙化,呈单发点状或局限性多发颗粒状钙化(图4-17d);肺门淋巴结蛋壳状钙化常见于尘肺。通常钙化在病灶中所占的比例越大,良性的可能性就越大;弥漫性小结节状钙化多见于肺泡微石症和矽肺。

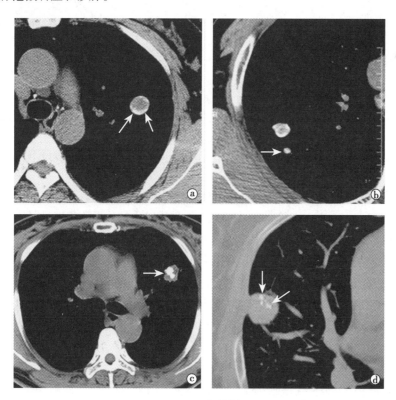

图4-17　钙化灶
a、b. 结核球HRCT表现,a可见环形钙化(↑),b可见钙化性"卫星灶";
c. 肺错构瘤,可见"爆玉米花"样钙化(↑);d. 周围型肺癌,可见多发颗粒状钙化(↑)

3. MRI 表现　对钙化的显示远不如 CT 敏感和准确。肺部小钙化灶多无法显示,较大钙化灶可表现为肺部病灶内的信号缺失区(低信号);当病灶完全钙化时则不能显示。

二、胸膜病变

(一)胸腔积液

任何因素使胸膜腔内液体形成过快或吸收过缓,即产生胸腔积液,也称胸水。感染、肿瘤、损伤、自身免疫疾病、心力衰竭、低蛋白血症及放射治疗等均可以引起胸腔积液。胸腔积液分为渗出液和漏出液,可透明清亮,也可以是脓性、血性、乳糜性或胆固醇性。

1. X 线表现　胸腔积液的表现与积液量、体位和是否包裹或粘连有关,可分为以下类型。

(1)**游离性胸腔积液**(free pleural effusion):①少量积液:站立位时,极少量的积液积聚于位置最低的后肋膈角处,仅于侧位片上显示后肋膈角变钝。当积液量达 250ml 左右时,后前位胸片可见外侧肋膈角变钝、变浅。随着积液量增加,外侧肋膈角消失,积液掩盖膈顶,呈外高内低的弧形致密影,其上缘在第 4 肋前端以下;仰卧位时,因液体散开,胸腔积液不易显示,后前位胸片上仅表现为肺野密度升高或叶间裂增厚。②中量积液:上缘表现为弧形凹面,患侧中下肺野呈均匀致密影(图4-18a);上界超过第 4 肋前端的下缘,并在第 2 肋前端下缘平面以下。③大量积液:弧形凹面上缘超过第 2 肋前端下缘,患侧肺野呈均匀致密影,有时仅见肺尖部透明;可见患侧肋间隙增宽,横膈下降,纵隔向健侧移位。

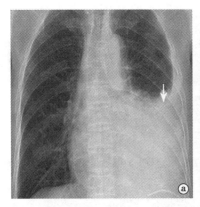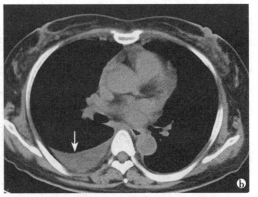

图 4-18　胸腔积液
a. 胸部平片,左侧中量胸腔积液(↑);b. CT 纵隔窗,右侧少量胸腔积液(↑)

(2)**局限性胸腔积液**(localized pleural effusion):可分为以下三种。

1)包裹性积液(encapsulated effusion):为脏、壁层胸膜发生粘连导致积液局限于胸膜腔的某一部位而成,多见于胸膜炎,好发于下胸部侧后胸壁。切线位片上,包裹性积液表现为自胸壁向肺野突出的半圆形或扁丘状均匀致密影,边缘清楚,其上下缘均与胸壁呈钝角相交。

2)叶间积液(interlobar effusion):为局限于水平裂或斜裂内的积液,可单独存在或与游离性积液并存。发生于斜裂者,正位胸片上多难以诊断,侧位胸片则易于发现,典型表现为叶间裂部位梭形影,密度均匀,边缘清楚。游离性积液进入叶间裂时多局限于斜裂下部,侧位胸片表现为尖端向后上的三角形密度增高影。

3)肺底积液(subpulmonary effusion):为位于肺底与横膈之间的胸腔积液,右侧较多见。被肺底积液向上推挤的肺下缘呈圆顶形,易误认为"横膈升高"。肺底积液所致的"横膈升高"圆顶最高点位于偏外 1/3,且肋膈角深而锐利。仰卧位胸片能显示正常位置的横膈,可资鉴别。

2. CT 表现　①少量、中等量游离性积液:表现为后胸壁下弧形窄带状或新月形液体样密度影,边缘光整（见图4-18b），俯卧位检查可见液体移至前胸壁下。②大量游离性积液:显示整个胸腔为液体样密度影占据,肺被压缩于肺门部呈软组织影,纵隔向对侧移位。③包裹性积液:表现为自胸壁向肺野突出的凸镜形液体样密度影,基底宽而紧贴胸壁,与胸壁的夹角多呈钝角,边缘光整,邻近胸膜多有增厚,形成胸膜尾征。④叶间积液:表现为叶间裂处条带状的液体密度影(图4-19),有时呈梭状或球状,积液量多时可形似肿块状,易误为肺内肿瘤,其位置、走行与叶间裂一致且为液体样密度、增强扫描无强化,可资鉴别。

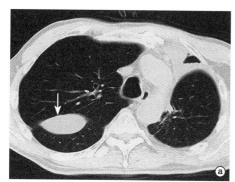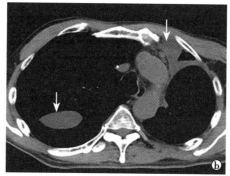

图4-19　叶间与包裹性积液

a. CT 肺窗;b. CT 纵隔窗。右侧肺野内沿斜裂走行的液体密度影(↑),为叶间积液;左侧胸壁突向肺野的半圆形液体密度影(↑),为包裹性积液

3. MRI 表现　胸腔积液在 T_1WI 上多呈低信号,富含蛋白或细胞成分的积液呈中-高信号,血性胸腔积液可呈高信号;各种胸腔积液在 T_2WI 上均呈高信号。

（二）气胸与液气胸

空气进入胸膜腔内为气胸(pneumothorax)。空气进入胸腔是因脏层或壁层胸膜破裂所致。胸膜腔内液体与气体同时存在为液气胸(hydropneumothorax)。

1. X 线表现　气胸区无肺纹理,为气体密度(图4-20a)。①少量气胸时,气胸区呈线状或带状无纹理区,可见被压缩肺的边缘,呼气时显示较清楚。②大量气胸时,气胸区可占据肺野的中外带,内带为压缩的肺,呈密度均匀软组织影;同侧肋间隙增宽,横膈下降,纵隔向健侧移位。③液气胸时,立位胸片可见气-液平面,严重时,气-液平面可横贯患侧整个胸腔。④如脏、壁层胸膜粘连,可形成局限性或多房性气胸或液气胸。

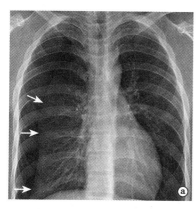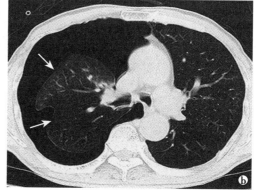

图4-20　气胸

a. 胸部平片,右侧带状透明影,内无肺纹理,为气胸区,可见被压缩肺的边缘(↑);b. CT 肺窗,右胸腔外周无肺组织的极低密度区,为气胸区,右肺向内受压(↑)

2. CT 表现　①气胸,表现为肺外侧带状无肺纹理的极低密度区,其内侧可见弧形的脏层胸膜呈细线状软组织密度影,与胸壁平行;肺组织有不同程度的受压萎陷,严重时整个肺被压缩至肺门呈球状,伴纵隔向对侧移位,横膈下降(图 4-20b)。②液气胸,由于重力关系,液体分布于背侧,气体分布于腹侧,可见明确的气-液平面及萎陷的肺边缘。

3. MRI 表现　不能显示气胸,只能显示液气胸的液体信号。

(三) 胸膜肥厚、粘连及钙化

胸膜炎性纤维素性渗出、肉芽组织增生、外伤出血机化均可引起胸膜肥厚、粘连及钙化(pleural thickening,adhesion and calcification)。胸膜肥厚与粘连常同时存在。轻度局限性胸膜肥厚粘连多发生在肋膈角区。胸膜钙化多见于结核性胸膜炎、出血机化和尘肺。

1. X 线表现　①局限胸膜肥厚、粘连,X 线胸片常表现为肋膈角变浅、变平;广泛胸膜肥厚、粘连时,可见患侧胸廓塌陷,肋间隙变窄,肺野密度增高,肋膈角近似直角或封闭,横膈升高且顶部变平,纵隔可向患侧移位。②胸膜钙化时,在肺野边缘呈片状、不规则点状或条状高密度影;包裹性胸膜炎时,胸膜钙化可呈弧线形或不规则形。

2. CT 表现　①胸膜肥厚,表现为沿胸壁的带状软组织影,厚薄不均匀,表面不光滑,与肺的交界面多可见小的粘连影;胸膜肥厚可达 1cm 以上,当厚度达 2cm 或以上时多为恶性。②胸膜钙化,多呈点状、带状或块状高密度影,其 CT 值可接近骨骼(图 4-21)。

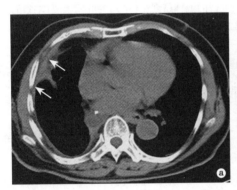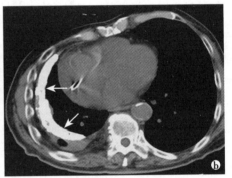

图 4-21　胸膜肥厚、粘连及钙化

a. CT 纵隔窗可见右侧胸膜粘连、增厚(↑);b. CT 纵隔窗可见右侧胸膜粘连、肥厚伴钙化(↑)

3. MRI 表现　对胸膜肥厚、粘连与钙化的显示不如普通 X 线和 CT。

(四) 胸膜肿块

胸膜肿块(pleural mass)主要见于胸膜原发或转移性肿瘤。原发者多为胸膜间皮瘤,少数为来自结缔组织的纤维瘤、平滑肌瘤、神经纤维瘤等。胸膜肿瘤可为局限性或弥漫性,弥漫性均为恶性。可伴或不伴有胸腔积液,肿块合并胸腔积液多为恶性。此外,胸膜肿块也可见于机化性脓胸及石棉肺形成的胸膜斑块等。

1. X 线表现　在 X 线胸片上,胸膜肿块表现为半球形、凸镜状或不规则形致密影,密度多均匀,边缘清楚,与胸壁呈钝角相交(图 4-22a)。弥漫性间皮瘤可伴胸腔积液,转移瘤可伴有肋骨破坏。

2. CT 表现　表现为广基与胸壁相连的软组织密度肿块(图 4-22b),有时可见肿块周边与胸膜相延续而形成胸膜尾征;增强扫描,肿块多有较明显强化。弥漫性胸膜肿瘤多呈普遍性胸膜增厚,内缘高低不平,呈多结节状或波浪状,范围较广者可累及整个一侧胸膜。机化性脓胸或石棉肺的胸膜斑块多伴有钙化。

3. MRI 表现　在 T_1WI 上胸膜肿块呈中等信号,T_2WI 上呈不同程度高信号。

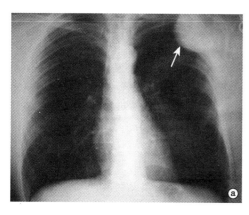
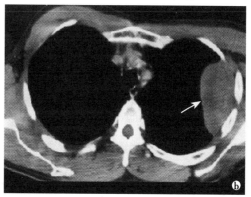

图 4-22　**胸膜肿瘤**

a. 胸部平片,左侧肺尖凸镜形软组织密度影(↑);b. CT 纵隔窗,自左胸壁向肺内突出的凸镜形软组织密度影(↑)

三、纵隔改变

除纵隔气肿和含气脓肿外,X 线胸片多仅能显示纵隔形态和位置改变,而 CT 和 MRI 检查则能进一步明确纵隔改变的病因。

(一)X 线表现

胸片上,纵隔改变主要包括形态和位置改变:①形态改变,多表现为纵隔增宽(图 4-23a),引起纵隔增宽的病变可为肿瘤性、炎症性、出血性、淋巴性、脂肪性和血管性,以纵隔肿瘤最常见。②位置改变,多表现为纵隔移位,胸腔、肺内及纵隔病变均可使纵隔移位,肺不张及广泛胸膜肥厚可牵拉纵隔向患侧移位,大量胸腔积液、肺内巨大肿瘤及偏侧生长的纵隔肿瘤可推压纵隔向健侧移位。

(二)CT 表现

根据 CT 值可将纵隔病变分为四类(图 4-23b),即脂肪性、实性、囊性及血管性病变:①脂肪瘤以右心膈角处多见。②实性病变可见于良、恶性肿瘤、淋巴结增大等。③囊性病变表现为圆形或类圆形液体样密度影;心包囊肿多位于右心膈角处;支气管囊肿好发于气管、食管旁或邻近肺门部。④主动脉瘤可见瘤壁的弧形钙化。CT 增强检查对鉴别血管性与非血管性、良性与恶性肿块很有价值:①血管性病变常强化显著,可确切识别主动脉瘤、主动脉夹层及附壁血栓。②实性病变中,良性病变多呈均匀轻度强化,恶性病变多为不均匀较明显强化。③囊性病变可见囊壁轻度强化。④脂肪密度病变仅见其内血管强化。

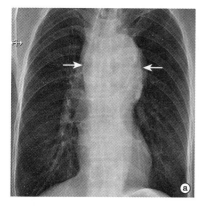
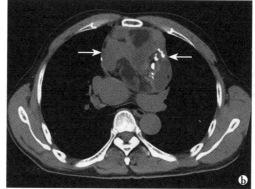

图 4-23　**纵隔增宽**

a. 胸部平片,纵隔向两侧增宽(↑);b. CT 平扫纵隔窗,纵隔畸胎瘤致纵隔增宽(↑)

（三）MRI 表现

常规 MRI 检查：①实性病变中，肿瘤在 T_1WI 上信号强度常略高于正常肌肉组织，T_2WI 上信号强度多较高。②囊性病变中，单纯性浆液性囊肿 T_1WI 上呈低信号，T_2WI 上呈显著高信号；黏液性囊肿或囊液富含蛋白时，在 T_1WI、T_2WI 上均呈高信号；囊内含胆固醇结晶或出血时，T_1WI 上也呈高信号。③脂肪性肿块在 T_1WI 和 T_2WI 上均为高信号，在脂肪抑制序列上呈低信号；畸胎瘤在 T_1WI 和 T_2WI 上常含有脂肪信号灶。④血管性病变中，动脉瘤的瘤壁弹性差，血流在该处流速减慢或形成涡流，涡流产生的信号多不均匀；动脉夹层依其血流速度不同，易分辨真假腔，通常假腔大于真腔，假腔的血流较缓慢、信号较高，而真腔血流快、通常为流空信号。

第四节　疾　病　诊　断

一、支气管扩张症

支气管扩张症（bronchiectasis）是指支气管内径不可逆的异常扩大。好发于儿童及青壮年，男女发病率无明显差异。

【临床与病理】

病因可分为先天性和后天性，多数为后天性。先天性支气管扩张病因为：①先天性免疫球蛋白缺乏；②肺囊性纤维化；③纤毛不运动综合征。后天性支气管扩张病因为：①慢性感染引起支气管壁组织的破坏；②支气管内分泌物淤积与长期剧烈咳嗽，引起支气管内压增高；③肺不张及肺纤维化对支气管壁产生外在性牵拉。根据扩张形态可分为：①柱状型支气管扩张；②曲张型支气管扩张；③囊状型支气管扩张。三种类型可同时混合存在或以其中某一种类型为主。支气管扩张一般发生在 3～6 级分支，以两肺下叶、左肺舌段及右肺中叶支气管多见，可两侧同时存在。临床上，患者常出现咳嗽、咯脓痰和咯血等症状。

【影像学表现】

X 线：常规胸片可表现正常；有时可在病变部位显示肺纹理增多和（或）环状透亮影。

CT：是目前诊断支气管扩张最常用的影像学方法。主要表现为：①柱状型支气管扩张：当扩张的支气管走行与 CT 层面平行时表现为轨道状，称为"轨道征"；当其和 CT 层面呈垂直走行时表现为厚壁的圆形透亮影，与伴行的肺动脉共同形成"印戒征"（图4-24）。②曲张型支气管扩张：表现为支气管腔呈粗细不均的增宽，壁不规则，可呈念珠状。③囊状型支气管扩张：支气管远端呈囊状膨大，成簇的囊状扩张形成葡萄串影，合并感染时囊内可出现气-液平面（图4-25）。④支气管黏液栓：当黏液栓充填扩张的支气管腔时，表现为棒状或结节状高密度影，呈"指状征"改变（图4-26）。合并感染时扩张支气管周围有斑片状渗出影、纤维条索影。

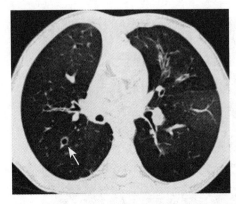

图4-24　柱状支气管扩张
CT 肺窗，右上肺后段可见支气管管腔增宽，其内径大于伴行肺动脉，形成"印戒征"（↑）

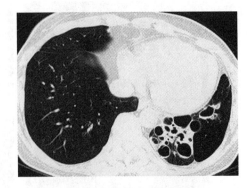

图4-25　囊状支气管扩张
CT 肺窗，左下肺可见多发囊状支气管扩张，呈蜂窝状改变，部分扩张支气管管腔内可见小的气-液平面

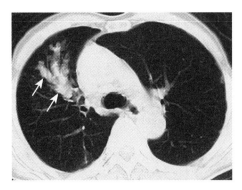

图 4-26 支气管扩张伴黏液栓

CT 肺窗,右上肺可见柱状支气管扩张伴黏液栓,表现为类似手指样的高密度"指状征"

胸部平片有时可提示支气管扩张,进一步确诊及明确扩张的类型、范围和程度等则应行 CT 检查,各种类型支气管扩张均有较特征性表现,结合临床资料,一般不难诊断。囊状型支气管扩张需与多发含气肺囊肿和肺气囊鉴别。

二、肺炎

肺炎(pneumonia)为肺部常见病、多发病。肺炎可按病因和解剖部位分类:临床上常按病因分为感染性、理化性、免疫和变态反应性,以感染性最常见;影像上正确判断肺炎病因及何种病原体感染常有困难,故按病变的解剖分布分为大叶性、小叶性及间质性肺炎。

(一)大叶性肺炎

大叶性肺炎(lobar pneumonia)常为肺炎链球菌感染,炎症常累及一个或多个完整的肺叶,也可仅累及肺段。

【临床与病理】

本病青壮年常见。临床常以起病急,寒战高热、胸痛、咯铁锈色痰为特征。如早期应用抗生素其临床过程常不典型。血常规可见白细胞总数及中性粒细胞明显增高。

病理上常分为四期:①充血期:肺泡壁毛细血管充血扩张,肺泡内少量浆液渗出,肺泡腔内仍存有空气。②红色肝变期:此期肺大体切面呈红色肝样,因肺泡内充有大量红细胞和纤维蛋白等渗出物所致。③灰色肝变期:随着肺泡内红细胞减少,代之以大量白细胞,肺切面呈灰色肝样。④消散期:肺泡内纤维蛋白渗出物溶解、吸收,肺泡重新充气。经积极有效治疗,通常 1 周后病变开始转入消散期。病理上的动态变化决定了各期影像学表现的不同。

【影像学表现】

X 线:①充血期,可无阳性发现,或仅显示肺纹理增多,肺透明度减低。②红色和灰色肝变期,表现为密度均匀的致密影;不同肺叶或肺段受累时病变形态不一,累及肺段表现为片状或三角形致密影,累及整个肺叶则呈以叶间裂为界的大片状致密影;实变影中常可见透亮支气管影,即"空气支气管征"(图 4-27)。③消散期,实变区密度逐渐减低,表现为大小不等、分布不规则的斑片状影;炎症最终可完全吸收,或仅残留少量索条状影,偶可演变为机化性肺炎。

CT:①充血期,病变呈磨玻璃样密度影,边缘模糊,病变区血管影仍隐约可见。②红色和灰色肝变期,可见呈大叶或肺段分布的致密实变影,内见"空气支气管征"(图 4-28)。③消散期,随病变的吸收,实变影密度减低,呈散在、大小不等的斑片状影,最后可完全吸收。

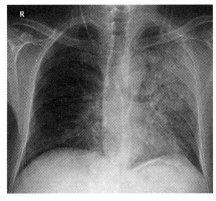

图 4-27 左上肺大叶性肺炎

X 线胸片,可见左上肺大片状高密度实变影,边缘模糊,其内隐约可见"空气支气管征"

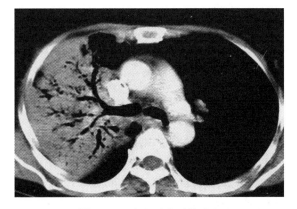

图 4-28 右上肺大叶性肺炎

CT 增强,可见右肺上叶大片实变影,其内可见分支状含气的"空气支气管征"

【诊断与鉴别诊断】

大叶性肺炎常有典型临床表现,结合临床资料与影像学表现,多可明确诊断。其中,CT 检查有利于早期检出病变和鉴别诊断。鉴别诊断包括:①肺不张:局部肺体积缩小,其内无"空气支气管征"。②阻塞性肺炎:多可见所属支气管近端有肿块或结节影,或见支气管有狭窄或堵塞征象。③大叶性干酪样肺炎:肺实变密度常高于大叶性肺炎,多有虫蚀样空洞,了解患者的结核病史、临床表现与实验室检查有助于明确诊断。

(二) 小叶性肺炎

小叶性肺炎(lobular pneumonia)又称支气管肺炎(bronchopneumonia),多见于婴幼儿、老年和极度衰弱的患者或为手术后并发症。

【临床与病理】

病变常经上呼吸道累及小叶支气管,并以小叶为中心向邻近扩散,在小叶支气管和肺泡内产生炎性渗出物。病变范围是小叶性的,呈两侧散在分布,可融合成大片。由于细支气管炎性充血、水肿,可导致细支气管不同程度的阻塞,形成小叶性肺气肿或肺不张。

临床表现以发热为主,可伴有咳嗽、咯黏液痰或伴胸痛、呼吸困难和发绀。

【影像学表现】

X 线:病变多位于两肺中下野的内、中带,沿肺纹理分布;表现为多发散在斑片状影,边缘模糊不清,密度不均,并可融合成较大的片状影(图 4-29);支气管壁充血水肿引起肺纹理增多、模糊。

CT:两肺中下部可见局部支气管血管束增粗;有大小不等边缘模糊的结节状影及片状影。小叶支气管阻塞时,可伴有小叶性肺气肿或肺不张。小叶性肺炎治疗后可完全吸收或残留少许纤维条索影。

【诊断与鉴别诊断】

小叶性肺炎有明显的临床症状,影像学表现如有一定的特征,常可做出诊断。对于病变迁延或反复发作者,CT 检查可明确有无并发的支气管扩张。

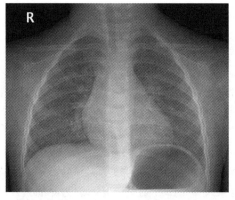

图 4-29　小叶性肺炎

X 线胸片,可见两肺内中带肺纹理增多、模糊,沿肺纹理可见斑片状模糊影分布

(三) 间质性肺炎

间质性肺炎(interstitial pneumonia)系以肺间质炎症为主的肺炎。多见于婴幼儿,常继发于麻疹、百日咳或流行性感冒等急性传染病。

【临床与病理】

病理上,主要为小支气管壁及肺间质的炎性细胞浸润,炎症可沿淋巴管扩散引起淋巴管炎及淋巴结炎。小支气管因炎症、充血及水肿常部分性或完全性阻塞。

临床表现有发热、咳嗽、气急及发绀等症状。

【影像学表现】

X 线:两肺中下野为好发部位,常表现为肺纹理增粗、模糊,交织成网状或小斑片状影;可伴有弥漫性肺气肿;肺门密度增高、结构不清常为肺门周围间质内炎性浸润所致。

CT:常用于早期或轻症患者的诊断与鉴别诊断。主要表现为两侧支气管血管束增粗,有网状或小斑片状影;可伴有肺门及纵隔淋巴结增大,偶见少量胸腔积液。

【诊断与鉴别诊断】

间质性肺炎需与支气管肺炎相鉴别,后者是以两肺中下肺野散在小片状影为主要表现。

三、肺脓肿

肺脓肿(lung abscess)系由不同病原菌引起的肺部坏死性炎性疾病。感染途径有：①吸入性：从口腔、鼻腔吸入病原菌。②血源性：常继发于身体其他部位的感染，病变常多发。③邻近器官感染直接蔓延。

【临床与病理】

病理变化为化脓性肺炎导致细支气管阻塞、小血管炎性栓塞，肺组织坏死后液化并经支气管咳出后形成脓腔；有时脓肿破溃到胸腔形成脓气胸和支气管胸膜瘘。急性期经体位引流和抗生素治疗，脓腔可缩小而消失；如迁延不愈可转为慢性肺脓肿。

临床起病急骤，有寒战、高热、胸痛等全身中毒症状；咳嗽逐渐加重，可咯大量脓臭痰，血中白细胞总数明显增加。慢性肺脓肿时，患者常表现咳嗽、咯脓痰和血痰，不规则发热伴贫血和消瘦等，并可有杵状指(趾)。

【影像学表现】

X线：病灶可单发或多发，多发者常见于血源性肺脓肿；早期呈肺内致密的团状影，其后形成厚壁空洞，内壁常较光整，底部常见气-液平面。①急性肺脓肿：由于脓肿周围存在炎性浸润，空洞壁周围常见模糊的渗出影(图4-30)。②慢性肺脓肿：脓肿周围炎性浸润吸收减少，空洞壁变薄，腔也缩小，周围有较多紊乱的条索状纤维病灶。

CT：对脓肿壁的显示优于X线平片，能更早显示实变影中有无早期坏死液化灶，还易于明确脓肿位于肺内或胸膜腔内、是否伴有少量胸腔积液及脓肿处有无局部胸膜增厚；此外，还可判断肺脓肿是否破入胸腔形成局限性脓胸或脓气胸等情况。增强CT时，可见脓肿壁较明显强化(图4-31)。

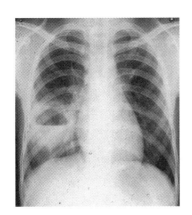

图4-30　肺脓肿
X线胸片，可见右下肺较大的厚壁空洞影，内缘光整，可见气-液平面，外缘较模糊

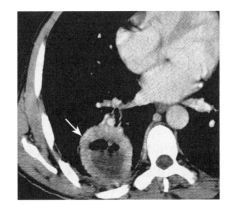

图4-31　肺脓肿
CT增强，可见右下肺厚壁空洞，其内可见气-液平面，洞壁呈较明显强化(↑)

【诊断与鉴别诊断】

肺脓肿空洞需与癌性空洞和肺结核空洞相鉴别：①癌性空洞：多见于老年患者，常为厚壁偏心空洞，内壁不光整，可有壁结节，外壁可有分叶征及毛刺征，常伴肺门、纵隔淋巴结增大。②结核性空洞：多发生在肺上叶尖段、后段和下叶背段，通常较小，壁薄，内壁光滑，周围常有卫星病灶。

四、肺结核

肺结核(pulmonary tuberculosis)为人型或牛型结核杆菌引起的肺部慢性传染病，近年来，其发病率有上升趋势。

【临床与病理】

肺结核基本病理变化为渗出、增殖和变质。渗出性病变发生在早期或机体免疫力低下，菌量多，毒力强或变态反应较强时,主要表现为浆液性或纤维素性肺泡炎;渗出物可完全吸收,也可转变为增殖性病变。当菌量少、毒力低或人体免疫力较强时则以增殖性病变为主,形成典型的结核性肉芽肿;当菌量大、毒力强、机体抵抗力低、变态反应明显或未适当治疗时,渗出、增殖病变常可发展为坏死病变,肉眼下呈干酪样改变。以上三种病变可同时存在,但常以某一种为主。当人体抵抗力增强或经正规抗结核药物治疗,细菌可逐渐被抑制、杀灭,病变可吸收、纤维化或钙化;病变进展时,病灶可扩大、溶解、液化和形成空洞,并经支气管发生肺内播散,也可经血行播散至其他脏器。

临床上,肺结核多起病缓慢、病程长,可无临床症状;或有午后低热、盗汗、消瘦、食欲缺乏、咳嗽、胸痛、咯血等;急性血行播散者,可有高热、寒战、咳嗽或昏睡等症状。

肺结核需以临床症状、影像学表现和痰菌检查为依据进行综合诊断。2004 年我国实施新的结核病分类标准,如下:

(1)原发型肺结核(primary pulmonary tuberculosis)(Ⅰ型):包括原发综合征和胸内淋巴结结核。

(2)血行播散型肺结核(hemo-disseminated pulmonary tuberculosis)(Ⅱ型):包括急性血行播散型肺结核(又称急性粟粒型肺结核)及亚急性、慢性血行播散型肺结核。

(3)继发型肺结核(secondary pulmonary tuberculosis)(Ⅲ型):系肺结核中的一个主要类型,包括浸润性肺结核与纤维空洞性肺结核等。

(4)结核性胸膜炎(tuberculous pleuritis)(Ⅳ型):临床上须排除其他原因引起的胸膜炎。包括结核性干性胸膜炎、结核性渗出性胸膜炎、结核性脓胸。

(5)其他肺外结核(Ⅴ型):其他肺外结核按部位及脏器命名。

此外,在这一分类标准中,基于结核病控制和治疗的实用性,在原分类基础上新增加了菌阴性肺结核,是指三次痰涂片和一次培养阴性,但有典型肺结核临床和影像学表现且经抗结核治疗有效的肺结核。

【影像学表现】

(1)**原发型肺结核**:包括原发综合征和胸内淋巴结结核,多见于儿童和青少年,少数可为成年人。

X线:原发综合征典型呈"哑铃"状表现,包括:①原发浸润灶:邻近胸膜处的肺内原发病灶,多位于中上肺野,呈圆形、类圆形或局限性斑片影;②淋巴管炎:为自原发病灶向肺门走行的不规则条索状影;③肺门、纵隔淋巴结增大:表现为肺门影增大或纵隔淋巴结增大,并突向肺野(图 4-32)。

若原发病灶和引流支气管炎被吸收,则仅显示肺门和(或)纵隔淋巴结增大,即为胸内淋巴结结核。淋巴结内干酪样坏死灶可破溃入血管和支气管引起血行或支气管播散。

CT:在原发型肺结核中,CT 较 X 线平片更易发现肺门与纵隔淋巴结增大,清楚显示其形态、大小、数目、边缘和密度等;由于增大淋巴结的中心常为干酪样坏死物质,增强 CT 时,中心不强化、周边强化,呈环状强化表现(图 4-33)。

(2)**血行播散型肺结核(Ⅱ型)**:系结核杆菌经血行播散所致,因结核杆菌的毒力、数量以及机体免疫功能状况等因素的不同,可分为急性、亚急性及慢性血行播散型肺结核。

1)**急性血行播散型肺结核**:又称急性粟粒型肺结核(acute miliary pulmonary tuberculosis)。

X线:表现为两肺弥漫分布的粟粒状影,粟粒大小为 1～3mm,边缘较清晰。典型表现为"三均匀",即分布均匀、大小均匀和密度均匀(图 4-34)。

CT:可更加清晰显示粟粒性病灶,尤其对早期急性粟粒型肺结核显示优于胸片,有助于早期诊断,也表现为"三均匀"特点(图 4-35)。

2)**亚急性、慢性血行播散型肺结核**:为结核菌少量、多次经血行播散至肺脏所致。

X线:表现为双肺上、中野粟粒状或较粟粒更大的小结节影,其大小不一、密度不等、分布不均,即"三不均匀";肺尖部及锁骨下病灶可为硬结、钙化及纤维化,而其余病灶呈增殖或渗出性改变。此型肺结核好转时,病灶可吸收和发生硬结或钙化;病灶进展时可扩大形成空洞,发展为纤维空洞型肺结核。

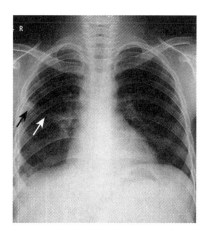

图 4-32 原发综合征

X 线胸片,可见典型"哑铃"状表现,即右肺中野外带斑片状原发浸润病灶(黑↑)、条索状淋巴管炎(白↑)和右肺门影增大(淋巴结肿大)突向肺野

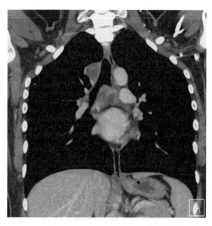

图 4-33 胸内淋巴结结核

CT 增强(冠状位),纵隔内可见多个肿大融合淋巴结影,中央坏死无强化,周边可见薄环形强化

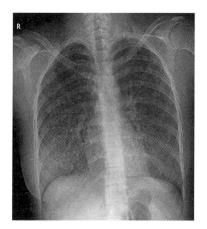

图 4-34 急性粟粒型肺结核

X 线胸片,两肺野透亮度下降,可见弥漫性粟粒阴影(直径<3mm),表现为"三均匀"特点,即大小一致、分布均匀、密度均匀

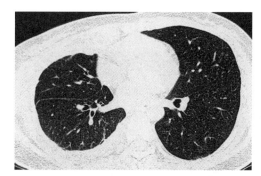

图 4-35 急性粟粒型肺结核

CT 肺窗,右侧胸廓塌陷。可见两肺弥漫分布的大小一致、密度均匀和分布较均匀的粟粒状结节影,边界清晰

CT:表现与 X 线胸片相似,但对病灶细节及重叠部位的病变显示更清晰。

(3)**继发型肺结核(Ⅲ型):**为成年人肺结核中最常见的类型,包括浸润性肺结核、结核球、干酪性肺炎和纤维空洞性肺结核等。

1)浸润性肺结核(infiltrative pulmonary tuberculosis):为再度感染结核杆菌或已静止的原发病灶重新活动所致。在此情况下,由于机体对结核杆菌已产生特异性免疫力,病变常局限,多好发于肺上叶尖段、后段及下叶背段。

X 线和 CT:表现多种多样,可以一种征象为主或多种征象混合并存。CT 较 X 线胸片更易发现结核灶的细微改变及空间结构关系,并有助于活动性判定和鉴别诊断。其主要征象为:①局限性斑片影:见于两肺上叶尖段、后段和下叶背段。②大叶性干酪性肺炎:为一个肺段或肺叶呈大片致密性实变,其内可见不规则的"虫蚀样"空洞,边缘模糊(图 4-36)。③增殖性病变:呈斑点状影,边缘较清晰,排列成"梅花瓣"状或"树芽征",为结核病的较典型表现。④结核球(tuberculoma):为圆形、椭圆形影,大小 0.5~4cm 不等,多为 2~3cm,边缘清晰,轮廓光滑,偶有分叶,密度较高,内部可见斑点、层状或环状钙化;结核球周围常见散在的纤维增殖性病灶,称"卫星灶";增强 CT 上,结核球常不强化或环状强化(图 4-37)。⑤结核性空洞:空洞壁薄,壁内、外缘较光滑,周围可有不同性质的"卫星灶"(图 4-38)。⑥支气管播散病变:结核空洞干酪样物质经引流支气管排出,引起同侧或对侧肺野的支气管播散,表现为沿支气管分布的斑片状影或"树芽征"。⑦肺间质改变:少数患者以累及肺间质结构为主,HRCT 上表现为小叶内细网状线影、微结节、"树芽征"、磨玻璃密度影、小叶间隔增厚和气道壁增厚等(图 4-39)。⑧硬结钙化或索条影:提示病灶愈合。

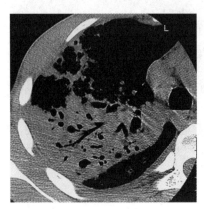

图 4-36　干酪性肺炎

薄层高分辨力 CT,可见右上肺呈大叶性肺实变,内见多发虫蚀样空洞

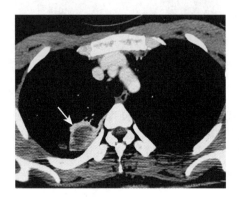

图 4-37　结核球

CT 增强,可见右上肺结核球呈周边环状强化(↑),以及后外侧方"卫星灶"

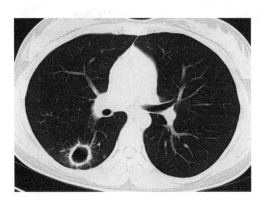

图 4-38　结核性空洞

CT 肺窗,可见右上肺后段呈类圆形的薄壁空洞影,内壁光滑,外缘毛糙

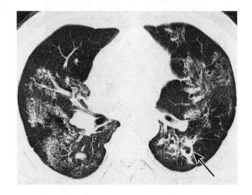

图 4-39　肺结核间质性改变

CT 肺窗,两肺可见弥漫分布的磨玻璃密度影、细网状影、微结节及小叶间隔增厚;左下肺病灶可见小空洞影(↑)

2)纤维空洞性肺结核(fibro-cavitary pulmonary tuberculosis):属于继发性肺结核晚期类型,由于肺内结核灶迁延不愈,并严重破坏肺组织,形成纤维空洞所致。

X 线和 CT:常显示为:①纤维空洞:以上中肺野常见,壁厚,内壁光整;②空洞周围改变:可见大片渗出和干酪样病变,亦可见不同程度的钙化或大量纤维化病灶;③肺叶变形:病变肺叶收缩,常见患侧肺门上提,肺纹理紊乱,呈"垂柳状";④代偿性肺气肿:无病变肺常呈代偿性气肿表现;⑤胸膜肥厚及粘连;⑥纵隔向患侧移位(图 4-40)。

(4)**结核性胸膜炎(Ⅳ型)**:分为干性胸膜炎(dry pleurisy)和渗出性胸膜炎(exudative pleurisy),后者多见,常为单侧胸腔渗液,一般为浆液性,偶为血性。其发生为结核杆菌经肺或胸壁直接侵犯胸膜,或为淋巴结结核病灶中结核杆菌经淋巴管逆流至胸膜或经血行播散所致。结核性胸膜炎可单独发生或与肺部结核病灶同时出现。临床症状常表现为胸痛和(或)呼吸困难。

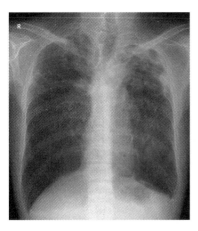

图 4-40　慢性纤维空洞性肺结核

X 线胸片,可见两上肺大量条索状影及多发不规则空洞影,邻近胸膜粘连、增厚;两肺门影上提,两下肺纹理呈垂柳状

X 线和 CT:为不同程度的胸腔积液表现;慢性者可见胸膜广泛或局限性增厚,有时伴胸膜钙化。对叶间、肺底或包裹性积液,CT 更利于显示和诊断。

【诊断与鉴别诊断】

肺结核的影像学表现呈多样性,结合病史、影像学表现特点以及实验室检查结果,一般不难作出诊断。影像诊断时须与其他疾病鉴别:①结核球与周围型肺癌鉴别:后者多为分叶状肿块,周边可见短细毛刺,钙化及“卫星灶”少见,可有胸膜凹陷征。②结核性空洞与癌性空洞鉴别:后者多为厚壁空洞,常为偏心性,内缘不光整,可有壁结节;外缘多呈分叶状,可有毛刺征,常无“卫星灶”。

五、弥漫性肺疾病

弥漫性肺疾病(diffuse lung disease,DLD)属于肺部疾病中一大类疾病,病因较多。目前,已明确病因和病因不明的 DLD 已达 200 余种。DLD 依其可能病因分为六大类型:①原发病相关性 DLD;②环境相关性 DLD;③药物诱发性 DLD;④胶原-血管性 DLD;⑤吸烟相关性 DLD;⑥特发性间质性肺炎。其中每种类型又包括若干种疾病。以下仅介绍特发性间质性肺炎中的特发性肺纤维化和原发病相关性 DLD 中的肺泡蛋白沉积症。

(一) 特发性肺纤维化

特发性肺纤维化(idiopathic pulmonary fibrosis,IPF)是特发性间质性肺炎(idiopathic interstitial pneumonias,IIP)中最常见的类型。

【临床与病理】

病理上,IPF 表现为不同程度纤维化,在明显纤维化病灶的周围散在分布成纤维细胞;严重时引起肺结构改变、肺蜂窝状表现和牵拉性支气管扩张。本病好发于中年,男性多于女性,临床上起病隐匿,主要表现为逐渐加重的干咳和进行性呼吸困难,可伴有杵状指(趾),晚期发生呼吸困难,并有肺心病表现。

【影像学表现】

IPF 影像学检查主要依靠 X 线和 CT,尤其是薄层高分辨力重组 CT 图像,可更清楚、更早期显示肺纤维化改变。

X 线和 CT:①早期,胸片可能基本正常,而于 CT 上可见磨玻璃样密度影,常位于两下肺后部。②进展期,两肺出现弥漫网状或网状并小结节影,开始于两下肺,尤以两下肺后外侧部胸膜下区明显,其后向两中上肺野和内中带扩展(图 4-41a);常见纤维组织牵拉性小支气管扩张。③晚期,双肺弥漫分布直径 3 ~ 15mm 大小的多发性囊状透光影,呈“蜂窝肺”表现(图 4-41b)。

【诊断与鉴别诊断】

IPF 早期缺乏特征性表现,中晚期影像学表现有一定特征性,结合临床表现,一般多能作出提示性诊断。本病需与类风湿病及硬皮病等全身结缔组织疾病所致的肺部继发性肺间质改变鉴别:前者在肺纤维化的基础上,有渐进性坏死结节即肉芽肿及胸腔积液表现;后者有皮肤的改变及食管造影表现张力减低或狭窄改变,其他结缔组织疾病除出现肺间质改变外,也有相应的肺外表现。

(二) 肺泡蛋白质沉积症

肺泡蛋白质沉积症(pulmonary alveolar proteinosis,PAP)是指肺泡和细支气管腔内充满不可溶性富磷脂蛋白质物质的疾病。PAP 可为先天性或继发于恶性肿瘤、免疫缺陷等疾病。

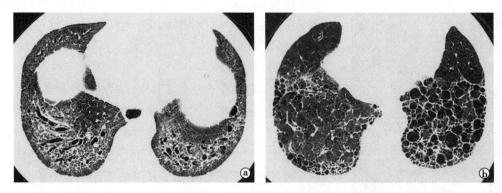

图 4-41   特发性肺纤维化

a、b 均为薄层高分辨力重组 CT 图像。a. 可见两下肺小叶间质增厚、形成网格状影,伴牵拉性小支气管扩张;b. 可见两下肺"蜂窝状"改变,以左下肺更加明显

【临床与病理】

本病常见于中青年男性,起病多隐匿,开始症状为劳力后气促,逐渐进展至平静时亦感气促,咳白色或黄色痰。全身症状不明显,但当继发肺部感染时出现相应的症状和体征。重者可出现呼吸衰竭。

病理上,肺大部分呈实变,胸膜下可见黄色或黄灰色结节,切面有黄色液体渗出。支气管肺泡灌洗后镜检可见肺泡及细支气管内充填有富磷脂蛋白质物质,嗜酸染色呈阳性。

【影像学表现】

X 线:胸部平片上,开始表现为两肺弥漫性磨玻璃样密度影;其后,出现斑片状影和融合的实变影,其内常可见"空气支气管征";肺内病灶分布不均匀,通常在肺门附近较明显,呈"蝶翼状"表现,类似心源性或尿毒症性肺水肿表现。

CT:薄层高分辨力重组 CT 图像上,显示病灶与周围正常组织间有明确分界,形似"地图状"表现;小叶间隔不规则增厚,呈多角状,并与磨玻璃样密度相重叠,而呈类似"碎石路"样表现(图 4-42)。

【诊断与鉴别诊断】

本病影像学表现具有一定特征,但类似表现也可见于其他疾病,如外源性类脂质肺炎等。因而需要综合临床、影像学和支气管肺泡灌洗物(牛奶状、放置后沉淀、脂蛋白含量高和 PAS 染色阳性)等特点,或经纤维支气管镜肺活检,以明确诊断。

图 4-42   肺泡蛋白质沉积症

CT 肺窗,可见两肺弥漫性磨玻璃密度影呈"地图状"分布,小叶间隔增厚,并与磨玻璃密度影重叠,形成"碎石路"样表现

六、肺肿瘤

肺肿瘤分原发性与转移性。原发性肺肿瘤又分良性及恶性,恶性者占绝大多数,其中 98% 为原发性支气管癌(primary bronchogenic carcinoma),少数为肺肉瘤及类癌等。

(一)原发性支气管肺癌

原发性支气管肺癌是指起源于支气管、细支气管肺泡上皮及腺上皮的恶性肿瘤,常简称为肺癌(lung cancer)。其死亡率较高,发病率呈逐年增高趋势,目前已跃居为全身各种恶性肿瘤发病之首。既往临床发现的肺癌多属中、晚期,现在随着 CT 技术广泛应用和人们健康意识提高,越来越多早期肺癌被检出。吸烟仍是公认的主要致病因素,其他因素包括大气污染、遗传等。

【临床与病理】

根据生物学行为不同,将肺癌分为小细胞肺癌(small cell lung cancer)及非小细胞肺癌(non-small cell lung cancer)两大类:前者占 15%~20%;后者主要包括鳞状细胞癌(squamous cell carcinoma)、腺癌(adenocarcinoma)、腺鳞癌(adeno-squamous carcinoma)和大细胞癌(large cell carcinoma)等。

根据肺癌发生部位可将其分为三型:①中央型:肿瘤发生在肺段和段以上较大的支气管,以鳞癌多见。②周围型:肿瘤发生于肺段以下支气管,可见于各种组织学类型,以腺癌为主。③弥漫型:肿瘤发生在细支气管或肺泡壁,呈弥漫性生长。

早期肺癌常无临床症状,多在体检时偶然发现;中、晚期肺癌主要有咳嗽、咳痰、咯血、胸痛及发热等。其临床症状和体征与肿瘤的部位、大小、周围结构侵犯、转移灶的部位以及有无副肿瘤综合征等密切相关。

【影像学表现】

(1)**中央型肺癌**

1)早期中央型肺癌:是指局限于支气管腔内或沿管壁浸润生长,周围肺实质未被累及,且无远处转移的肿瘤。

X 线:胸片上常无异常表现,偶尔可有局限性肺气肿或阻塞性肺炎表现。

CT:可清晰显示支气管壁的不规则增厚、管腔狭窄或腔内结节等改变(图 4-43)。

2)中晚期中央型肺癌:X 线胸片和 CT 检查常有明确表现。

X 线:胸片上主要表现为肺门区肿块,呈分叶状或边缘不规则形,常可伴有阻塞性肺炎或肺不张(图 4-44a)。

CT:可清晰显示支气管腔内或壁内外肿块、管壁不规则和管腔呈"鼠尾状"狭窄或"锥形""杯口状"截断(图 4-44b);阻塞性肺炎表现为受累支气管远侧肺组织实变,多为散在分布;发生肺不张时则表现肺叶或肺段的均匀性密度增高并伴有容积缩小。另外,增强 CT 可清楚显示中央型肺癌是否侵犯纵隔结构(或)是否伴有肺门、纵隔淋巴结转移,尤其对判断血管是否受侵或受压移位、管腔变窄或闭塞、管壁不规则等更为敏感。

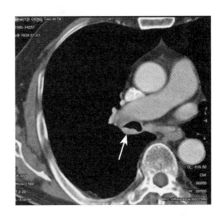

图 4-43　**早期中央型肺癌**
CT 增强,可显示右中间支气管壁的局部不规则增厚、管腔狭窄(↑)

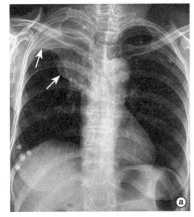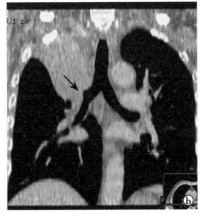

图 4-44　**中晚期中央型肺癌**
a、b. 为同一例。a. X 线胸片,示右肺门肿块伴右上肺不张,肿块与不张肺下缘共同构成反"S"征(白↑);b. CT 冠状位重组图像,示右上叶支气管起始部呈锥形截断(黑↑),伴右上叶肺不张

MRI:通过横轴位及冠、矢状检查,可确定肺门部肿块与支气管的关系以及纵隔血管受累情况;肺癌肿块在 T₁WI 上呈中等均匀信号,在 T₂WI 上为高信号;纵隔大血管在 MRI 上因流空效应而呈黑影,与肿瘤容易区分。DWI 上肿块的信号较高,而 ADC 值较低,对诊断和鉴别诊断有一定帮助。

（2）**周围型肺癌**

1）早期周围型肺癌:指瘤体直径≤2.0cm,且无远处转移者。

X 线:胸片上表现为肺内结节影,形态可不规则,常见分叶征、毛刺征或胸膜凹陷征。

CT:可更清晰显示肿瘤内部特征、边缘情况及周围征象(图 4-45)。周围型肺腺癌较小时可表现为磨玻璃结节(ground glass nodule,GGN)或实性结节。通常,根据 GGN 成分比例的不同,可将其分为纯磨玻璃结节(pure ground glass nodule,pGGN)和混合性磨玻璃结节(mixed ground glass nodule,mG-GN),后者恶性比率更高。pGGN 在 X 线胸片上多难以显示,常常漏诊,但在 CT 筛查或其他原因行 CT 检查时很容易发现。病理上,当 GGN 为周围型肺癌时,可见肿瘤细胞沿肺泡壁呈贴壁或浸润生长,不完全塌陷的肺泡腔内尚可见空气残留,故病灶呈磨玻璃样表现,且 CT 值常为负值。

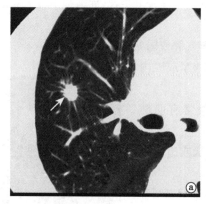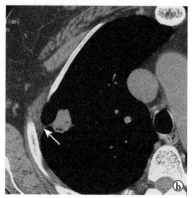

图 4-45　早期周围型肺癌

a. CT 肺窗,示右肺结节(↑),周边可见放射状细毛刺征;b. CT 纵隔窗,示右肺分叶状结节,内部可见多发的小泡征,外侧可见胸膜凹陷征(↑)

2）中晚期周围型肺癌:常形成肺内较大结节或肿块影。

X 线:胸片上大多表现为肺内球形肿块影,可见分叶、短细毛刺及胸膜凹陷征;当肿瘤坏死经支气管引流后,可形成厚壁偏心空洞;肿块内钙化较少见。

CT:尤其是 HRCT 图像可较 X 线胸片更敏感、更清晰地显示结节与肿块的细节,包括其形态、边缘、内部空洞、瘤周征象等改变(图 4-46a、b);增强扫描时,肿块可呈较明显的均匀或不均匀强化,有助于肺癌的诊断。

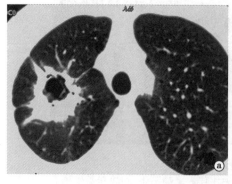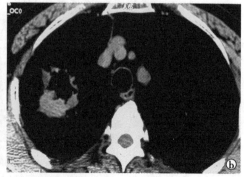

图 4-46　中晚期周围型肺癌

a. CT 肺窗,可见右上肺不规则肿块内厚壁空洞影,边缘可见分叶、毛刺以及胸膜凹陷征;b. CT 纵隔窗,可见厚壁空洞的内壁凹凸不整,并见壁结节;手术病理证实为"肺鳞癌"

MRI:肺癌肿块在 T_1WI 上呈中等均匀信号,T_2WI 上为高信号;当肿瘤发生坏死时,其信号常不均匀;肿块实体部分在 DWI 上常呈较高信号。

（3）弥漫型肺癌

X 线:胸片上弥漫型肺癌常表现为两肺广泛分布的细小结节,也可表现为大片肺炎样改变;病变呈进行性发展,有融合倾向,融合病灶呈肿块状,甚至发展为整个肺叶的实变,有时可见"空气支气管征"。

CT:表现为两肺弥漫分布的结节影,可伴有肺门、纵隔淋巴结增大;病变融合成大片肺炎实变影,其内可见"空气支气管征",但其走行僵硬呈"枯树枝样"改变,不同于大叶性肺炎实变中的表现。增强扫描时,由于该类型肿瘤细胞可分泌多量黏液,故实变区密度较低,有时其中可见高密度血管影,称之为"CT 血管造影征",为诊断的重要特征之一。

【诊断与鉴别诊断】

（1）中央型肺癌:需与支气管内膜结核和支气管腺瘤鉴别。支气管内膜结核支气管壁增厚伴内缘不规则而外缘较光滑,有时呈狭窄与扩张并存的现象,一般不形成管壁肿块,可伴阻塞性肺炎或肺不张;而支气管腺瘤表面光滑,邻近支气管壁无受侵和增厚,确诊须经支气管镜活检。

（2）周围型肺癌:需与炎性肌纤维母细胞瘤（inflammatory myofibroblastic tumour,IMT）、结核球及肺错构瘤（pulmonary hamartoma）鉴别。炎性肌纤维母细胞瘤一般边缘光滑,无或偶有分叶,增强时多明显强化;结核球边缘清楚,内部可有环状或斑片状钙化,周围常伴"卫星灶";肺错构瘤边缘光滑锐利,无毛刺,可有分叶,若出现"爆玉米花"样钙化或脂肪成分,则可明确诊断。

（二）继发性肺肿瘤

肺以外部位的恶性肿瘤细胞可以经血行、淋巴或直接蔓延等途径到达肺部形成肺转移瘤（pulmonary metastasis）。

【临床与病理】

肺外恶性肿瘤细胞经体静脉回流至右心,再通过肺动脉迁移至肺部;也可自肺门及纵隔淋巴结的转移瘤,逆行播散至肺内淋巴管;或为纵隔、胸壁的恶性肿瘤直接蔓延侵及肺。肺转移瘤临床表现不一,可引起咳嗽、咳痰、胸痛、咯血等症状;多数患者以原发肿瘤的症状为主,常伴有恶病质。

【影像学表现】

X 线:经血行发生的肺转移瘤,常表现两肺多发结节或棉球样阴影,密度多均匀,大小不一,轮廓清楚,以两肺中下野外带较多,也可局限于一侧肺野（图 4-47a）;少数可为单发球形病灶。血供丰富的原发肿瘤可发生粟粒状转移,较多分布在中、下肺野;偶可表现为多发小片状浸润影。淋巴道转移可表现为两肺门和（或）纵隔淋巴结增大,同时可见自肺门向外呈放射状分布的条索状影伴"串珠样"结节。

CT:发现肺部转移瘤病灶较 X 线胸片更加敏感,血行者表现为两肺弥漫性随机分布的结节或多发球形病灶,边缘光滑,密度均匀,以中下肺野及胸膜下区较多见（图 4-47b）。少数转移瘤可现空洞、气囊或发生钙化。HRCT 对经淋巴路径的转移瘤诊断有独特的优势,除见肺门及纵隔淋巴结增大外,还可见小叶间隔不规则增厚和沿支气管血管束、小叶间隔分布的多发细小结节影,呈"串珠样"改变。

【诊断与鉴别诊断】

结合原发肿瘤病史,肺内多发转移瘤容易诊断。如为肺内单发转移,且原发肿瘤又不明确时,则诊断具有一定困难,应结合病史,详细检查各脏器有无异常和进行血液肿瘤标志物检查,必要时可行肺部肿块穿刺活检以明确诊断。

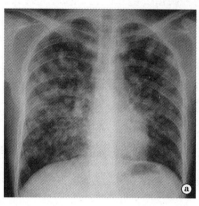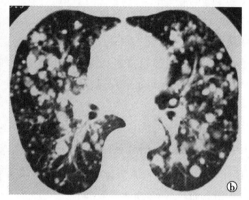

图 4-47　多发肺转移瘤

a. 正位胸片,可见两肺内多发大小不等的结节影,以两中下肺外带多见;b. CT 肺窗,可见两下肺多发大小不等的结节影,边缘光滑、清晰

七、纵隔原发肿瘤和瘤样病变

纵隔内组织器官较多,胚胎发育来源复杂,因而纵隔原发肿瘤(primary mediastinal tumor)和瘤样病变的种类繁多。一般而言,纵隔肿瘤和瘤样病变有特定的好发部位:①胸腔入口区:成年人多为甲状腺肿块(thyroid mass),儿童常为淋巴管瘤。②前纵隔:常见为胸腺瘤(thymoma)和畸胎瘤(teratoma),心膈角区肿物多为心包囊肿和脂肪瘤,尤以右前心膈角多见。③中纵隔:由于淋巴组织丰富,故以淋巴瘤(lymphoma)和纵隔淋巴结转移最常见,其次为支气管囊肿。④后纵隔:由于神经组织丰富,故以神经源性肿瘤多见,主要有神经纤维瘤、神经鞘瘤或节细胞神经瘤等,可伴有局部脊椎骨质的异常改变。因此,明确纵隔各区的解剖结构及其组织成分,有助于病变的准确定位和定性诊断。

【临床与病理】

纵隔肿瘤和瘤样病变临床表现与其大小、部位、性质和生长方式等密切相关;早期多无明显症状和阳性体征。①良性肿瘤和瘤样病变:由于生长缓慢,常长至很大时才出现相应压迫症状,如上腔静脉受压可出现颈静脉增粗、头颈面部及上肢水肿;气管受压可出现刺激性干咳、气急;膈神经受压可出现呃逆及膈麻痹;交感神经受压可出现 Horner 综合征;迷走神经受压可出现心率慢,恶心、呕吐;喉返神经受侵可出现声音嘶哑;食管受压可出现吞咽困难。②恶性肿瘤:进展迅速,侵袭程度高,肿瘤较小时即可出现临床症状。部分纵隔内肿瘤和瘤样病变具有较特征性临床表现:约 1/3 胸腺瘤患者有重症肌无力;少数胸骨后甲状腺肿患者可有甲状腺功能亢进等症状;皮样囊肿或畸胎瘤破入支气管时可咳出毛发及皮脂样物。

【影像学表现】

(1)**胸内甲状腺肿**:胸内甲状腺肿(intrathoracic goiter)位于纵隔入口处并常向一侧前上纵隔延伸。CT 上由于肿物含碘量较高,故其密度常高于周围软组织。MRI 常表现为稍长 T_1 和长 T_2 信号。肿物内常出现囊变或钙化,此时其密度或信号强度可不均匀。另外,需注意的是,胸内甲状腺肿也可发生甲状腺瘤和腺癌,而在 CT 和 MRI 上出现相应表现。

(2)**胸腺瘤**:胸腺瘤(thymoma)常位于前纵隔中上部,常发生于 30 岁以上;组织学上依肿瘤内淋巴细胞和上皮细胞的比例分为不同亚型,传统上则分为侵袭性和非侵袭性,其中 10% ~ 15% 为侵袭性胸腺瘤。CT 表现为均匀软组织密度肿块影(图 4-48);当肿瘤内发生囊变时则密度不均匀。MRI上表现为不均匀的稍长 T_1 和长 T_2 信号。侵袭性胸腺瘤肿块边缘不清,密度不均,邻近结构常受累,可伴有胸膜转移。增强检查,肿瘤呈均匀或不均匀强化。

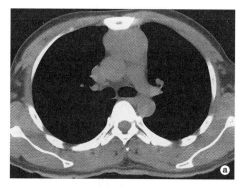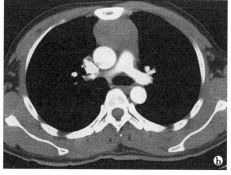

图4-48　胸腺瘤

a. CT 平扫，可见前纵隔软组织密度肿块影，边缘光整；b. CT 增强，可见肿块呈略不均匀强化

（3）**畸胎类肿瘤**：畸胎类肿瘤常位于前纵隔中部，包括囊性和实性畸胎瘤，囊性畸胎瘤又称皮样囊肿（dermoid cyst），含外胚层和中胚层组织，CT 上可呈囊样密度。实性畸胎瘤包含三个胚层的组织，CT 上呈混杂密度，若其内见有脂-液平面（fat-fluid level）、骨骼及牙齿等特征性表现，则有助于定性诊断（图4-49）。由于肿块成分复杂，MRI 上常表现为混杂信号。

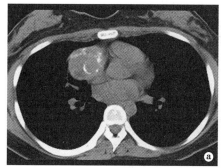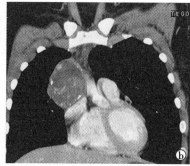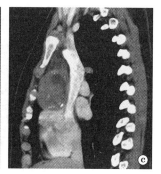

图4-49　畸胎瘤

a. CT 平扫，可见前纵隔偏右侧肿块影，密度不均匀，内见不规则钙化灶；b、c. 增强 CT 冠、矢状位重组图像，可见肿块内强化不明显，内有无强化的低密度脂肪性区（c），邻近血管受压

（4）**淋巴瘤与淋巴结转移瘤**：淋巴瘤（lymphoma）常位于前、中纵隔。胸片上表现纵隔向两侧增宽，边缘呈波浪状；CT 检查可见多个淋巴结增大，可融合呈肿块状，呈均匀软组织密度（图4-50）；MRI 上多为稍长 T_1 和长 T_2 信号。CT 和 MRI 增强扫描肿块均呈中度强化，肿块易包绕血管。全身多部位淋巴结肿大有助于提示诊断。淋巴结转移瘤常表现为纵隔内多发淋巴结肿大，以 4 区和 7 区淋巴结多见，边界不清，可融合，增强扫描呈不均匀强化，常在肺内及其他部位发现肿块，有助于诊断。

（5）**神经源性肿瘤**：神经源性肿瘤（neurogenic tumors）多位于后纵隔，常为神经纤维瘤、神经鞘瘤或节细胞神经瘤。CT 和 MRI 检查多数肿块呈类圆形，如肿块部分位于椎管内，部分位于脊椎旁，则呈"哑铃状"，常伴相应椎间孔扩大；肿块多呈均匀软组织密度或均匀信号影，边缘光整（图4-51）；可伴有钙化、囊变等征象；恶性肿瘤如神经母细胞瘤可伴有大量钙化、椎体骨质破坏及邻近软组织受累等改变。

（6）**囊性肿块**：纵隔内囊性肿块（cystic masses）常见有淋巴管囊肿、支气管囊肿和心包囊肿。囊肿与起源器官关系密切，定位多较明确。CT 检查，病变多呈水样密度，CT 值常为 0~20HU；但当囊液内富含蛋白成分或囊内出血时 CT 值可高达 30~40HU，表现为软组织密度影，平扫不易区分，需增强扫描或 MRI 检查，实性肿瘤有不同程度强化，而高密度囊肿则无强化；MRI 检查囊肿常为 T_2WI 明显

高信号,类似于水样信号。一般来说,MRI 检查对纵隔内囊肿性肿块的诊断要优于 CT,并对发现囊内
出血有较高的敏感性。

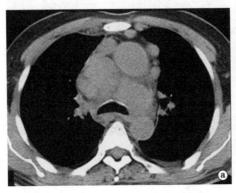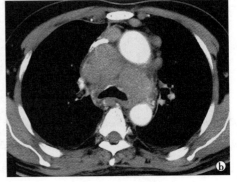

图 4-50   淋巴瘤

a. CT 平扫,可见前、中纵隔内多个大小不等的肿大淋巴结影,部分融合;b. CT 增强,可见肿
大的淋巴结呈均匀性强化

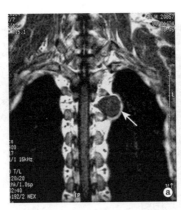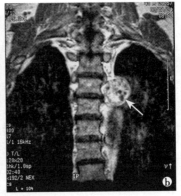

图 4-51   后纵隔神经鞘瘤

a. MRI 冠状位 T_1WI,可见后纵隔左侧脊柱旁沟内类圆形肿块影(↑),
内侧与椎间孔相连并部分伸入椎管内;b. 增强 T_1WI,可见肿块呈不均
匀中度强化(↑)

【诊断与鉴别诊断】

在纵隔肿瘤和肿瘤样病变的影像诊断和鉴别诊断时,需注意以下几点:①病变的部位:由于不同
的病变有不同的好发部位,因此,根据病变的部位,多可推断其来源。②病变的密度或信号:由于密度
或信号多可反映病变的实性、囊性或囊实性,甚或脂肪性,因此,根据病变的密度或信号,也可推断其
性质。③病变的边缘及邻近结构的改变:纵隔病变与心脏大血管等关系密切,因此,根据病变是否侵
及邻近结构,对鉴别其良恶性很有帮助。

CT 和 MRI 属断层影像,不存在 X 线胸片上影像重叠和盲区的限度,同时密度和软组织分辨力
高,因而可分辨纵隔肿瘤内的组织成分,并可判断肿瘤与周围结构的空间关系,因而不但有助于肿瘤
的定位及定性诊断,而且能为治疗方案的制订提供帮助。

八、胸膜病变

胸膜病变是指起源于胸膜或累及胸膜的病变,分为原发性与继发性,主要包括胸膜的炎症、

损伤、肿瘤、尘肺及结缔组织病等引起的胸膜病变。常见临床表现有发热、咳嗽、胸部不适、胸闷及胸痛等。

（一）化脓性胸膜炎

化脓性胸膜炎（pyothorax）多数由邻近脏器感染灶直接蔓延所致，少数由远处感染灶经血液循环而累及胸膜。

【临床与病理】

急性期可有高热、气急、胸痛等症状，慢性期中毒症状减轻，主要表现慢性消耗性疾病的症状。

化脓性胸膜炎可分为结核性和非结核性。前者主要是由干酪性病变或结核性空洞破溃到胸膜腔引起，或是结核性病变经淋巴道侵及胸膜腔所致。后者可为肺脓肿、大叶性肺炎、节段性肺炎等累及胸膜。胸膜腔受累后可引起胸腔积脓（脓胸），局限增厚的脏、壁两层胸膜构成脓腔壁。最终导致胸膜增厚、粘连和钙化，并可继发胸廓塌陷。

【影像学表现】

X线：①急性期，主要表现为胸腔游离积液或包裹性积液，部分患者并发支气管胸膜瘘，可见有气-液平面。②慢性期，主要表现为胸膜增厚、粘连，甚至钙化，导致患侧肋间隙变窄，胸廓塌陷，纵隔移向患侧，横膈上升；部分患者邻近肋骨可因炎症刺激而出现骨膜反应。

CT：CT平扫，化脓性胸膜炎的胸腔积液密度较一般渗出性胸腔积液的密度稍高，部分可见气体影，脓胸的壁厚而较均匀（图4-52）；邻近的肺实质受压移位。CT增强，脓腔壁呈明显环状均匀强化，内壁光滑。

【诊断与鉴别诊断】

脓胸主要表现为胸腔积液，但容易形成包裹及胸膜肥厚，结合典型临床表现不难诊断。脓胸主要与周围性肺脓肿鉴别：肺脓肿急性期边缘不清楚，常伴肺内渗出性病变；此外，肺脓肿的脓肿壁厚薄可不均匀。

（二）胸膜肿瘤

胸膜肿瘤（tumor of pleura）分原发性和继发性。原发性胸膜肿瘤类型较多，但主要是间皮瘤和纤维性肿瘤及脂肪瘤；继发性者主要是转移性肿瘤。

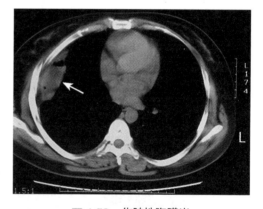

图4-52 化脓性胸膜炎
CT平扫，可见病变（↑）中心密度略高于水，并有气体影，周围壁较厚

1. 原发性胸膜肿瘤 以局限性纤维性肿瘤（localized fibrous tumor，LFT）和弥漫性胸膜间皮瘤（diffuse mesothelioma of pleura，DMP）常见。

【临床与病理】

局限性胸膜纤维性肿瘤可无临床症状，常偶然发现；弥漫性胸膜间皮瘤可表现为胸痛且多为剧烈疼痛，伴咳嗽及呼吸困难，部分病例可出现肺性肥大性骨关节病。

局限性纤维性肿瘤起源于胸膜纤维细胞，多为良性，但约1/3为恶性；弥漫性胸膜间皮瘤均为恶性，部分弥漫性胸膜间皮瘤与接触石棉有关。病变可以起源于脏层或壁层胸膜，以前者多见。

【影像学表现】

X线：胸片上有时仅见胸腔积液，局限性者病变较大时可见突入肺野的结节或肿块影，瘤底部一般较宽平，贴附于胸内壁。

CT：平扫检查，局限性胸膜纤维性肿瘤多见于壁层胸膜，常呈类圆形，密度均匀，边缘光滑锐利，与胸膜可呈锐角或钝角相交，少数带蒂；增强检查，多呈均匀一致的强化。弥漫性胸膜间皮瘤表现为胸膜较广泛的结节状或不规则状增厚,以胸膜腔下部受累多见,且多累及纵隔胸膜和叶间胸膜,常伴胸腔积液,有些患者可见纵隔淋巴结增大、椎体或肋骨破坏征象(图4-53)。

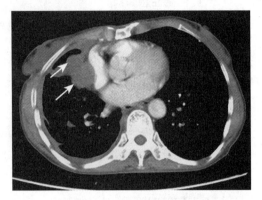

MRI:局限性胸膜纤维性肿瘤形态多规则,信号均匀。弥漫性胸膜间皮瘤呈不规则大片状或不规则锯齿状,T_1WI上略高信号,T_2WI上高信号;血性胸腔积液在T_1WI及T_2WI上均呈高信号。

【诊断与鉴别诊断】

局限性胸膜纤维性肿瘤呈边缘光整的结节影,动态观察变化不明显,临床上无症状,多不难诊断。瘤灶大时需与胸膜肉瘤或肺外其他病变鉴别。弥漫性胸膜间皮瘤多表现为胸膜较为广泛、不规则结节状的明显增厚,伴胸腔积液,结合临床症状重,进展快,常可诊断,但仍需与转移瘤鉴别。

图4-53　弥漫性胸膜间皮瘤

CT增强纵隔窗,可见右侧胸膜弥漫性不规则增厚并伴纵隔侧胸膜软组织肿块影(↑),密度较均匀,边界较清,呈轻度强化

2. 胸膜转移瘤　胸膜转移瘤(metastatic tumor of pleura)是其他部位肿瘤沿血行或淋巴途径转移胸膜所致。全身很多部位的肿瘤均可转移至胸膜,常见于肺癌、乳腺癌和胃肠道肿瘤等。

【临床与病理】

临床主要表现为持续性胸痛,呈进行性加重,多伴胸腔积液而感胸闷及进行性呼吸困难。

主要病理变化为胸膜散在多发的转移性结节,且多伴有血性胸腔积液,积液进展快。

【影像学表现】

X线:胸片上难以发现小的转移病灶。若胸腔积液量多,则可掩盖转移灶。

CT:平扫检查,可仅见大量胸腔积液而无明显结节性病灶,部分病例可见胸膜散在的结节形成,或胸膜不规则结节状增厚,同时可见纵隔内淋巴结肿大;增强检查,可见胸膜结节明显强化(图4-54)。

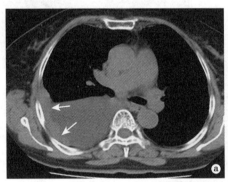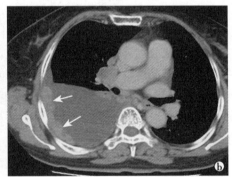

图4-54　胸膜转移瘤

a. CT平扫;b. CT增强。可见右侧胸膜结节样增厚(↑),密度均匀;增强后呈均匀中度强化;另见右侧胸腔积液及右侧肺门淋巴结肿大

MRI:平扫检查,对胸膜结节灶的显示优于CT,如伴有胸腔积液,结节影显示更明显,尤其在T_2WI上更为敏感;增强检查,胸膜结节常明显强化。

【诊断与鉴别诊断】

胸膜转移瘤多见于肺癌等肺部恶性病变,一般同时可见肺部癌灶征象,诊断多不难。由其他部位原发恶性肿瘤所致的胸膜转移,也多可检出原发肿瘤病灶。必要时还可依据胸腔积液细胞学检查或

胸膜活检而确定诊断。本病需与弥漫性胸膜间皮瘤鉴别。

九、胸部外伤

车祸、挤压、刀伤、火器伤及爆震伤等均可引起胸部外伤,分为闭合伤和开放伤,包括胸壁软组织、骨骼、肺、气管、支气管、纵隔及横膈的损伤。

(一) 气管及支气管裂伤

气管及支气管裂伤(laceration of trachea and bronchus)是比较少见的外伤类型,多为较严重的外伤引起。

【临床与病理】

临床表现与裂伤的部位和程度有关,主要有胸痛、呼吸困难、发绀、咳嗽、咯血及皮下气肿等。

气管及支气管裂伤可发生于气管及支气管各部,以隆突附近多见,大多发生于隆突下1~2cm处,左侧多于右侧。如裂伤与胸膜腔相通,则发生气胸;如裂伤部在纵隔内且壁层胸膜完整,则可产生纵隔及颈胸部广泛皮下气肿。

【影像学表现】

X线:气胸、纵隔气肿及皮下气肿为常见且重要的间接征象。轻度气管及支气管裂伤者X线可无明显异常。严重损伤者主支气管断裂,形成严重的气胸,萎陷的肺组织因重力作用下坠至胸腔底部,呈团块状高密度影,其上缘在主支气管水平以下。

CT:可清晰显示气胸、纵隔气肿等继发性改变,但难以显示轻中度气管、支气管裂伤;多层螺旋CT三维重组支气管树成像,可显示气管或支气管壁连续性中断、管腔变窄等直接征象。

【诊断与鉴别诊断】

严重的气管及支气管裂伤,X线和CT表现典型,诊断不难。轻中度气管及支气管裂伤多呈现气胸、纵隔气肿等间接征象,应利用多层螺旋CT检查后处理功能,重组支气管树,明确气管及支气管裂伤的部位及程度,以防漏诊。

(二) 肺挫伤与肺撕裂伤

肺挫伤(contusion of lung)与肺撕裂伤(laceration of lung)可由直接撞击伤或爆震伤引起,可见于外伤的着力部位,亦可见于对冲部位。以肺挫伤常见,肺撕裂伤要重于肺挫伤,严重者可伴有支气管断裂、膈肌破裂等。

【临床与病理】

轻微肺挫伤多无症状,较重者可有咳嗽及咯血。肺撕裂伤常见于下肺,多伴有肋骨骨折,主要临床表现有胸痛、咳嗽及咯血等。

肺挫伤后主要病理改变为肺间质或肺实质内的液体渗出,也可以是血液,以肺外围部多见。多在外伤后4~6小时内出现,3~4天可吸收。

肺实质撕裂后,周围肺组织发生弹性回缩,如气体进入,则形成一含气囊腔;如血液进入,则形成气-液囊肿;如充满血液,则形成肺血肿。肺血肿吸收较慢,常需数周至数月甚至更长,可残留纤维条索灶。

【影像学表现】

X线:肺挫伤表现为肺纹理边缘模糊不清,可见不按肺段或肺叶范围分布的斑片状或片状稍致密影,边缘模糊。肺撕裂伤后形成的含气囊肿表现为薄壁的环形透亮区,其中可有或无气-液平面;肺血肿表现为类圆形致密影。

CT:轻微肺挫伤表现为边缘模糊的磨玻璃密度影,常呈外围性非段性分布,多位于邻近肋骨骨折和胸壁血肿处。可分为四种类型:①外围型含气或气-液平面囊腔,此型多见(图4-55)。②肺底脊柱旁的含气-液平面囊腔,为肺组织压向脊柱引起的肺撕裂伤。③周围型小的含气囊腔或线样透亮影,常伴肋骨骨折。④胸膜粘连后发生的肺撕裂伤,此型不易显示。肺血肿表现为类圆形均匀高密度影,周围可因肺挫伤的存在而边缘模糊。

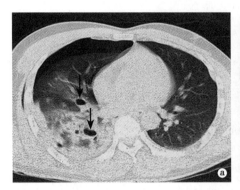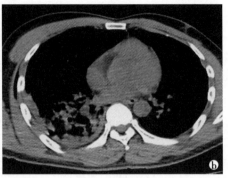

图 4-55　肺撕裂伤

a. CT 平扫(肺窗);b. CT 平扫(纵隔窗)。可见右肺大片状磨玻璃影,其内见多个小气-液囊腔(↑),右侧胸腔可见少量积气及胸膜粘连、肥厚

【诊断与鉴别诊断】

肺挫伤多是胸部复合伤的一部分,可见于外伤的着力部位或对冲部位,为形态不规则淡薄的致密影,边缘模糊,结合外伤史,多可明确诊断。有时需与感染性病灶鉴别,动态观察肺挫伤吸收速度快,有助于鉴别。

肺撕裂伤多见于重度的胸部钝性损伤患者,常见于下肺,影像表现较为典型,诊断不难。吸收期肺内血肿表现可类似肿瘤,结合胸部外伤病史、对比既往影像片所见,一般不难鉴别。

(三) 肋骨骨折

肋骨骨折(fracture of rib)比较常见,可单发,亦可多发。单一肋骨可发生双骨折或多处骨折。

【临床与病理】

临床症状与肋骨骨折的数量、部位及是否移位有关。主要症状是胸痛,呼吸时及活动时加重。多根肋骨多处骨折时可以引起胸壁呼吸反常运动。骨折可以发生于各肋骨,但以第 3～10 肋骨多见;可为完全骨折,亦可为不完全骨折。

【影像学表现】

X 线:完全骨折者表现为肋骨骨皮质连续性中断,断端可对合良好或移位(图 4-56a)。不完全骨折者表现有骨长轴扭曲、一侧骨皮质分离。还可发现肋骨骨折的继发征象,如气胸、液气胸及纵隔气肿等。

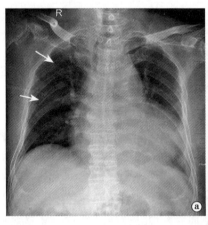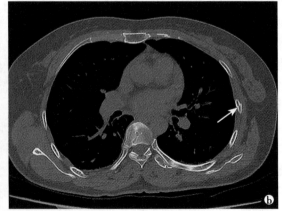

图 4-56　肋骨骨折

a. 正位 X 线胸片,可见右侧第 4、6 后肋骨骨折(↑);b. CT 骨窗图像,可见左侧肋骨皮质中断,轻度移位(↑)

CT:可敏感发现肋骨骨折(图4-56b),并可显示肋软骨骨折,还能发现肺、胸膜腔及软组织的外伤性改变。CT三维重组技术可清楚显示肋骨完全骨折甚至不全骨折,并可准确定位。

【诊断与鉴别诊断】

肋骨骨折的影像学表现典型,有明确外伤史和局部体征,多可作出明确诊断。胸片或常规CT对不全性骨折及无移位的骨折易漏诊,应逐根仔细观察,必要时行薄层CT肋骨三维重组技术进行观察。

(伍建林　胡春洪　邱士军　曾献军)

第五章　循环系统

人体的循环系统,即指以心脏为中心,以及心脏外围维持血液循环的全身血管系统。心脏起到了泵血和维持血压的基本功能;全身血管系统主要分成体循环、肺循环和冠状循环体系;体循环包括动脉和静脉,为全身各个脏器供血后,静脉血汇集经过心脏的右心房室后,到达左右肺交换氧气后,又回到了心脏的左心房室,形成了特殊的肺循环。心脏本身的循环体系是冠状动脉和冠状静脉,称为冠状循环。临床实践中,循环系统疾病简称为心血管病,主要指心脏各种疾病,以及体循环的动脉疾病,包括了主动脉和外周血管(颈动脉、髂动脉、股动脉和下肢动脉)疾病,肺循环的肺动脉疾病,以及冠状循环的冠状动脉疾病等。

各种心血管病临床诊断的影像学技术,主要分为无创影像学技术和有创影像学技术。无创技术包括常规X线、超声、CT、磁共振(MRI)、核医学的单光子发射计算机断层(SPECT)和正电子发射断层(PET)等,近年又出现了影像融合技术,如PET-CT,PET-MRI。有创技术包括心导管术和心血管造影检查、血管内超声(intravascular ultrasound,IVUS)、光学相干断层成像(optical coherence tomography,OCT)等腔内成像技术。

X线检查主要指X线胸片,目前仍然是不可或缺的。它可以直观显示肺循环情况,以及双肺、纵隔和胸膜的基本病变,对观察心脏外形、大小和胸部主动脉非常简便。但是,它不能直接显示心腔和血管内病变,不能直接显示冠状动脉病变。

超声检查可以实时动态显示心脏、血管的解剖结构和运动状况,对心脏功能、心肌运动和血流等进行定量分析。对急重症患者,它可以实施床旁检查。超声检查操作方便、无创、无辐射,是心血管病的一线检查技术。

CT检查是以冠状动脉血管成像为标志,于2004年64排CT用于临床后逐步开展起来的,实现了冠状动脉病变的无创成像。它在急诊胸痛诊断中起到决定性作用,如急性冠状动脉综合征、肺动脉血栓栓塞、急性主动脉夹层等。CT检查有一定剂量的电离辐射,必须使用碘对比剂是其应用限度。

MRI检查无电离辐射,具有良好的组织分辨力,是评价心脏功能和心肌病变的重要方法。但MRI对冠状动脉成像有限度,检查时间较长,不适合于急诊患者。

SPECT和PET检查,包括近年来的PET-CT和PET-MRI等融合技术,在心肌灌注、心肌活性、肺血流灌注与通气、肿瘤与血栓的鉴别等领域具有优势,特别是在“分子影像”领域具有不可低估的发展潜力。但是,同位素对比剂具有辐射和环境污染的劣势,半衰期短而不宜储存,使得该项检查的普及受到限制。

心导管检查和冠状动脉造影,以及腔内成像技术(IVUS和OCT等),属于有创检查,具有较为严格的适应证。冠状动脉造影(coronary artery angiography,CAG)在显示冠状动脉狭窄程度、测量血流储备分数(fractional flow reserve,FFR)方面,仍然是诊断“金标准”。心导管技术在测量肺动脉压力、跨瓣膜或者跨狭窄的压力阶差、心腔内舒张末期和收缩末期压力、计算全肺阻力、肺毛细血管嵌顿压等,仍然是诊断“金标准”。IVUS和OCT等是显示冠状动脉内斑块、冠状动脉内支架贴壁情况的最佳技术。但是,上述技术因为有创和价格昂贵,不能作为常规诊断技术,更多在指导临床治疗时使用。

应用上述影像技术,应该遵循优选应用原则,即"从简单到复杂,从无创到有创"。因此将 X 线胸片和超声检查作为一线技术,CT、MRI、SPECT/PET 作为二线技术,心导管和造影等有创技术作为三线技术。目前,一线和二线技术,可以基本上实现对所有心血管病的诊断。对于少数疾病和特定情况,如急性心肌梗死,可以按照指南而直接采用有创的冠状动脉造影技术。

第一节　检　查　技　术

一、X 线检查

1. **心脏摄片**　患者站立,从后背向前胸方向投照(后前位),常需拍摄左侧位(口服钡剂可观察左心房大小),有时拍摄左前斜位或右前斜位。

2. **心导管术和心血管造影**　导管所到之处可测量压力,采集血样本可计算血氧饱和度等,统称为心导管术。经导管注射碘对比剂,可观察心血管解剖结构、运动及血流状态。冠状动脉造影仍然是显示管腔狭窄程度最准确的方法。

3. **经导管血管腔内成像技术**

(1)血管内超声:IVUS 是利用导管将一高频微型超声探头导入血管腔内进行探测,再经电子成像系统来显示血管内组织结构,可准确评估管腔的大小、斑块负荷程度以及粥样斑块的结构特点。

(2)光学相干断层成像:OCT 是采用近红外光线从组织反射的不同光学特征进行组织分析成像。主要用于冠状动脉粥样斑块的定性分析,指导复杂病变的支架置入。

二、超声检查

超声心动图(echocardiography)可动态观察心脏的结构与功能,实时显示内部血流状态。包括二维超声心动图(two-dimensional echocardiography),M 型超声心动图(M-mode echocardiography,M-Echo),多普勒超声心动图(Doppler echocardiography)。

1. **二维超声心动图**　能直观、实时动态显示心脏的形态、大小、空间位置及连接关系等,具有较好的空间分辨力,是心脏超声检查最基本和最常用的检查方法。

2. **M 型超声心动图**　主要用于心脏结构细微运动的观察,心腔和大血管内径、室壁厚度和搏动幅度、瓣膜运动幅度和速度以及左心室收缩功能的测量等。

3. **多普勒超声心动图**　利用多普勒效应原理检测心脏的血流动力学和心肌运动情况。根据显像模式分为彩色多普勒血流成像(color Doppler flow imaging,CDFI)、频谱多普勒(spectral Doppler)和组织多普勒成像(tissue Doppler imaging,TDI)。

CDFI 通过彩色编码来显示血流频移信号,朝向探头的血流以红色代表,背离探头的血流以蓝色代表。CDFI 能实时显示心腔和大血管内血流的方向、范围、速度、性质及有无异常通道等,但不能进行精确的定量分析。

频谱多普勒通过频谱图对心腔和大血管内的血流进行定性和定量分析,包括血流的方向、性质、时相、速度、流量及压力阶差等。

TDI 以彩色编码或频谱多普勒技术,实时显示心肌运动产生的低频高振幅频移信号,主要用于评价心肌运动。

4. **其他检查方法和新技术**　实时三维超声心动图(real-time three dimensional echocardiography,

RT-3DE)、斑点追踪成像(speckle tracking imaging,STI)、经食道超声、负荷超声以及心脏声学造影等技术,在临床实际工作中的应用也越来越广泛。

三、CT 检查

CT 原始图像为断层图像,可以后处理成任意切面的二维图形,以及重建三维图像。断层图像内空间分辨力达到 0.3mm 左右(取决于重建图像的大小)。沿人体长轴分辨力(图像层厚)达到 0.5mm。目前 CT 设备的时间分辨力不足,部分心率>90 次/分的患者,检查前需要服用 β 受体阻滞剂降低心率。

CT 平扫(不注射碘对比剂)对于显示心血管内结构有很大限度,因此需要注射碘对比剂(CT 增强扫描)。采用心电(图)门控采集技术,可以选择心脏搏动最弱的期相重建图像,主要用于冠状动脉和心脏的检查;非心电门控采集技术,采集快,适合于大范围的主动脉和肺动脉检查。原始横断图像采集完成后,传输到图像后处理工作站,可以实现任意体位和角度的图像重组和三维重建,包括容积再现(volume rendering,VR)、多平面重组(multi-planner reformation,MPR)、曲面重组(curved-planner reformation,CPR)等。

心血管 CT 主要用于冠心病诊断,包括经皮冠状动脉介入(percutaneous coronary intervention,PCI)评价和冠状动脉旁路移植(coronary artery bypass graft,CABG)术后评价;以及先天性心脏病、心包病变、心脏肿瘤等。CT 检查也广泛应用于各种主动脉和外周血管疾病、肺血管疾病、心电生理疾病、心肌病等的诊断。

四、MRI 检查

心脏 MRI 检查时,需采用心电门控、呼吸门控技术或屏气扫描,以消除心脏搏动和呼吸运动产生的伪影。成像体位包括横轴位、矢状位、冠状位;依心脏轴向定位,分为心脏短轴位、长轴位、两腔心和四腔心等。

脉冲序列:①自旋回波序列,是心脏 MRI 检查常规序列,用于显示心腔、心肌、瓣膜、心包等组织结构等;②快速自旋回波序列,可提高成像速度;③梯度回波序列,成像速度最快,常用于心脏功能评价、对比增强血管成像(MRA)、血流测量等;④参数成像,如 T_1、T_2 加权成像,T_1-mapping 成像,用于观察心肌组织的信号强度变化。

心肌灌注成像:需经静脉注射钆对比剂(Gd-DTPA),以分析对比剂通过心肌不同时期的信号强度改变,进而判断心肌血流灌注及心肌活性。包括:①首过法:分析对比剂首次通过心肌时的动态变化,以判断心肌是否缺血;②延迟法:分析对比剂通过心肌后 10 分钟以上的图像,评价心肌延迟强化,反映心肌纤维化程度。

五、SPECT 和 PET 检查

SPECT 心肌灌注显像,常用显像剂为锝标记甲氧基异丁基异腈(^{99m}Tc-MIBI)。由于心肌缺血在静息状态下常难以检出,负荷试验是诱导心肌缺血,从而判断患者有无心肌缺血的常用方法。缺血区域出现局部放射性减低,并根据减低的区域和程度间接提示病变血管。常用的负荷试验方法包括运动和药物两种,一般先做负荷心肌灌注显像,如正常则提示无明确心肌缺血,如有放射稀疏或缺损区,再做静息显像,将两次结果对比,确定异常部位有无放射性填充,以此诊断心肌缺血。该技术也常用于冠心病患者的疗效评价和随访、预后评价等。

PET 为心肌代谢显像,常用的显像剂是氟代脱氧葡萄糖(^{18}F-FDG),其完整的化学名称为 2-氟-2-脱氧-D-葡萄糖。PET 临床应用的最大价值在于判断心肌的存活性。

第二节　正常影像表现

一、心脏与心包正常表现

（一）X线表现

正位 X 线胸片上左心缘由三段构成，上段凸出的为主动脉结，中段为肺动脉段，下段为左心室。右心缘由两段构成，上段为升主动脉和上腔静脉的复合投影，下段为右心房（图 5-1）。心胸比率，为心脏横径与最大胸廓横径之比，该比值的正常成人上限是 0.5（图 5-2）。

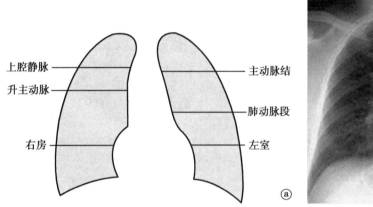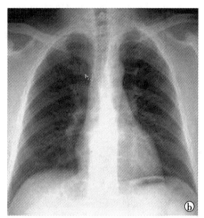

图 5-1　正常心脏 X 线表现（后前位）

左心缘分三段，自上向下依次分为主动脉结、肺动脉段和左心室；心右缘分两段，上段由升主动脉或上腔静脉构成，下段为右心房，膈肌位置低时，心右缘最下部可含有部分右心室

（二）超声表现

1. 二维超声心动图　临床常用基本切面（图 5-3）如下：

（1）胸骨旁左心室长轴切面：显示左心室、左心房、室间隔、右心室、主动脉、主动脉瓣与二尖瓣等。

（2）胸骨旁左心室短轴切面：可获得系列不同的切面。观察瓣膜的形态、开放幅度、心室大小、室壁运动等。

（3）胸骨旁四腔心切面：包括心尖四腔心切面、胸骨旁四腔心切面和剑突下四腔心切面。可显示房室结构、大小与比例；房间隔和室间隔；二尖瓣、三尖瓣以及十字交叉结构等。

2. M 型超声心动图　常见波群与曲线如下：

（1）心底波群：其解剖结构自前至后分别为胸壁、右心室流出道、主动脉根部及左心房。

（2）二尖瓣波群：其解剖结构为胸壁、右心室腔、室间隔、左心室流出道、二尖瓣前后叶及左心室后壁。二尖瓣前叶曲线正常人呈双峰，分别表示心室快速充盈期和缓慢充盈期。

（3）心室波群：自前至后，所代表的解剖结构为胸壁、右心室前壁、右心室腔、室间隔、左心室（二尖瓣波群及其内的腱索）与左心室后壁（图 5-4）。该波群为测量左心室内径、室间隔和左心室后壁厚度的标准区。

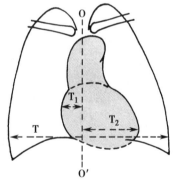

图 5-2　心胸比率测量图

胸廓最大横径（T）是在右膈顶平面胸廓两侧肋骨内缘间连线的长度，心影最大横径（T_1+T_2）是心影左右缘最突一点至胸廓中线垂直距离之和；心胸比率＝（T_1+T_2）/T

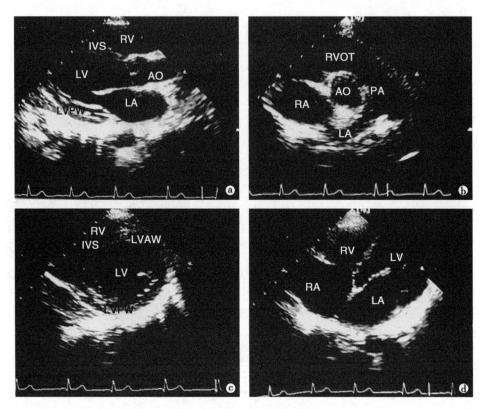

图 5-3　正常二维超声心动图

a. 胸骨旁左心室长轴切面；b. 心底短轴切面；c. 胸骨旁左心室短轴切面；d. 胸骨旁四腔心切面
a. LV，左心室；LA，左心房；RV，右心室；IVS，室间隔；AO，主动脉。b. RA，右心房；LA，左心房；AO，主动脉；PA，肺动脉；RVOT，右心室流出道。c. RV，右心室；IVS，室间隔；LV，左心室；LVAW，左心室前壁；LVPW，左心室后壁。d. LA，左心房；LV，左心室；RA，右心房；RV，右心室

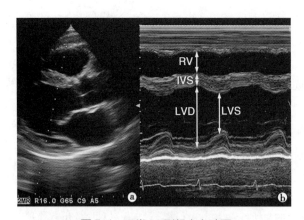

图 5-4　正常 M 型超声心动图

a. 超声心动图胸骨旁左心室长轴切面，图中虚线为 M 型超声取样线；b. M 型超声心动图心室波群示意图。RV，右心室；LVD，左心室舒张期内径；LVS，左心室收缩期内径

3. 彩色多普勒超声心动图　在心尖四腔心切面和左心室长轴切面上，正常二尖瓣口和三尖瓣口血流，显示为舒张期朝向探头的红色血流信号（见文末彩图 5-5a），而左心室流出道和主动脉瓣口的血流显示为收缩期背离探头的蓝色血流信号。

4. 频谱多普勒超声心动图　包括脉冲波多普勒（PW）和连续波多普勒（CW），频谱曲线，横轴代表时间，纵轴代表多普勒频移大小或血流速度。从频谱曲线上可评价血流方向、流速、性质等（见文末彩图 5-5b）。

（三）CT 表现

1. 横轴位　与人体长轴垂直的横轴位，是 CT 图像常用的标准体位。它可清楚显示心脏的结构，各房室间的解剖关系及心腔大小，心包呈 1～2mm 厚的弧线状软组织密度影，其内侧见低密度脂肪影。

2. 短轴位　与心脏长轴垂直的心脏短轴位，主要用于观察左心室各部位的心肌厚度，结合心脏收缩和舒张期的图像对比，还可分析心肌收缩运动功能（图 5-6a）。

3. **长轴位** 心脏长轴位主要用于观察瓣膜(主动脉瓣及二尖瓣),左心室流出道及心尖部(图5-6b)。

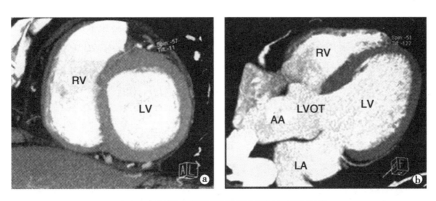

图5-6 正常心脏短轴位及长轴位CT图像

a. 短轴位(左心室体部层面),主要用于观察左心室(LV)各部心肌,结合收缩期和舒张期图像的对比,评价心肌收缩运动功能;应用心功能分析软件,还可获得心室腔容积和测量射血分数;右侧为右心室(RV);b. 长轴位(左心室流出道层面),可显示左心室流出道(LVOT)、主动脉瓣及升主动脉根部(AA)、左心房(LA)

(四) MRI 表现

人体横轴位、心脏长轴位和短轴位,心脏各房室和大血管解剖所见与CT所见相同(图5-7)。

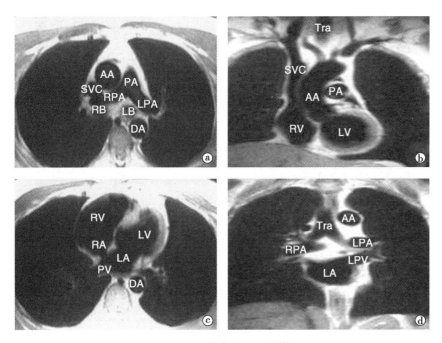

图5-7 正常心脏MRI图像

横轴位:a. 肺动脉层面;c. 四腔心层面。冠状位:b. 升主动脉层面;d. 左心房层面

1. **心肌** 在自旋回波序列中,心肌呈中等信号强度,与胸部肌肉组织相似。右心室壁较薄,仅相当于左心室壁的1/3。心肌厚度应在舒张末期长轴位或短轴位上测量。正常左心室心肌厚度在收缩期比舒张期至少增加30%以上。

2. **心内膜** 质量好的MRI图像,显示心内膜比心肌信号略高,呈细线状影。

3. **瓣膜** 二尖瓣、三尖瓣和主动脉瓣,一般呈中等信号强度,比心肌信号略高。MRI电影序列,可观察瓣膜的形态和运动功能。

4. 心包 SE 序列呈线样低信号,周围有高信号脂肪组织衬托。

二、冠状动脉正常表现

1. 冠状动脉造影表现 冠状动脉造影(CAG)要求多角度投照,避免血管重叠。CAG 投照的参考体位如下:左主干和前降支采用①左前斜位 60°;②左前斜位 60°+足头位 20°(X 线球管在足侧);③左前斜位 45°+头足位 25°(X 线球管在头侧,蜘蛛位);④右前斜位 30°;⑤右前斜位 30°+足头位 20°;⑥右前斜位 30°+头足位 20°等。右冠状动脉采用①左前斜位 60°;②后前位;③右前斜位 30°等。一般情况下,左冠状动脉要求投照体位多于 4 个,右冠状动脉多于 2 个,对于有狭窄病变的血管,尽可能多增加不同投照体位。图 5-8 列举了几个常用的左、右冠状动脉造影体位。

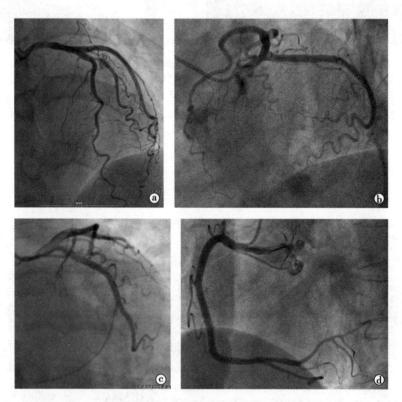

图 5-8 左、右冠状动脉造影常用体位
a. 右前斜位显示前降支病变;b. 蜘蛛位显示左主干及分叉处病变;c. 右前斜位显示回旋支病变;d. 左前斜位显示右冠状动脉病变

2. CT 表现 VR 图像有利于显示整个心脏和冠状动脉,左主干自主动脉左冠窦发出后,分为前降支和回旋支,前降支沿前室间沟到达心尖部,沿途发出对角支;回旋支沿左心房室沟走行,发出钝缘支。右冠状动脉自主动脉右冠窦发出后,沿右心房室沟走行至心底部,发出后降支和左心室后支(见文末彩图 5-9a)。曲面重组图像,有利于显示各冠状动脉管壁和管腔内情况(见文末彩图 5-9b)。

三、主动脉和肺血管正常表现

1. X 线表现 X 线胸片左心缘上段凸出的为主动脉弓部,中段为肺动脉段,右心缘上段为升主动脉和上腔静脉的复合投影(见图 5-1)。主动脉造影可显示升主动脉、主动脉弓、弓降部及头臂动脉;肺动脉造影可显示主肺动脉、左右肺动脉和肺内分支血管。但是,经导管血管造影技术为有创方法,目前临床较少使用。

2. 超声表现 在胸骨旁左心室长轴及心底短轴切面,可显示正常主动脉瓣、冠状窦及主动脉根部;通过胸骨上凹切面,可显示升主动脉、主动脉弓及其主要头臂血管分支。在肺动脉长轴切面,可显示主肺动脉及左右肺动脉分支起始段。在二维图像上,动脉横断面呈圆形,纵断面呈两条平行条带状,管腔内无回声。动脉壁可见三层回声:①内膜,呈纤细的线样回声,表面光滑;②中层,为内外膜之间的平滑肌,呈纤细的暗带;③外膜,为血管壁最外层结缔组织,表现为高回声光带。CDFI 成像,正常动脉内血流为层流。

3. **CT 表现** 主动脉由左心室发出,全程共分为主动脉根窦部、升主动脉、主动脉弓、胸降主动脉、腹主动脉。腹主动脉的主要分支为腹腔干、肠系膜上动脉、肾动脉和肠系膜下动脉(见文末彩图5-10)。

肺动脉起自右心室漏斗部,位于主动脉根窦部的左前方,向上分为左、右肺动脉。左肺动脉主干较短,分成两支入上、下肺叶;右肺动脉主干较长,分为三支入上、中、下肺叶(见文末彩图5-11)。

4. **MRI 表现** 主动脉 MRI 采集序列,包括自旋回波黑血序列、梯度回波亮血序列、对比增强血管成像(MRA)等。MRA 采集的信号仅为充盈对比剂的血液,因此管壁是不显示的。常规横断面及冠状面自旋回波序列,可展示肺动脉干及肺静脉干的解剖结构。梯度回波序列,可获得类似对比增强的血管图像,对不能使用对比剂的患者,尤为适用。增强后快速动态扫描,可显示肺动脉、肺实质、肺静脉的强化过程。

四、外周(下肢)血管正常表现

1. **X 线造影表现** 双下肢动脉由两侧髂外动脉向足侧延续,包括股动脉、腘动脉、胫前动脉、胫后动脉、腓动脉、足背动脉及足底动脉等。下肢静脉包括浅静脉和深静脉,浅静脉包括小隐静脉和大隐静脉及其属支。单纯以诊断或者初步排查病变为目的的 X 线造影,目前在临床较少使用。

2. **超声表现** 动脉横断面呈圆形,纵断面呈两条平行条带状,管腔内无回声。可见动脉壁为三层结构。静脉壁薄,超声不易显示,有时可见静脉瓣回声。CDFI 正常下肢动脉为层流,频谱多普勒表现为三相血流频谱,当出现狭窄等病变时,早期常表现为负向波减弱或消失。

3. **CT 表现** 股动脉、腘动脉、胫前动脉、胫后动脉和腓动脉,CT 图像均可以显示。胫前动脉至踝关节前方移行为足背动脉,胫后动脉经内踝后方转至足底,分为足底内侧动脉和足底外侧动脉两个终支;腓动脉为胫后动脉的重要分支。这些分支较细小,CT 检查需要充足的对比剂和高分辨率的图像。

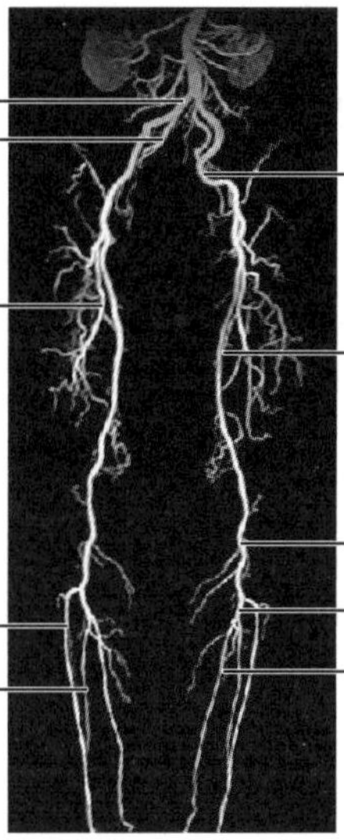

4. **MRI 表现** 下肢血管 MRI 平扫,血管内的血液信号呈低信号,管壁呈中等信号;增强扫描血管呈高信号。MRI 有利于显示血管与邻近组织关系;MRA 图像的表现类似正常血管造影所见(图5-12)。

图 5-12 正常下肢血管 MRA 图像
下肢血管 MRA 三维立体图像的表现类似正常血管造影所见

髂总动脉
髂内动脉
髂外动脉
股深动脉
股浅动脉
腘动脉
胫前动脉
胫腓干
腓动脉
胫后动脉

第三节　基本病变表现

一、心脏位置和形态大小异常

(一)位置异常

1. **整体位置异常** 包括心脏移位和异位:①心脏移位:指胸肺疾患或畸形使心脏偏离正常位置;②心脏异位:指心脏位置的先天性异常,是由于心脏本身在胚胎发育早期旋转异常所致。

2. **房室相对位置异常** 正常时右心房居右,左心房居左,如左右颠倒,为心房反位;同理,为心室反位。

3. 房室连接关系异常　右心房与右心室相连,左心房与左心室相连,即为对应的房室连接。相反时,称为不对应的房室连接。

4. 心室大动脉连接异常　正常时主动脉起自左心室,肺动脉起自右心室。主动脉和(或)肺动脉发育异常,可表现为其与心室连接异常。

对于房、室和大动脉相对位置、连接关系异常,普通 X 线胸片不能诊断,必须依靠超声、CT、MRI或心血管造影才能确诊。

（二）形态和大小异常

1. 整体形态异常　X 线胸片分为三型:二尖瓣型、主动脉瓣型和普大型(图 5-13)。

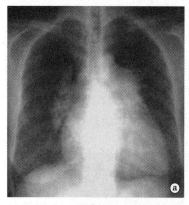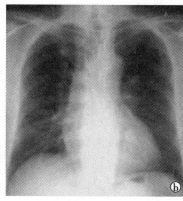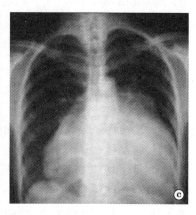

图 5-13　心脏整体形态异常的 X 线胸片分型

a. 二尖瓣型:呈梨形,主动脉结较小,肺动脉段丰满或突出,左心缘下段圆钝,右心缘下段较膨隆,常见于二尖瓣病变、房间隔缺损等;b. 主动脉瓣型:主动脉结增宽,肺动脉段内凹,左心缘下段向左下延长,常见于主动脉瓣病变,高血压性心脏病等;c. 普大型:心脏向两侧均匀增大,较对称,常见于心脏衰竭、大量心包积液等

心脏增大,可以是心肌肥厚或心腔扩大,或两者并存。X 线胸片不能区分,故统称增大。胸片上测量心胸比率,0.50 ~ 0.55 为轻度增大;0.55 ~ 0.60 为中度增大;0.60 以上为重度增大。

2. 心腔结构和大小异常　指房室、瓣膜和心肌等结构和大小的异常。心腔结构和大小、瓣膜和心肌病变,最常用和首选的诊断方法是超声检查。

二、心脏运动和血流异常

（一）运动异常

超声检查,可直观地显示心脏的运动和心腔内的血流状态,是观察心脏运动和血流异常的首选技术。室壁运动异常包括:运动增强、运动减弱、运动消失、矛盾运动与室壁瘤。

（二）血流异常

1. 血流速度异常　指血流速度高于或低于正常范围。例如:二尖瓣狭窄,舒张期二尖瓣瓣口处的血流速度明显增高;扩张型心肌病,各瓣口的流速均明显减低。

2. 血流时相异常　指血流的持续时间长于或短于正常,或者出现异常血流时相。例如:在正常情况下,舒张期左心室流出道内无血流信号,但主动脉瓣反流时,则可产生左心室流出道内全舒张期异常血流。

3. 血流性质异常　指血流失去正常的层流状态,而变为湍流或涡流状态。例如:二尖瓣反流,在左心房内产生血流紊乱,形成湍流。

4. 血流途径异常　指血流流经异常通道。例如:心肌梗死并发室间隔穿孔时,左心室的血流经室间隔穿孔流入右心室(见文末彩图 5-14)。

三、冠状动脉异常

冠状动脉异常,分为先天性冠状动脉发育异常,和获得性冠状动脉病变。前者包括冠状动脉起源异常、走行异常和冠状动脉瘘等;后者主要为冠状动脉粥样硬化病变、血管炎性病变等,引起管腔狭窄、闭塞或动脉瘤(见文末彩图5-15)。冠状动脉造影是诊断冠状动脉管腔病变和血流的"金标准",但属于有创性检查,对血管壁的显示不佳。CT检查,不仅能够显示冠状动脉管腔病变,在显示冠状动脉先天性发育异常、管壁情况,以及并存的异常,如心肌梗死、心腔内血栓、心包积液、室壁瘤等方面,更具有优势。

四、心包异常

心包异常,主要包括心包积液、心包增厚、心包钙化、心包占位等异常表现。中量以上积液,X线胸片显示心影向两侧增大;超声显示心包腔内无回声区;CT表现为心包腔内水样密度;MRI图像T_1WI呈均匀低信号,梯度回波和T_2WI为高信号。心包钙化,X线胸片表现为蛋壳样高密度影,部分或全部包绕心影;超声表现为心包钙化处回声增强;CT表现为心包高密度钙化影;MRI表现为线条样无信号或低信号区。钙化广泛时伴有腔静脉扩张、心房扩大和心室舒张功能受限等。MRI有利于分辨肿块的组织,以及与心肌和心腔的关系,MRI电影图像,可以观察肿块的活动情况。

五、主动脉异常

主动脉异常,包括先天性和获得性两方面疾病。前者如主动脉缩窄,主动脉弓离断;后者包括动脉粥样硬化、血管炎性病变等。常见的疾病如主动脉瘤、主动脉夹层、主动脉壁内血肿、主动脉穿通性溃疡等。CT可明确诊断各种主动脉疾病,特别适用于急诊患者的主动脉检查,是指南确定的首选检查技术。

六、肺血和肺血管异常

1. 肺血增多　常见于左向右分流的先天性心脏病,如房或室间隔缺损、动脉导管未闭。X线胸片主要表现为,肺动脉主干和分支成比例地增粗,边缘清晰锐利,肺野透明度正常(图5-16a)。

2. 肺血减少　由右心排血受阻引起,常见于三尖瓣狭窄、肺动脉狭窄等。X线胸片主要表现为,肺野透明度增加,肺门动脉变细,肺内血管稀疏、变细(图5-16b)。

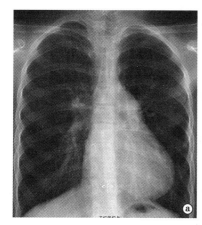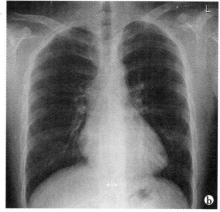

图5-16　胸片显示肺血增多及肺血减少

a. 肺血增多;b. 肺血减少

3. 肺动脉高压　各种原因引起的肺动脉压力增高(肺动脉平均压≥25mmHg)。X线胸片主要表现为,肺动脉段突出,肺门动脉扩张而外周分支相对变细(图5-17a)。

4. 肺静脉高压

（1）肺淤血：各种病因导致肺静脉压力增高时，可出现肺淤血。X线胸片主要表现为，肺门增大、边缘模糊；上肺静脉扩张而小静脉、下肺静脉正常或变细；肺野透明度减低。

（2）间质性肺水肿：X线胸片出现肺内间隔线，即 Kerley 线，以 B 线最常见。

（3）肺泡性肺水肿：X线胸片表现为，两肺广泛分布的边缘模糊的片状影，重者聚集在肺门区形成"蝶翼状"阴影，短期内或治疗后，变化迅速是肺泡性肺水肿的重要特征。上述三种征象可同时出现，亦可相互演变（图5-17b）。

5. 混合型肺循环高压   可兼有肺动脉和肺静脉高压两种 X 线征象。

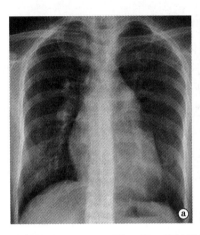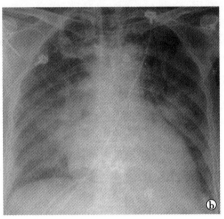

图 5-17   胸片显示肺动脉高压及肺淤血

a. 肺动脉高压，中心肺动脉扩张，外围肺动脉相对纤细，肺动脉段突出，右心增大；

b. 肺淤血，两肺静脉纹理增粗，肺野透过度减低，肺门影增大

第四节   疾 病 诊 断

一、冠状动脉粥样硬化性心脏病

冠状动脉粥样硬化性心脏病（atherosclerotic coronary artery disease，CAD），指冠状动脉粥样硬化斑块，导致管腔狭窄或阻塞，心肌缺血缺氧甚至梗死而引起的心脏病变。它和冠状动脉功能性病变（痉挛），统称冠状动脉性心脏病（coronary heart disease，CHD），简称冠心病。

【临床与病理】

CAD 的主要病理改变是，冠状动脉管壁出现脂纹、脂斑、纤维组织增生和粥样斑块形成。斑块发生溃疡、破裂，可继发血栓形成；斑块可形成钙化，管腔可进一步狭窄，甚至闭塞。

管腔狭窄在50%～70%以下时，一般不引起心肌缺血。狭窄程度在70%～90%以上时，静息状态下冠状动脉血流量仍有可能保持稳定，但心脏负荷增加时，则可能发生心肌供血不足，临床表现为胸闷甚至心绞痛。重度冠状动脉狭窄或急性闭塞时，则可能发生急性心肌梗死。大面积透壁性心肌梗死后，发生梗死心肌纤维化，可使局部心肌收缩功能消失，形成室壁瘤。冠心病的临床表现包括心绞痛、心肌梗死、心力衰竭、猝死等。

【影像学表现】

X线：可表现为完全正常。心肌梗死后，可有下列表现：①心影不同程度增大，左心衰竭时，表现为肺淤血、肺水肿，可伴有左心房室增大；②急性心肌梗死后，出现心肌梗死后综合征表现，包括心包积液、胸腔积液及下肺叶渗出性改变；③心肌梗死并发症，如室壁瘤形成时，可见左心缘局限性膨突；室间隔穿孔者，表现为肺充血、肺淤血及肺水肿并存。

心血管造影：冠状动脉造影常与左心室造影同时进行：①冠状动脉造影：能够直观显示冠状动脉病变及程度；②左心室造影：能显示左心室形态、大小和整体及节段性运动功能改变，对室壁瘤、室间隔穿孔、二尖瓣反流等，也可很好地显示。

超声：

（1）心肌缺血主要表现为：①节段性室壁运动异常；②收缩期室壁增厚率减低。多普勒组织成像（DTI），以及斑点追踪技术，进行心肌应变和应变率的分析，能定量分析室壁运动异常。

（2）心肌梗死主要表现为：①梗死部位心肌变薄、收缩期增厚率显著减低、室壁运动消失；②非梗死部位心肌出现代偿性室壁运动幅度增强。

（3）心肌梗死并发症：如室壁瘤、腔内附壁血栓形成、室间隔穿孔和乳头肌功能不全的诊断，超声检查具有较高的诊断价值。

CT：①冠状动脉异常：CT平扫，用于评估冠状动脉钙化；碘对比剂增强扫描，用于评估冠状动脉斑块，尤其是非钙化斑块，以及斑块导致的管腔狭窄程度（图5-18）。②心肌缺血：表现为心脏收缩期病变处心肌增厚率减低或消失，心内膜下或者心肌全层可见密度减低区。③心肌梗死：CT密度值显著降低（一般为5～10HU）；局部心肌变薄，失去收缩运动功能；可以显示心肌梗死并发症，如室壁瘤、假性室壁瘤、心腔内附壁血栓等。

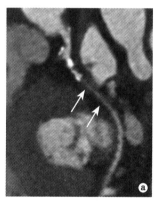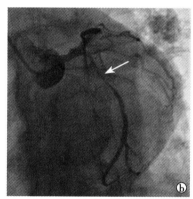

图5-18　冠状动脉CT血管成像（CTA）与造影对照
a. CTA显示回旋支近中段钙化及非钙化斑块，管腔重度狭窄（↑）；
b. 冠状动脉造影证实该处病变（↑）

MRI：

（1）心肌缺血：心脏的形态、大小和信号强度多正常；心肌节段性运动减弱；心肌灌注首过期成像，缺血区心肌信号低于正常供血区。

（2）急性心肌梗死：①梗死心肌发生水肿，心肌信号增高，尤其在T_2WI更明显；②节段性室壁运动减弱、消失；③心肌灌注首过期成像，显示灌注减低或缺损；延迟期成像显示梗死心肌强化，呈明显高信号。

（3）陈旧性心肌梗死：①梗死发生纤维化，心肌信号强度减低，尤其在T_2WI；②梗死处心肌变薄，无运动功能；③梗死心肌出现延迟强化。

（4）心肌梗死并发症：①室壁瘤：左心室扩大，局部室壁显著变薄并向心脏轮廓外膨凸，局部运动消失或呈反向运动；室壁瘤附壁血栓形成时，血栓在T_1WI呈中等信号，与心肌相似，T_2WI信号强度较心肌高。②室间隔穿孔：室间隔连续性中断，心室水平左向右分流。③左心室乳头肌断裂和功能不全：导致二尖瓣关闭不全，左心房室扩大。

【诊断与鉴别诊断】

急性冠状动脉综合征患者可表现为，急性胸痛、心电图异常及其动态变化，以及心肌酶学异常，可采用直接经导管冠状动脉造影诊断。大多数稳定冠心病患者,需要上述影像学检查明确冠心病的程度及其并发症,为临床治疗提供依据。冠心病的鉴别诊断,包括症状相似的肺栓塞和主动脉夹层、溃疡等,也包括非动脉粥样硬化病变导致的冠状动脉狭窄或阻塞,如冠状动脉先天性起源异常(血管有受压情况)、纤维肌性发育不良、川崎病、血管炎、白塞病、IgG$_4$相关疾病、血栓等。

二、心脏瓣膜病

先天性或后天获得性疾病累及心脏瓣膜,均可导致心脏瓣膜病(valvular heart disease)。获得性最常见的疾病,包括风湿性心脏病,瓣膜退行性变,感染性心内膜炎累及瓣膜,冠心病心肌缺血梗死导致的乳头肌功能不全等。

【临床与病理】

风湿性心脏病多发生于20～40岁,女性略多,有风湿热病史。慢性风湿性瓣膜病的基本病理改变,为瓣叶增厚、粘连,开放和(或)关闭受限。血流动力学改变因受累瓣膜部位和受损程度而异。二尖瓣狭窄时,表现为劳力性呼吸困难、咯血等,心尖部可闻及隆隆样舒张期杂音。二尖瓣关闭不全时,表现为心悸、气短、左心衰竭症状,心尖部可闻及收缩期杂音。瓣膜退行性变主要见于老年人,主动脉瓣受累最常见,患者可因主动脉瓣狭窄而出现心绞痛、头晕、晕厥等症状,可闻及主动脉瓣区杂音。

【影像学表现】

X线:①二尖瓣狭窄:表现为肺淤血,甚至肺水肿,心影呈二尖瓣型,肺动脉段突出,左心房及右心室增大;②二尖瓣关闭不全:可见左心房室增大,根据左心功能情况,出现肺部改变;③主动脉瓣狭窄:左心室不同程度增大,升主动脉中段局限性扩张;④主动脉瓣关闭不全:左心室增大,升主动脉、主动脉弓普遍扩张;⑤联合瓣膜病:心脏增大,受累较重瓣膜病变的表现更为突出。

超声:超声是瓣膜病变的首选检查方法。

(1)二尖瓣狭窄:①二尖瓣回声增粗、增强,腱索等瓣下结构也可增粗;二尖瓣开放明显受限,二尖瓣开放面积缩小;前叶双峰曲线变成"城墙样"改变。②舒张期二尖瓣后叶与前叶呈同相运动。③左心房、右心室扩大。④频谱多普勒显示二尖瓣口舒张期血流速度增快;彩色多普勒显示二尖瓣口进入左心室的血流呈五彩镶嵌状(见文末彩图5-19)。⑤经食道超声心动图,可发现左心耳部或者左心房内血栓。

(2)二尖瓣关闭不全:可见瓣叶增厚、回声增强,收缩期瓣口对合欠佳。多普勒超声,左心房内可见收缩期血液反流引起的湍流信号。间接征象是左心房、左心室扩大。

(3)主动脉瓣狭窄:可见瓣叶增厚、开放幅度变小或无运动;左心室壁增厚。多普勒超声显示瓣口血流频谱明显增宽、血流速度加快。

(4)主动脉瓣关闭不全:主动脉瓣叶闭合线呈双线征,左心室腔扩大。彩色多普勒显示,舒张期左心室腔内可见来自主动脉瓣的五彩镶嵌反流束,频谱多普勒可探及舒张期反流频谱信号。

(5)联合瓣膜病:具有上述征象的不同组合,但因互相之间的影响,与单一瓣膜病变的表现略有不同。

CT:CT不是瓣膜病的常规检查技术,但临床需要除外患者是否合并冠心病、主动脉病变时,可行CT检查。近年来开展的经导管主动脉瓣置换术(trans-catheter aortic valve implantation/replacement,TAVI或TAVR),术前需要CT检查,主要用以评估主动脉瓣钙化、测量瓣环距左右冠状动脉开口的距离、测量主动脉瓣环和瓣周径线,评估股动脉、髂动脉和主动脉路径等。CT的局限性是不能直接显示瓣膜的关闭不全,不能测量跨瓣压差和血流速度等。

MRI:MRI不是瓣膜病的常规检查技术,在临床需要除外心肌病时,可以行MRI检查。SE序列可显示房、室腔的大小及心腔内的血栓,MRI电影可显示血流通过狭窄及关闭不全的瓣口后形成的异常低信号。

【诊断与鉴别诊断】

根据超声心动图表现,不难做出瓣膜病的诊断。瓣膜病的鉴别诊断,其实是病因学的诊断,除了过去常见的风湿性瓣膜病外,老年性瓣膜退行性变、缺血性心脏病或者原发性心肌病导致的继发瓣膜损害,以及先天性主动脉二瓣化畸形,相对更加常见。

三、原发性心肌病

原发性心肌病,是指原因不明的心肌疾病,包括扩张型心肌病(dilated cardiomyopathy,DCM)、肥厚型心肌病、限制型心肌病、致心律失常性右心室心肌病和未分类型心肌病等类型,以扩张型心肌病和肥厚型心肌病较为常见,以下仅简述扩张型心肌病。

【临床与病理】

心脏呈球形扩大,四个心腔均扩大,以左心室为著。心肌松弛无力,肌壁不厚,甚至变薄,心肌收缩运动功能下降,舒张期房室腔内压力升高,偶见附壁血栓,射血分数降低。组织学检查,心肌间质及血管周围不同程度的纤维化,心肌细胞排列规则,可表现为肥大、空泡变性或萎缩。

临床表现为心悸、气短、胸痛等,常不能耐受运动。本症可发生于任何年龄,多见于 40 岁以上壮年,男性多于女性。最突出的症状是,左心室收缩功能减低所致的左心衰竭、各种心律失常,以及继发于心腔内血栓形成的体动脉栓塞。听诊多无病理性杂音,有二尖瓣关闭不全时,心尖可闻及收缩期杂音。心电图显示 ST-T 改变,QRS 波异常,异常 Q 波以及各种心律失常等。

【影像学表现】

X 线:①心影增大,常呈"普大"型或"主动脉瓣"型;②各房室均有增大,以左心室增大最显著;③心功能不全时,有肺淤血、肺水肿表现。

超声:①全心扩大,尤以左心室扩大明显;②室壁运动呈普遍性减低;③二尖瓣活动幅度降低,心腔内出现"云雾状"回声,或血栓形成;④多普勒超声可探及多瓣膜反流。

CT:多在为排除冠心病时使用。①心脏舒张末期左、右心室腔扩大,以左心室扩大为著,可伴有左、右心房扩大;②心室壁厚度多正常或变薄;③心肌收缩功能普遍减弱,射血分数降低。

MRI:扩张型心肌病,心肌信号为均匀一致中等强度;其形态、功能异常同超声或 CT 所见(图 5-20)。对比剂增强后,MRI 延迟成像时,能够检测出心肌内的异常强化,反映心肌内的瘢痕纤维组织。

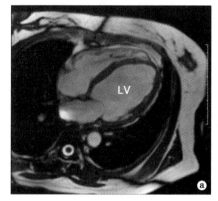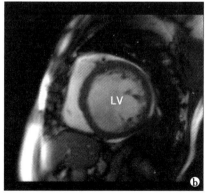

图 5-20　扩张型心肌病的 MRI 图像

a. 四腔心;b. 左心室短轴。MRI 检查可见左心室腔(LV)扩大,室壁厚度变薄

【诊断与鉴别诊断】

原发性心肌病的诊断原则是排除继发因素所致的心脏结构和功能的改变。如扩张型心肌病的诊断,需与下列疾病鉴别:①冠心病,多见于中老年,有心绞痛症状,心电图检查有心肌缺血或心肌梗死改变;CT 或造影检查,显示冠状动脉存在明确的狭窄和阻塞病变;心肌受累多符合与冠状动脉供血区

域一致的特点。②风湿性心脏病,尤其二尖瓣关闭不全、主动脉瓣关闭不全患者,可表现为瓣叶增厚、粘连、钙化,开放受限等瓣膜受累改变。

四、先天性心脏病

(一) 房间隔缺损

房间隔缺损(atrial septal defect,ASD),是最常见的先天性心脏病之一。女性发病略高,单独发病或与其他心血管畸形并存。

【临床与病理】

房间隔缺损分为一孔型(原发孔型)和二孔型(继发孔型)缺损。①由心内膜垫发育障碍所致的房间隔缺损属一孔型,缺损位置靠近二尖瓣和三尖瓣,且常伴有二尖瓣和(或)三尖瓣的发育异常,此型少见;②由原始房间隔自行吸收过多,或继发房间隔生长不足,则导致二孔型房间隔缺损,缺损位置居房间隔中心部位,此型约占房间隔缺损的80%。靠近上腔静脉和右上肺静脉、靠近下腔静脉或者右下肺静脉,也可以发生间隔缺损,称为上(下)腔静脉型缺损。间隔缺损时左心房的血液分流入右心房,加重右心的负荷,导致右心房室腔扩大、右心室心肌肥厚和肺动脉扩张。长期肺血流量的增加可导致肺动脉高压。

本病可无症状;当右心负荷过重甚至肺动脉高压时,可出现劳累后心悸、气短、乏力等症状。患者可在查体时发现胸骨左缘第2~3肋间收缩期杂音。心电图偶见不完全性右束支传导阻滞和右心室肥厚。

【影像学表现】

X线:①肺血增多,表现为肺动脉段突出,肺门动脉扩张,外围分支增多增粗;②心影增大,呈"二尖瓣"型,右心房、室增大,尤其右心房增大是房间隔缺损的重要征象;③主动脉结偏小或正常;④合并肺动脉高压时,肺动脉段和肺门动脉扩张更趋明显。

超声:M型和二维超声心动图,①右心房、右心室扩大和右心室流出道增宽;②多切面显示房间隔连续性中断(图5-21);③彩色多普勒可见自左心房经缺损流向右心房的血流束(见文末彩图5-22a)。经周围静脉注射声学对比剂,可见①右心房、右心室充盈对比剂,右心房内靠近房间隔缺损处,有左心房过房间隔血流造成的负性充盈区(见文末彩图5-22b);②如合并肺动脉高压,心房水平有右向左分流,则左心房内可见对比剂回声。脉冲频谱多普勒可探及连续性湍流频谱。

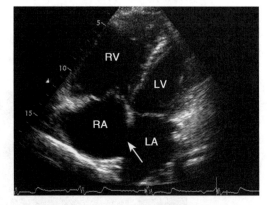

图5-21   继发孔型房间隔缺损的超声图像
心尖四腔心切面见房间隔中部连续性中断(↑)(LV,左心室;LA,左心房;RV,右心室;RA,右心房)

CT:CT不是房间隔缺损的常规检查技术,在复杂性先天性心脏病,疑诊房间隔缺损合并其他畸形,如肺静脉畸形引流时,可行CT检查。另外对于成人房间隔缺损,排除合并冠心病时,可行CT检查。

MRI:MRI不是房间隔缺损的常规检查技术。尤其对于成年人,当临床疑诊复杂先天性心脏病,或者需要排除心肌病变,评价心脏功能时,可行MRI检查。

【诊断与鉴别诊断】

单纯二孔型房间隔缺损,X线平片可做出初步诊断,确诊需要心脏超声检查。少数情况下,本病需要与卵圆孔未闭鉴别。

(二) 法洛四联症

法洛四联症(tetralogy of Fallot,TOF),是最常见的发绀型先天性心脏病,在小儿先天性心脏病中居第 4 位。

【临床与病理】

法洛四联症的基本畸形包括:①肺动脉、肺动脉瓣或(和)瓣下狭窄;②室间隔缺损;③主动脉骑跨;④右心室肥厚。肺动脉狭窄多为中到重度,以漏斗部狭窄或合并肺动脉瓣环、瓣膜狭窄多见;室间隔缺损主要位于膜部;主动脉根部前移,骑跨于室间隔之上,管径增粗;右心室肥厚为继发性改变,与肺动脉狭窄有关。

法洛四联症时,右向左的分流量主要取决于室间隔缺损的大小和肺动脉狭窄的程度,并决定着本病的临床表现和严重程度。肺动脉狭窄越重,右心室射血阻力越大,经室间隔缺损的右向左分流量也就越大,体动脉血氧饱和度越低,引起临床上发绀等一系列变化。

临床可表现为发育迟缓,活动能力下降,常有气急表现,喜蹲踞或有晕厥史。发绀多于生后 4~6 月出现,伴有杵状指(趾)。听诊于胸骨左缘 2~4 肋间可闻及较响亮的收缩期杂音,可扪及震颤;肺动脉第二音减弱或消失。心电图示右心室肥厚。

【影像学表现】

X 线:①右心室肥大,表现为心尖圆凸上翘,肺门血管影缩小、心腰部凹陷,心影呈"靴形";②肺血减少,表现为肺血管纤细、稀疏;③主动脉升弓部多有不同程度的增宽。

心血管造影检查,目前已不再是主要的确诊手段,但在显示解剖畸形细节,特别是肺动脉和肺内分支发育情况,仍为最可靠的诊断技术。

超声:①显示肺动脉狭窄、室间隔缺损、主动脉增宽骑跨于室间隔之上、右心室壁肥厚等主要畸形;②多普勒超声,可显示狭窄肺动脉内血流,并可估计狭窄程度。

CT:CT 结合三维重组技术,可显示上述所有主要畸形,准确测量主动脉、主肺动脉和左右肺动脉管径,从而计算出 McGoon 比值(左右肺动脉直径之和,除以降主动脉直径)和 Nakata 指数(左右肺动脉截面积之和,除以体表面积),能够初步评估肺动脉血管的肺内分支,以及体肺侧支的显示。

MRI:与 CT 有较为相似的诊断价值。无射线辐射是其优势,但是检查时间长、患者配合度差,成像技术复杂和应用不普及是其限度。

【诊断与鉴别诊断】

临床有发绀,胸骨左缘有收缩期杂音,伴肺动脉第二音减弱或消失,心电图示右心室肥厚,X 线胸片有典型上述表现时,应首先考虑法洛四联症。超声、CT 或 MRI 均可明确诊断。鉴别诊断:①合并肺动脉狭窄的发绀型先天性心脏病,如右心室双出口、大动脉转位、单心室、三尖瓣闭锁、肺动脉闭锁等;②轻型法洛四联症,需要与肺动脉狭窄合并室间隔缺损鉴别。

五、心包病变

心包炎(pericarditis)可由多种病因引起,主要表现为心包积液、心包缩窄,或两者并存。

【临床与病理】

根据病程,心包炎可分为急性和慢性,前者常表现为心包积液,以非特异性、结核性、化脓性和风湿性较为常见;后者大多都是急性心包炎迁延所致,可继发心包缩窄。病理上,心包积液可为浆液纤维蛋白性、化脓性、浆液血性、出血性和乳糜性等。心包炎可引起心包广泛增厚粘连,导致缩窄性心包炎,增厚的心包可呈盔甲样包绕心脏,此时常伴有钙化,称为"盔甲心",可限制心脏舒张和收缩功能。

【影像学表现】

X 线:

(1)心包积液:少量心包积液可无异常发现;中、大量心包积液,心影可向两侧增大,呈烧瓶形;

(2)缩窄性心包炎:①心脏增大主要表现为单侧或双侧心房增大;②由于心包增厚粘连,导致心缘僵直、变形；③心包钙化是缩窄性心包炎的特征性表现，表现为心脏表面的高密度钙化影；④由于静脉压升高，上、下腔静脉扩张；左心房压力增高时，出现肺淤血、肺水肿征象；⑤可伴有胸腔积液或胸膜增厚、粘连（图 5-23）。

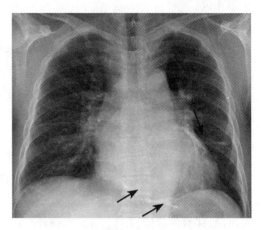

图 5-23　缩窄性心包炎的 X 线胸片
两肺淤血，左心房增大，心影内可见条形、环形钙化（黑↑）

超声：心包积液表现为：①心包脏、壁层分离，其间为无回声液性暗区；②心包积液为纤维素性时，心包脏、壁层可见一些絮状、条带样中等回声附着；③大量积液时，心包腔内见大量液性暗区，并可见心脏摆动征；④心包填塞时，可见右心室前壁舒张期塌陷。缩窄性心包炎，可见双侧心房扩大，心包增厚甚至钙化，心室受累区域活动受限。

CT：心包积液：仅需要 CT 平扫，心包积液为"水样密度"（CT 值为 0～10HU）。①少量积液，积液量<100ml，多分布于心包隐窝，以及后房室沟；②中量积液，积液量 100～500ml，心包脏、壁层积液>15～25mm；③大量积液，积液量>500ml，心包脏、壁层积液>25mm，且广泛分布于心包腔。根据液体内蛋白含量的不同，或含有血液成分，积液的 CT 值可高于水（10～40HU），而近期出血的 CT 值可高达 50HU以上。

缩窄性心包炎：①CT 平扫，心包不规则增厚（大于 2mm）；钙化为高密度影；②CT 增强，显示左右心房扩大，左右心室内径缩小或变形，室间隔僵直；③其他表现，如腔静脉扩张，继发性肝脾肿大、腹腔积液和胸腔积液等。

MRI：积液的信号强度与所用的扫描序列和积液性质有关：①在 SE 序列的 T_1WI 上，浆液性积液多呈均匀低信号；渗出性积液多呈不均匀高信号；血性积液呈中或高信号；②在 T_2WI 上，积液多为均匀高信号。缩窄性心包炎，在 MRI 上增厚心包呈中或低信号，如有钙化灶，则表现为低至无信号。MRI 对心脏各房室大小、形态和心脏收缩、舒张功能评价有较高的价值。

【诊断和鉴别诊断】

心包积液和缩窄性心包炎，诊断并不困难。少量心包积液，X 线检查难以发现，超声心动图、CT 和 MRI 可明确诊断。缩窄性心包炎主要与限制型心肌病鉴别，两者均有心室舒张功能受限，但前者有心包的病变。

六、主动脉疾病

临床常见的主动脉疾病，主要包括急性主动脉综合征（acute aortic syndrome）、主动脉瘤（aortic aneurysm）、主动脉炎、先天性发育异常等。急性主动脉综合征中，又包含了主动脉夹层、主动脉壁内血肿、主动脉溃疡、主动脉假性动脉瘤，病因多由动脉粥样硬化所致。马方综合征（Marfan's syndrome）则有家族遗传因素。以下简述主动脉夹层。

主动脉夹层（aortic dissection），是主动脉内膜和部分中层撕裂，血流经破口灌入，将主动脉壁中层分离，形成血肿或"双腔"主动脉，即扩张的假腔和受压变形的真腔。主动脉夹层病情危急，急诊超声和 CT 检查，是主要的检查技术。

【临床与病理】

主动脉夹层的内膜撕裂范围，是该病分型的依据。累及升主动脉的主动脉夹层，称为 Stanford A型；未累及升主动脉，仅累及降主动脉及以远的，称为 Stanford B 型。A 型采用外科手术治疗，B 型可酌情采用介入治疗或保守治疗。夹层可累及主动脉主要分支,如冠状动脉、头臂动脉、脊髓动脉和肾动脉等,引起组织器官缺血或梗死改变;累及主动脉瓣,引起主动脉瓣关闭不全;可破入心包、胸腔、纵隔和腹膜后等部位,引起心包填塞,胸腔、纵隔、腹膜后出血,病情凶险。

急性主动脉夹层最常见的症状,是突发的剧烈胸背或腹部疼痛,有如撕裂、刀割样剧痛,可向颈及腹部放射。常伴有心率增快、呼吸困难、晕厥、两侧肢体血压与脉搏不对称;心底部杂音和急性心包填塞,提示主动脉瓣关闭不全及夹层破入心包。严重者可发生休克、充血性心力衰竭、猝死、脑血管意外和截瘫等。

【影像学表现】

X线:可见纵隔或主动脉阴影明显增宽;破入心包或有主动脉瓣关闭不全时,心影明显扩大;破入胸腔时,可见胸腔积液。

超声:适宜于急诊的初步检查。可发现升主动脉、降主动脉或腹主动脉的内膜片,从而确定初步诊断。夹层病变累及主动脉根部时,彩色多普勒可探及主动脉瓣反流。夹层破入心包时,可以显示心包积液、积血。

CT:是主动脉夹层最常用的检查方法,对于急性主动脉夹层,临床指南推荐CT为首选检查技术。①CT平扫:可显示主动脉内膜钙化内移,假腔内密度与真腔内密度的不同,以及主动脉夹层血液外渗、纵隔血肿、心包和胸腔积血等;②CT增强:可见主动脉双腔和内膜片;通常真腔较窄,显影密度高,假腔较大,显影略淡;CT可显示内膜破口和远端破口,及主要分支血管受累情况,包括冠状动脉、头臂动脉、腹腔干和肠系膜上动脉、肾动脉开口等;CT还可间接评价主动脉瓣受累情况,以及左心室增大等(见文末彩图5-24)。

MRI:诊断价值与CT相当,但是不适用于急诊检查而较少常规应用。对于碘对比剂过敏而不能接受CT检查的患者,可以使用该项检查。诊断征象与CT相近,不再赘述。

【诊断与鉴别诊断】

主动脉夹层的诊断要点,包括夹层的分型、分支血管受累情况,特别是冠状动脉、头臂动脉和腹腔动脉、肾动脉等,以及主动脉根部和主动脉瓣的受累等。主动脉夹层破裂征象的风险评估,对于指导手术时机极其重要。本病需要与主动脉壁内血肿、穿通性溃疡等鉴别。主动脉壁内血肿又称不典型夹层,其特点是主动脉滋养血管破裂或小溃疡,导致主动脉管壁出血,其累及范围及分型均同主动脉夹层,临床症状也很相似,同属于急性主动脉综合征,但是壁内血肿没有形成夹层的内膜片。

七、下肢动脉粥样硬化

下肢动脉粥样硬化,是粥样硬化病变累及下肢动脉,导致管壁增厚、变硬,管腔狭窄甚至闭塞。本病常见于中老年人,男性多于女性,随着社会的老龄化,发病率逐年增高。

【临床与病理】

下肢动脉粥样硬化的病理改变,是血管壁内膜有粥样硬化斑块、脂质沉积、钙化和中膜变性,管腔内附壁血栓形成,引起管腔狭窄、闭塞。

典型临床症状,为间歇性跛行和静息痛等,疼痛部位与血管狭窄部位相关。体征有:①狭窄远端动脉搏动减弱或消失,听诊狭窄部有收缩期杂音;②患肢皮温降低和营养不良,表现下肢皮肤苍白、干燥和变薄、毛发脱落及趾甲变厚等,严重时发生水肿、溃疡和坏疽。

【影像学表现】

X线:平片诊断血管病变受限。下肢动脉造影,为有创性检查,是诊断血管狭窄的"金标准",已经逐步被无创的CTA或者MRA所取代。动脉造影多用于介入治疗术中,以指导治疗和疗效评估。

超声:①二维超声:显示下肢动脉内膜和中层增厚,有局限性或弥漫性动脉粥样硬化斑块,斑块的回声与其成分有关,钙化斑块呈强回声并有声影,纤维斑块常呈中等回声,附壁血栓呈低回声;②多普勒超声:CDFI 可见血流形态不规则、变细,狭窄后有湍流信号,动脉完全闭塞时则无血流显示;频谱多普勒可根据频谱变化评估下肢动脉的狭窄程度。

CT:可显示管腔内狭窄程度和斑块的累及范围和大致成分,钙化斑块严重时会影响管腔狭窄程度的判断。血管闭塞时可见周围有较多侧支循环血管,与闭塞远端血管相通(图 5-25)。

MRI:磁共振下肢动脉血管成像,病变的主要征象和特点与 CTA 相似。MRI 的优点是诊断管腔狭窄时,不受管壁钙化的影响,但是可能会夸大狭窄程度。

【诊断与鉴别诊断】

超声、CT 和 MRI 增强扫描,可以明确诊断下肢动脉粥样硬化病变,可取代下肢动脉血管造影检查。该病需要与血栓闭塞性脉管炎鉴别,后者主要累及中小血管,远侧病变更重,血管闭塞呈节段性。该病另需与血栓栓塞病变鉴别,后者有血栓脱落的原发病变,如心房颤动患者,左心房已经有血栓形成,其征象为下肢动脉血管腔内的"充盈缺损",而非动脉粥样硬化斑块。

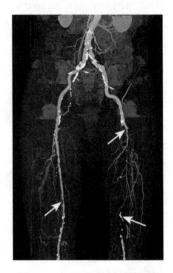

图 5-25　下肢动脉粥样硬化病变的 CT 图像

股动脉 CTA 检查,显示双侧股动脉管壁多发低密度斑块和钙化斑块(下方↑),管腔不规则偏心性狭窄,左侧股动脉上中段闭塞(上方↑)

八、肺动脉血栓栓塞

肺动脉血栓栓塞,简称肺栓塞(pulmonary embolism,PE),是内源性血栓形成或外源性栓子脱落,栓塞肺动脉或其分支所引起的呼吸系统和循环系统功能障碍的综合征,并发肺出血或坏死者称为肺梗死。肺栓塞是常见的心血管疾病。

【临床与病理】

下肢深静脉血栓形成、脱落至肺动脉,是公认的肺栓塞首位病因,常见诱因有术后卧床、运动减少、妊娠、静脉曲张和充血性心力衰竭等。肺栓塞的临床表现多样,主要决定于栓塞的位置和累及范围。常见症状有呼吸困难、胸痛、咯血等,体征有呼吸急促、心动过速、发绀等。实验室检查可发现低氧血症、交联纤维蛋白降解产物 D-二聚体(D-Dimer)升高等。

【影像学表现】

X 线:X 线胸片可见区域性肺纹理稀疏、纤细、肺透明度增加;并发肺梗死者,可见肺内朝向肺门的类楔形致密影。慢性肺栓塞,X 线胸片多有肺动脉高压及右心房室增大的表现。

肺动脉血管造影:作为有创的诊断性检查,已经被无创的 CT 或者 MRI 技术所取代。在综合评估肺动脉高压程度,及其治疗后疗效时,可以与右心导管技术联合使用。主要征象:①肺动脉血栓本身不能被显示,可以间接显示腔内的充盈缺损,及其导致的管腔狭窄;②肺动脉分支的缺支、粗细不均、走行不规则,以及未受累血管的增粗等间接征象;③外围细小分支受累时,肺实质期显影缺损和(或)肺动脉分支充盈和排空的延迟。右心导管检查,是评估肺动脉高压和全肺阻力的"金标准"。

核医学:肺通气-灌注显像,是过去经典的诊断技术。肺栓塞的主要表现,是肺血流灌注缺损,而通气功能正常,称为肺通气-灌注"不匹配"。由于图像空间分辨力不足,对微小病变或非梗阻病变的识别有一定限度,对于肺部病变的显示受限。

超声:可显示位于主肺动脉以及左右肺动脉主干内的较大栓子,表现为肺动脉管腔内的高回声充盈缺损影。其优势是适用于急性中央型肺栓塞的快速诊断,并可同时对心脏形态、功能进行评价。其另一优势是对下肢静脉血栓的探查,明确或判断栓子的来源,但对外围肺动脉血栓的显示受限。

CT:指南推荐 CT 肺动脉血管成像(CTPA),是诊断急性和慢性肺栓塞的首选检查方法。主要表现为:①直接征象:为肺动脉腔内充盈缺损,及其导致的血管部分或完全闭塞。充盈缺损(血栓)的分布特征、形态特征、栓塞以远血管特征,结合临床发病情况,可以判断急性/亚急性血栓,抑或慢性血栓。急性和亚急性血栓多游离于腔内,致管腔发生不同程度狭窄;慢性血栓多为附壁的机化后的血栓,可以导致管腔的闭塞和远端血管的萎缩(图5-26);②间接征象:包括主肺动脉增宽、右心房室增大等肺动脉高压改变;以及受累肺叶因血流灌注不均匀而产生的"马赛克"征、肺动脉分支血管影稀疏、肺梗死与实变和胸腔积液等。

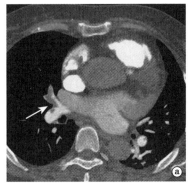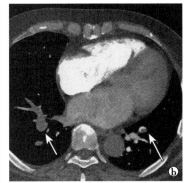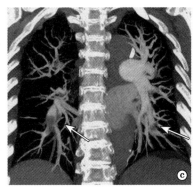

图5-26 肺动脉栓塞CT图像

a. 右上肺动脉分支开口可见充盈缺损影(↑);b. 横轴位示右下肺动脉分支内充盈缺损影(↑),管腔接近闭塞,左下肺动脉分支内较小充盈缺损影(↑);c. 冠状位MIP图像,示右下肺动脉分支管腔内充盈缺损影(↑),左下肺动脉分支内小充盈缺损影(↑)

MRI:磁共振增强肺动脉血管成像,能显示肺段和部分亚段级的肺动脉分支,主要征象为肺动脉腔内充盈缺损和分支狭窄或闭塞,对于肺段以上的大分支还可显示管腔狭窄的程度。主要征象与CT肺动脉血管成像相似。

【诊断与鉴别诊断】

肺栓塞的影像学诊断不难,具有上述直接和间接征象即可明确诊断。该病主要与肺动脉肿瘤鉴别,后者在肺动脉腔内的充盈缺损更加密实、有"张力感",呈多发结节样、膨胀性、扩张性生长;因为有肿瘤血管,肿瘤内可有血管影,可见延迟强化。PET成像对鉴别很有帮助,因为肿瘤有代谢而显影,血栓无显影。肺栓塞需要与各种原因的肺血管炎鉴别,后者表现为血管壁的增厚和狭窄,而不是血栓形成。

(吕滨 于薇 冉海涛)

第六章 乳 腺

乳腺疾病是妇女常见病、多发病，影像学检查是重要的诊断手段之一。乳腺影像检查目的在于：检出病变并对其进行诊断及鉴别诊断；对乳腺癌进行分期，间接评估其生物学行为和预后，以及治疗后随诊。

目前，乳腺影像检查主要以常规X线摄影及超声检查为主，二者有较好的优势互补性，已成为乳腺疾病检查的最佳组合。乳腺X线断层摄影，对比增强乳腺X线摄影及MRI检查也具有一定优势，为X线及超声检查的重要补充方法。

乳腺X线摄影(mammography)：操作简单，价格相对便宜，诊断比较准确，特别是对乳腺内钙化尤其乳腺癌的微小钙化的检出率很高，已成为乳腺疾病的主要影像检查技术，并被用于40岁以上妇女的乳腺普查。然而，乳腺X线检查在某些方面尚存在局限性：即使在最佳的摄影和诊断条件下，仍有5%~15%乳腺癌因各种原因而导致假阴性；乳腺X线检查的另一较大局限性是关于良、恶性病变的鉴别，与其他系统病变相同，乳腺病变也存在"同病异影，异病同影"的诊断难题；此外，乳腺X线检查还具有一定辐射性。

超声检查：能清晰显示乳房内各层结构，对于乳腺疾病的诊断也是一种价值较高的影像检查技术。超声检查可明确区分囊、实性肿块；可实时动态观察病灶的活动性、弹性并可评估血流状况；对临床未触到或X线片未发现的病灶进行确认，并可在超声引导下进行活检及术前定位；有助于评估致密型乳腺及植入乳腺假体后的可疑病变；超声检查无辐射性，是年轻或妊娠、哺乳期妇女乳腺病变的首选检查方法。然而，超声诊断的准确性在很大程度上取决于所使用的设备及检查医师的个人经验；10MHz以上的高频探头虽可提高成簇微小钙化的检出率，但敏感性仍不如X线片；对于较小病变，超声检查常常不易显示，且不能可靠区分病变的良、恶性。

MRI检查：因其成像特点和优势，已成为继乳腺X线及超声检查后的重要补充方法。乳腺MRI检查具有以下优势：软组织分辨力高，对发现乳腺病变具有较高的敏感性，特别适于观察致密型乳腺内的肿瘤、乳腺癌术后局部复发以及确定乳房成形术后乳腺组织内有无肿瘤等；MRI三维成像使病灶定位更准确、显示更直观；对乳腺高位、深位病灶的显示较好；对多中心、多灶性病变的检出、对胸壁侵犯的观察以及对腋窝、胸骨后、纵隔淋巴结转移的显示较为敏感，可为乳腺癌的准确分期和临床制订治疗方案提供可靠的依据；能可靠鉴别乳腺囊、实性肿物；可准确观察乳房假体位置、有无破裂等并发症；行动态增强检查还可了解病变血流灌注情况，有助于良、恶性病变的鉴别；双侧乳腺同时成像，以利于比对观察，且检查无辐射性。乳腺MRI检查的局限性在于：MRI检查比较费时，费用也相对较高；良、恶性病变的MRI表现也存在一定的重叠，因此MRI表现不典型的病变仍需进行活检，以明确诊断。

第一节 检 查 技 术

一、X线检查

1. **常规X线检查** 乳腺常规X线检查适用于乳腺疾病诊断和乳腺癌筛查。乳腺腺体组织随月经周期而有所变化，故X线检查的最佳时间为月经后1~2周。常规X线摄影应包括双侧乳腺，以利于对比；通常投照位置包括内外斜位和头尾位，必要时辅以侧位、上外-下内斜位、外内斜位、局部压迫摄影及全乳或局部压迫放大摄影等。

近年来数字化乳腺 X 线设备在临床中的应用日趋增多,其主要优势在于:①可根据乳房的大小、压迫的厚度及致密程度自动调节投照的 X 线剂量,解决了传统乳腺 X 线摄影对致密型乳腺穿透不足的缺陷;②可进行图像后处理,根据具体情况调节对比度,并对局部感兴趣区进行放大观察等,提高了显示效果;③减少了部分因技术不当、图像不满意或需局部放大而导致的重复摄片,有助于减少辐射剂量;可通过 PACS 传输,并便于远程会诊。

2. **乳腺导管造影**　乳腺导管造影(galactography)适用于有乳头溢液的患者,为经乳腺导管的乳头开口注入对比剂而使之显影的 X 线检查方法。通过乳腺导管造影可观察导管内的变化,如导管有无扩张、截断、充盈缺损等。

二、超声检查

1. **乳腺二维超声检查**　乳腺二维超声检查的适应证同乳腺常规 X 线摄影,且二者间具有互补性。检查时需用探头顺序进行横切、纵切和斜切扫查,同时注意两侧乳腺比对观察。

2. **乳腺频谱多普勒和彩色多普勒血流成像（CDFI）检查**　乳腺频谱多普勒和 CDFI 检查能够反映乳腺病变内部及周围的血流状况,对病变的诊断及鉴别诊断有一定的帮助。

3. **乳腺超声弹性成像**　目前,乳腺超声弹性成像已用于临床,能够客观定量评估乳腺病变的硬度,从而为病变尤其是小病变的诊断和鉴别诊断提供了新的信息。

4. **超声引导下乳腺病变定位或穿刺活检**　超声引导下的乳腺活检,适用于临床触诊不清而影像检查发现且难以确定良恶性的乳腺病变,可为空芯针穿刺活检或组织切割活检提供较准确的定位。

三、MRI 检查

乳腺 MRI 检查主要适用于:①乳腺 X 线和超声检查对病变检出或确诊困难的患者;②评价腋下淋巴结转移患者乳腺内是否存在隐性乳腺癌;③乳腺癌术前分期或预行保乳手术患者;④鉴别乳腺癌术后或放疗后的纤维瘢痕与肿瘤复发;⑤乳腺癌高危人群筛查;⑥乳房成形术后观察假体位置、有无溢漏等并发症以及后方乳腺组织内有无病变;⑦乳腺癌新辅助化疗后的评价等。主要用于常规 X 线检查和(或)超声检查发现但难以确诊的疾病、疑为致密型或乳房成形术后乳腺内病变以及已确诊乳腺癌的术前分期。

乳腺 MRI 检查宜为月经后 1~2 周。采取双乳自然悬垂位置,且需包括双侧乳腺,有利于比较。

1. **平扫 MRI 检查**

(1)普通平扫 MRI 检查:常规行横断面和(或)矢状面 T_1WI 和 T_2WI 检查。

(2)特殊平扫 MRI 检查:脂肪抑制 T_1WI 和 T_2WI 检查能够更加清楚地显示乳腺病变,并能明确病变内是否含有脂肪组织,有利含脂病变的诊断。

2. **增强 MRI 检查**　乳腺 MRI 检查需常规进行增强检查,所用对比剂为 Gd-DTPA,通常行能够兼顾高时间分辨率和高空间分辨率的快速成像序列 T_1WI 动态增强检查。增强检查不但有利于平扫检查难以确定病变的检出,而且通过分析病变在不同时相的强化方式和程度及其变化,有助于病变的定性诊断。

3. **DWI 检查**　DWI 检查常用,能够反映乳腺良、恶性病变组织内水分子受限程度的差异,对于乳腺良恶性病变的鉴别诊断有较高的价值。

第二节　正常影像表现

一、正常解剖结构

乳腺的基底部位于前胸壁锁骨中线 2~5 肋间,覆盖于胸大肌表面,成年女性的乳房呈半球形,中央有乳头突起,其周围直径 3~4cm 的圆形色素沉着区为乳晕。乳腺主要由输乳管、腺叶、腺小叶、腺泡以及位于它们之间的间质(脂肪组织,纤维组织,血管及淋巴管等)所构成:①输乳管:乳腺内以乳头为中心有 15~20 条输乳管,呈放射状向后分布,输乳管在近乳头处扩大而形成输乳窦,在输乳窦以后输乳管逐级分支为排乳管、小叶间导管和小叶内终末导管。②腺叶:腺叶由相应输乳管及其分支引流,腺叶又分成许多腺小叶,小叶由若干腺泡构成。乳腺组织位于皮下浅筋膜的浅层与深层之间。皮肤及浅筋膜的浅层纤维与浅筋膜深层的结缔组织纤维束之间有网状束带相连,称之为乳腺悬吊韧带,又名为 Cooper 韧带。在浅筋膜深层与胸大肌筋膜之间,组织疏松,称为乳腺后间隙(图 6-1)。

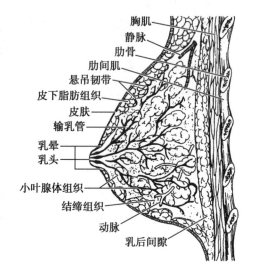

图 6-1　正常乳腺解剖示意图

二、X 线检查

乳腺是一终身变化的器官,乳腺发育情况、年龄、月经周期、妊娠、经产情况、哺乳以及内分泌等多种因素均可对乳腺 X 线表现产生影响,因而观察和分析时除应运用双侧比对方法外(在正常情况下,大多数人两侧乳房的影像表现基本对称,仅少数人不对称),尚需密切结合年龄、生育史、临床及体检所见。正常乳腺各结构 X 线表现分述如下:

1. **乳头(nipple)**　乳头位于锥形乳腺的顶端和乳晕的中央,密度较高,大小不一,但一般两侧等大。

2. **乳晕(areola)**　乳晕呈盘状,位于乳头周围,乳晕区皮肤厚度为 1~5mm,较其他部位的皮肤稍厚。

3. **皮肤**　皮肤呈线样影,厚度均一,但在下后方邻近胸壁反褶处的皮肤略厚。皮肤的厚度因人而异,为 0.5~3mm。

4. **皮下脂肪层**　通常表现为皮肤下方厚度为 5~25mm 透亮的低密度带,其内交错、纤细而密度较淡的线样影为纤维间隔、血管和悬吊韧带(suspensory ligament or cooper ligament)。皮下脂肪层厚度随年龄及胖瘦不同而异:年轻致密型乳腺此层较薄;肥胖者则此层较厚;脂肪型乳腺的皮下脂肪层与乳腺内脂肪组织影混为一体(图 6-2)。

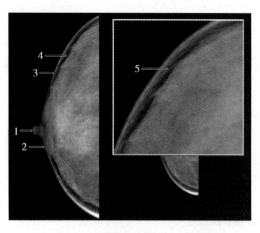

图 6-2　乳腺解剖结构 X 线表现
1. 乳头;2. 乳晕;3. 皮肤;4. 皮下脂肪层;5. 悬吊韧带

5. **纤维腺体组织(fibroglandular tissue)**　X 线上的所谓纤维腺体影是由许多小叶及其周围纤维组织间质重叠、融合而成的片状致密影,边缘多较模糊。通常,纤维腺体组织的 X 线表现随年龄增长而有较大变化:①年轻女性或中年未育者:因腺体及结缔组织较丰富,脂肪组织较少,X 线表现为整个乳腺呈致密影,称为致密型乳腺(图 6-3a);②中年女性:随着年龄增加,腺体组织逐渐萎缩,脂肪组织增加,X 线表现为散在片状致密影,其间可见散在的脂肪透亮区,称为中间混合型乳腺;③生育后的老年女性:整个乳腺大部或几乎全部由脂肪组织、乳导管、残留的结缔组织及血管构成,X 线上较为透亮,称为脂肪型乳腺(图 6-4a)。

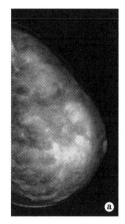
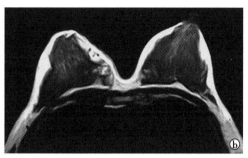

图 6-3　致密型乳腺
a. X 线平片；b. MRI

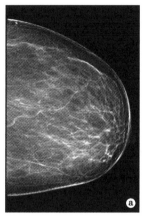
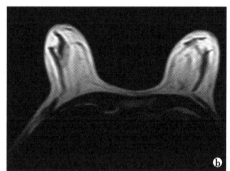

图 6-4　脂肪型乳腺
a. X 线平片；b. MRI

6. **乳导管**　正常人有 15～20 支输乳管即乳导管，开口于乳头，呈放射状向乳腺深部走行。X线平片上有时可显示大导管，起自乳头下方，呈线样放射状向乳腺深部走行，但也可表现为均匀密度的扇形影而无法辨认各支导管。X 线平片上乳导管表现的线样影同纤维组织构成的线样影难以鉴别，可统称为乳腺小梁（breast trabeculae）。乳腺导管造影能清楚显示大导管及其分支导管。

7. **乳腺后脂肪**　乳腺后脂肪位于乳腺纤维腺体层后方、胸大肌前方，与胸壁平行，X 线上表现为线样透亮影，厚度 0.5～2mm，向上可达腋部。在 X 线片上，乳腺后脂肪的显示率较低。

8. **血管**　X 线上在乳腺上部的皮下脂肪层内多能见到线状静脉影，静脉的粗细因人而异，一般两侧大致等粗。未婚妇女静脉多较细小；生育及哺乳后静脉增粗。乳腺动脉在致密型乳腺多不易显示；在脂肪型乳腺有时可见迂曲走行的动脉影。动脉壁钙化时，呈双轨或柱状表现。

9. **淋巴结**　乳腺内淋巴结（intramammary lymph node）一般不能显示，偶尔可呈圆形结节影，直径多小于 1cm。X 线上常见的淋巴结多位于腋前或腋窝软组织内，根据其走向与 X 线投照的关系可呈圆、椭圆形或蚕豆状的环形或半环形影，边缘光滑。淋巴结的一侧凹陷称为"门"（hilum）部，表现为低密度区，此处有较疏松的结缔组织，血管、神经和淋巴管由此进出淋巴结。正常淋巴结大小差异较大，当淋巴结内含有大量脂肪即脂肪化时可至数厘米。

由于正常乳腺的 X 线表现个体间差异很大,缺乏恒定的 X 线类型,目前尚无统一的分型标准。国内外许多学者对正常乳腺均进行过分型。美国放射学院制定的乳腺影像报告和数据系统(breast imaging reporting and data system,BI-RADS)将乳腺分为 4 型:脂肪型(乳腺内几乎全部为脂肪组织,纤维腺体组织<25%)(图 6-4a)、散在纤维腺体型(乳腺内散在纤维腺体组织,占 25% ~ 50%)、不均质纤维腺体型(乳腺呈不均匀致密表现,纤维腺体组织 51% ~ 75%)、致密型(乳腺组织非常致密,纤维腺体组织>75%)(图 6-3a)。这种分型的主要意义在于说明 X 线对不同乳腺类型中病变检出的敏感性不同,对发生在脂肪型乳腺中病变的检出率很高,而对发生在致密型乳腺中病变的检出率则有所降低,临床医师了解这一点很重要。

三、超声检查

1. **乳头**　乳头位于乳房前表面中心,其大小、回声因年龄、发育阶段及经产情况而异。通常表现为边界清楚的中低回声类圆形结节。

2. **皮肤**　皮肤表现为稍强回声的平滑光带,厚度 0.5 ~ 3mm,边缘光滑、整齐。

3. **皮下脂肪层和悬吊韧带**　皮下脂肪层回声较低;内有散在的条索状或三角形的强回声光带为悬吊韧带。

4. **纤维腺体组织和乳导管**　乳房深部为乳腺腺叶和乳导管。腺叶呈分布较均匀中等强度的光点或光斑,其内可见或多或少的低回声脂肪组织和条状、斑片状中等回声的纤维组织;放射状切面扫查易于显示自乳头基底呈放射状分布的乳导管长轴,导管短轴面则为圆或椭圆形,呈液性暗区,排列不整,但大小相似。

5. **乳后脂肪间隙**　介于纤维腺体层和胸肌之间,与胸壁平行,乳腺后脂肪回声较低。

6. **胸大肌及肋骨**　胸大肌位于乳后脂肪间隙的深层,呈均匀实体性低回声(图 6-5)。胸肌深层的肋骨呈强回声,后方有声影,肋软骨为边界清晰的椭圆形低回声区。

7. **乳腺血管**　二维声像图中腺体内血管呈管状无回声区,静脉较动脉位置表浅。频谱多普勒和 CDFI 能够显示乳腺血流信号,并可测得各种参数值。

8. **淋巴结**　正常淋巴结在二维声像图上呈圆形或卵圆形,形态规则,界限清楚,表面光滑整齐,淋巴结门呈强回声。

四、MRI 检查

乳腺 MRI 表现因所用脉冲序列不同而有所差别。

1. **脂肪组织**　通常在 T_1WI 和 T_2WI 上呈高和中高信号,而在脂肪抑制序列上均呈低信号,增强检查几乎无强化。

2. **纤维腺体组织和乳导管**　在 T_1WI 和 T_2WI 上,纤维和腺体组织通常不能区分;T_1WI 上表现为较低或中等信号,与肌肉大致呈等信号;T_2WI 上,表现为中等信号(高于肌肉,低于液体和脂肪);在 T_2WI 脂肪抑制像上则呈中等或较高信号。乳腺类型不同,MRI 表现有所差异:①致密型乳腺(见图 6-3b):纤维腺体组织占乳腺的大部或全部,T_1WI 为低或中等信号,T_2WI 上为中等或稍高信号,周围是较高信号的脂肪组织;②脂肪型乳腺(见图 6-4b):主要由高或较高信号的脂肪组织构成,残留的部分索条状乳腺小梁在 T_1WI 和 T_2WI 上均表现为低或中等信号;③散在纤维腺体型和不均质纤维腺体型:乳腺的表现介乎脂肪型与致密型之间。动态增强 T_1WI 扫描时,正常乳腺实质通常表现为轻度、渐进性强化,增强幅度不超过强化前信号强度的 1/3,如在经期或经前期也可呈中度甚至重度强化表现。

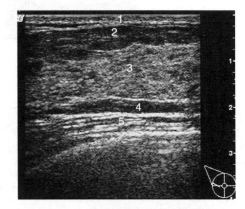

图 6-5　正常乳腺二维超声表现
1. 皮肤;2. 皮下脂肪层;3. 纤维腺体层;
4. 乳后脂肪;5. 胸肌及肋骨层

3. **皮肤和乳头**　乳房皮肤厚度大致均匀,增强后呈程度不一渐进性强化。乳头双侧大致对称,亦呈轻至中等程度渐进性强化。

第三节　基本病变表现

一、X 线检查

1. **肿块**　乳腺肿块可见于良性及恶性病变(图 6-6、图 6-7)。对于肿块的分析应包括如下几方面:

（1）形状:肿块的形状可为圆形、卵圆形及不规则形,按此顺序,良性病变的可能性依次递减,而癌的可能性依次递增。

（2）边缘:边缘特征可以是边缘清晰、模糊、小分叶(microlobulated)及毛刺(spiculated)。肿块边缘清晰、锐利、光滑者多属良性病变;而轻微分叶、边缘模糊及毛刺多为恶性征象,但表现为边缘模糊时需注意是否系与正常组织影重叠所致,此时行局部压迫点片有助于明确判断。

（3）密度:肿块与周围或对侧相同体积的正常乳腺组织密度比较,分为高密度、等密度、低密度或含脂肪密度等类型。一般良性病变呈等密度或低密度;而恶性病变密度多较高,但极少数乳腺癌亦可呈等或低密度;含脂肪密度肿块仅见于良性病变,如错构瘤、脂肪瘤和脂性囊肿等。

（4）大小:肿物大小对良、恶性的鉴别并无意义,但当临床触及的肿块大于 X 线所示时,则恶性的可能性较大,这是因为触诊时常将肿块周围的浸润、纤维组织增生、肿瘤周围水肿以及皮肤等都包括在内所致。X 线和临床触诊肿块大小的差异程度与肿块边缘特征有关,通常有明显毛刺或浸润时差异较大,而边缘光滑锐利者相差较少。

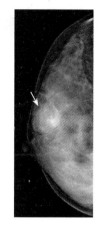

图 6-6　乳腺良性肿块（纤维腺瘤）X 线表现
肿块(↑)呈类圆形,轮廓清晰,边缘光滑,密度均匀并近似于腺体密度

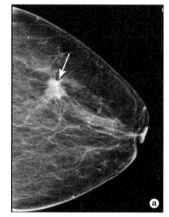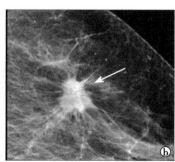

图 6-7　乳腺恶性肿块（乳腺癌）X 线表现
a. 左乳 X 线头尾位;b. 左乳病变局部放大。肿块(↑)形状不规则,边缘毛刺,密度较高,肿块内可见多发细小模糊钙化

2. **钙化**　乳腺良、恶性病变均可出现钙化(图 6-7、图 6-8)。通常,良性钙化多较粗大,形态可为颗粒状、爆米花样、粗杆状、蛋壳状、圆形、新月形或环形,密度较高,分布较为分散(图 6-8a);而恶性钙化的形态多呈细小砂粒状、线样或线样分支状,大小不等,浓淡不一,分布上常密集成簇或呈线性及

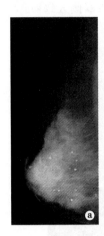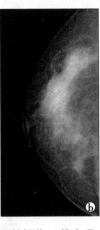

图6-8　乳腺良、恶性钙化 X 线表现
a. 乳腺良性钙化 X 线表现,乳腺内多发大小不等粗颗粒状钙化,部分呈中空状,密度较高,分布较分散;b. 乳腺恶性钙化 X 线表现,乳腺内可见多发细小砂粒状钙化,密度较淡,沿乳导管方向走行

段性走行(图6-8b)。钙化可单独存在,也可位于肿块内(见图6-7)。钙化的大小、形态和分布是鉴别乳腺良、恶性病变的重要依据。对于大多数临床隐匿性乳腺癌而言,多依据 X 线上恶性钙化表现而做出诊断。

依据美国放射学会提出的 BI-RADS 诊断系统,将乳腺钙化表现类型分为典型良性,中间性和高度可疑恶性三类。

3. 结构扭曲(architectural distortion)　是指乳腺实质与脂肪间界面发生扭曲、变形、紊乱,但无明显肿块。其可见于乳腺癌,也可见于良性病变如慢性炎症、脂肪坏死、手术后瘢痕、放疗后改变等,应注意鉴别。此征象易与乳腺内正常重叠纤维结构影相混淆,需在两个投照方位上均显示时方能判定。对于结构扭曲,如能除外系术后或放疗后改变,应建议活检以除外乳腺癌。

4. 局限性不对称(focal asymmetrical)　两侧乳腺比对,有不对称局限性致密区,或与以前 X 线片比较发现一新出现的局限性致密区,特别是当致密区呈进行性密度增高或扩大时,应考虑浸润性癌的可能,需行活检。

5. 导管征(ductal sign)　表现为乳头下一或数支乳导管增粗、密度增高、边缘粗糙。其可见于乳腺恶性病变,但非特异性,也可发生在部分良性病变中。

6. 晕圈征(halo sign)　表现为肿块周围一圈薄的透亮带,有时仅显示一部分,为肿块推压周围脂肪组织所形成。此征常见于良性病变,如囊性病变或纤维腺瘤,但有时也可见于恶性肿瘤。

7. 皮肤增厚、凹陷　多见于恶性肿瘤。其为肿瘤经浅筋膜浅层及皮下脂肪层直接侵犯皮肤所致,此时多表现为局限性皮肤增厚;也可为血供增加、静脉淤血及淋巴回流障碍等原因所致,此时多表现为广泛性皮肤增厚。增厚的皮肤可向肿瘤方向回缩,此即酒窝征(dimpling sign),但也可为手术后瘢痕所致。

8. 乳头回缩(nipple retraction)　乳头后方的癌灶与乳头间有浸润时,可导致乳头回缩、内陷,称为漏斗征(funnel sign),但也可见于先天性乳头发育不良。判断乳头是否有内陷,必须是标准的头尾位或侧位片,即乳头应处于切线位。

9. 血供增多(increased vascularity)　表现为在乳腺内出现增多、增粗、迂曲的异常血管影,多见于恶性肿瘤。

10. 腋下淋巴结增大　病理性增大淋巴结一般呈圆形或不规则形,外形膨隆,边界模糊或毛刺,密度增高,淋巴结门的低密度脂肪结构影消失。淋巴结增大可为乳腺癌转移所致,也可为炎性反应。

11. 乳导管改变　乳腺导管造影可显示乳导管异常改变,包括导管扩张、截断、充盈缺损、受压移位、走行僵直、破坏、分支减少及排列紊乱等。

二、超声检查

1. 肿块　肿块确认需在两个不同方位切面上均可显示。对肿块的分析应包括形状、边缘、界限、纵横径线比、内部回声、后方回声及侧方声影等表现,并观察 CDFI 血流情况。

(1)良性肿块:多表现圆形或卵圆形,边缘光滑锐利,界限清楚,横径通常大于纵径(前后径),有时可见包膜回声,内部为均匀或比较均匀的低回声,肿块后方回声正常或增强,常有侧方声影(图6-9);CDFI 显示病变通常无彩色血流或血流较少。含液体的囊性肿块表现为边缘整齐锐利的无回声液性暗区,肿块后方回声增强。

（2）恶性肿块：形态多不规则，纵径（前后径）通常大于横径，边缘特征可表现为模糊、成角、微分叶或毛刺，无包膜回声，内部呈不均匀低回声，肿块后方回声衰减，但也可表现为后方回声正常或增强，侧方声影少见，常有周围组织浸润（图6-10）；CDFI显示病变内有较丰富的高阻血流。

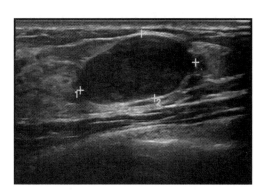

图6-9 乳腺良性肿块（纤维腺瘤）二维超声表现

肿块呈低回声，边界清楚，边缘光滑，长轴方向与皮肤层平行（横径大于纵径），肿块后方回声增强

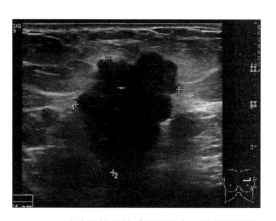

图6-10 乳腺恶性肿块（乳腺癌）二维超声表现

肿块呈低回声，形态呈分叶状，纵径大于横径，边缘不规则，邻近结构纠集，肿块内部回声不均匀，可见多发点状强回声钙化，部分后方回声衰减

2. **钙化** 超声对钙化的显示不及X线摄影直观。钙化呈强回声光点或光团，伴后方声影。超声对低回声肿块内的微小钙化灶可清晰显示（图6-10），但对纤维腺体组织内的微小钙化显示较难，因此对于超声上表现为乳腺结构紊乱同时有微小钙化时，需多切面连续观察，以了解微小钙化的分布情况，如钙化呈沿乳导管走行方向分布则高度提示导管内癌的可能性。超声对较大的或堆积成团、后方伴声影的钙化灶显示无困难。

3. **结构紊乱** 乳腺结构紊乱表现为腺体增厚，内部呈强弱不等的网格状回声及片状低回声，可见于乳腺良、恶性病变。

4. **乳导管改变** 乳导管扩张时，可见管径增粗，如增粗的导管内出现肿块则提示导管内占位性病变。

5. **淋巴结增大** 对增大淋巴结的观察应包括其形态、内部回声、血流情况等。转移性淋巴结多表现为单个或多个结节，形态不规整，边缘不光滑，皮、髓质分界不清且回声均较低，强回声淋巴结门结构消失；CDFI显示血流信号丰富。

三、MRI检查

通常，对乳腺病变的MRI检查分析应包括形态学（morphology）表现、信号强度（signal intensity）和内部结构（internal architecture），尤其是动态增强后强化分布方式和血流动力学表现特征，如增强后早期强化率（early phase enhancement rate）和时间-信号强度曲线（time-signal intensity curve）类型等。如行DWI和^{1}H-MRS检查，还可对乳腺病变的表观扩散系数（ADC）值和总胆碱化合物（Cho）进行测量和分析。

1. **形态学表现** 通常平扫T_1WI有利于观察乳腺脂肪和纤维腺体的解剖分布情况，而T_2WI则能较好地识别液体成分如囊肿和扩张的乳导管。但单纯乳腺MRI平扫检查除能鉴别病变的囊、实性外，在病变的检出及定性诊断方面与X线检查相比并无显著优势，故应常规行MRI增强检查。依据美国放射学院的BI-RADS-MRI诊断规范，乳腺异常强化被定义为其信号强度高于正常乳腺实质。对异常强化病变的形态学观察和分析应在高分辨率动态增强检查的早期时相，以免由于病变内对比剂廓清或周围腺体组织的渐进性强化而影响观察。乳腺异常强化的形态学表现可为灶性、肿块和非肿块性病变。

（1）灶性强化：为小斑点状强化灶，难以描述其形态和边缘特征，无明确的占位效应，通常小于5mm。灶性强化也可为多发，呈斑点状散布于乳腺正常腺体或脂肪内，多为偶然发现的强化灶。灶性强化可为腺体组织灶性增生性改变，如两侧呈对称性分布则提示可能为良性或与激素水平相关。

（2）肿块性强化：为呈立体结构的异常强化的占位性病变。对乳腺肿块性病变的形态学分析与X线检查相似：其中提示恶性的表现包括形态不规则，呈星芒状或蟹足样，边缘不清或呈毛刺样；反之，形态规则、边缘清晰则多提示为良性。然而，小的病变和少数病变可表现不典型。

（3）非肿块性强化：如增强后既非表现为灶性强化又非肿块性强化，则称为非肿块性强化。其中，导管样强化（指向乳头方向的线样强化，可有分支）或段性强化（呈三角形或锥形强化，尖端指向乳头，与导管或其分支走行一致）多提示恶性病变，特别是导管原位癌（ductal carcinoma in situ，DCIS）。区域性强化（非导管走行区域的大范围强化）、多发区域性强化（两个或两个以上的区域性强化）或弥漫性强化（遍布于整个乳腺的广泛散在强化）多发生在绝经前妇女（表现随月经周期不同而不同）和绝经后应用激素替代治疗的女性，多提示为良性增生性改变。

2. **信号强度及内部结构**　平扫 T_1WI 上乳腺病变多呈低或中等信号；T_2WI 上信号强度则依其细胞、胶原纤维成分及含水量不同而异，通常胶原纤维成分含量多的病变信号强度低，而细胞及含水量多的病变信号强度高。一般良性病变内部信号多较均匀，但多数纤维腺瘤内可有胶原纤维形成的分隔，其在 T_2WI 上表现为低或中等信号强度；恶性病变内部可有坏死、液化、囊变、纤维化或出血，而于 T_2WI 表现为高、中、低混杂信号。动态增强检查，非肿块性良性病变的强化多均匀一致或呈弥漫斑片样强化，表现为肿块的良性病变强化方式多由中心向外围扩散，呈离心样强化，或为均匀渐进性强化（图6-11）；而表现为肿块的恶性病变强化多不均匀或呈边缘环状强化（图6-12），强化方式多由边缘强化向中心渗透，呈向心样强化，而表现为非肿块性的恶性病变，多呈导管样或段性强化。

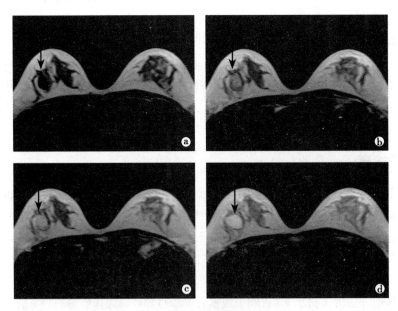

图 6-11　右乳纤维腺瘤 MRI 表现

a. 平扫 T_1WI，右乳内可见类圆形低信号肿块（↑），形态规则，边缘光滑；
b、c、d 为增强后 1.5 分钟、3 分钟、7.5 分钟 T_1WI，显示肿块（↑）信号强度随时间延迟呈渐进性增高

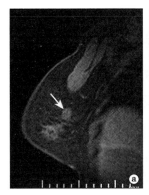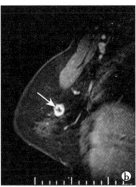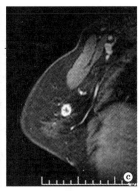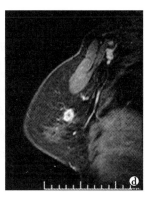

图 6-12　右乳乳腺癌 MRI 表现

a. 矢状面平扫 T_1WI,显示右乳内肿块(↑),边缘呈小分叶;b~d 为增强后 1 分钟、2 分钟和 8 分钟矢状面 T_1WI。右乳肿块(↑)于动态增强早期(b)呈不均匀强化且以边缘强化明显,随时间延迟肿块强化由边缘环形强化向中心渗透(c、d)而呈向心样强化

3. **动态增强后血流动力学表现**　包括评价增强后病变的早期强化率和时间-信号强度曲线类型等。关于早期强化率,因所用设备和序列而不同,目前尚缺乏统一标准。对于异常强化病变的时间-信号强度曲线的分析包括两个阶段,第一阶段为初期时相(通常指注射对比剂后 2 分钟内),其信号强度变化可分为缓慢、中等或快速增加;第二阶段为延迟时相(通常指注射对比剂 2 分钟以后),其变化决定了曲线形态。通常将动态增强曲线分为三型:①渐进型:在整个动态观察时间内,病变信号强度表现为缓慢持续增加;②平台型:注药后于动态增强早期时相信号强度达到最高峰,在延迟期信号强度无明显变化;③流出型:病变于动态增强早期时相信号强度达到最高峰,其后减低。一般而言,渐进性曲线多提示良性病变(可能性为 83% ~ 94%);流出型曲线常提示恶性病变(可能性约为 87%);平台型曲线可为恶性也可为良性病变(恶性可能性约为 64%)。

4. **MRI 扩散及波谱成像**　乳腺的 DWI 和 ^{1}H-MRS 检查为磁共振鉴别乳腺良、恶性病变提供了另外有价值的信息。DWI 检查能够检测出与组织内水分子运动受限有关的早期病变,有助于乳腺良、恶性病变的鉴别:通常恶性肿瘤在 DWI 上呈高信号,ADC 值较低;良性病变的 DWI 信号相对较低,ADC 值较高。MRS 是检测活体内代谢和生化成分的一种无创伤性技术,能显示良、恶性肿瘤之间的代谢物差异。在 ^{1}H-MRS 上,大多数乳腺癌可检出胆碱峰,相比仅有少数良性病变可出现胆碱峰。动态增强 MRI 结合 DWI 和 ^{1}H-MRS 检查可明显提高乳腺良、恶性病变诊断的准确性。

第四节　疾 病 诊 断

一、乳腺增生

【临床及病理】

乳腺增生是乳腺组织在雌、孕激素周期性刺激下发生增生与退化共同作用的结果,是女性乳腺多见的一类临床症候群。有关此类疾病的病理诊断标准及分类尚不统一,故命名较为混乱。一般组织学上将乳腺增生描述为一类以乳腺组织增生和退行性变为特征的病变,伴有上皮和结缔组织的异常组合,包括囊性增生(cystic hyperplasia)、小叶增生(lobular hyperplasia)、腺病(adenosis)和纤维性病(fibrous disease),其中囊性增生病包括囊肿、导管上皮增生、乳头状瘤病、腺管型腺病和大汗腺样化生,它们之间有依存关系,但不一定同时存在。乳腺增生并非炎症性或肿瘤性疾病,大多数为乳腺组织对激素的生理性反应,而非真正的病变。然而,少数可能属于病变,出现非典型增生或发展成原位癌,甚至最终演变为浸润性乳腺癌,但其并非为必然的发展过程。乳腺增生常发生在 30~40 岁患者,多为双侧。临床症状为乳房胀痛和乳腺内多发性"肿块",常与月经周期有关,以经前期明显。

【影像学表现】

乳腺 X 线摄影、超声为此类病变的主要影像学检查技术。

X 线: X 线表现因乳腺增生成分不同而异,通常表现为:①乳腺内局限性或弥漫性片状、棉絮状或大小不等的结节状影,边界不清;②反复增生退化的交替过程中,可出现钙盐沉积,表现为边界清楚的点状钙化,大小从勉强辨认至 2~4mm,轮廓多光滑、清晰,单发、成簇或弥漫性分布,若钙化分布广泛且比较散在,易与恶性钙化区别,若钙化较局限而成簇,则易被误诊为恶性钙化;③小乳管高度扩张形成囊肿时,表现为大小不等圆形或卵圆形影,密度较纤维腺瘤略淡或近似,边缘光滑、锐利;部分囊肿密度近似纤维腺瘤,X 线上有时难以准确区分乳腺囊肿与纤维腺瘤,需结合临床、超声或 MRI 检查进行鉴别;乳腺囊肿如有钙化多表现为囊壁线样钙化。

超声:①显示乳腺腺体增厚,结构紊乱,内部回声不均匀,回声光点增粗;②如有乳导管囊性扩张或形成囊肿,可见管状或类圆形大小不等的无回声区,边界清晰,后方回声增强。

MRI:①平扫 T_1WI 上,增生的导管腺体组织表现为中等信号,与正常乳腺组织信号相似;T_2WI 上,信号强度主要依赖增生组织内的含水量,含水量越高信号强度亦越高。②当导管、腺泡扩张严重,分泌物潴留时可形成大小不等囊肿,T_1WI 上呈低信号,T_2WI 上呈高信号;少数囊肿因液体内蛋白含量较高,T_1WI 上亦呈高信号。③动态增强检查,多数增生表现为多发或弥漫性斑片状或斑点状轻至中度的渐进性强化,随强化时间的延长,强化程度和强化范围逐渐增高和扩大;强化程度通常与增生的严重程度成正比,增生程度越重,强化就越明显,严重时强化表现可类似乳腺恶性病变,正确诊断需结合其形态学表现,囊肿一般不强化,少数囊肿如有破裂或感染时,其囊壁可有强化。

【诊断与鉴别诊断】

在乳腺增生的影像学诊断中,应注意以下几点:①正确选择影像检查的时间很重要,一些妇女月经前可有生理性的乳腺增生,故影像检查最好在月经后 1 周,或经前、经后分别进行检查以资比较;②影像诊断应密切结合临床资料,包括患者年龄、临床症状及体征、生育史及月经情况等,因同样的 X 线表现,如为一年轻、临床无症状者,则可能为正常致密型乳腺,但若为中、老年有生育史且有临床症状者,则提示为增生;③增生包括多种成分,影像学检查尚不能如病理组织学那样做出具体诊断,当难以区分何种组织增生为主时,可统称为乳腺增生;④乳腺增生与乳腺癌特别是部分不典型乳腺癌在临床和影像学表现上有所重叠,容易混淆而造成相互误诊,故诊断的重点是其间如何进行正确鉴别。

乳腺增生的诊断要点是:①患者多为 30~40 岁,病变常为双乳,临床症状与月经周期有关,乳腺胀痛和乳腺内"肿块"在经前期明显;②X 线和 CT 上,增生的乳腺组织多表现为弥漫性片状或结节状致密影;③MRI 动态增强检查病变多表现为缓慢渐进性强化,随强化时间的延长强化程度和强化范围逐渐增高和扩大;④囊性增生中的囊肿在超声上表现为大小不等无回声区,边界规则、清楚,后方回声增强。

局限性乳腺增生,尤其是伴有结构不良时需与乳腺癌鉴别:①局限性增生通常无血供增加、浸润及皮肤增厚等恶性征象;②若有钙化亦多较散在,而不同于乳腺癌那样密集;③增生多为双侧性;④动态增强 MRI 检查也有助于两者的鉴别,局限性乳腺增生的信号强度和强化范围逐渐增高和扩大,而乳腺癌的信号强度则常具有快速明显增高且快速减低的表现特点。

囊性增生中的囊肿在 X 线上与纤维腺瘤鉴别困难,此时超声检查有助于两者间鉴别。

二、乳腺纤维腺瘤

【临床及病理】

乳腺纤维腺瘤(fibroadenoma)是最常见的乳腺良性肿瘤。病理上,其由增生的乳腺纤维组织和腺管两种成分构成,其中多数以纤维组织为主要成分,但也可以腺上皮为主要成分。纤维腺瘤多发生在40 岁以下妇女,可为一侧或两侧,也可多发,多发者约占 15%。临床上常为偶然发现的乳腺肿块,不伴疼痛及其他不适,少数可有轻度疼痛,为阵发性或偶发性,以月经期明显。触诊时多为类圆形肿块,质地实韧,表面光滑,边界清楚,活动度好。

【影像学表现】

乳腺 X 线和超声检查是乳腺纤维腺瘤的主要影像学诊断方法,而 MRI 检查则有助于进一步确诊及鉴别诊断。

X 线:纤维腺瘤通常表现为:①圆形或卵圆形肿块,亦可呈分叶状,边缘光滑整齐;密度近似或稍高于正常腺体密度(见图 6-6);肿块周围有时可见晕圈征,为被推压的周围脂肪组织。②部分肿瘤内可见钙化,位于边缘部分或中心;可呈蛋壳状、粗颗粒状、树枝状或爆米花样;钙化可逐渐发展,相互融合为大块状钙化或骨化,而占据肿块的大部或全部。

纤维腺瘤的 X 线检出率因肿瘤的发生部位、大小、病理特征、钙化情况及乳腺本身类型而异,如发生在致密型乳腺中,由于纤维腺瘤的密度近似于周围正常腺体组织,缺乏自然对比而呈假阴性,此时行超声或 MRI 检查有助于正确诊断。

超声:纤维腺瘤多表现:①圆形或卵圆形,边缘光滑锐利,界限清楚,横径通常大于纵径;有时可见包膜回声;内部为均匀或比较均匀的低回声,肿块后方回声正常或增强,常有侧方声影(见图 6-9)。②CDFI 显示病变内通常无彩色血流或血流较少。

MRI:纤维腺瘤的 MRI 表现:①与其组织成分有关,平扫 T_1WI 上,肿瘤多表现为低信号或中等信号圆形、卵圆形或分叶状肿块,边界清晰;T_2WI 上,依肿瘤内细胞、纤维成分及含水量不同而表现为不同的信号强度,纤维成分含量多的纤维腺瘤信号强度低,而细胞及水含量多的纤维腺瘤信号强度高;大多数纤维腺瘤内有胶原纤维形成的分隔,其在 T_2WI 上表现为低或中等信号强度,此征象为纤维腺瘤较特征性表现;②钙化灶在 T_1WI 和 T_2WI 上均呈无信号;③DWI 检查,纤维腺瘤的 ADC 值多较高;④动态增强 MRI 检查,纤维腺瘤表现各异,但大多数表现为缓慢渐进性的均匀强化或由中心向外围扩散的离心样强化(见图 6-11);少数肿瘤亦可呈快速显著强化,有时难与乳腺癌鉴别。所以乳腺纤维腺瘤的准确诊断除依据强化程度、时间-信号强度曲线类型外,还需结合病变平扫 MRI 及 DWI 表现进行综合判断,以减少误诊。

【诊断与鉴别诊断】

乳腺纤维腺瘤的诊断要点是:①患者多为 40 岁以下的年轻女性,无明显症状,常为偶然发现;②X 线检查,表现为类圆形肿块,边缘光滑、锐利,可有分叶,密度均匀且近似或稍高于正常腺体密度,部分瘤内可见粗颗粒状钙化;③多数纤维腺瘤在 T_2WI 上可见内部呈低或中等信号分隔的特征性表现;④MRI增强检查,大多数纤维腺瘤表现为缓慢渐进性均匀强化或由中心向外围扩散的离心样强化。

纤维腺瘤需与常见的乳腺癌鉴别:①乳腺癌患者年龄多在 40 岁以上,常有相应的临床症状;②X 线检查,乳腺癌形态不规则,边缘不整,常有毛刺,密度较高,钙化多细小;③MRI 动态增强检查,乳腺癌信号强度常具有快速明显增高且快速减低的特点,强化方式也多由边缘向中心渗透呈向心样强化,DWI 上大多数乳腺癌 ADC 值较低。

三、乳腺癌

【临床及病理】

乳腺恶性肿瘤中约98%为乳腺癌(breast carcinoma)。我国乳腺癌发病率较欧美国家为低,但近年来在大城市中的发病率正呈逐渐上升趋势,已成为女性常见的恶性肿瘤。乳腺癌通常为单发,但也可为多发、双侧性,或发生于副乳。病理上通常将乳腺癌分为三类:①非浸润性癌;②浸润性非特殊型癌;③浸润性特殊型癌。乳腺癌好发于绝经期前后的40~60岁妇女,仅约1%的肿瘤见于男性。临床常表现为乳腺肿块、伴或不伴疼痛,也可有乳头回缩、乳头溢血等,肿瘤广泛浸润时可出现整个乳腺质地坚硬、固定;腋窝及锁骨上有时可触及增大的淋巴结,也可发生纵隔淋巴结、肝脏、骨等转移而出现相应的症状和体征。

【影像学表现】

乳腺X线和超声检查为乳腺癌的主要影像检查技术。MRI对乳腺癌的诊断、术前分期及临床选择适当的治疗方案非常有价值,是X线和超声检查的重要补充手段。

X线:乳腺癌常见的X线表现包括肿块、钙化、肿块伴钙化、结构扭曲或结构扭曲伴钙化等:①肿块是乳腺癌常见的X线征象,其显示率因乳腺本身类型及肿瘤病理类型而异,在脂肪型乳腺显示率高,而在致密型乳腺显示率则相对较低;肿块的形状多呈分叶状或不规则形;肿块的边缘多呈小分叶、毛刺或浸润,或兼而有之;肿块密度通常高于同等大小的良性肿块,其内可有多发细小钙化(见图6-7)。②钙化是乳腺癌另一个常见的X线征象,形态多呈细小砂粒状、线样或线样分支状,大小不等,浓淡不一;分布上常成簇、线样或段样走行(见图6-8b);钙化可单独存在,亦可位于肿块内或外;钙化的形态和分布是鉴别良、恶性病变的重要依据,大多数导管原位癌就是由乳腺X线检查发现特征性钙化而明确诊断的,而临床触诊并无肿块。③部分乳腺癌亦可表现为乳腺结构扭曲或局限性不对称致密。④此外,还可见与乳腺癌相伴随的异常征象包括导管征、血供增加、皮肤增厚和局限凹陷、乳头内陷和淋巴结增大等。

超声:①肿块形态不规则,纵径(前后径)通常大于横径,与周围正常组织分界不清,边缘可表现为模糊、成角、微分叶或毛刺,无包膜回声;肿块内部多为不均匀的低回声,如有钙化可出现强回声光点,部分有声影;肿块后方回声衰减,侧方声影少见(见图6-10)。②CDFI显示乳腺肿块有较丰富的高阻血流信号;③部分患者可探及患侧腋窝处回声较低的增大淋巴结。

MRI:①在平扫T_1WI上,乳腺癌表现为低信号,当病变周围有高信号脂肪组织围绕时,则轮廓清楚,若周围为与之信号强度类似的腺体组织,则轮廓不清;肿块形态常不规则,呈星芒状或蟹足样,边缘可见毛刺;在T_2WI上,肿瘤信号通常不均,信号强度取决于肿瘤内部成分,成胶原纤维所占比例越大则信号强度越低,细胞和水含量高则信号强度亦高。②动态增强MRI检查时,乳腺癌信号强度趋于快速明显增高且快速减低的特点,且强化多不均匀或呈边缘强化;强化方式多由边缘强化向中心渗透而呈向心样强化(见图6-12);而表现为非肿块性病变的乳腺癌,可呈导管或段性分布强化,易见于导管内原位癌。③在DWI上,大多数乳腺癌呈高信号,ADC值较低。④在[1]H-MRS上,部分乳腺癌于3.2ppm处可见胆碱峰。

动态增强MRI是乳腺癌诊断及鉴别诊断必不可少的检查步骤,不仅使病灶显示较平扫更为清楚,且可发现平扫上未能检出的肿瘤。然而,由于MRI对比剂Gd-DTPA对乳腺肿瘤并无生物学特异性,其强化方式并不取决于病变的良、恶性,而与微血管的数量及分布有关,因此,良、恶性病变在强化表现上有一定的重叠,某些良性病变可表现类似恶性肿瘤的强化方式,反之亦然,故诊断时除评价病灶增强后血流动力学表现外,还需结合形态学、DWI和[1]H-MRS所见进行综合考虑。

【诊断与鉴别诊断】

　　乳腺癌的诊断要点是:①患者多为 40~60 岁的妇女,有相应的临床症状;②X 线片上,肿块形状不规则,边缘不光滑,多有小分叶或毛刺,密度高;钙化常表现为细小砂粒状、线样或线样分支状,大小不等,浓淡不一,分布上成簇、线样或段样走行;③MRI 增强检查,病变信号强度趋向快速明显增高且快速减低的特点,DWI 上大多数乳腺癌 ADC 值较低。

(彭卫军)

第七章　消化系统与腹膜腔

　　消化系统疾病包括消化道(食管及胃肠道)和消化腺(肝脏、胆系及胰腺)疾病。在消化系统,除食管、直肠、肝脏裸区和部分肠道外,均被覆有腹膜而居于腹膜腔内,又由于脾与肝脏和胰腺的解剖关系也很密切,这些部位所发生的疾病易相互影响、相互累及,因此本章介绍的内容除消化系统外,还包括脾和腹膜腔。消化系统和腹膜腔解剖结构复杂,所发生的疾病种类繁多,影像学检查常在临床疾病诊断中起着关键性作用。对于消化系统和腹膜腔不同部位的疾病,各种影像检查技术和方法的诊断价值和限度各异,分述如下。

　　X 线检查:X 线平片有较大的应用限度,除能发现高密度钙化性病变如胆结石,以及用于检查急腹症中的肠梗阻和胃肠道穿孔外,对其余大多数消化系统和腹膜腔病变,平片检查并无应用价值。食管和胃肠道钡剂造影检查,目前仍是消化道疾病的主要影像检查方法之一,尤对于较小的局灶性病变如小溃疡的检出,具有较高的敏感性,此外还可评估消化道的功能性改变;但食管和胃肠道钡剂造影检查仅能显示腔壁异常,不能评价病变的壁外延伸情况,具有局限性。其他一些造影检查,例如经肝胆管造影(PTC)、T 型管造影和经内镜逆行性胆胰管造影(ERCP),也常用于临床,对于检出和诊断这些部位的病变有一定价值,但目前多被无创性 MRCP 所取代,因而多只用于介入治疗。DSA 检查单纯以诊断为目的已很少用于消化系统、脾和腹膜腔疾病的检查。

　　超声检查:超声易行、无创、无辐射,是广泛用于消化系统和腹膜腔疾病的主要首选影像检查技术。对于肝脏、胆囊、胰腺和脾疾病,能敏感地检出病变,并大多能做出准确判断;多普勒超声和声学造影检查还能反映病变的血流状况,进一步提高了对病变的定性诊断能力。对于胃肠道疾病,超声检查也有一定应用价值,胃肠道超声造影检查能够反映病变对胃壁和十二指肠壁的侵犯深度,有利于确定病变范围和肿瘤性病变的局部 T 分期。超声检查也常作为腹膜腔疾病的初查方法,能够检出腹腔积液、腹膜结节等。然而,超声检查容易受到肠气干扰以及穿透距离有限的影响,在一定程度上限制了其应用。

　　CT 检查:CT 是目前消化系统、脾和腹膜腔疾病最主要的影像检查技术。平扫检查即能发现绝大多数病变,但对疾病的定性有一定的限制;多期增强检查不但能进一步提高病变的检出能力,并且可依据病变的强化方式、程度和动态变化,对大多数疾病做出正确定性诊断。CT 检查会产生辐射剂量,应适当控制。

　　MRI 检查:对于消化系统、脾和腹膜腔疾病,MRI 已成为一种主要的影像检查技术。MRI 软组织分辨力高,有利于病变的检出和定性诊断,例如,对早期肝细胞癌的检出和对胰腺囊性病变的鉴别等。应用 MRI 增强检查(包括一些肝特异性对比剂的增强检查)、脂肪抑制技术和 DWI 检查等,可进一步提高对病变的诊断和鉴别诊断能力。然而,MRI 检查时间较长,容易产生一些伪影,影响图像质量,妨碍了病变的显示和结构细节的观察。

　　总体而言,X 线、超声、CT 和 MRI 检查对消化系统、脾和腹膜腔疾病的检出和诊断各有其优势和不足、各有其应用范围,应根据临床拟诊的疾病及影像检查的优选原则进行选用。

第一节　食管与胃肠道

一、检查技术

（一）X 线检查

1. **X 线平片**　仅用于与食管、胃肠道疾病相关的急症检查，包括食管、胃肠道的金属性异物、穿孔和肠梗阻等。

2. **钡剂造影检查**　食管和胃肠道属于空腔脏器，影像检查多选择硫酸钡造影作为一种检查方法。硫酸钡（barium sulfate）为不溶于水的白色粉末，钡的原子序数高，不易被 X 线穿透，当充填食管、胃肠道内腔时，可与周围组织形成明显对比，若同时用气体扩张内腔，则形成气钡双重对比，能清楚地勾画出食管、胃肠道内腔和内壁结构细节，从而达到疾病检出和诊断的目的。

目前对食管和胃肠道疾病多采用气钡双重造影检查方法。根据怀疑病变部位的不同，可选择不同的造影方法。

（1）食管、胃和十二指肠钡餐检查：常称为上消化道钡餐造影检查，用于检查食管、胃和十二指肠疾病。通常采用口服产气粉和钡剂的方法达到双重造影效果。若仅怀疑食管疾病，则只进行食管双重造影（double-contrast esophagram）检查；当需同时观察胃和十二指肠时，则要行包括食管、胃和十二指肠的上消化道双重造影（double-contrast upper gastrointestinal series）检查。需注意，肠梗阻患者禁行此项检查，便秘者也要慎用。

（2）小肠钡剂造影检查：包括常规口服小肠造影（enterography）检查方法和小肠灌肠造影（enteroclysis）检查方法。前者是在完成上消化道造影检查后，定时跟踪钡剂在小肠内的运行情况，直至钡剂到达回盲部；后者是经鼻咽或口咽部插管至十二指肠空肠曲，再经导管注入钡剂和气体，获得气钡双重对比效果，此操作较复杂，但检查效果优于口服法小肠造影。

（3）结肠钡灌肠检查：用于检查结肠疾病，多采用气钡双重造影检查。检查前，需静脉注射山莨菪碱，需注意其使用的禁忌证。

消化道钡剂造影检查前需做适当准备，其中上消化道造影需禁食、禁水，结肠灌肠造影则需口服缓泻剂以清洁肠道。造影检查及诊断中需注意以下三点：①透视观察与摄片所见相结合；②分析时要形态改变与功能改变并重；③检查过程中要适当对胃肠道加压，以了解不同充盈状态的表现。

（二）超声检查

超声可作为胃、十二指肠和结肠疾病的影像初查方法，但临床上应用较少，检查前准备同 X 线造影检查。检查胃和十二指肠时，可口服超声对比剂，检查结肠时则需行对比剂灌肠，其后行经腹超声检查。超声检查胃时，也可采用超声内镜检查（endoscopic ultrasonography）方法。

（三）CT 检查

1. **常规 CT 检查**　包括平扫 CT 和增强 CT 检查。其中，胸部 CT 检查常用于评估食管疾病造成的管壁增厚、肿块和局部有无增大淋巴结等，但对微小病变显示困难。腹部 CT 检查已成为胃肠道疾病的主要影像检查技术之一。检查前需空腹并口服水作为对比剂。CT 检查能够清楚显示胃肠道疾病所造成的腔壁增厚、肿块及其异常强化，以及壁外侵犯情况，同时还可观察肠管位置和有无狭窄、扩张等表现，目前已广泛用于胃肠道肿瘤性、炎性、梗阻性和缺血性等疾病检查。

2. **CT 小肠造影检查**　CT 小肠造影（CT enterography）检查对小肠疾病的检出和诊断有较高价值。检查前需向小肠内引入等渗甘露醇作为对比剂，多采用口服法，也可用 CT 小肠灌肠造影（CT enteroclysis）检查法，使小肠充分扩张后，再行 CT 平扫和增强检查。增强检查时，强化的肠壁在腔内对比剂和壁外脂肪组织的衬托下得以清晰显示，对小肠疾病的检出和诊断要显著优于常规 CT 检查。

3. **CT 仿真结肠内镜（CT virtual colonoscopy）**　用于检查结肠疾病，已能够查出直径 5mm以上的突起性病变，其敏感性和准确率均已接近结肠镜检查。检查前需行充分准备，包括肠道清洁和注入足量空气。

（四）MRI 检查

目前临床上应用 MRI 检查食管和胃肠道疾病还不及 CT，但对检查一些部位的炎性病变和肿瘤分期有较高价值。

1. 常规上腹部 MRI 检查　可用于胃癌分期。需空腹并口服等渗甘露醇或水，使胃腔扩张，其后行 T_1WI、T_2WI、DWI 和增强 T_1WI 检查。

2. MRI 小肠造影检查　对评估小肠炎性疾病具有较高价值，能够准确判断炎性肠病的范围及是否处于炎症活动期。肠道准备同 CT 小肠造影检查，采用口服法即为 MRI 小肠造影（MRI enterography）检查，采用插管法则为 MRI 小肠灌肠造影（MRI enteroclysis）检查。

3. 盆腔 MRI 检查　用于直肠癌术前全面评估及术后鉴别纤维组织增生与肿瘤复发，其效果显著优于 CT 检查。其中垂直于肿瘤肠管的高分辨率 T_2WI 序列是必需的，增强扫描有利于提高诊断的准确性。

二、正常影像表现

（一）食管

1. X 线造影检查　梨状窝两侧对称，于中线汇合，向下引入食管。食管上端于第 6 颈椎水平与下咽部相连，下端于第 10～11 胸椎水平与贲门相连。在与咽连接处及在膈的食管裂孔处各有一生理性高压区，为上、下食管括约肌。下食管括约肌有防止胃内容物反流的作用。

吞钡后食管的蠕动将钡剂自上向下推进，显示食管轮廓光滑整齐，管壁伸缩自如，宽度可达 2～3cm。食管的黏膜皱襞表现为数条纵行且相互平行的纤细透明条纹影，相邻透明条纹影之间的致密线影为充盈钡剂的黏膜皱襞间沟，食管黏膜皱襞向下通过贲门与胃小弯的黏膜皱襞相连续。食管前缘可见三个压迹，由上至下依次为主动脉弓、左主支气管和左心房压迹。

2. CT 检查　食管在胸部 CT 横断层面图像上呈圆形软组织影，位于胸椎及胸主动脉前方，管腔内可含气体或对比剂，管壁对称。穿过横膈后食管转向左侧连于胃贲门。食管胃连接部与扫描层面斜交，故显示其壁呈局限性增厚，不要误为病变。

3. MRI 检查　食管壁的信号强度与胸壁肌肉相似。

（二）胃与十二指肠

1. X 线造影检查　胃分为胃底、胃体、胃窦三部分及胃小弯和胃大弯。胃轮廓的右侧缘为胃小弯，左侧缘为胃大弯。贲门入口水平线以上的胃腔称胃底，立位胃底含气时又称胃泡；胃小弯转弯处为角切迹，角切迹与胃大弯最下一点连线以远的胃腔称胃窦；此连线与胃底之间的部分则称胃体。幽门连接胃和十二指肠（图 7-1）。

（1）胃的形状：与体型、张力和神经功能状态有关，分四种类型（图 7-2）：①牛角型胃：张力高，呈横位，胃角不明显，多见于胖型人；②钩型胃：张力中等，胃角明显，胃下极大致位于髂嵴水平；③瀑布型胃：胃底呈囊袋状向后倾，胃泡大，张力高，钡剂先进入后倾的胃底，再溢入胃体，犹如瀑布；④长型胃：又名无力型胃，位置与张力均较低，胃腔上窄下宽如水袋状，胃下极常在髂嵴平面以下，多见于瘦长型人。

（2）胃的轮廓：在胃小弯和胃窦大弯侧光滑整齐；胃底及胃体大弯侧轮廓常呈锯齿状，系横、斜走行的黏膜皱襞所致。

（3）胃的黏膜：黏膜像上，皱襞本身为条状透明影，皱襞间沟内含钡剂呈条纹状致密影。胃小弯侧的皱襞平行整齐，大弯侧逐渐变粗并呈横行或斜行。胃底皱襞较粗而弯曲，略呈网状。

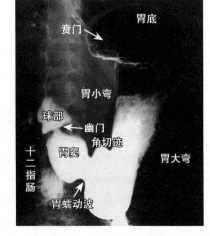

图 7-1　胃各部的名称

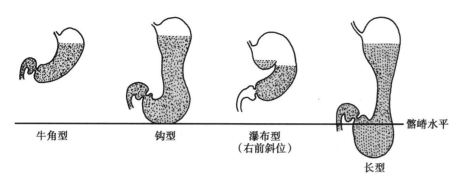

图 7-2　胃的分型

胃窦黏膜皱襞主要与小弯平行,有时也可呈斜行(图 7-3a)。

（4）胃的蠕动和排空：蠕动由胃体上部开始,有节律地向幽门方向推进。胃的排空受胃张力、蠕动、幽门功能和精神状态等影响,一般于服钡后 2～4 小时排空。

十二指肠全程呈 C 型,分球部、降部、水平部和升部,将胰头包绕其中。球部一般呈锥形,两缘对称,底部平整,幽门开口于底部中央;球部轮廓光滑整齐;黏膜皱襞为纵行平行的条纹;球部的运动为整体性收缩,可一次将钡排入降部。降部及以下黏膜皱襞多呈羽毛状,与空肠相似;蠕动多呈波浪状向前推进。

2. **超声检查**　二维超声检查时正常胃壁的各层结构可以清楚分辨。

3. **CT 和 MRI 检查**　CT 和 MRI 可以观察胃壁的厚度和各层结构,胃充分扩张时,正常胃壁厚度不超过 5mm,其中胃窦部的胃壁稍厚。MSCT 增强扫描多数可显示胃壁的三层结构,即腔内面强化明显的黏膜层,其下强化不明显的黏膜下层和肌层,及最外侧稍强化的浆膜层(图 7-3b)。MRI 增强扫描胃壁的强化表现类似 CT 增强所见。

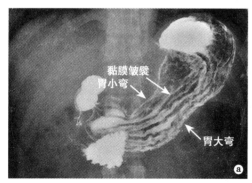
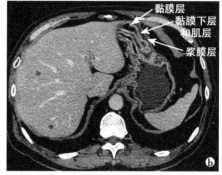

图 7-3　正常胃壁影像表现

a. 上消化道双重造影,胃小弯侧光滑,胃大弯侧呈小锯齿状,胃皱襞为条状透明影,皱襞间沟内含钡剂呈条纹状高密度影;b. 上腹部 CT 增强扫描静脉期,部分胃壁呈三层结构,内层强化明显的为黏膜层,中间低密度带为黏膜下层,外层稍强化的为肌层和浆膜层

（三）小肠

1. **X 线造影检查**　空肠位于左上中腹,富于环状黏膜皱襞,常显示为羽毛状影像。空肠与回肠之间没有明确的分界。回肠位于右下腹和盆腔,肠腔较窄,黏膜皱襞少而浅,轮廓光滑。末段回肠自盆腔向右上行与盲肠相连。回盲瓣的上下瓣呈唇状突起,可在充钡的盲肠中形成透明影(图 7-4a)。空肠蠕动迅速有力,回肠蠕动慢而弱。服钡后 2～6 小时钡剂前端可达盲肠,7～9 小时小肠排空。

2. **超声检查**　可显示肠壁与肠腔的情况。

3. **CT 和 MRI 检查**　在肠腔内对比剂充盈良好的 CT 图像上,肠管呈充满对比剂的连续管状结构。肠壁内缘因黏膜皱襞可呈锯齿状,肠壁厚度均匀。较常规 CT 和 MRI 检查相比,CT 和 MRI 小肠灌肠造影能确保小肠肠腔内对比剂充盈良好;若同时行增强检查,在肠腔内对比剂与肠壁外脂肪低密度或抑脂后低信号的衬托下,能清楚地显示呈高密度或高信号的强化肠壁(图 7-4b),扩展的小肠壁厚度不超过 3mm。

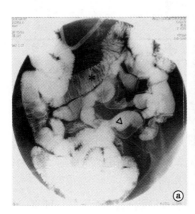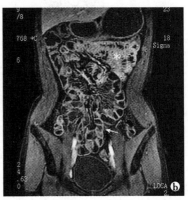

图 7-4   小肠正常影像造影表现

a. 小肠灌肠气钡双重造影,空肠富于环状黏膜皱襞(*),回肠皱襞少而浅,轮廓光滑(△);b. 口服法 MRI 小肠造影检查,增强抑脂 T_1WI,空肠肠管壁内缘因黏膜皱襞成锯齿状(*);在肠腔内对比剂与肠壁外脂肪低信号的衬托下,强化的肠壁清晰显示(↑)

(四)大肠

1. X 线造影检查   结肠气钡双重对比造影时,钡剂逆向涂布直肠、结肠和盲肠内壁。盲肠位于右髂窝处,下方为盲端,阑尾开口于其内下方,内侧通过回盲瓣与回肠相延续。升、降结肠分别位于腹腔两侧,纵向走行,降结肠与乙状结肠在左髂嵴处相移行。结肠的主要特征是充钡时可见多个大致对称的袋状凸出,称为结肠袋,它们之间是由半月皱襞形成的不完全间隔。

阑尾在钡餐或结肠气钡双重对比造影时都可能显影,呈长带状,位于盲肠内下方。一般粗细均匀,边缘光整,易推动。阑尾不显影、充盈不均匀或含粪石而造成的充盈缺损,不一定代表病变。

2. CT 和 MRI 检查   MSCT、MRI 仿真结肠内镜可获得类似纤维内镜检查的效果,也可获得如同结肠气钡双重对比造影的图像。结直肠壁厚度为 1~3mm,大于 5mm 提示病变可能。

三、基本病变表现

(一)X 线造影表现

1. 内腔的改变   ①内腔狭窄:持续的内腔缩小为狭窄。炎症引起的内腔狭窄范围多较广泛,可呈节段性;肿瘤引起的狭窄范围多局限,边缘不规则且局部腔壁僵硬。外压造成的狭窄位于内腔一侧,可见整齐的压迹或移位;痉挛造成的狭窄,形状可以改变,痉挛消除后即可恢复正常。②内腔扩张:持续内腔扩大为扩张。内腔扩大可由远端内腔狭窄或梗阻及肠麻痹所致。肠梗阻引起的肠腔扩张常有液体和气体积聚,形成阶梯状液气面,伴蠕动增强;而肠麻痹表现为肠腔普遍扩张且蠕动减弱。

2. 轮廓的改变   ①充盈缺损(filling defect):是指钡剂涂布的轮廓有局限性向内凹陷的影像,为腔壁局限性肿块向腔内突出,造成局部钡剂不能充盈所致。恶性肿瘤造成的充盈缺损常不规则;而息肉造成的充盈缺损境界光滑规整。②龛影(niche):是指钡剂涂布的轮廓有局限性外突的影像,为消化性溃疡及肿瘤坏死性溃疡形成的腔壁凹陷,使钡剂充填滞留其内所致。轴位观溃疡呈火山口(crater)状。③憩室(diverticulum):表现为向壁外的囊袋状膨出,有正常黏膜通入,与龛影不同。

3. 黏膜与黏膜皱襞的改变   黏膜的异常表现对发现早期病变和鉴别诊断有重要意义。①黏膜皱襞破坏:表现为黏膜皱襞消失,代之以杂乱不规则的钡斑影,大都由恶性肿瘤侵蚀所致。②黏膜皱襞平坦:表现为黏膜皱襞的条纹状影变得不明显,严重时可完全消失。造成这种表现有两种原因:一是黏膜与黏膜下层被恶性肿瘤浸润,其特点是形态较为固定而僵硬,与正常黏膜有明显的分界,常出现在肿瘤破坏区的周围;另一种是由于黏膜和黏膜下层的炎性水肿引起,与正常黏膜皱襞逐渐移行,常见于溃疡龛影的周围。③黏膜皱襞增宽和迂曲:表现为黏膜的透明条纹影增宽,大多由于黏膜和黏膜下层的炎性浸润、肿胀和结缔组织增生引起,多见于慢性胃炎;黏膜下静脉曲张也常表现为黏膜皱襞的增宽和迂曲。④黏膜皱襞纠集:表现为皱襞从四周向病变区集中,呈放射状,常由慢性溃疡产生的纤维组织增生、瘢痕收缩所致。

4. 功能性改变　功能性改变对于一些病变的检出和诊断有重要价值。①张力的改变:张力高内腔缩小,如牛角型胃;张力低内腔扩大、松弛,如长型胃;张力过低可出现胃下垂。②蠕动的改变:可为蠕动增加或减弱。肿瘤侵犯胃壁可使局部蠕动消失,浸润型胃癌所致的"皮革胃"表现为整个胃僵硬、无蠕动。③运动力的改变:运动力为胃肠道输送食物的能力,具体表现在钡剂排空的时间。服钡后4小时胃尚未排空可认为胃运动力减低或胃排空延迟。口服钡剂2小时内可到达盲肠,超过6小时为通过缓慢,超过9小时小肠内钡剂尚未排空为排空延迟。④分泌功能的改变:胃分泌增加,空腹状态下胃液增多,立位见胃内液面及钡剂呈絮片状下降和不均匀分布。肠液分泌增多时,钡剂分散在分泌液中呈不定形的片状或线状影,黏膜皱襞模糊不清。

（二）超声检查

超声可发现胃肠壁的增厚或肿块,还可显示壁外延伸及周围脏器受累的情况。

（三）CT和MRI表现

1. 腔壁局限性增厚和肿块　CT、MRI可直接显示病变腔壁的不规则增厚或肿块。炎性病变腔壁增厚较弥漫,肿瘤则较局限。良性肿瘤肿块边缘光滑;恶性肿瘤表面不规则可伴有溃疡形成。缺血性肠梗死时,肠壁早期增厚,晚期变薄。

2. 腔壁密度或信号异常　正常消化道腔壁密度或信号均匀。肠缺血性病变时,CT平扫肠壁密度常减低,强化程度减弱甚至消失。出血时常表现为平扫密度增高,活动性出血时多期增强扫描可见对比剂血管外溢。肠壁的炎性病变活动期时肠壁的强化明显。

3. 系膜血管的改变和淋巴结异常　动脉供血增多及静脉回流受阻,均可引起肠系膜小血管的增粗、增多、密集;而动脉阻塞引起肠系膜血流灌注减少,系膜血管变细、稀疏。炎症和肿瘤都可引起淋巴结的增大和密度不均。

四、疾病诊断

（一）食管癌

【临床与病理】

食管癌(esophageal carcinoma)好发于40~70岁男性。大体分三型:①浸润型:管壁呈环状增厚、管腔狭窄;②增生型:肿瘤向腔内生长,形成肿块;③溃疡型:肿块形成一局限性大溃疡,深达肌层。以上各型可混合出现。临床主要症状是进行性吞咽困难。

【影像学表现】

X线: 食管癌的X线造影表现可概括为以下几点:①黏膜皱襞破坏,代之以肿瘤表面杂乱不规则的影像;②管腔狭窄,表现为局限性狭窄,管壁僵硬,钡剂通过受阻,其上方食管扩张(图7-5a);③充盈缺损,肿瘤向腔内突出,造成形状不规则的充盈缺损(图7-5b);④不规则的龛影(图7-5c);⑤受累段食管局限性僵硬。以上表现常不同程度地同时存在。食管X线造影可明确肿瘤的位置及病变的范围,有利于临床选择适宜的治疗方案。

CT: 食管癌的CT表现为食管局部管壁不规则增厚或呈肿块样;还可显示纵隔淋巴结有无增大及肺内有无转移灶。

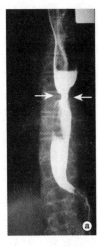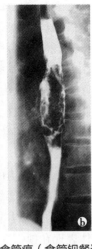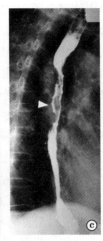

图7-5　食管癌（食管钡餐造影检查）

a. 食管中段癌（浸润型），食管中段局限性狭窄（↑），表面不规则，黏膜皱襞中断、破坏；b. 食管中段癌（增生型），肿块向腔内突起造成充盈缺损，表面不规则；c. 食管中段癌（溃疡型），在突向腔内肿块基础上可见与食管纵轴平行的长条状不规则的龛影（△）

休克或死亡。

【影像学表现】

X线：X线造影检查：早期食管静脉曲张表现为食管下段黏膜皱襞稍宽或略为迂曲；随着疾病的发展，食管中下段的黏膜皱襞明显增宽、迂曲，呈蚯蚓状或串珠状充盈缺损，管壁边缘呈锯齿状（图7-6），伴有食管管腔扩张，张力降低，钡剂排空延迟。

CT和MRI：可同时显示下段食管周围血管增粗、增多、门静脉侧支血管迂曲扩张及肝硬化表现。

【诊断与鉴别诊断】

X线造影检查时，发生静脉曲张的食管壁柔软并伸缩自如，是与食管癌的重要鉴别点。CT及MRI增强检查可直接显示增粗、增多的血管。

（三）胃、十二指肠溃疡

【临床与病理】

胃、十二指肠溃疡（gastric ulcer，duodenal ulcer）是常见疾病，好发于20~50岁。十二指肠溃疡的发病率约为胃溃疡的五倍。

胃溃疡从黏膜开始，常深达肌层，溃疡口周围为炎性水肿。溃疡深达浆膜层时，称穿透性溃疡；如穿破浆膜层而与腹腔相通，则发生急性穿孔。后壁溃疡易慢性穿孔，与网膜、胰等粘连甚至穿入其中。如溃疡周围有坚实的纤维结缔组织增生，为胼胝性溃疡。溃疡愈合后，常有不同程度的瘢痕形成，严重者可使胃和十二指肠变形或狭窄。溃疡常单发，少数为多发；胃和十二指肠同时发生溃疡称为复合型溃疡。

主要临床表现为上腹部疼痛，具有反复性、周期性和节律性的特点。严重者可继发大出血和幽门梗阻。部分胃溃疡可恶变。

【影像学表现】

X线：胃、十二指肠溃疡的X线造影表现可归纳为两类：直接征象，为溃疡本身所产生的异常表

【诊断与鉴别诊断】

依据吞咽困难病史及X线造影的表现即可诊断。鉴别诊断主要包括：①食管平滑肌瘤，表现为来自食管壁的、边缘光滑锐利的局限性肿块，表面黏膜大多光整；②食管静脉曲张（见食管静脉曲张鉴别诊断）。

（二）食管静脉曲张

【临床与病理】

食管静脉曲张（esophageal varices）是门静脉高压的主要并发症，常见于肝硬化。正常情况下，食管下段的静脉网与门静脉系统的胃冠状静脉、胃短静脉之间存在着吻合，当门静脉压力增高时，来自消化器官及脾的静脉血液回流受阻，大量血液通过胃冠状静脉和胃短静脉进入食管黏膜下静脉和食管周围静脉丛，经奇静脉入上腔静脉，形成食管和胃底静脉曲张。

临床上可有呕血和黑便，重者发生失血性

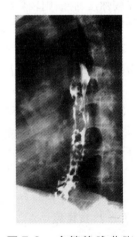

图7-6　食管静脉曲张（食管钡餐造影检查）

食管中下段黏膜皱襞增宽、迂曲，呈蚯蚓状充盈缺损，管壁边缘为锯齿状

现;间接征象,为溃疡所造成的功能性和瘢痕性改变。

(1)胃溃疡:胃溃疡的直接征象是龛影,多见于胃小弯,其切线位突出于胃轮廓外,呈火山口状,边缘光滑整齐,底部较平整。龛影口部常有一圈黏膜水肿所造成的透明带,是良性溃疡的特征,依其范围而有不同的表现:①黏膜线:为龛影口部一光滑整齐的透明线,宽1~2mm;②项圈征:为龛影口部的透明带,宽0.5~1cm,如一个项圈;③狭颈征:龛影口部明显狭小,透明带也短缩,使龛影犹如有一个狭长的颈(图7-7a)。慢性溃疡周围瘢痕收缩,造成黏膜皱襞均匀性纠集,犹如轮辐状向龛影口部集中,且逐渐变窄直达口部边缘,是良性溃疡的特征(图7-7b)。

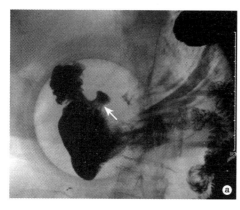
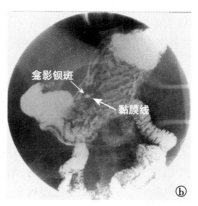

图7-7　胃溃疡(上消化道钡餐造影检查)
a. 胃窦部小弯侧胃溃疡切线位投影,龛影呈乳头状突向腔外,边缘光滑整齐,底部平整,龛影口狭小(狭颈征)(↑);b. 胃体部溃疡正面投影,龛影内钡斑和周围的黏膜线直达溃疡口

　　胃溃疡引起的瘢痕性改变可造成胃的变形和狭窄。幽门处溃疡性瘢痕可造成幽门狭窄或梗阻。

(2)十二指肠溃疡:十二指肠溃疡90%以上发生在球部。球部腔小壁薄,溃疡易造成球部变形。球部溃疡常较胃溃疡小,造影检查的直接征象是显示龛影(图7-8a);但更常见的是球部溃疡本身不显示,只表现为球部的变形(图7-8b),主要是由于痉挛、瘢痕收缩、黏膜水肿所致,变形可以是"山"字形、三叶草形、葫芦形等。球部溃疡愈合后龛影消失,变形则可继续存在。

　　此外,球部溃疡还可出现一些其他征象:①激惹征,表现为钡剂到达球部后不易停留,迅速排出;②幽门痉挛,开放延迟;③造影检查时,球部有固定压痛。

　　超声:溃疡部位胃壁局限性增厚,黏膜面呈小凹陷状改变,有时呈典型"火山口"样;凹陷表面回声增强,周围结构回声减低。

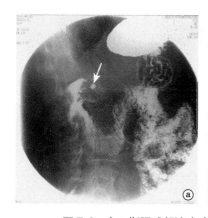
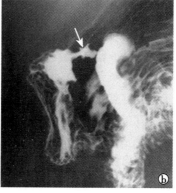

图7-8　十二指肠球部溃疡(上消化道钡餐造影检查)
a. 溃疡轴位像,龛影表现为火山口状,呈类圆形钡斑(↑);b. 同一患者,球部充盈相,球部变形(↑)

CT：CT可显示较大的溃疡，表现为局限性胃壁增厚及正常明显强化的黏膜线发生中断。

【诊断与鉴别诊断】

胃溃疡需与胃癌所产生恶性溃疡鉴别（见胃癌鉴别诊断）。

（四）胃癌

【临床与病理】

胃癌（gastric carcinoma）是胃肠道最常见的恶性肿瘤，好发于40～60岁。可发生在胃的任何部位，以胃窦、小弯和贲门区较常见。大体分三型：①蕈伞型：肿瘤向腔内生长，表面多高低不平，如菜花状；②浸润型：肿瘤沿胃壁浸润生长，常侵犯胃壁各层，使胃壁增厚、僵硬，弹性消失；③溃疡型：肿瘤常深达肌层，形成大而浅的盘状溃疡，边缘有一圈堤状隆起，溃疡型癌又称恶性溃疡。

主要临床表现为上腹部疼痛，不易缓解，呕咖啡色血液或排黑便，有时可触及肿块或发生梗阻症状。

【影像学表现】

X线：上消化道造影检查，胃癌表现因病期而不同。

（1）进展期胃癌：X线造影表现与大体形态有关，常见下列表现：①不规则的充盈缺损，多见于蕈伞型癌；②胃腔狭窄、胃壁僵硬，主要由浸润型胃癌引起；如累及胃大部或全部，则形成"皮革胃"；③龛影，多见于溃疡型癌；龛影形状不规则，多呈半月形，位于胃轮廓之内，周围绕以宽窄不等的透明带，称为环堤，环堤上见结节状和指压迹状充盈缺损（指压痕），指压痕间有裂隙状钡剂影（裂隙征），以上所有表现统称为半月综合征（图7-9）；④黏膜皱襞破坏、消失或中断，形态固定不变（图7-10a）；⑤肿瘤区蠕动消失。

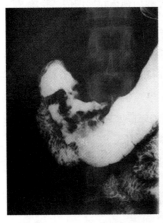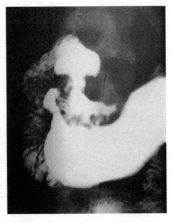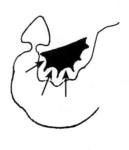

图7-9   胃小弯溃疡型胃癌（半月综合征）（上消化道钡餐造影检查）

胃小弯见不规则半月状龛影（线图示黑色区域），龛影外缘平直、内缘不整齐，有多个尖角，龛影周围绕以宽窄不等的透亮环堤，环堤表面有"指压痕"（↑），指压痕间见"裂隙征"

（2）早期胃癌：指局限于黏膜或黏膜下的肿瘤，双重造影检查可显示一些异常表现，但诊断需综合X线造影、胃镜和活检结果。

超声：进展期胃癌可表现为胃壁异常增厚，非均质的低回声。

CT和MRI：胃癌CT或MRI表现为局部胃壁增厚或肿块，伴强化或信号异常。CT或MRI检查能显示肿瘤侵犯胃壁各层结构，较准确评估肿瘤T分期，同时还能评估淋巴结转移、肝转移等情况。如果肿瘤处胃周脂肪模糊，多提示肿瘤突破胃壁浆膜层（图7-10b、c）。

【诊断与鉴别诊断】

X线造影检查时，进展期胃癌的表现明确，诊断通常不难。要注意胃良、恶性溃疡的鉴别，鉴别要点见表7-1。CT检查时肿块型胃癌需与胃间质瘤鉴别，前者起源于胃黏膜上皮，后者起源于胃黏膜以下各层。

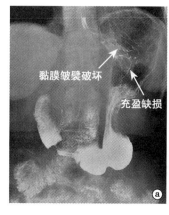
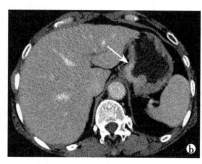
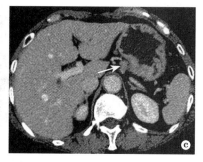

黏膜皱襞破坏

充盈缺损

图 7-10 贲门胃小弯腺癌侵犯浆膜下伴胃周淋巴结转移

a. 上消化道钡双重造影检查,贲门部胃小弯侧肿块样充盈缺损伴黏膜破坏(↑);b、c. 同一患者上腹部 CT 增强静脉期图像,贲门部胃壁增厚,伴强化明显,胃壁低密度带消失,浆膜外脂肪间隙光整(图 b↑),提示肿瘤侵犯至浆膜下层,胃小弯侧肿大淋巴结(图 c↑)

表 7-1 胃良性溃疡与恶性溃疡 X 线造影的鉴别诊断要点

	良 性 溃 疡	恶 性 溃 疡
龛影形状	圆形或椭圆形,边缘光滑整齐	不规则,扁平,有多个尖角
龛影位置	突出于胃轮廓外	位于胃轮廓之内
龛影周围和口部	黏膜水肿的表现,如黏膜线、项圈征、狭颈征等;黏膜皱襞向龛影集中、直达龛影口部	不规则的环堤、指压痕、裂隙征,黏膜皱襞中断、破坏
附近胃壁	柔软,有蠕动	僵硬,峭直,蠕动消失

(五) 肠癌

【临床与病理】

小肠腺癌(small intestinal adenocarcinoma)起源于肠黏膜上皮细胞,好发于十二指肠及空肠。肿瘤可呈息肉状突向腔内或浸润肠壁形成环形狭窄。临床表现主要为便血、梗阻、黄疸及腹部肿块。

结直肠癌(colorectal carcinoma)好发于乙状结肠和直肠。大体分三型:①增生型:肿瘤向腔内生长,呈菜花状,瘤基底宽;②浸润型:肿瘤主要沿肠壁浸润,致肠壁不规则环形增厚和肠腔向心性狭窄;③溃疡型:肿瘤主要表现为深而不规则的溃疡。主要临床表现为便血、腹泻或顽固性便秘;直肠癌还可表现为粪便变细和里急后重。

【影像学表现】

X 线:小肠腺癌 X 线造影表现为:肠管局限性向心性狭窄、黏膜破坏、不规则充盈缺损;狭窄段肠管僵硬,钡剂通过受阻;近端肠腔有不同程度扩张。

结肠癌 X 线造影表现如下:①肠腔内不规则肿块,如肿瘤较大,钡剂通过困难;②管腔狭窄,狭窄较局限,可偏于一侧或呈向心性狭窄(图 7-11a);③较大的龛影,形状多不规则,龛影周围常有不同程度的充盈缺损和管腔狭窄;④病变段肠壁僵硬,结肠袋消失。

CT 和 MRI:均可直接显示病变区肠壁增厚或肿块及其异常强化、肠腔狭窄引起近端肠腔的扩张,明确肿瘤侵犯范围及有无其他脏器及淋巴结的转移(图 7-11b、c),能较准确地评估肿瘤的分期。CT 和 MRI 判断肿瘤是否突破肠壁的影像表现是:如病变肠壁外缘光滑锐利,表明肿瘤局限于肠壁内;如肠壁外系膜模糊不清或伴有系膜内条索或结节影,表明肿瘤突破肠壁侵犯系膜。

MRI 对直肠癌的术前评估尤其重要,高分辨率 T_2WI 能显示肿瘤是否突破肌层及直肠系膜筋膜是否受侵犯、准确评估侵犯直肠系膜的程度、评估直肠系膜内血管受侵犯及直肠系膜内或盆腔淋巴结转移的情况。对肿瘤治疗方案制定起到决定性作用。MRI 还可鉴别直肠癌治疗后的纤维组织增生与肿

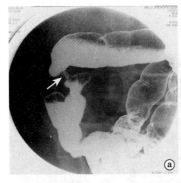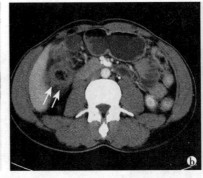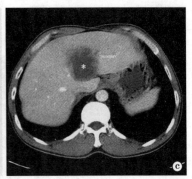

图 7-11　升结肠癌肝转移

a. 结肠气钡双重造影检查,升结肠肠管局限性环形狭窄、僵硬、黏膜破坏(↑);b. 同一患者,增强 CT,结肠壁局限性增厚,管腔狭窄(双↑);c. 同一患者:肝脏低密度转移灶(＊)

瘤复发,相对纤维组织,肿瘤复发的 T_2WI 信号较高、DWI 信号亦较高且强化程度更明显。

【诊断与鉴别诊断】

结合临床表现为肠梗阻、便血,影像表现为局限性肠壁增厚、肿块和肠腔狭窄,可诊断大多数肠癌。主要鉴别诊断是胃肠道间质瘤和胃肠道淋巴瘤(见胃肠道淋巴瘤鉴别诊断)。

（六）　胃肠道间质瘤

【临床与病理】

胃肠道间质瘤(gastrointestinal stromal tumor,GIST)是一类起源于胃肠道间叶组织的肿瘤,部分可伴有平滑肌瘤或(和)神经鞘瘤的不完全分化,占消化道间叶肿瘤的大部分。其不包括完全由平滑肌细胞起源的平滑肌类肿瘤和由神经细胞或神经鞘细胞起源的神经源性肿瘤。GIST 好发中老年人,也可见年轻人。多发于胃和小肠,其中胃占 60% ~ 70% ,小肠占 30% ,而食管、结直肠少见,极少数还可发生在肠系膜甚或腹膜后。病理上根据肿瘤的大小、坏死、核分裂活性等对肿瘤的危险度进行分级。GIST 起源于胃肠壁黏膜下,可向腔内或腔内、外同时生长。肿瘤边界清楚,黏膜破坏不明显。肿瘤常侵犯一侧胃肠壁,多无明显梗阻。大部分患者因消化道出血而就诊。

【影像学表现】

X 线:钡剂造影检查可表现为边缘光整的充盈缺损,与正常胃肠壁分界清,肿块表面黏膜皱襞可被展平或有龛影。血管造影显示为血供丰富、染色明显的肿瘤。

CT 和 MRI:表现为胃肠壁起源的实性肿块;直径小于 5cm 的肿块,趋向边界清楚,肿块密度或信号也趋向均匀,呈中度或明显强化;较大的肿块,常有坏死、囊变和出血,强化不均,境界欠清,当肿瘤坏死与肠管相通时,其内可见气液平,肝脏转移较为常见,淋巴结转移很少见。

【诊断与鉴别诊断】

依据患者消化道出血病史,无明显肠梗阻表现,影像检查显示腔内或腔内、外边界较清晰的肿块,强化较明显,可对大多数 GIST 做出诊断。主要鉴别诊断为胃癌、肠癌和胃肠道淋巴瘤(见胃肠道淋巴瘤鉴别诊断)。

（七）　胃肠道淋巴瘤

【临床与病理】

胃肠道淋巴瘤(gastrointestinal lymphoma)分原发性和继发性。病变起源于胃肠道黏膜下层的淋巴组织。以胃最多见,其次是小肠,小肠淋巴瘤主要发生在回肠末端,食管和结肠较少见。病理上多为非霍奇金 B 细胞淋巴瘤。肿瘤可为单发或多发肿块,或较弥漫性胃壁增厚,或多节段肠壁增厚。

主要临床表现为腹痛、恶心、呕吐、腹泻、消瘦、发热等。

【影像学表现】

X 线：X 线造影表现如下：①黏膜皱襞改变，黏膜皱襞不同程度的变平、增宽、破坏消失；②弥漫多发小结节状或肿块样充盈缺损，缺损区表面黏膜平坦或不规则；③龛影，病变部位可有大小不等的溃疡龛影；④胃肠壁和内腔，胃肠壁多柔软，内腔狭窄不明显。

CT 和 MRI：表现如下：①病变部位胃肠壁增厚明显，虽病变较广，如病变发生在胃部，胃仍有一定的扩张性及柔软度，胃形态各期扫描可改变，如发生在肠道，肠梗阻较少发生，原因是淋巴瘤较少引起结缔组织增生；②病变肠管呈动脉瘤样扩张，虽病变段肠壁不规则环形增厚，但肠腔并非狭窄而是扩张，原因是由于肠壁的自主神经丛被破坏，肠壁肌张力下降，该征象为肠道淋巴瘤的特征性表现；③胃、肠壁肿块，肿块密度或信号大体均匀，呈轻中度强化，未经治疗者，坏死和钙化少见；④广泛胃周或系膜淋巴结及腹膜后淋巴结肿大，肿大的淋巴结可融合呈团块样；⑤"三明治征"，即肿块和（或）肿大的淋巴结相融合，包绕血管，强化明显的血管在肿块中穿行。

【诊断与鉴别诊断】

胃肠道淋巴瘤影像表现较具特征，若胃肠壁环形增厚，保持一定柔软度，梗阻不明显，肠管动脉瘤样扩张（图 7-12a），若为肿块，肿块密度、信号较均匀，轻中度强化，呈"三明治征"表现，据此多可诊断为胃肠道淋巴瘤。本病主要鉴别诊断包括：①胃肠癌，胃癌广泛侵犯者引起胃壁僵硬，呈"皮革胃"；肠癌病变较局限，好发于近段小肠，肠壁增厚常导致肠腔狭窄和肠梗阻表现（图 7-12b）；如形成肿块，肿块密度多不均；②GIST，较小的 GIST 边界清楚，肿块密度均匀，强化明显（图 7-12c）；较大的 GIST，密度常不均，强化程度较淋巴瘤明显，且淋巴结增大少见。

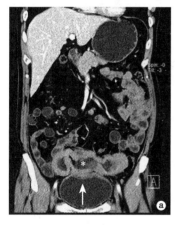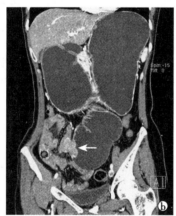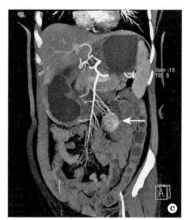

图 7-12　小肠肿瘤 CT 冠状面重组图像

a. 回肠淋巴瘤，节段性肠壁增厚，病变段肠管肠腔扩张（＊），肿瘤侵犯邻近膀胱底致局部膀胱壁增厚（↑）；b. 空肠腺癌，空肠近端局限性肠壁增厚及肿块（↑），肠管明显狭窄，近端肠腔及胃明显扩张；c. 空肠间质瘤，示空肠肠壁生长的圆形肿块，边缘光滑锐利，肿块富有血管而明显强化（↑）

（八）克罗恩病

【临床与病理】

克罗恩病（Crohn disease），多见于年轻人，病因不明，为伴有溃疡和纤维化的肉芽肿性非特异性炎症，是一种缓解与复发交替发生的慢性疾病。病变可累及胃肠道各部，最多见为回肠末端。病变常呈多节段性分布，其间隔以正常肠管。

病变早期为浅表溃疡、肠壁水肿，继而出现裂隙状溃疡，呈纵横交错状；肠壁的炎症及纤维化，导致肠壁增厚、肠腔狭窄、肠梗阻；炎症可累及肠壁全层形成穿透性溃疡，引起腹腔脓肿和肠瘘。

临床主要表现为腹痛、腹泻、肠梗阻。肛瘘常见。

【影像学表现】

X 线：克罗恩病 X 线造影常见表现为：①分泌液增多，钡剂涂布不良；②裂隙状溃疡形成的线样龛影,多位于肠系膜侧肠壁;③"卵石征"(cobblestone sign),为纵横交错的溃疡及其间水肿隆起的黏膜所致,状似鹅卵石样;④肠管非对称性狭窄,狭窄段长短不一;⑤节段性分布,小肠病变多为节段性分布,呈跳跃性,具有一定特征;⑥窦道和瘘管,溃疡穿透肠壁呈盲管时形成窦道,当与肠管、体表、膀胱及阴道相通时则形成瘘管,表现为钡剂肠管外溢至其他组织器官。

CT 和 MRI:表现为:①病变分布,多累及回肠末端,常为多节段肠管受累,病变以系膜侧明显(图7-13a);②肠壁增厚,炎症活动期以炎性水肿为主,T₂WI 信号相对较高,强化较明显;缓解期以胶原纤维增生为主,T₂WI 信号相对较低,强化程度减低;③系膜血管增多,炎症活动期,系膜内直小血管明显增多,呈"梳征"(comb sign);④并发症表现,克罗恩病并发症有肠管周围蜂窝织炎、腹腔脓肿、瘘管和肠梗阻,瘘管之间的肠管常常粘连成团(图7-13b、c);⑤肠系膜血管周围淋巴结增大。

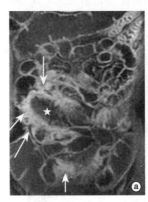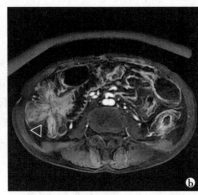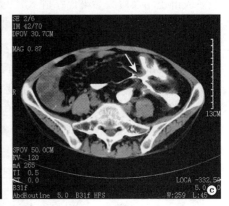

图7-13　克罗恩病炎症活动期影像表现

a. 口服法 MRI 小肠造影增强冠状面图像,回肠多节段性肠壁增厚、强化明显(↑),呈跳跃性,肠管狭窄与扩张相间隔,病变以系膜侧明显(☆);b. 克罗恩病患者,增强横断面图像,病变肠管纠集,肠管粘连成团(△);c. 同一患者,经肛门灌注稀释的泛影葡胺后的 CT 检查,肠管间瘘管形成(↑)

CT 和 MRI 检查可以帮助评估克罗恩病的病变范围和炎症活动情况。肠壁水肿、分层样强化、肠壁溃疡、"梳征"、蜂窝织炎、脓肿、瘘管,均与克罗恩病的活动指数显著相关。

【诊断与鉴别诊断】

克罗恩病好发于回肠,可累及结肠,呈多节段性、跳跃性,病变以系膜侧为主,易发生窦道及肠梗阻,根据影像学所见并结合临床表现,多可明确诊断,且能判断病变范围及其活动性和有无并发症。本病主要需与肠结核(intestinal tuberculosis)和小肠淋巴瘤鉴别:①肠结核:好发回盲部,局部肠管痉挛收缩,钡剂到达时,不能正常停留,少量钡剂充盈呈细线状,盲、升结肠短缩;肠管可呈环形对称性狭窄,病变多为连续性,亦可多节段性,如并发腹腔淋巴结结核,可见增大淋巴结呈环形强化;②小肠淋巴瘤:发病年龄和部位与克罗恩病相近,但肠梗阻不明显,病变多呈对称性肠壁增厚,肠腔狭窄可不明显,肠梗阻不多见,病情呈进行性加重,无反复发作病史。鉴别困难时,需依靠病理检查。

(九)　溃疡性结肠炎

【临床与病理】

溃疡性结肠炎(ulcerative colitis,UC)是发生在结直肠黏膜层的一种弥漫性炎症性病变。病变可发生在结直肠的任何部位,其中以直肠、乙状结肠最为常见,也可累及回肠末端。UC 可发生于任何年龄,多见于 30～40 岁。病变常呈连续性分布,主要累及肠道黏膜与黏膜下层。

病变活动期表现为黏膜连续弥漫的炎症细胞浸润,隐窝变形、破坏和脓肿形成,相互融合的隐窝脓肿可引起黏膜糜烂和溃疡形成;当病变处于缓解期时,表现为肠壁黏膜萎缩变形、腺体数目减少、慢性炎症细胞轻度增多等;重度 UC 患者可发生中毒性巨结肠,起病急、病死率高;此外,UC 患者出现肠穿孔、消化道出血和局部癌变的几率也很高。

临床主要表现为腹痛、腹泻、黏液脓血便、里急后重等。肛周病变较少见。

【影像学表现】

X 线：腹部 X 线平片主要用于筛查 UC 急性并发症，如肠穿孔、中毒性巨结肠等（图 7-14）。对于较典型的 UC 病变，X 线造影可以诊断、评估病变的严重程度以及检出合并症。常见 X 线造影表现为：①病变早期造影可见黏膜水肿、模糊和粗糙，随着病变的进展，出现颗粒状或者砂粒状黏膜，在结肠黏膜上呈现许多细小分布较均匀的斑点状密度增高影；②肠管边缘可呈锯齿状或毛刺样改变，伴肠壁多发小的充盈缺损；③有时溃疡在黏膜下相互贯通则表现为"双轨征"，即溃疡相连形成的钡状线影与黏膜表面涂布形成的腔壁线影呈互相平行的双线影；④病变后期肠管短缩、袋囊消失呈铅管样改变。

CT 和 MRI：表现为：①病变分布，多累及左半结肠及直肠；②肠壁呈对称、连续、均匀性增厚，黏膜及黏膜下层 T_2WI 信号相对较高，增强扫描病变肠壁以黏膜及黏膜下层强化为主，可出现肠壁分层现象，表现为"靶征"或"双晕征"，通常肠壁的强化程度与病变的严重程度呈正相关的关系；③急性期可伴有结肠系膜的密度增高、模糊，系膜血管束的边缘不清。④并发症表现，如中毒性巨结肠、肠穿孔及消化道出血等均可在 CT/MRI 上作出诊断；⑤炎性

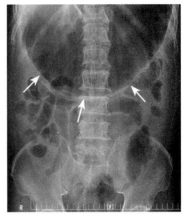

图 7-14　溃疡性结肠炎并发中毒性巨结肠

腹平片可见横结肠明显积气扩张，最宽管径达 11cm（↑）

刺激可引起肠管痉挛，伴肠壁的炎性水肿和增生反应，引起肠管腔径和形态的变化，CT/MRI 表现为病变区域肠腔变细、肠管缩短等，同时伴有结肠袋、半月皱襞的变浅或者消失（图 7-15）；⑥沿肠系膜血管束走行还可见淋巴结增大，增大的淋巴结无融合倾向。

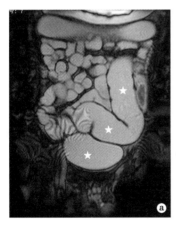
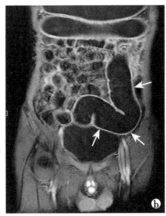

图 7-15　溃疡性结肠炎 MRE 表现

a. 冠状位 T_2WI 图像，横结肠、降结肠和乙状结肠肠腔连续性增厚、扩张，肠管僵硬，结肠袋明显减少（☆）；b. 增强扫描可见病变肠壁强化明显（↑）

【诊断与鉴别诊断】

溃疡性结肠炎好发于青壮年，主要累及直肠及乙状结肠，病变呈连续性分布，病变主要位于黏膜及黏膜下层，根据影像学所见并结合内镜病理表现，多可明确诊断。本病需要与以下疾病相鉴别：①缺血性结肠炎：多起病急、病程短，常见的临床表现为便血和腹痛，此病一般发生于有动脉硬化或糖尿病的中老年人，腹部 CTA 或 MRA 可发现肠系膜血管病变及可能出现的侧支循环，对于鉴别有较大价值；②结肠型克罗恩病：克罗恩病累及结肠时也可表现为连续性病变，此时需要与溃疡性结肠炎鉴别，前者多为透壁性炎症，影像学检查可见肠壁全层明显强化，并且周围肠系膜炎症渗出明显，并且结肠型克罗恩病更常发生肛周病变；③肠结核：见克罗恩病的鉴别诊断。

第二节　肝脏、胆系、胰腺和脾

一、肝脏

（一）检查技术

1. X线检查　X线平片检查很少应用,除可发现肝内胆管积气和肝内高密度钙化病变(肝内胆管结石、炎性和肿瘤性钙化灶)外,对绝大多数肝内病变的检查并无价值。肝脏血管造影为有创性检查,目前已较少用于肝脏疾病的诊断,更多的是用于肝肿瘤的介入治疗。

2. 超声检查　是肝脏疾病的首选和主要影像检查技术。二维超声检查可敏感地发现肝脏大小、形态、边缘、实质回声及肝内胆管和血管的异常改变,从而检出病变并多能明确诊断;多普勒超声检查能够反映病变的血流状况;声学造影检查能定量分析病变组织内血流灌注情况,常用于肝肿块的鉴别诊断。

3. CT检查　为肝脏疾病的主要影像检查技术之一。

（1）平扫检查:肝脏CT检查常规先行平扫。经平扫检查,能发现肝脏的大多数疾病,其中肝囊肿、脂肪肝、肝硬化及出血性、钙化性病变等,结合CT值的测量,常可做出明确诊断。

（2）增强检查:在平扫发现肝脏异常而难以诊断,以及需同时观察肝脏血管情况,或其他检查发现异常而平扫未显示病灶时,常规需行增强检查。

1）肝脏多期增强检查:为常用的方法,是经静脉快速团注对比剂后分别于不同延迟时间点进行肝脏动脉期、门静脉期和平衡期扫描,可用于分析病灶的强化方式和强化程度及其变化,评估病灶的肝动脉和门静脉供血情况,而有助于病变的定性诊断;应用图像后处理技术,还可整体、直观地显示肝动脉、门静脉等血管。

2）肝脏动态增强扫描(dynamic contrast scan):是在注射对比剂后对感兴趣的某一层面或某一区域进行连续不间断扫描,其扫描方式可分为动态单层扫描、动态序列和动态多层扫描等。所获得的系列图像通过计算软件计算,而得到扫描层面图像的对比剂-时间增强曲线。通过观察对比剂-时间增强曲线的变化,推测扫描层面内的血流状态,增加疾病的诊断与鉴别诊断信息。动态增强扫描可以进一步观察对比剂在肝脏或病变组织的血流灌注信息。动态扫描方式分为动态单层扫描、动态序列和动态多层扫描,主要受到探测器排数的影响。目前动态扫描已经由多期扫描逐渐代替。

3）肝脏CT灌注成像(CT perfusion imaging,CTPI):实际上是一种特殊形式的动态扫描,是在常规CT增强扫描的基础上,结合快速扫描技术和先进的计算机图像后处理技术,对所获得系列扫描数据借助CTP后处理软件,进而得到肝脏病变及全肝的各种灌注参数图、病灶的时间-密度曲线,通过分析时间-密度曲线,用以评价病变的血流灌注状态,以利病变的定性及定量诊断。CTPI能反映组织的血管化程度及血流灌注情况,提供常规CT增强扫描不能获得的血流动力学信息,反映的是生理功能的变化,属于功能成像范畴。但因这种方法辐射剂量相对较大,临床应用较少。

4. MRI检查　通常作为肝脏疾病超声和(或)CT检查后的补充检查技术,主要用于疾病的鉴别诊断。此外,对早期肝细胞癌,MRI检查可提供更多的诊断信息。

（1）平扫检查:为MRI的常规检查。通常行横断位和冠状位 T_1WI 和 T_2WI 成像,必要时辅以脂肪抑制技术,以进一步鉴别病灶内是否存在脂肪组织。扩散加权成像(DWI)对肝占位性病变的诊断和鉴别诊断有一定价值。化学位移成像对脂肪肝的定性和定量诊断有较高价值。

（2）增强检查:用于平扫发现病变,但诊断有困难的病例。常规注入对比剂Gd-DTPA,行肝脏 T_1WI 多期增强检查,其作用和意义同CT多期增强检查。

应用肝脏特殊对比剂行MRI增强检查可提高肝内病变(尤为小病灶)的检出率,并为疾病诊断和鉴别诊断提供新的有价值信息。特殊对比剂主要有两类:一类为超顺磁性氧化铁,静脉注射后被肝内网状内皮系统的Küpffer细胞吞噬,据此可推断病变内是否有此种细胞,而有助于肝内病变的鉴别诊断;另一类为肝细胞特异性对比剂,如钆塞酸二钠、钆贝葡胺,静脉注射后可被肝细胞摄取、转运,如此不但增加了肝组织与不具有正常肝细胞病变间的信号对比,有利于小病灶如早期肝细胞癌的检出,且有利于病变的鉴别诊断。

（二）正常影像表现

1. **肝脏的位置与形态**　肝脏是上腹部最大的实质性器官,位于右上中腹部,上方紧贴右膈下,外缘紧靠腹壁,内侧与食管、右肾及肾上腺、胃、十二指肠、胰腺等器官毗邻,下方与结肠紧邻。正常肝脏呈楔形,右叶厚而大,向左逐渐变小变薄。CT 及 MRI 可通过轴位、冠状位、矢状位图像显示肝脏形态。肝脏边缘光滑,棱角锐利(图 7-16)。

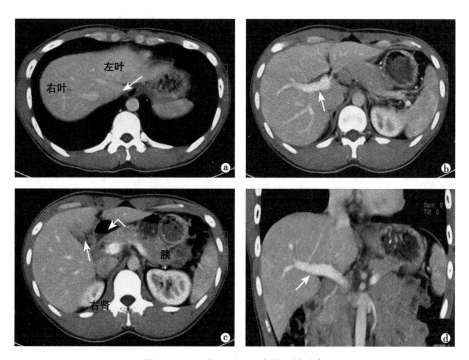

图 7-16　正常肝脏 CT（增强检查）

a. 第二肝门层面,可见肝左、中、右静脉汇入下腔静脉(↑),三支肝静脉为纵向划分肝段标记;b. 肝门层面,肝门处可见门静脉主干(↑);c. 肝门下方层面,肝各叶逐渐变小,可见胆囊(↑),十二指肠(弯曲↑)及邻近的其他器官;d. 肝冠状位重组,显示门静脉主干(↑)及右主支

2. **肝脏的大小**　正常肝右叶前后径为 8～10cm,最大斜径为 10～14cm;左叶厚度不超过 6cm,长度不超过 9cm。多层螺旋 CT 及 MRI 检查,可定量检测肝脏体积,但较费时;简单方法是测量肝叶最大径线并计算其间比例,以对各叶大小进行评价,正常肝右/左叶前后径比值为 1.2～1.9,肝右/尾叶横径比例为 2～3。

3. **肝叶、肝段划分**　肝脏分为左叶、右叶和尾叶;为了适应外科学需要,CT、MRI 检查均可根据肝内血管分布特点把肝脏划分为若干肝段。通常以左、中、右肝静脉作为纵向划分标志,以门静脉左、右支主干作为横向划分标志,如此将肝脏划分为八个肝段,即尾叶为 I 段,左外上段为 II 段,左外下段为 III 段,左内段为 IV 段,右前下段为 V 段,右后下段为 VI 段,右后上段为 VII 段,右前上段为 VIII 段。

4. **肝实质**　①CT 平扫,正常肝实质呈均匀软组织密度,比脾密度高,CT 值为 45～65HU,其中的血管可表现为圆形或管状低密度影;CT 多期增强检查可反映肝实质的供血特点,即动脉期强化并不明显,门静脉期强化开始明显,于平衡期强化达到高峰;②MRI 检查,正常肝实质信号均匀,T_1WI 上呈中等信号,高于脾的信号,T_2WI 上呈较低信号,明显低于脾的信号(图 7-17);多期增强 T_1WI 上,肝实质强化表现与 CT 相同。

5. **肝血管**　肝动脉和门静脉由肝门进入肝内继续分成各肝叶、段血管;肝静脉属支最后汇合形成左、中、右肝静脉,并于第二肝门进入下腔静脉。①DSA 检查,可以显示肝动脉、门静脉及其分支,在

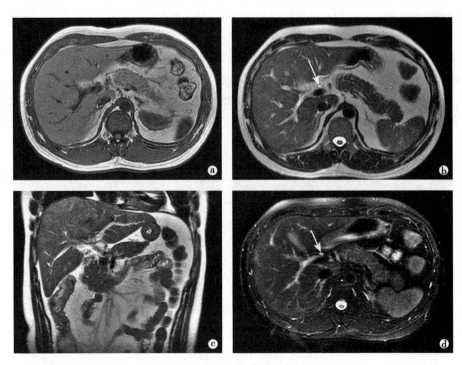

图 7-17　正常肝脏 MRI

a. 轴位 T_1WI；b. 轴位 T_2WI；c. 冠状位 T_2WI；d. 轴位 T_2WI 脂肪抑制序列。肝实质在 T_1WI 上呈中等信号，T_2WI 上肝实质表现均匀低信号；T_2WI 脂肪抑制序列肝门区胆管呈明显高信号（↑），腹主动脉、下腔静脉、门静脉主干因流空效应表现为无信号，肝内小血管因流动相关增强效应表现为高信号

肝内呈树枝状分布，走行自然，边缘光滑。②CT 检查，平扫时，肝静脉和门静脉分支通常表现为肝实质内条形或圆形低密度影，肝动脉分支则不能显示；多期增强检查，动脉期可显示肝动脉及其分支，表现为散在分布的线状、点状高密度影；门静脉期可见门静脉及其左右分支明显强化；平衡期左、中、右肝静脉发生强化；CTA 可从多方位显示血管的全貌（图 7-18）。③MRI 检查，较大的门静脉、肝静脉及

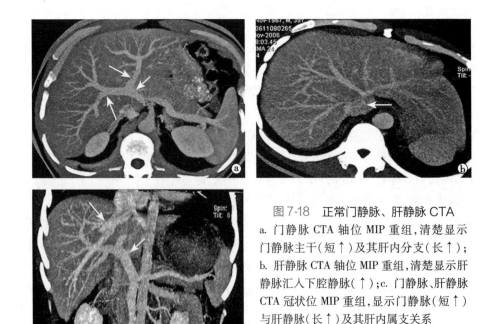

图 7-18　正常门静脉、肝静脉 CTA

a. 门静脉 CTA 轴位 MIP 重组，清楚显示门静脉主干（短↑）及其肝内分支（长↑）；b. 肝静脉 CTA 轴位 MIP 重组，清楚显示肝静脉汇入下腔静脉（↑）；c. 门静脉、肝静脉 CTA 冠状位 MIP 重组，显示门静脉（短↑）与肝静脉（长↑）及其肝内属支关系

下腔静脉由于流空效应,于 SE 序列 T_1WI、T_2WI 上都表现无信号的管状结构,但肝内较小的血管则因流动相关增强效应而于 T_2WI 上呈高信号的管状结构。MRA 可从不同方位更好地显示门静脉和肝静脉。

（三）基本病变表现

肝脏大多数疾病,尤其是中晚期病变,常可使肝脏大小、形态、轮廓、肝实质以及肝血管、胆管等发生异常改变。这些异常表现常同时存在,要认真进行综合分析,方可对肝疾病做出正确诊断。

1. 肝大小与形态异常　①肝脏增大,多见于弥漫性肝病和肝内较大的占位性病变;超声、CT 或MRI 均可表现肝脏饱满,前后径、横径及上下径线超过正常范围;②肝萎缩,表现为全肝体积缩小,常有变形,肝外缘与腹壁距离增宽,肝裂、胆囊窝增宽;③肝脏变形,表现为一个肝叶增大而另一肝叶萎缩,导致各肝叶大小比例失常。

2. 肝边缘与轮廓异常　①肝硬化,可导致肝边缘与轮廓异常;超声、CT 和 MRI 检查均可发现肝轮廓凹凸不平,边缘呈锯齿状或波浪状。②肝内占位性病变,可突出肝表面,表现为局限性隆起。

3. 肝弥漫性病变　常见的病变有慢性肝炎、肝硬化、脂肪肝、肝血色病等。①超声检查,表现肝实质回声增粗,呈不均匀、密集小点状分布的异常回声;②CT 检查,表现全肝密度弥漫性增高或减低(图 7-19a、b),也可呈高低相间混杂密度,境界可清楚或模糊;③MRI 检查,肝硬化时可表现弥漫分布的 T_1WI 中高信号、T_2WI 低信号结节(图 7-19c、d);重度脂肪浸润,T_1WI 和 T_2WI 上均呈稍高信号,脂肪抑制信号降低,化学位移成像反相位图上呈较明显低信号;肝脏血色病,则 T_1WI 和 T_2WI 都表现为弥漫性低信号。

4. 肝局灶性病变　肝肿瘤、肿瘤样病变、脓肿、寄生虫病和囊肿等均可表现为肝内局灶性病变,并对周围肝实质、血管、胆管等组织产生推压移位,形成所谓占位性病变。超声、CT、MRI 检查均可确

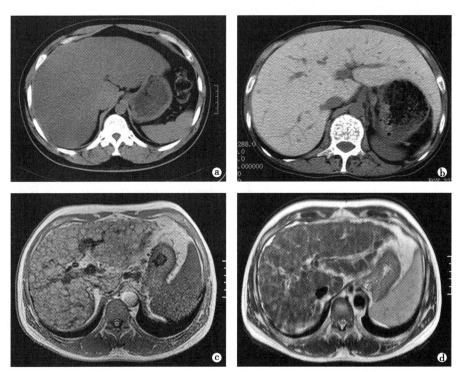

图 7-19　**肝弥漫性病变**

a. CT 平扫,肝密度弥漫性降低,为脂肪浸润所致(脂肪肝);b. CT 平扫,肝密度弥漫性增高,为含铁血黄素沉积(血色素沉着症);c、d. MRI 检查,表现弥漫分布的结节,T_1WI(c)上呈中高信号,T_2WI(d)上呈低信号(肝硬化再生结节)

切显示肝内占位性病变的大小、数目、形态及其内部结构。①超声检查,占位性病变可表现低、等、高回声或混杂回声,部分肿块周围可见低回声晕;②CT检查,平扫上肝占位性病变多表现为低密度肿块,少数表现为等或高密度;增强CT检查,囊性占位性病变可表现为不强化或仅边缘强化,乏血供的占位性病变一般仅表现轻度强化,富血供的占位性病变表现为动脉期明显强化(图7-20);③MRI检查,占位性病变表现与CT相似,多表现为T_1WI低信号,T_2WI为高或稍高信号,增强MRI也与CT增强表现相同。

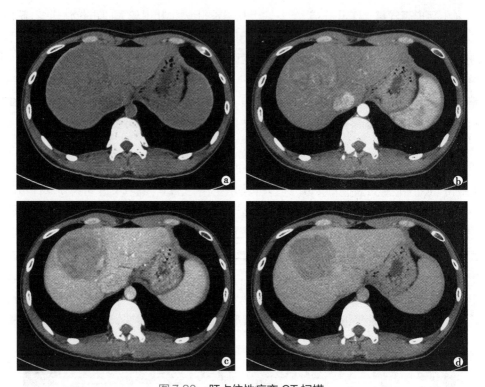

图7-20　肝占位性病变CT扫描

a. 平扫,肝右叶第Ⅷ段见稍低密度肿块;b. 增强扫描动脉期肿块表现明显强化,提示肿块
富血供;c、d. 静脉期及平衡期,肿块密度较正常肝组织低

5. 肝血管异常　彩色多普勒超声、DSA、CTA、MRA等影像检查方法均可清楚地显示肝动脉、门静脉和肝静脉异常。这些血管异常可为先天性变异,但更常见的是病变所致。病变所致的血管异常主要有以下表现:①肝血管位置及走行异常,较大的占位性病变压迫周围的肝血管,可使之牵直、弧形移位(图7-21a);②肝血管增粗、扭曲,最常见为肝硬化所致的门静脉主干及左、右主支增粗(图7-21c);③肝血管腔异常,表现为肝血管狭窄、阻塞或充盈缺损,后者常见于肝细胞癌所致的静脉内瘤栓(图7-21d);④病理血管,常见于恶性肿瘤内大小不一、走行紊乱、扭曲的新生血管(图7-21b);⑤静脉早显,行肝动脉DSA或CT、MRI增强的动脉期扫描,在肝动脉显影的同时,肝静脉或门静脉也同时显影,称为静脉早显,提示肝动静脉瘘。

(四)疾病诊断

肝脏疾病包括系统性疾病的肝脏受累及肝脏本身病变。后者多见,且为局灶性,包括各种肿瘤及肿瘤样病变、炎性病变、寄生虫性病变和外伤性病变等;但也可为弥漫性,常见者为肝硬化、脂肪肝。超声、CT和MRI检查在肝脏疾病的临床诊断中常起着关键性作用。

1. 脂肪肝

【临床与病理】

正常肝脏脂肪含量低于5%,超过5%则为肝脏脂肪浸润,常简称为脂肪肝(fatty liver)。病理上为肝细胞内含有过量的甘油三酯。根据脂肪浸润范围,分为弥漫性和局灶性脂肪肝。

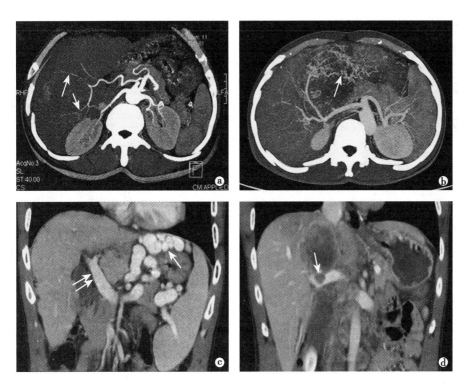

图 7-21　肝血管异常（为不同患者）

a. CTA 检查，显示肝右叶占位造成肝动脉受压移位(↑)；b. CTA 检查，显示肿瘤（HCC）内多发病理血管(↑)；c. CT 增强冠状位重组，显示肝硬化所致的肝门部门静脉增粗（双↑）及胃底周围增粗、迂曲的侧支循环血管(↑)；d. CT 增强冠状位重组，显示 HCC 所致门静脉内癌栓(↑)

【影像学表现】

CT 和超声均可作为首选的影像检查方法；若 CT 和超声检查有疑问，如局灶性脂肪肝或不能排除合并肿瘤或进行肝脏脂肪定量等情况下需选用 MRI 检查。

超声：①弥漫性脂肪肝：肝实质回声弥漫性密集增强，呈"明亮肝"(bright liver)；远场回声明显衰减；肝内血管结构清晰度明显降低，纹理不清。②局灶性脂肪肝：可见肝一叶或数叶内呈不规则分布相对稍高回声；肝岛，表现高回声中见片状相对低回声。

CT：①弥漫性脂肪肝：平扫，显示全肝密度普遍性减低，比脾密度低，肝/脾 CT 值的比值<0.85；肝密度的减低使得原本为低密度的肝内血管不再显示，出现所谓的"血管湮没征"，更严重者，肝血管密度相对高于肝密度，出现所谓的"血管反转征"，但血管分布、走向和管径均正常；增强扫描，肝实质的强化程度减低，但强化的肝内血管显示更为清晰（图 7-22）。②局灶性脂肪肝：表现为一个或数个肝叶或肝段密度降低，但增强检查显示其内血管分布正常；肝岛，为未被脂肪浸润的肝实质，表现为片状相对高密度，多见于胆囊旁和叶裂附近。

MRI：①弥漫性脂肪肝：轻中度者 T_1WI 和 T_2WI 上常无异常表现，严重者在 T_2WI 上可表现稍高信号，但 T_1WI 变化不明显；应用 GRE 序列 T_1WI 同、反相位检查，具有较特异性表现，即使为轻中度者，均表现为与同相位(in phase)相比，反相位(out phase)上全肝实质信号明显减低（图 7-23）。②局灶性脂肪肝：表现为反相位上，某一叶或多叶、多段肝实质信号明显减低；肝岛信号强度在各序列上均同于正常肝实质。③肝脏脂肪定量：可应用 MRI 化学位移技术进行肝细胞脂肪含量的测定，正常肝脏脂肪含量<5%。

【诊断与鉴别诊断】

弥漫性脂肪肝超声或 CT 诊断不难。局灶性脂肪肝需与一些肝肿瘤鉴别，如肝海绵状血管瘤、

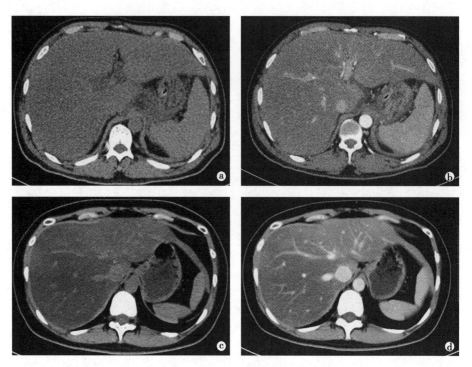

图 7-22 脂肪肝 CT

a、b. 同一患者,CT 平扫(a)示肝密度弥漫性减低,出现"血管湮没征";增强检查(b)示肝实质强化程度较低;c、d. 同一患者,CT 平扫(c)示肝密度减低更明显,出现"血管反转征";增强检查(d)示肝实质强化程度明显减低

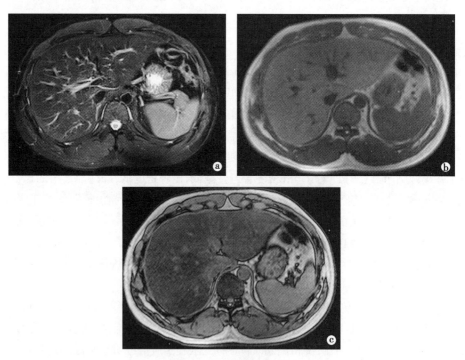

图 7-23 脂肪肝 MRI

a. MRI T$_2$WI,肝脏均匀低信号,血管走行正常;b、c. MRI 化学位移成像正相位(in phase)和反相位(out phase),正相(b.)肝脏均匀偏高信号,反相(c.)肝脏信号明显降低,提示肝内脂肪沉积

HCC、肝转移瘤等在 CT 平扫时均表现为低密度病灶,可与局灶性脂肪肝混淆。但局灶性脂肪肝无占位效应,增强扫描病灶内可见正常的血管通过,无受压、侵及表现,而不同于各种肝肿瘤,多可以做出鉴别,疑难者可进一步行 MRI 检查。

2. 肝硬化

【临床与病理】

肝硬化(cirrhosis of liver)病因很多,常见病因为病毒性肝炎、自身免疫性肝炎和酗酒。在肝硬化早期,肝细胞弥漫性变性、坏死;中晚期有大量纤维组织增生,并形成再生结节(regenerative nodule, RN),致使肝变形、变硬,肝叶萎缩,进一步可继发门静脉高压,部分患者的 RN 演变成不典型增生结节(dysplastic nodule,DN),最后可导致肝细胞癌。肝硬化的临床常见表现为食欲缺乏、腹胀、黄疸、腹腔积液、呕血和肝性脑病。

【影像学表现】

超声常作为影像学检查首选或筛选方法;CT 对显示 RN、脾大及门静脉高压导致的侧支循环有较大帮助;MRI 在显示和监控 RN、DN 及其进展为早期 HCC 的过程中变化具有重要价值。

超声:①直接征象:典型肝硬化表现为肝脏萎缩,表面凹凸不平,回声弥漫性增粗增强,肝静脉变细、僵直、迂曲;②间接征象:脾大,腹腔积液,门静脉主干和主支增粗。

CT:①直接征象:形态学变化,可为全肝萎缩、变形,但更多地表现为部分肝叶萎缩而部分肝叶代偿性增大,结果出现各肝叶大小比例失常;肝轮廓常呈凹凸不平;肝门、肝裂增宽;密度变化,肝的脂肪变性、纤维组织增生及再生结节等因素,导致肝密度不均匀;增强扫描,动脉期肝硬化结节可轻度强化,门静脉期多与其余肝实质强化一致。②间接征象:脾大,腹腔积液,胃底与食管静脉曲张等门静脉高压征象;增强扫描及 CTA 可清楚显示这些部位增粗、扭曲的侧支循环静脉(图 7-24a、b);由于肝功能异常,常合并胆囊结石及胆囊周围积液。

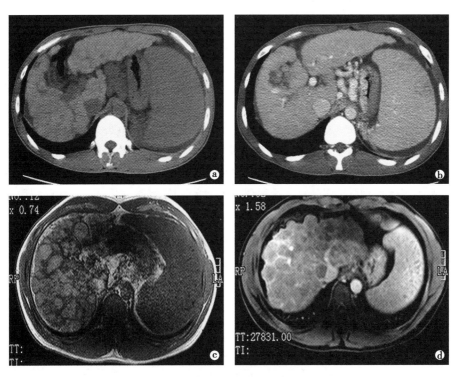

图 7-24　肝硬化

a. CT 平扫,显示肝脏萎缩,边缘不规则,肝内多发略高密度结节;b. 增强扫描平衡期,肝内结节强化与肝实质一致,胃底周围见粗大、迂曲侧支循环静脉,脾大;c. MRI平扫,T_1WI 可见肝实质内弥漫高信号结节;d. 增强检查平衡期,结节呈轻度强化,炎性纤维化组织表现为网格状显著强化

MRI：①直接征象：肝脏大小、形态改变与 CT 所见相同。由于同时存在脂肪变性、炎性反应及肝纤维化可致肝实质信号不均，增强 T_1WI 形成线状、网状高信号影（图 7-24c、d）。肝硬化结节呈弥漫性分布，大小不等；RN 和 DN 在 T_1WI 上均可表现为略高、等或低信号，但在 T_2WI 上大多为低信号；增强检查，RN 及大部分 DN 为门静脉供血，因此各期强化与肝实质一致，DN 也可表现动脉期轻度强化，但门静脉期和平衡期强化均与肝实质相同。②间接征象：与 CT 表现相似；增强 MRA 可更好地显示门静脉高压形成的扩张、迂曲侧支循环静脉。

【诊断与鉴别诊断】

早期肝硬化影像表现缺乏特异性。中晚期肝硬化出现肝大小、形态、肝内纤维化、再生结节以及门静脉高压征象等改变，影像检查一般都可做出诊断。诊断中需注意，不要遗漏早期 HCC（早期 HCC 表现见疾病诊断中"肝细胞癌"），辨认困难者可行 MRI 肝细胞特异性对比剂多期增强检查。

3. 肝脓肿

【临床与病理】

肝脓肿（hepatic abscess）为肝组织局限性化脓性炎症，可为细菌性或阿米巴性，以前者多见。感染途径主要有三种：①经胆管感染；②经血行感染；③邻近组织感染直接蔓延。致病菌到达肝脏产生局部炎性反应，肝组织充血、水肿、组织液化坏死，形成脓腔，周围肉芽组织增生则形成脓肿壁，脓肿壁周围肝组织可有水肿。脓肿常为单房，部分为多房，可单发或多发。临床上表现为肝大、肝区疼痛和全身性炎症反应。阿米巴性肝脓肿粪便中可找到阿米巴滋养体。

【影像学表现】

影像检查对显示肝脓肿部位、大小十分明确；在超声、CT 引导下，还可进行脓肿穿刺、抽吸治疗；治疗后复查则有助于评估疗效。

超声：可作为首选的影像学检查方法。①直接征象：可见单发或多发无回声区；脓肿壁表现为高回声；壁厚薄不等，内缘不平整，外缘清或不清；如腔内出现气体，则表现为狭长带状强回声。②间接征象：胸腔积液、肝内管道受压移位、扩张等。超声造影于动脉期边缘增强，有时伴内部分隔的增强，坏死液化部分呈无增强，呈典型蜂窝样改变。

CT：能直观显示肝脓肿位置、大小、数目，并为其诊断与鉴别诊断提供有利信息。①直接征象：平扫，脓腔可表现为肝实质内低密度区，其内可有分隔，也可有小气泡或气液平面；脓肿壁环绕脓腔周围，密度低于肝而高于脓腔；增强检查，脓肿壁呈环形明显强化，分隔也表现明显强化，而脓腔无强化（图 7-25）。②间接征象：急性期脓肿壁外周可出现环状低密度水肿带，水肿带呈延迟强化，与无强化脓腔和强化的脓肿壁共同构成"环征"；部分病例，在动脉期可见病变所属肝段出现一过性强化，可能是由于炎症刺激，导致肝动脉扩张使肝实质局部血供增多所致；肝脓肿易发生右侧胸腔积液。

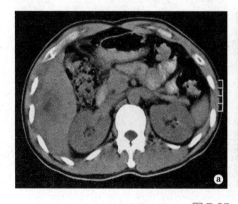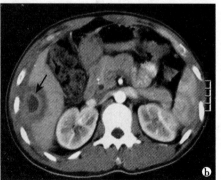

图 7-25　肝脓肿

a. CT 平扫，右叶下段低密度肿块，内有更低密度区；b. 增强检查，表现典型"环征"，即中央为无强化的低密度脓腔，中间为环状明显强化的脓肿壁（↑），周围为环状低密度的水肿带

MRI:主要用于超声、CT 鉴别诊断有困难的病例。①直接征象:脓腔在 T_1WI 呈均匀或不均匀的低信号,T_2WI 表现明显高信号,DWI 上呈显著高信号。脓肿壁 T_1WI 上的信号强度高于脓腔而低于肝实质;T_2WI 则表现低于脓腔而略高于肝实质。增强检查,脓肿壁强化表现与 CT 相同;②间接征象:与CT 所见相似。

【诊断与鉴别诊断】

脓肿出现的"环征"和脓肿内的小气泡为肝脓肿的特征性影像表现,结合临床相关资料一般诊断不难。鉴别诊断包括:①肝囊肿:超声、CT 及 MRI 检查尽管表现为液性肿块,与肝脓肿相似,但肝囊肿壁菲薄并无强化表现,容易与肝脓肿鉴别;②肝细胞癌:肝脓肿早期未出现液化时也可表现实质性肿块,但肝细胞癌 CT 或 MRI 多期增强检查时通常表现"快进快出"的强化表现,常有肿瘤周边假包膜等,与肝脓肿不同;③肝转移瘤:坏死液化明显的肝转移瘤有时需与肝脓肿鉴别,但肝转移瘤的坏死液化腔在 DWI 上信号较低,很少出现"双环征",结合原发瘤病史,通常不难鉴别。

4. 肝海绵状血管瘤

【临床与病理】

肝海绵状血管瘤(hepatic cavernous hemangioma)为肝脏常见的良性肿瘤,占肝良性肿瘤的 80% 左右。好发于女性,为男性的 4.5~5 倍。多见于 30~60 岁。临床上可无任何症状,偶在体检中发现;巨大肿瘤可出现上腹部胀痛不适,肿瘤破裂可致腹腔出血。肿瘤 90% 为单发,10% 为多发。直径从2mm 到 20cm 不等,超过 5cm 者称巨大海绵状血管瘤。病理上,肿瘤由许多扩张的异常血窦组成,内衬单层的血管内皮细胞;血窦间有纤维组织构成的不完全间隔,形成海绵状结构,其内充满血液;偶有血栓形成,很少出现钙化。

【影像学表现】

影像学检查对肝海绵状血管瘤的发现及其部位、大小的确定具有重要价值。超声可作为首选检查方法;CT 平扫并多期增强扫描是确诊肝海绵状血管瘤的主要手段;MRI 可提供更多的诊断信息,必要时可以选用。

超声:①直接征象:肿瘤多表现为均匀高回声肿块,境界清楚;少数呈均匀低回声,周边有点、条状高回声;较大肿瘤可表现不均匀回声。②间接征象:大而表浅肿瘤,检查中用探头压迫肿瘤部位,可见肿瘤受压变形;肿瘤边缘可见血流信号。超声造影典型表现为动脉期周边结节状增强,门脉期部分或完全性向心性填充呈高或等增强,延迟期持续增强。

CT:①直接征象:平扫,表现为肝内境界清楚的低密度肿块,CT 值约 30HU。多期增强 CT 扫描是诊断海绵状血管瘤的关键,典型表现为:动脉期,肿瘤从周边部开始强化,多为结节状明显强化,强化程度类似同层主动脉;门静脉期,强化向肿瘤中心扩展;平衡期和延迟期,肿瘤强化仍持续向中心扩展且强化程度减低,但密度仍高于或等于周围正常肝实质密度,最终达到全部肿瘤均一强化;整个过程呈"早出晚归"强化表现(图 7-26a~c);少数较大肿瘤,即使在延迟期,中心仍有不规则无强化低密度区,为纤维组织或血栓化部分。②间接征象:CTA 有时可见供血血管增粗,巨大肿瘤压迫周围血管使之弧形移位。

MRI:①直接征象:基于海绵状血管瘤的血窦内充满缓慢流动的血液,其 MRI 信号颇具特征性,即肿瘤在 T_1WI 上表现为均匀低信号,而 T_2WI 及其脂肪抑制序列上表现为均匀高信号,且随回波时间延伸,高信号表现更为显著,呈所谓"灯泡征"(图 7-26d);多期增强检查,肿瘤的动态强化表现及过程与 CT 相同;②间接征象:与 CT 表现相同。

【诊断与鉴别诊断】

超声、CT 或 MRI 检查,表现典型的海绵状血管瘤诊断不难。诊断时需鉴别的疾病有:①肝细胞癌:CT 平扫两者均表现为低密度肿块,但肝细胞癌多期增强扫描表现"快进快出"的强化特征,不同于海绵状血管瘤;MRI 检查,肝细胞癌在 T_2WI 上表现为稍高信号,与海绵状血管瘤表现明显不同;②肝转移瘤:血供丰富的肝转移瘤于动脉期也可表现边缘明显强化,但为非结节性强化,并在门静脉期强

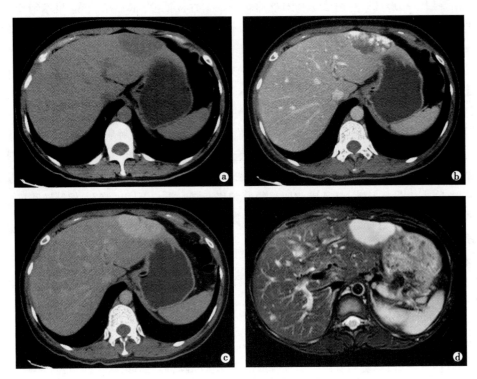

图 7-26   肝海绵状血管瘤

a. CT 平扫,肝左叶 II 段见低密度肿块;b. 增强动脉晚期,示肿块边缘结节状明显强化;

c. 平衡期,肿块强化范围向中央延伸至低密度病灶填充,强化程度减低,但密度仍高于邻近肝实质;d. 肝脏 MRI T_2WI 检查,肝 II 段海绵状血管瘤呈明显高信号

化程度多明显减低。

5. 肝细胞癌

【临床与病理】

原发性肝癌(primary carcinoma of liver)是指源于肝细胞或肝内胆管上皮细胞的恶性肿瘤,其中80% ~90% 为肝细胞癌(hepatocellular carcinoma,HCC)。这里只介绍 HCC。HCC 临床上常简称为肝癌,好发于 30 ~60 岁,男性多见。早期一般无症状,中晚期表现肝区疼痛、消瘦乏力、黄疸、腹部包块。多数患者血中甲胎蛋白(AFP)明显升高。

HCC 发病与肝硬化密切相关,从肝硬化发展到肝细胞癌的过程中,经历了 RN—DN—早期 HCC—中晚期 HCC 的病理演变过程。病理上,HCC 分三型:①巨块型:肿块直径≥5cm;②结节型:每个癌结节直径<5cm;③弥漫型:癌结节 <1cm 且数目众多,弥漫分布全肝。此外,直径不超过 3cm 的单发结节,或 2 个结节直径之和不超过 3cm 的结节,称为小肝癌。HCC 主要由肝动脉供血,90% 以上肿瘤血供丰富;肿瘤压迫周围肝组织可形成假包膜;HCC 容易侵犯门静脉和肝静脉而发生血管内癌栓或肝内外血行转移,侵犯胆道则引起阻塞性黄疸;发生淋巴转移可致肝门及腹膜后等处淋巴结增大;后期还可发生肺、骨骼、肾上腺和肾等远处转移。邻近肝表面的 HCC 可发生破裂出血。

【影像学表现】

在 HCC,影像检查的主要目的在于检出肿瘤和做出诊断,并明确其部位、分型及对血管、胆管侵犯和转移等。在检查中,超声常作为初查方法;CT 及 MRI 检查则可为肿瘤确诊及治疗前后评价提供更多重要信息,尤其 MRI 检查对发现早期 HCC 有重要意义;血管造影一般只在需行介入治疗时应用。

超声:①直接征象:显示肝实质内单发或多发肿块,肿块回声复杂,可表现为不均匀低、等、高回声或混合回声,以低回声和混合回声多见;肿瘤周围常有完整或不完整的环形低回声带,具有一定特征;②间接征象:多数病例并有肝硬化声像图表现;癌栓,则在扩张的门静脉内或胆管内见到低、中等回声病灶;肝内管道受压;肝门、腹腔、腹膜后淋巴结转移,表现为多发增大的低回声淋巴结。超声造影的典型表现为动脉期早于肝实质呈整体均匀高增强,门脉期和延迟期呈低增强。

CT:①直接征象:平扫,巨块及结节型HCC多表现为肝实质内低密度肿块,巨块型HCC中央可发生坏死而出现更低密度区;少数肿块可表现为等密度,肿瘤破裂出血可见瘤内斑片状高密度;肿瘤假包膜表现为瘤周的低密度带。弥漫型HCC表现全肝或局部增大,肝实质内见境界不清多发低密度小结节。多期增强扫描,巨块型或结节型HCC多数表现典型:动脉期,因肿瘤主要由肝动脉供血,早期出现明显的斑片状、结节状强化,CT值迅速达到峰值,部分肿瘤内可见肿瘤血管;门静脉期,正常肝实质强化,密度明显升高,肿瘤缺乏门静脉供血而表现为相对低密度;平衡期,肿瘤密度持续减低,与周围正常强化肝实质的对比更加明显。因此,肿瘤整体强化过程呈"快进快出"表现(图7-27)。中央坏死液化区不强化。肿瘤假包膜一般在门静脉期或平衡期出现强化。弥漫型HCC多数血供不丰富,强化表现不明显,但也可呈"快进快出"表现。②间接征象:静脉内瘤栓,表现为强化门、腔静脉内的低密度充盈缺损,在门静脉期表现最清楚,CTA可从多角度反映静脉内瘤栓的全貌和范围;淋巴结转移,常见肝门部或腹主动脉旁、腔静脉旁淋巴结增大;胆管受侵犯,可引起上方胆管扩张;其他器官转移,有时可见肺、肾上腺、脾等器官的转移灶。此外,绝大多数HCC合并有肝硬化表现。

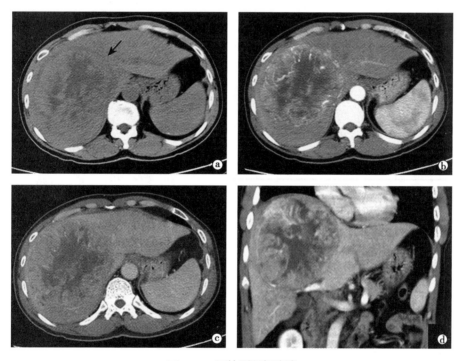

图7-27 巨块型肝细胞癌

a. CT平扫,示右叶巨大低密度肿块,边缘可见低密度假包膜(↑);b. 增强动脉期,肿块呈较明显不均一强化,并可见不规则明显强化的肿瘤血管;c. 平衡期,肿块强化程度减低;d. 门静脉期冠状位重组,显示肿瘤的上下范围

MRI:①直接征象:MRI检查,肿瘤的部位、大小、数目等表现与CT相同。平扫检查,肿瘤常表现为T_1WI低信号,T_2WI及其脂肪抑制序列为稍高信号,信号均匀或不均,肿瘤出血或脂肪变性在T_1WI表现为高信号;肿瘤假包膜在T_1WI上表现为肿瘤周围的环状低信号影。在DWI上,HCC通常因水分子弥散受限而呈高信号、ADC值减低,多b值的DWI扫描技术的数据可进行不同的后处理模式,HCC病灶可随着b值增大,其信号逐渐增强,定量测定的参数也可排除组织的灌注特性影响,更利于与良性病变进行鉴别诊断。Gd-DTPA多期增强检查,肿瘤强化表现与CT相同。应用肝细胞特异性对比剂如钆塞酸二钠、钆贝葡胺行多期增强扫描,动脉期及门静脉期肿瘤的强化表现与Gd-DTPA增强所

见相同,在延迟的肝特异期成像上,由于 HCC 细胞不具备转运此对比剂功能而表现为低信号,因而能更敏感地检出较小的 HCC(图 7-28)。②间接征象:与 CT 表现相似。

MRI 对监控肝硬化中 RN—DN—早期 HCC 的演变具有较高价值:RN 和 DN 在 T_1WI 上均可表现为低、等、高信号,T_2WI 上多为低信号,一旦 T_2WI 上低信号结节内出现稍高信号灶即"结中结"表现,且多期增强检查呈"快进快出"特点,则提示为早期 HCC。

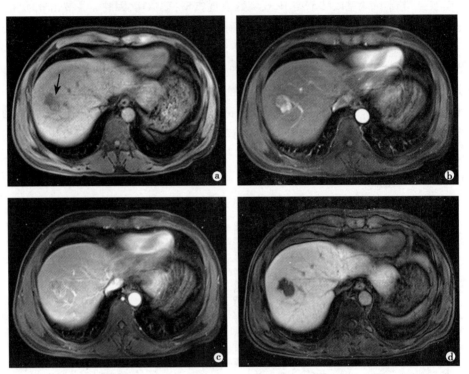

图 7-28　小肝癌（MRI 平扫和肝细胞特异性对比剂多期增强检查）

a. T_1WI,右叶Ⅷ段见稍低信号结节(↑);b. 增强动脉期,结节明显强化,边缘可见低信号假包膜;c. 门静脉期,结节与肝实质呈等信号,周围见高信号假包膜强化;d. 肝特异期(延迟 20 分钟),肝实质持续强化而表现为高信号,结节呈低信号,对比更加明显

【诊断与鉴别诊断】

HCC 的影像诊断的主要依据包括:大多有肝硬化表现;肝内单发或多发软组织肿块,常有假包膜,多期增强检查呈"快进快出"表现。结合这些影像表现特点与血中 AFP 明显增高,多可做出 HCC 诊断。HCC 鉴别诊断中,除海绵状血管瘤、转移瘤外,还需要与以下疾病鉴别:①肝腺瘤:也为富血供肿瘤,CT、MRI 平扫及增强早期表现与 HCC 相似,但后者多见青年女性、常有口服避孕药史且无肝硬化背景及 AFP 升高而不同于 HCC,病灶内更易发生出血及脂肪变性而使其密度或信号不均匀;②局灶性结节性增生:CT、MRI 检查与 HCC 表现也很相似,但局灶性结节性增生无"快出"表现且常有延迟强化的中央瘢痕,可与 HCC 鉴别;鉴别有困难者,可行 MRI 肝细胞特异性对比剂增强检查,在肝特异期表现为高信号而不同于 HCC。

6. 肝转移瘤

【临床与病理】

肝转移瘤(hepatic metastases)是肝脏常见的恶性肿瘤。转移途径主要有:①经血行转移,肿瘤细胞经肝动脉、门静脉循环到达肝脏;②邻近器官肿瘤的直接侵犯。以下介绍最为常见、经血行而来的肝转移瘤。病理上表现为肝内结节,一般为多发,直径从数毫米到 10cm 以上不等;易坏死、囊变和出血,可有钙化。临床表现除原发性肿瘤症状外,还有肝大、肝区疼痛、消瘦、黄疸和腹腔积液等转移灶所致的症状。

【影像学表现】

肝脏是恶性肿瘤转移最好发的器官之一,身体各部恶性肿瘤治疗前明确有无肝转移非常重要。超声可作为肝转移瘤的首选检查方法;CT则是诊断的主要方法;对于单发转移瘤等诊断困难的病例还可进一步选用MRI检查。

超声:①直接征象:常见为肝内多发高回声或低回声结节;典型者周边为实性高或稍低回声,中央坏死液化呈低回声,表现为"牛眼征";若高回声结节后方有声影,提示转移瘤伴有钙化;②间接征象:同时发现邻近器官转移瘤和(或)查出原发瘤。超声造影典型表现为动脉期快速环状增强或整体增强为主,消退较快,常在动脉晚期或门脉早期即呈低增强。

CT:①直接征象:平扫,典型表现为肝内多发大小不等的低密度结节或肿块,肿瘤坏死较常见,表现肿瘤中央有更低密度区;发生钙化或出血则内有高密度灶。病变也可为单发。增强扫描,表现与肿瘤血供有关,富血供转移瘤表现为一过性明显结节样强化;但更多见的是肿瘤边缘环状强化,而中央坏死区无强化,呈"牛眼征"表现(图7-29);乏血供转移瘤则表现强化不明显或有延迟强化。②间接征象:可查出其他部位原发性恶性肿瘤;同时还可能显示其他部位的转移瘤。

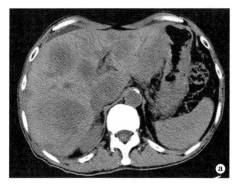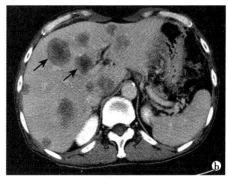

图7-29　肝转移瘤

a. CT平扫,示肝内多发大小不等低密度结节及肿块,部分肿块中心密度更低;b. 增强扫描,肿块边缘部增强,但强化程度不及周围肝实质,中央坏死区无强化,呈"牛眼征"(↑)

MRI:①直接征象:病变形态和数目与CT所见相似。多数转移瘤T_1WI呈稍低信号,T_2WI呈稍高信号;富血供转移瘤T_2WI信号较高;黑色素瘤转移可呈T_1WI高信号,T_2WI低信号。肿瘤内出血、钙化、囊变则致其信号不均,肿瘤中央坏死则T_2WI表现明显高信号;增强表现与CT类似。②间接征象:与CT表现相似。

【诊断与鉴别诊断】

肝内散在、多发结节或肿块,增强检查表现边缘环形强化,出现典型"牛眼征"等,结合有其他部位原发恶性肿瘤,一般可诊为肝转移瘤。需鉴别的疾病有:①HCC,与单发富血供转移瘤表现相似,但后者坏死倾向及环状强化较HCC明显,短期内复查病灶增大、增多,而HCC通常有肝硬化背景,AFP增高等,以资鉴别;②肝囊肿,与坏死明显的转移瘤相似,但囊肿壁菲薄并无强化为其特点;③肝脓肿,多发、中央坏死、边缘强化等也是肝脓肿常见征象,有时与肝转移瘤难以鉴别,但肝脓肿DWI上脓腔信号强度显著高于转移瘤的坏死区,且患者临床上有发热、腹痛及白细胞升高等表现。

7. 肝囊肿

【临床与病理】

肝囊肿(liver cyst)通常被认为是胆管发育异常所致。临床上常见。囊肿的大小从数毫米到数厘米,囊壁很薄,囊内充满澄清液体。临床无症状,但巨大囊肿可致上腹胀痛,偶有囊肿破裂、出血。

【影像学表现】

超声是肝囊肿的首选检查方法,通常可明确诊断,有困难者,可行CT或MRI检查。

超声:表现为肝内单发或多发类圆形均匀无回声区;周边囊壁菲薄、光滑呈高回声,可有侧壁回声失落;囊肿后方回声增强。超声造影显示动脉期、门脉期、延迟期均呈无增强。

CT:平扫,显示为肝实质内单发或多发类圆形、境界清楚锐利、密度均匀的水样低密度灶,CT 值为 0~20HU。增强扫描,低密度灶无强化,在明显强化的肝实质对比下,境界更加清楚;囊壁菲薄,也无强化,一般不容易显示(图 7-30a、b)。

MRI:囊肿在 T_1WI 上呈低信号,T_2WI 上呈明显高信号(图 7-30c、d)。由于囊肿内含水量比海绵状血管瘤更高,致其 T_1 值和 T_2 值更长,DWI 的多 b 值扫描,囊肿信号随着 b 值增高逐渐降低,而 ADC 图呈高信号;增强检查,囊肿无强化。

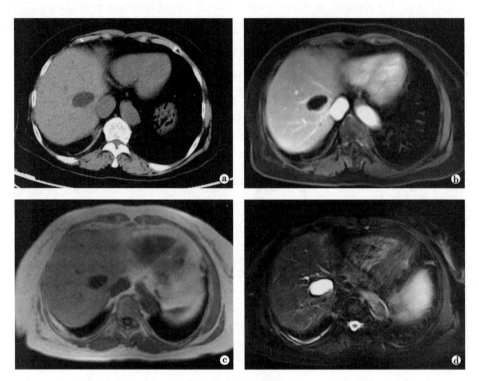

图 7-30　肝囊肿

a. CT 平扫,肝脏第Ⅷ段见椭圆形水样低密度灶,比较清楚;b. MRI 增强静脉期,病灶未见强化,边界更清楚;c. MRI T_1WI,肝脏病灶呈低信号;d. MRI T_2WI,肝右叶病灶呈明显高信号,比较清楚

【诊断与鉴别诊断】

绝大多数肝囊肿具有上述典型 CT 及 MRI 表现,易于诊断。极少数肝囊肿内有纤细分隔或出血、感染而致其影像表现不典型,此时行增强检查有助于明确诊断。肝囊肿需与囊性转移瘤、肝脓肿、囊型肝棘球蚴病等相鉴别,要点见相关疾病鉴别诊断。

二、胆道系统

胆道系统通常简称为胆系,常见疾病为胆石症、胆囊炎、胆系肿瘤及这些疾病引起的胆管梗阻。影像学检查的主要目的就是要检出疾病并确定病灶部位、大小、范围、病因以及伴随的胆管梗阻情况。

(一)检查技术

1. **X 线检查**　应用较少,包括胆系平片和各种胆系造影检查。

(1)胆系平片:可发现胆系内含钙量较高的结石(阳性结石)和胆管积气,目前临床上很少以此为目的进行该项检查。

(2)胆系造影检查:目前仍在应用的是经内镜逆行性胆胰管造影(endoscopic retrograde cholangiopancreatography,ERCP)。ERCP是在透视下首先插入内镜到达十二指肠降部,再通过内镜将导管插入十二指肠乳头,注入对比剂以显示胆胰管病变的方法,同时可进行取石术或其他介入手术。胆管术后常放置"T形"引流管,经"T形"管注入对比剂也可显示胆管,为"T形"管造影。

2. **超声** 是胆系疾病的首选和主要影像检查方法之一,优点是方便快捷、费用低廉、无辐射损伤,能清楚地显示胆囊和胆管解剖及胆系结石、肿瘤等病变,还能进行胆囊收缩功能检查。此外,彩色多普勒血流成像(CDFI)还可用于了解胆系肿瘤血供及其与邻近门静脉和肝动脉的关系。

3. **CT** CT对胆系疾病的检出与诊断具有重要价值,多用于超声检查之后,为胆系疾病另一主要影像检查技术。

(1)平扫检查:胆系的CT检查需空腹,扫描范围需从膈顶至胰头钩突部,通常需行薄层扫描或薄层重组,以便更好地显示胆系较小病变。应用后处理技术行胆系冠状位、矢状位MPR和CPR重组能全面直观、多方位观察胆系全貌。

(2)增强检查:若平扫发现胆囊、胆管壁增厚或腔内有软组织肿块,通常需行增强扫描。增强扫描方法基本与检查肝脏相同。增强检查使胆管与周围组织对比更加明显,经后处理可行CT胆管成像(CT cholangiography,CTC),能够清楚地显示胆系的立体解剖,便于评价胆系梗阻的原因和肿瘤的侵犯程度。

4. **MRI检查** 通常作为胆系疾病超声和(或)CT检查后的补充检查方法,对病变的检出和诊断均有较大帮助。

(1)普通检查:常规行T_1WI和T_2WI检查,除了行横断位扫描外,还可根据需要加行冠状、矢状、斜矢状位扫描。

(2)增强检查:适应证同CT增强检查。

(3)MRCP检查:主要用于评估胆系梗阻,对于明确梗阻部位、程度和病因均有较高价值,通常是在常规检查后进行,以便两者显示的异常表现相互印证。

(二)正常影像表现

1. **X线检查** ERCP能清楚地显示胆管。正常胆管显影密度均匀,边缘光滑。肝内胆管呈树枝状分布,走行自然,经逐级汇合后形成左、右肝管,再联合为肝总管;肝总管长3~4cm,内径0.4~0.6cm,向下续为胆总管;胆总管长4~8cm,内径0.6~0.8cm,末端与胰管汇合后共同开口于十二指肠乳头部。

2. **超声检查** 横切面和纵切面上,胆囊呈圆形、类圆形或长圆形,胆囊壁为边缘光滑高回声,胆囊腔表现为无回声,胆囊后方回声增强。长径不超过9cm,前后径不超过3.5~4cm,壁厚2~3mm。

3. **CT检查** 平扫,胆囊通常位于肝门下方,肝右叶前内侧;横断层表现圆形或类圆形,直径4~5cm。胆囊腔表现均匀水样低密度,CT值为0~20HU;胆囊壁光滑锐利,厚度2~3mm,呈均匀薄壁软组织密度(图7-31a、b)。增强检查,胆囊腔内无强化,胆囊壁表现为细线样环状强化。

平扫,正常肝内胆管不显示,肝外胆管尤其是胆总管通常可显示,特别是薄层扫描和对比增强检查时,表现为小圆形或管状低密度影。

4. **MRI检查** 胆囊形状和大小与CT表现相同。其内信号多均匀,T_1WI呈低信号,T_2WI呈高信号;部分胆囊内T_1WI信号不均,其腹侧为低信号,背侧为高信号,分别代表新鲜和浓缩胆汁(图7-31c)。MRCP多数胆囊都能清晰显示,正常胆囊内含有胆汁,表现为均匀的高信号,边缘光滑。

正常胆管内含有胆汁,普通MRI检查,肝内胆管多难以分辨,肝外胆管T_1WI呈低信号,T_2WI呈高信号,表现为圆形或柱状影。

MRCP正常肝内、外胆管显示率高达90%~100%,表现为边缘光整的树枝状高信号;胆囊为类圆或卵圆形边缘光整的高信号。

(三)基本病变表现

1. **胆囊大小、数目和位置异常** ①胆囊增大:CT、MRI检查容易显示胆囊增大,通常见于胆囊炎

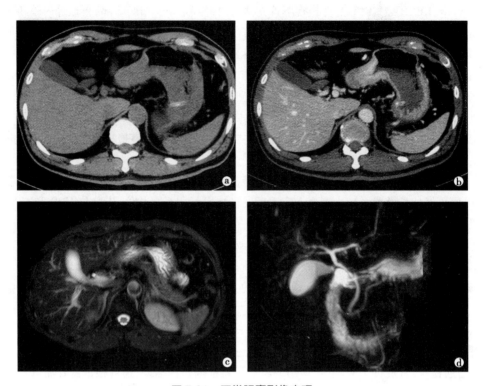

图 7-31　正常胆囊影像表现

a. CT 平扫,胆囊位于肝右叶前内侧,表现为水样密度的卵圆形结构,边缘光滑,与周围组织分界清楚;b. CT 增强静脉期,胆囊壁线样轻度强化,腔内胆汁未见强化;c. MRI T₂WI,胆囊内为均匀高信号;d. MRCP,胆囊、胆管及胰腺清楚显示

或胆系梗阻;CT、MRI 检查显示胆囊横断面直径超过 5cm;②胆囊缩小:常并有胆囊壁增厚,可见于慢性胆囊炎;③胆囊壁增厚:胆囊壁厚度超过 3mm 即为增厚;其中,环形增厚常见于胆囊炎,CT 增强检查增厚的胆囊壁呈分层状或均一强化;局限性增厚常见于肿瘤或肿瘤样病变(图 7-32a);④胆囊位置、数目异常:位于肝门部胆囊床以外的胆囊为异位胆囊,此外还可发现双胆囊或无胆囊,以上均属先天异常。

2. 胆系钙化灶　胆系内钙化灶多为结石所致:①X 线平片,胆囊结石常表现为中央低密度、边缘高密度影,但需要与右肾钙化灶等胆系外钙化灶鉴别;②超声检查,胆囊和胆管内结石的典型声像图表现为强回声,后方伴声影,前者还可随体位改变移动;③CT 检查,胆囊和胆管内结石常表现为胆囊或扩张胆管内单发或多发、密度均匀或不均匀的高密度影(图 7-32);④MRI 检查,大部分胆囊和胆管内结石在 T₁WI 和 T₂WI 上均表现低信号,部分胆囊和胆管结石可在 T₁WI 上呈高信号表现;T₂WI 及 MRCP 显示更加清晰,表现高信号的胆汁中圆形、类圆形或多边形低信号充盈缺损。

3. 胆管扩张　可为先天性和后天性胆管扩张。先天性胆管扩张表现为肝内或肝外单发或多发的局部胆管梭形或囊状扩大,其与正常胆管相通。后天性胆管扩张是由于下端阻塞或狭窄而引起上段胆管全程扩张:①ERCP 检查,显示肝内胆管并或不并肝外胆管扩张,胆总管扩张时直径超过 1.1cm,肝内胆管扩张时,形成所谓"软藤征"或"枯树枝征";②超声检查,可见肝内胆管内径大于 2mm,胆总管内径超过 6mm;③CT 检查,表现正常不能显示的肝内胆管呈小圆形或细管状低密度影,肝总管直径超过 8mm,胆总管直径超过 10mm;MPR 或三维重组图像可更直观地显示自下而上扩张的胆管,壶腹部周围病变除引起胆管扩张,同时可见胰管扩张,出现所谓"双管征"(图 7-33b);④MRI 检查,扩张的胆管 T₁WI 表现低信号,T₂WI 表现高信号。MRCP 可全程显示扩张的胆管,且更为直观清晰(图 7-33a)。

此外,胆囊切除术后,肝外胆管可发生轻度代偿性扩张,而不累及肝内周围胆管。

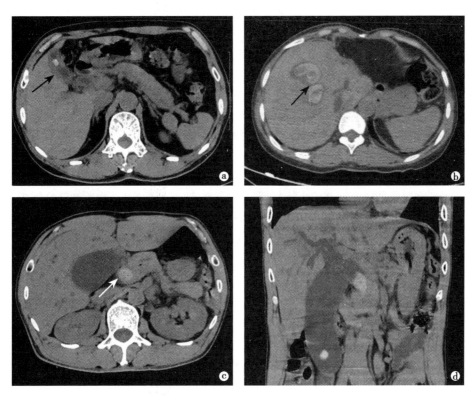

图 7-32　胆系基本病变（CT 检查）

a. CT 平扫，胆囊壁均匀增厚（↑），并于胆囊内见高密度结石影；b. 肝内胆管结石，CT 平扫显示肝右叶扩张的胆管内有多发的高密度结石影，结石密度不均匀（↑）；c. 胆总管下端结石（↑）；d. CT 平扫冠状位，胆总管下端及胆囊内高密度结石，并肝内外胆管及胆囊扩张

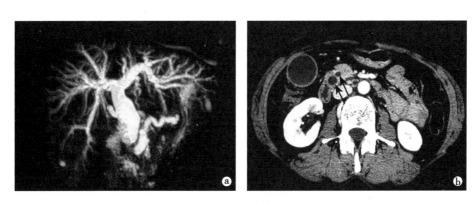

图 7-33　胆管扩张

a. MRCP，全程显示胆系扩张，其中肝内胆管呈"软藤征"表现，同时显示胰管扩张；b. CT 增强，除显示胆总管扩张外，还可见胰管扩张，呈所谓"双管征"（双↑）

4. **胆管狭窄或阻塞**　最常见引起胆管狭窄或阻塞的原因是结石、肿瘤、炎症。胆管狭窄或阻塞时，ERCP、MRCP 以及 CT 重组图像上均可显示：①结石常致胆管腔偏心性狭窄或突然截断，阻塞上方的胆管不同程度扩张；②肿瘤引起局部胆管偏心性或向心性狭窄，或突然截断，其上方胆管扩张；③炎症引起胆管狭窄呈鼠尾状或漏斗状狭窄，边缘光滑，狭窄段较长。

5. **充盈缺损**　胆管和胆囊内结石或肿瘤均可造成腔内充盈缺损，通常结石所致的充盈缺损边缘光整，而肿瘤所致者多不规则。结石性和肿瘤性充盈缺损具有不同的异常回声、密度和信号强度：①超声检查，结石在无回声的胆囊或胆管内表现为强回声团伴后方声影；而胆囊癌或胆管癌则呈弱回声或中等回声的实性肿块；②CT 检查，胆囊或胆管内阳性结石表现为其内的钙化性高密度影；胆囊或胆管肿瘤可见自壁向腔内生长的软组织肿块;③MRI 检查,结石在 T_2WI 上表现为高信号胆汁内的低信号充盈缺损,肿瘤则显示为胆囊或胆管内软组织信号的充盈缺损;MRCP 上,胆管结石表现为扩张胆管内的低信号影,在胆总管末端则呈边缘光滑的倒"杯口"状充盈缺损,而胆管肿瘤所致充盈缺损的边缘不规则。

（四）胆系疾病诊断

胆系常见疾病包括胆石症、炎症、肿瘤以及这些疾病导致的胆系梗阻,少见疾病有胆系发育异常、寄生虫感染和胆系创伤。影像学检查在胆系疾病诊断和治疗后评估中具有重要价值。

1. 胆石症与胆囊炎

【临床与病理】

在胆汁淤滞和胆道感染等因素的影响下,胆汁中胆色素、胆固醇、黏液物质和钙盐等析出、凝集而形成胆结石。胆结石分为胆固醇性、胆色素性和混合性胆结石。胆结石依部位分为胆管结石和胆囊结石,统称为胆石症(cholelithiasis)。胆结石在胆囊或胆管内引起胆汁淤滞,易继发梗阻和感染,继而又促进结石形成和发展,因此胆囊炎和胆石症往往互为因果。

胆石症为临床上常见病,以中年女性多见。胆结石和慢性胆囊炎常见的症状为反复、突发性右上腹部绞痛,并放射至背部和右肩胛下区;急性胆囊炎常表现持续性疼痛并阵发性绞痛,伴有畏寒、高烧、呕吐。检查右上腹压痛,墨菲(Murphy)征阳性。

【影像学表现】

X 线:平片可显示的含钙量高的结石,称为阳性结石,而不能显示的含钙量低的结石,称为阴性结石。胆囊阳性结石表现为右上腹大小不等、边缘高密度而中央低密度的环形、菱形、多角形致密影,聚集成堆时则呈石榴籽状,阴性结石平片不能显示。胆管内结石,无论阳性或阴性结石,平片上均不易显示。ERCP 可显示胆管内结石所致的充盈缺损。

超声:①胆系结石:典型表现为胆囊或胆管腔内一个或多个形态固定的强回声团、光斑或弧形强光带,后方伴有声影。发生在胆囊内者,强回声可随体位改变移动;泥沙型结石表现为胆囊后壁处细小的强回声光点带,后方伴较宽声影;结石填满胆囊时,胆囊无回声区消失,胆囊前半部呈弧形强光带,后方伴较宽声影,若伴有胆囊壁增厚,则出现"胆囊壁弱回声—结石强回声—声影"三联征。②胆囊炎:急性胆囊炎表现为胆囊增大;胆囊壁明显增厚,呈强回声,其间有弱回声带,重者呈多层弱回声带表现;慢性胆囊炎时胆囊可缩小;胆囊壁增厚、钙化,边缘毛糙,回声增强。

CT:①胆系结石:可见肝内、外胆管或胆囊内单发或多发、圆形、多边形或泥沙状的高密度影,密度均一、不均或分层(图 7-34a、b),阴性结石不能显示。胆总管结石引起上部胆管扩张,在结石部位的层面,可见圆形高密度结石周围环有低密度胆汁,构成"靶征",若部分围绕,则形成"新月征"。②胆囊炎:急性胆囊炎时,胆囊增大,直径>5cm,周围脂肪密度增高,胆囊壁弥漫性增厚超过 3mm 并呈分层状强化,其中周边无强化的环形低密度层,代表浆膜下水肿带或渗出;慢性胆囊炎则表现胆囊缩小,胆囊壁增厚,可有钙化,增强扫描呈均匀强化。

MRI:①胆系结石:基于结石成分不同,MRI 上表现各异。通常,结石在 T_1WI 上为低信号,部分为高信号或混杂信号;T_2WI 上均为低信号;MRCP 可整体直观显示胆系内低信号结石的部位、大小、形态、数目等,但肝内胆管较小结石显示不佳;同时可显示胆管扩张及其程度(图 7-34c、d)。②胆囊炎:T_1WI 和 T_2WI 上显示胆囊增大和胆囊壁增厚;增厚的胆囊壁水肿层在 T_1WI 为低信号,T_2WI 为高信号。

【诊断及鉴别诊断】

X 线平片显示胆系结石有很大限度。超声简便易行、可靠,为胆系结石的首选和主要检查方法。CT 对肝外胆管结石的显示要优于超声。诊断困难的胆管阴性结石,可行 MRI 及 MRCP 检查,多可明确诊断。ERCP 已不再用于检查胆系结石,而是用于介入治疗。胆系结石超声、CT 和 MRI 检查,征象明确,易于诊断。当结石合并胆囊增大或缩小,胆囊壁增厚并有分层或均一强化,则支持胆囊炎的诊

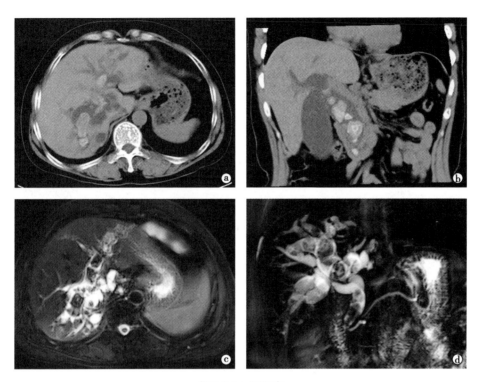

图 7-34 胆石症

a、b. CT 平扫,肝内外胆管内多发结石,呈分层状表现;c. MRI T$_2$WI 上肝内胆管扩张呈高信号,内见多发低信号结节状结石灶;d. MRCP,显示肝内外胆管内多发大小不等低信号结石,肝内外胆管明显扩张

断。胆管结石或炎症引起胆管梗阻时,需与胆管肿瘤等鉴别。

2. 胆囊癌

【临床与病理】

胆囊癌(carcinoma of the gallbladder)是胆系最常见的恶性肿瘤。多发生于 50 岁以上的女性。其中 70% ~90% 为腺癌,其次为鳞状上皮癌、胶样癌、未分化癌等。肿瘤常发生在胆囊底部或颈部。80% 呈浸润性生长,胆囊壁呈环形增厚;20% 呈乳头状生长突入胆囊腔。肿瘤增大,可占据整个胆囊,形成软组织肿块,并侵犯周围肝组织。约 70% 合并胆囊结石。临床表现右上腹持续性疼痛、黄疸、消瘦、肝大和上腹部包块。

【影像学表现】

X 线:平片对胆囊癌检出和诊断无价值,仅可显示合并的胆囊结石。

超声:依超声表现分为小结节型、蕈伞型、厚壁型、混合型、实块型:①小结节型,表现为突入胆囊腔内的 1~2.5cm 的乳头状等回声肿块,基底宽,表面不光滑;②蕈伞型,为宽基底、边缘不整的肿块突入胆囊腔;③厚壁型,表现为胆囊壁局限或弥漫性不均匀增厚,表面欠光滑;④混合型,多见,表现为蕈伞型与厚壁型相组合的声像图;⑤实块型,为晚期表现,可见胆囊增大,胆囊腔被肿块所闭塞,呈低回声或不均质的实性肿块,常累及肝脏,表现周围肝实质回声异常。

CT:胆囊癌在 CT 上表现三种类型:①肿块型:胆囊腔大部或完全消失,被实性软组织肿块代替,邻近肝实质密度减低且与之分界不清(图 7-35a、b);②厚壁型:胆囊壁局限性或弥漫性不规则增厚(图 7-35c、d);③结节型:表现为自胆囊壁向腔内突出的乳头状或菜花状肿块,单发或多发,其基底部胆囊壁增厚。增强检查,上述各种类型的肿瘤均表现较明显强化。胆囊癌时,常可同时显示肝门区或腹主动脉旁淋巴结增大,提示已有淋巴结转移,也可显示局部肝实质侵犯或肝内转移病灶。

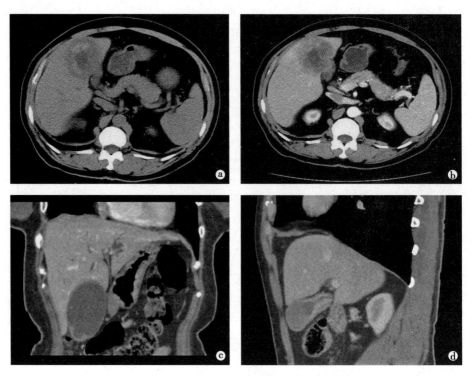

图 7-35　胆囊癌

a、b. 肿块型胆囊癌,CT 平扫(a)示胆囊区实性低密度软组织肿块,密度不均,与肝实质分界不清;CT 增强(b)示肿块不均匀性强化。c、d. 厚壁型胆囊癌,CT 增强冠状位重组(c),显示胆囊底壁局限性不规则增厚并中度强化;另一例,矢状位重组(d),显示肿瘤位于胆囊颈,致其壁明显增厚

MRI:胆囊癌 MRI 表现与 CT 所见相似,T_1WI 和 T_2WI 上均显示胆囊壁增厚和(或)胆囊内实性肿块,DWI 上肿块呈高信号。若 T_2WI 上胆囊周围的肝实质有不规则高信号带,提示肿瘤已侵犯肝脏;也可同时显示肝内转移灶、淋巴结转移和胆系扩张。

超声、CT 和 MRI 检查,胆囊癌除显示上述表现外,还常同时发现并存的胆囊结石。

【诊断及鉴别诊断】

超声和 CT 为目前胆囊癌最常用的影像学检查方法,均可显示胆囊壁不规则增厚、胆囊腔内大小不等的肿块,诊断大多不难。已经波及周围肝实质的肿块型胆囊癌,易与 HCC 混淆,但后者易发生门静脉侵犯和瘤栓,且血中 AFP 多增高,而不同于胆囊癌。厚壁型胆囊癌还需与胆囊炎鉴别,胆囊壁增厚明显不规则、肝门淋巴结增大及 DWI 上表现为显著高信号,均支持胆囊癌诊断。

3. 胆管癌

【临床与病理】

本节所介绍的胆管癌(cholangiocarcinoma)为左、右肝管至胆总管下端的恶性肿瘤,不包括肝内胆管癌。按其发生部位分为上段胆管癌,包括左、右肝管及汇合部、肝总管的肿瘤,肿瘤位于肝门,因此也称肝门部胆管癌,此部位胆管癌最常见,占 50% ~75%;中段胆管癌位于肝总管与胆囊管汇合以下至胆总管中段的肿瘤,占 10% ~25%;下段胆管癌即胆总管下段、胰腺段及十二指肠壁内段肿瘤,占 10% ~20%。

组织学类型 95% 为腺癌,少数为鳞癌。依肿瘤的形态分为结节型、浸润型、乳头型,以浸润型最常见。结节型和乳头型肿瘤在胆管内生长,形成肿块;浸润型则引起胆管局限性狭窄。晚期均发生胆系梗阻。临床上常表现为进行性黄疸、脂肪泻、陶土样大便和上腹部包块;实验室检查,多有血清糖链抗原 19-9(CA19-9)明显增高。

【影像学表现】

X 线：ERCP 仅在胆管癌介入治疗时应用。

超声：胆管癌的超声表现主要取决于肿瘤的生长方式：①结节型和乳头型：可见扩张的胆管远端有边缘不整的软组织肿块，突入胆管内或阻塞胆管，肿块多呈中等或略低回声，与胆管壁分解不清；②浸润型：表现扩张的胆管远端狭窄或闭塞，呈"V"字形改变。CDFI 显示肿块周边及内部仅有稀疏细小血流或完全无血流。

CT：平扫，显示肝内外肝管不同程度扩张，常为显著扩张。梗阻端即肿瘤表现则与其生长方式相关：①浸润型：主要表现为肝外胆管壁不规则环形增厚和管腔向心性狭窄，管腔及周围可无明确结节或肿块；若发生在肝门区，则仅显示扩张的左、右肝管未见汇合；②结节型和乳头型：于梗阻处可见胆管腔内不规则结节灶，少数胆管癌可向壁外延伸，发生在肝门者侵犯肝实质，形成结节或肿块。增强扫描，大多数肝门区胆管癌和胆总管癌于动脉期即可发生较显著的环状或结节状强化。无论平扫或增强检查，薄层重组和 CPR 均有利于显示局部胆管壁增厚和腔内外结节状软组织肿块（图 7-36a、b）。

MRI：表现与 CT 相似，扩张胆管 T_1WI 上表现低信号，T_2WI 呈明显高信号；肿瘤 T_1WI 上为低信号、T_2WI 上为不均匀较高信号的软组织结节。MRCP 在显示胆管扩张方面与 CTC 相同，同时可显示胆管内和（或）外不规则异常信号软组织结节，以及胆管狭窄或阻塞（图 7-36c、d）。

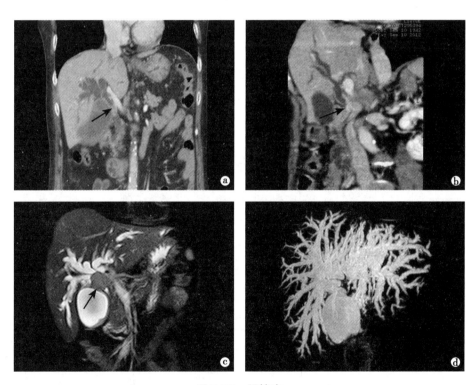

图 7-36　胆管癌

a、b. 胆总管上段癌，CT 增强冠状位重组（a），显示肝内外胆管扩张，胆囊明显增大，扩张的上段胆总管突然狭窄，腔内可见结节状强化的软组织肿块（↑）；CT 胆管成像（CTC）（b），显示肝内和上段肝外胆管扩张及强化的肿块（↑）。c、d. 肝门区胆管癌，MRI T_2WI（c）显示肝门部低信号肿块（↑）致肝内胆管明显扩张，胆囊增大；MRCP（d）显示肝内胆管明显扩张，呈放射状分布

【诊断及鉴别诊断】

胆管癌时，CT、MRCP 和超声检查都易于显示胆管扩张，若在扩张胆管远端发现胆管突然狭窄和中断、管壁不规则增厚或腔内和（或）外软组织结节，并有强化，结合临床表现和实验室检查，常可明确诊断。需要鉴别的疾病主要是胆总管结石和胆管炎：①胆总管结石：于扩张胆总管末端可见高密度

结石影;②胆管炎:通常表现扩张的胆管逐渐变窄,呈"鼠尾状"表现,且末端既无高密度结石影,也无软组织肿块。

4. 胆系先天性发育异常

【临床与病理】

胆系先天性发育异常包括先天性胆囊异常、先天性胆管闭锁、先天性胆管扩张等。本节只介绍先天性胆管扩张(congenital dilatation of the bile duct)。一般认为其系先天性胆管壁发育不全所致,扩张可发生在肝内、外胆管的任何部位。根据扩张的形态、部位、范围等将其分为五型:①Ⅰ型最多见,为胆总管呈囊状或梭形扩张,常称先天性胆总管囊肿(congenital choledochal cyst);②Ⅱ型为胆总管憩室,可与胆总管相通或不通;③Ⅲ型为胆总管十二指肠壁内段囊状扩张;④Ⅳ型为肝内、外胆管多发囊状扩张,或肝外胆管多发囊状扩张;⑤Ⅴ型为多发肝内胆管囊状扩张,也称 Caroli 病。临床上较为常见的是Ⅰ型和Ⅴ型,其中Ⅰ型占80%~90%,其他型少见。临床上,Ⅰ型和Ⅴ型均主要见于儿童与青年,Ⅰ型表现为黄疸、腹痛和右上腹包块,Ⅴ型常合并胆管炎、肝脓肿和肝纤维化表现。

【影像学表现】

X 线:平片基本无诊断价值,ERCP 较少用于诊断,主要用于介入治疗。

超声:Ⅰ型,扩张的胆总管呈液性无回声区,并显示其与肝门部胆管相连;Ⅴ型,肝内可见与门静脉走行一致的呈串珠状排列的多发圆形、梭形无回声区,并与胆管相连。

CT:Ⅰ型,显示胆总管全程明显扩张(图7-37a~c),其内可并有胆结石,也可发生胆管癌,而呈相应表现;Ⅴ型,表现为以肝周围部为主的多发囊状低密度灶;增强检查,因扩张的胆管将与之并行的血管包绕其内,而呈中心点状强化,称为"中心点征"(图7-37d)。

MRI:Ⅰ型和Ⅴ型的形态变现同 CT 所见;囊状扩张的胆管在 T_1WI 和 T_2WI 上呈水样信号。MRCP 还可显示Ⅴ型中扩张囊腔与肝内胆管间的交通,此征象是诊断 Caroli 病的特征性表现(图7-37e、f)。

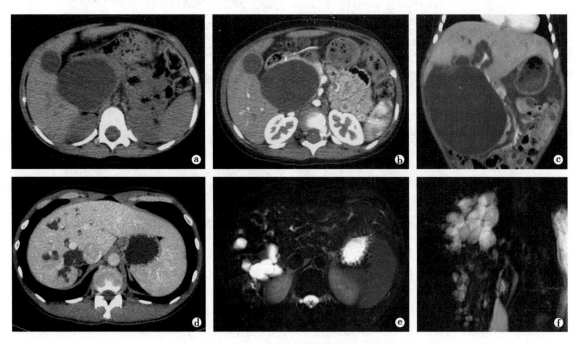

图 7-37   **先天性胆管扩张**

a~c. 先天性胆总管囊肿(Ⅰ型),CT 平扫及增强横断位(a、b),显示胆总管全程呈囊性扩张,冠状位(c)见胆总管明显扩张并累及左右主肝管,其壁薄而均匀,肝内胆管无扩张;d~f. Caroli 病(Ⅴ型),CT 增强(d)见肝内以周围部分布为主的多发囊性低密度灶,与肝内胆管相通,中心点状高密度强化,即"中心点征",MRI T_2WI(e)呈肝内多发囊性高信号灶,MRCP(f)整体显示全肝囊性病灶的分布状况

【诊断及鉴别诊断】

Ⅰ型和Ⅴ型先天性胆管扩张具有典型的影像学表现,通常诊断不难。Ⅰ型胆总管囊肿需与梗阻性胆总管扩张鉴别,后者表现为肝内和肝外胆管成比例扩张,且多可发现造成梗阻的病因;Ⅴ型即Caroli病需与多发性肝囊肿鉴别,后者与胆管不相通,且增强检查无"中心点征"。

三、胰腺

胰腺(pancreas)横卧于上腹部腹膜后区,为实质性器官,位置深在,难以触及。胰腺疾病有多种类型,诊断主要依靠超声、CT和MRI检查。

(一)检查技术

1. **X线检查** ERCP可用于慢性胰腺炎、胰腺癌、壶腹癌的鉴别诊断,同时可进行活检。DSA检查有时用于富血供功能性胰腺神经内分泌肿瘤的诊断。

2. **超声检查** 常作为胰腺疾病的首选影像检查技术。对急慢性胰腺炎、各种胰腺肿瘤及胰腺囊肿等病变的检出和诊断均有价值,但由于易受胃肠道气体的干扰,在一定程度上限制了其应用。检查前应空腹,并饮水,以胃作为透声窗,或以左肾作为透声窗,以显示胰腺。

3. **CT检查** 为胰腺超声检查后的首选检查方法,也是诊断胰腺疾病最主要的影像检查方法。需空腹饮水,口服稀释阳性对比剂可避免将邻近肠曲误为肿块。常规先行胰腺平扫,多同时行胰腺多期增强扫描,方法基本同肝脏增强检查。小胰腺癌的胰腺实质期、胰腺神经内分泌瘤的动脉期是重点期相。薄层重组图像可更好的检出病变和显示病灶细节。

4. **MRI检查** MRI是超声和CT检查的重要补充,能够敏感地检出病变(如小的胰岛素瘤)、清楚显示病变的细节(如浆液性囊腺瘤多发小囊)及确定其组织成分(如肿瘤内出血),从而有利于胰腺疾病的诊断和鉴别诊断。检查前需空腹,最好口服等渗甘露醇;常规先行平扫T_1WI和T_2WI,抑脂技术可更好的显示胰腺及其病变;增强检查适应证同CT,方法类似肝脏MRI多期增强检查。

(二)正常影像表现

1. **X线检查** ERCP显示正常胰管自胰头向尾部斜行,管径逐渐变细,最大径不超过5mm,边缘光滑整齐,主胰管上有一些分支,有时还可显示位置高于主胰管的副胰管。

2. **超声检查** 正常胰腺边缘整齐,胰腺内部呈均匀细小光点回声,多数回声相近或稍高于肝,并随年龄增长而增高。主胰管多数可见,为胰腺实质内的两条平行而光滑的中、高回声线。在胰腺长轴切面上,胰头厚度<3.0cm,胰体、尾部厚度<2.5cm,正常胰管内径≤2mm。

3. **CT检查** 可清楚显示胰腺的轮廓、密度、形状和大小。正常胰腺边缘光滑或呈小分叶状,密度均匀,低于肝实质,年长者因有脂肪替代而可见散在小灶性脂肪密度,增强后密度均匀增高。胰腺形似弓状,凸面向前,横跨腰1、2椎体前方,多数由头向尾逐渐变细,正常胰头厚度<3.0cm,胰体、尾厚度<2.5cm。一般胰尾位置高;胰头位置低;钩突是胰头下方向内延伸的楔形突出,其左前为肠系膜上动、静脉,外侧是十二指肠降段,下方为十二指肠水平段。脾静脉沿胰腺体尾部后缘走行,是识别胰腺的标志(图7-38a、b)。胰管位于胰腺实质内,可不显示或表现为细线状低密度影。

4. **MRI检查** 腹膜后高信号脂肪组织有助于勾画出胰腺轮廓。胰腺形态、大小、径线等同CT所见;在T_1WI和T_2WI上,胰腺信号均匀,与肝实质相似(图7-38c、d),应用T_1WI抑脂序列,胰腺呈相对高信号表现。其背侧的脾静脉由于流空效应可呈无信号影,有助于勾画出胰腺的后缘。胰头位于十二指肠曲内,十二指肠内液体表现为T_2WI高信号影。

(三)基本病变表现

1. **胰腺大小和形态异常** ①胰腺弥漫性增大:表现为胰头体尾均增粗,常见于急性胰腺炎;②胰腺弥漫性缩小:常见于老年性胰腺萎缩或慢性胰腺炎;③胰腺局部增大、外凸:多为肿瘤,亦可见于慢性胰腺炎。

2. **胰腺实质内回声、密度和信号异常** 见于各种胰腺疾病:①急性坏死性胰腺炎:超声表现为

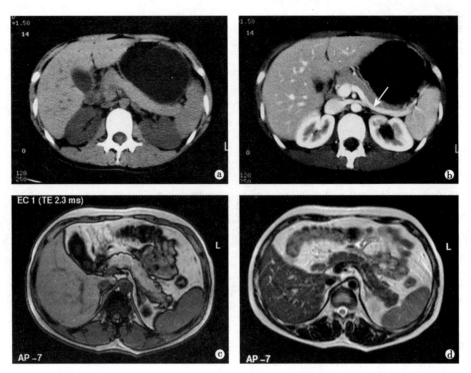

图 7-38 正常胰腺

a、b. CT 检查,平扫 CT(a)示胰腺弓形向前,增强扫描(b)见脾静脉位于胰腺后方
(↑);c、d. MRI 检查,T₁WI(c)、T₂WI(d)显示胰腺信号强度与肝实质类似,脾静脉位
于胰腺后缘,呈流空信号(d)

混合回声,其中坏死液化部分呈无回声或低回声,CT 上坏死区呈低密度,伴有急性出血时可呈高密度,MRI 上则表现为不均匀信号,增强扫描出血坏死区无强化;②胰腺囊肿:超声上呈无回声区,CT 上呈囊状低密度,MRI 上呈 T₁WI 低信号、T₂WI 高信号影,无强化;③胰腺脓肿(感染性囊壁内坏死):病变内有时可见气体影,脓肿壁出现强化;④胰腺肿瘤或肿瘤样病变:常为实质性病灶,其密度往往低于周围的胰腺实质,MRI 上常呈 T₁WI 低信号、T₂WI 高信号影;胰腺癌系乏血供肿瘤,增强扫描病灶强化不明显而周围胰腺明显强化,有助于病变的进一步检出及定性;神经内分泌肿瘤多呈富血供表现。

3. **胰管异常** 包括胰管扩张、狭窄、钙化及走行异常:①胰管扩张:提示有梗阻或慢性胰腺炎,CT 和 MRI 均可显示,呈粗细不均、管状或串珠状低密度和长 T₁ 长 T₂ 信号,MRCP 可显示扩张胰管的整体形态,其中,胰腺癌以光滑或串珠样扩张为主,慢性胰腺炎以不规则扩张为主;②胰管结石、钙化:主要见于慢性胰腺炎,超声上表现为强回声后方伴声影,CT 上表现为高密度影。

4. **胰周间隙及血管异常** 主要见于急性胰腺炎和胰腺癌:①急性胰腺炎:在超声、CT 和 MRI 上均显示胰腺边缘毛糙或边界模糊不清,为周围组织水肿、渗出和蜂窝织炎所致;②胰腺癌:可侵犯周围结构及邻近的大血管,CT 和 MRI 检查可显示邻近胰周脂肪层消失,并可显示受累血管被推移、包埋、不规则狭窄和闭塞等。

(四)疾病诊断

1. **急性胰腺炎**

【临床与病理】

急性胰腺炎(acute pancreatitis)系胰液外溢所致的胰腺及周围组织的急性炎症,病变严重程度各异,可出现一系列不同的局部和系统并发症。病因多为胆系疾病、酗酒、暴饮暴食等。临床表现为突发性上腹部剧痛向腰背部放射,并有恶心、呕吐、发热等,重者可发生休克。本病多见于成年人,女性多见。根据修订版 Atlanta 分类急性胰腺炎分为急性间质水肿性胰腺炎(interstitial edematous pancreatitis,IEP)和坏死性胰腺炎2类,前者占80%~90%,表现为病变胰腺肿大变硬,间质充血水肿并炎性细胞浸润,胰周可伴有急性胰周积液(acute peripancreatic fluid collection,APFC),多数APFC能够自行吸收,如未吸收会演变成假性囊肿;坏死性胰腺炎较少见,以广泛的胰腺坏死、出血为特征。胰液、炎性渗出、出血、坏死组织等聚积在胰腺内外,并可沿多条途径向腹膜后其他间隙或腹腔内扩展。急性坏死物(acute necrotic collection,ANC)发生在坏死性胰腺炎发病的一月内,可同时累及胰腺及胰周,并可延至盆腔,也可仅累及胰腺或胰周,ANC与APFC的区别是前者含非液性成分,如实性成分或脂滴,ANC继续进展可形成成熟的壁,此时称为囊壁内坏死(walled-off necrosis,WON),其与假性囊肿的区别是囊内含有坏死组织或胰腺组织,不是单纯的液性成分。尽管任何形式的病变都可以发生感染,但坏死物中的感染发生率高,此时影像学上病灶内可出现气体。另外根据有无局部并发症及器官衰竭急性胰腺炎又分为轻、中、重度。多数患者病情较轻,如伴有坏死物感染、特别是器官衰竭,致死率会明显升高。

实验室检查,急性胰腺炎时,血和尿中淀粉酶明显增高。

【影像学表现】

超声:①急性间质水肿性胰腺炎:胰腺肿大,多为弥漫性,也可为局限性;边界常不清;内部回声稀少,回声强度减低;随病情好转上述改变可迅速消失。②坏死性胰腺炎:胰腺明显肿大;边缘模糊不清;回声强弱不均并伴有无回声或低回声区。急性胰腺炎常伴有邻近肠曲充气扩张,因而影响了超声的诊断效果。

CT:①急性IEP:平扫检查,可见胰腺局限或弥漫性肿大(图7-39a),前缘多模糊不清,胰周脂肪常因炎性渗出而密度增高,左肾前筋膜增厚是常见表现;增强检查,胰腺均匀轻度强化,胰周渗出显示更加清楚。APFC表现为胰周无壁均匀的液性密度影;假性囊肿表现为局限性囊状低密度区,囊壁有强化,囊内没有坏死物。②坏死性胰腺炎:平扫检查,除具有急性IEP并更加显著外,还常见胰腺密度不

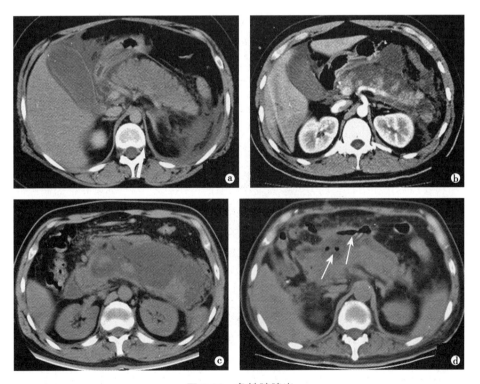

图7-39　急性胰腺炎

a. 急性间质水肿性胰腺炎,CT平扫,示胰腺体积增大,密度减低,边缘模糊,胰周有渗出;b. 急性坏死性胰腺炎,增强CT,胰腺内可见多发无强化的低密度灶,系坏死区;c. 急性坏死性胰腺炎并WON,CT平扫可见胰腺走行区巨大的液性密度影;d. 急性胰腺炎并感染性WON,CT平扫示WON内可见气体影(↑)

均,坏死灶呈略低密度而出血呈高密度;增强检查,胰腺强化不均,坏死灶无强化,据此可了解胰腺的坏死范围(图 7-39b),胰腺周围炎性渗出及坏死物可扩展至小网膜、脾周、胃周、肾前旁间隙、升、降结肠周围间隙、肠系膜以及盆腔,CT 检查可显示相应部位的脂肪组织密度增高或呈水样密度。ANC 的表现类似 APFC,可见胰周和(或)胰腺内有液体聚集,同时伴有实性成分和脂滴等;WON 表现为囊性包块内除有液性成分外,还有非液性成分,增厚的囊壁可出现明显强化,其内如出现气体,则提示为感染性 WON(图 7-39d)。

MRI:急性胰腺炎时:①平扫检查,可见胰腺肿大,边缘模糊不清;肿大的胰腺在 T_2WI 上信号减低,T_2WI 上信号增高,T_1WI 抑脂像上信号多不均匀;出血灶在 T_1WI 和 T_2WI 上表现为信号不均匀或呈高信号;APFC 见胰周液体在 T_1WI 上呈低信号,T_2WI 上呈高信号;假性囊肿呈长 T_1、长 T_2 信号,囊壁可见,囊内信号均匀,没有坏死物。ANC 和 WON 的表现类似 APFC 和假性囊肿,但除液体信号外,还有非液体信号。②增强检查,表现同 CT 增强检查所见。由于 MRI 软组织分辨率高,能够很好地区分液性及非液性成分,因此诊断 APFC、假性囊肿、ANC 和 WON 的能力优于 CT。

【诊断与鉴别诊断】

临床上,根据急性胰腺炎病史、体征及实验室检查结果,诊断并不困难。影像学检查的目的除进一步确诊外,主要是明确其类型、炎性渗出的范围及有无并发症,急性胰腺炎 5~7 天后局部并发症开始出现,坏死组织易于辨认,应做好必要的影像学复查。总之,CT 和 MRI 对于了解病情的严重程度、决定治疗方案及预后评估均有重要意义,另外还有可能发现少数胰腺肿瘤性病变导致的急性胰腺炎。应当指出的是,在轻型急性 IEP 时,影像学检查可无明显阳性发现,此时诊断需依据临床资料而非影像学检查结果。

2. 慢性胰腺炎

【临床与病理】

慢性胰腺炎(chronic pancreatitis)是指由各种病因造成的胰腺局限性或弥漫性的慢性进行性炎症,并导致胰腺实质和胰管的不可逆性损害。病理上,胰腺呈结节状,质地较硬;常有广泛纤维组织增生,腺泡和胰岛均有不同程度的萎缩、消失;胰管扩张;间质和扩张的胰管内多有钙化或结石形成。临床上患者多有上腹痛,可合并糖尿病,常伴有胆系疾患。

【影像学表现】

X 线:ERCP 很少应用,主要用于鉴别诊断,但其对慢性胰腺炎诊断较敏感,表现为胰管的不规则狭窄、扩张和胰管内结石等。

超声:可见胰腺轻度增大或变小,轮廓多不规则;胰腺实质回声多不均匀性增强、增粗;主胰管常扩张;实质和胰管内钙化和结石表现为点状或斑片状强回声伴后方声影;如有并存的假性囊肿则呈无回声区。

CT:①平扫检查,胰腺大小、形态可正常、也可弥漫或局限性增大或萎缩,取决于纤维化、炎性反应的各自程度和范围;胰管内径多超过 5mm,且粗细不均,呈串珠状或管状扩张;常有钙化和结石,呈不规则和斑点状致密影,沿胰管分布或(和)位于胰腺实质内;合并假性囊肿时可见边界清楚的囊状水样密度区;胰周可有索条状影,肾周筋膜可增厚。②增强检查,胰腺实质可强化不均,纤维化区强化程度较低。

MRI:①平扫检查:胰腺大小、形态、胰管和胰周改变均同于 CT 检查所见;由于胰腺纤维化,故在 T_1WI 抑脂像和 T_2WI 上均表现为弥漫性或局限性信号减低;扩张的胰管和假性囊肿表现为 T_1WI 低信号、T_2WI 高信号;②增强检查,同 CT 增强检查所见。钙化是慢性胰腺炎的重要表现,但在 MRI 上难以识别。

【诊断与鉴别诊断】

慢性胰腺炎,特别是伴有胰头局限增大者,有时与胰腺癌鉴别困难,它们都可表现为胰头增大及胰体尾部萎缩。鉴别要点:①胰头慢性炎性肿大以纤维化改变为主,在 T_2WI 上多呈较低信号,增强扫描动脉期轻度或有一定程度的强化,并持续渐进性强化,胰头癌则在动脉期为低密度或低信号;②发现钙化、假性囊肿,提示炎症可能性大;③慢性胰腺炎时胰管可发生不规则扩张和狭窄,但罕有胰管突然截断的表现;④胰腺癌易侵犯或包埋邻近血管;⑤出现肝、腹膜后淋巴结转移提示为恶性病变。有时鉴别诊断十分困难,需穿刺活检或随访才能确诊。

3. 胰腺癌

【临床及病理】

胰腺癌(pancreatic carcinoma)通常指胰腺导管癌,约占全部胰腺原发恶性肿瘤的90%。病理上,肿瘤富有粘蛋白和致密胶原纤维性基质,易发生局部侵犯、累及周围血管和神经,也易发生淋巴结及肝转移。60%~70%肿瘤发生在胰头,余见于体、尾部,也可累及胰腺大部甚至全胰。发病年龄多为45~65岁,男女比例约为2:1,近年来发病率增高且有年轻化趋势。临床上,早期无特异症状和体征;随肿瘤进展,胰头癌产生进行性无痛性梗阻性黄疸,有时可表现为反复发作性急性胰腺炎,体尾部肿瘤晚期出现持续性剧烈左腰背部痛。实验室检查,血清糖链抗原CA19-9常显著增高。胰腺癌预后极差,5年生存率不足5%。

【影像学表现】

影像学检查是胰腺癌诊断、分期、评价肿瘤可切除性以及治疗后随诊的重要手段。

超声:①直接征象:胰腺局限性增大,内有边界不清呈"蟹足样"的低回声肿块,较大者为混合回声;CDFI:肿块内无明显血流信号。②间接征象:肿块上游胰管扩张,胰头癌可致肝内外胆管扩张和胆囊增大;胰腺周围脏器或血管受压;淋巴结转移时,于胰周、腹膜后大血管周围可见多发圆形、椭圆形低回声结节;若同时肝内见异常低回声肿块,常提示肝转移。

CT:①直接征象:平扫检查,肿块密度常与邻近胰腺组织相似,较小者不易发现,较大者则表现为胰腺局部增大,少数肿块内有坏死性低密度灶;增强检查,胰腺癌为乏血供肿瘤,强化不明显,呈相对低密度(图7-40a),可有一定程度延迟强化。②间接征象:肿块上游胰管常扩张;胰头癌多同时并有胰管和胆总管扩张,形成所谓"双管征",可有胰腺体、尾部萎缩及潴留性囊肿,还可并有急性胰腺炎表现;肿瘤向胰外侵犯,可致胰周低密度脂肪层消失;胰周血管受累,增强扫描示血管被包绕、狭窄甚至中断(图7-40b);胰周、肝门和腹膜后淋巴结转移时,相应部位可见多发软组织密度结节,还可检出低密度的肝转移灶。

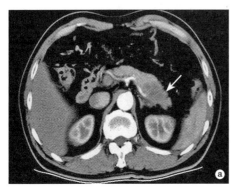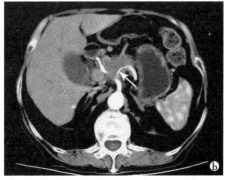

图 7-40 胰腺癌

a. 胰尾癌,增强CT动脉期,胰尾肿块强化程度较低(↑),与周围强化的胰腺实质形成对
比;b. 胰体癌,增强CT动脉期,胰体部肿块向胰后侵犯,致局部脂肪层消失并累及腹腔干
及其分支(↑),使之呈不规则狭窄

MRI:常用于胰腺癌的鉴别诊断。①直接征象:T_1WI上胰腺肿块信号强度稍低于正常胰腺,抑脂T_1WI上病灶低信号更为显著,T_2WI信号多呈等或稍高;多期增强抑脂T_1WI检查,表现同增强CT检查所见。②间接征象:扩张的胆、胰管内富含游离水,在T_2WI和MRCP均可清晰显示;MRI检查同样能发现胰周和血管侵犯、淋巴结转移和肝转移,DWI上胰腺原发灶、淋巴结转移和肝转移灶多呈高信

号,有利于病变的检出。

【诊断与鉴别诊断】

胰腺癌的超声、CT 和 MRI 检查均有明确异常表现,结合临床和实验室检查,多能确诊。中老年无明确诱因反复发作性急性胰腺炎,应警惕胰头癌的可能,此时须行增强 CT 或 MRI 检查。鉴别诊断:①慢性胰腺炎合并胰头局限性增大:见慢性胰腺炎鉴别诊断;②局灶性自体免疫性胰腺炎:临床症状轻,腹痛常不明显,影像上可表现为胰头局限性增大,但边界清楚,邻近血管无侵犯,常并有其他器官自体免疫性疾病,实验室检查血清 IgG4 升高,且激素治疗有效。

4. 胰腺神经内分泌肿瘤

【临床与病理】

胰腺神经内分泌肿瘤(pancreatic neuroendocrine tumor,pNETs)起源于胰腺内分泌细胞或全能干细胞,是第二常见胰腺实性肿瘤,占胰腺肿瘤的 1% ~ 3% 。大多数 pNETs 是散发的,少数是遗传综合征的一部分。本病多见于成年人,男女发病率无明显差别,单发常见,少数可以多发,可位于胰腺的任何部位。根据肿瘤是否分泌激素及临床表现分为功能性和无功能性两种。其临床表现复杂多样,功能性 pNETs 按其所分泌的激素不同又分为多种,其中胰岛细胞瘤最为多见,临床表现为 Whipple 三联征,其他类型罕少见;无功能性 pNETs 多因体检或非特异性局部压迫症状被发现,也可因肝脏等部位的转移而就诊。病理上 pNETs 具有高度的异质性,其生物学行为多变,可为良性,也可具有高度侵袭性。2010 年 WHO 根据 Ki-67 增殖指数和核分裂数将其分为 G1、G2 和 G3 三级,G1、G2 级多见,又称为神经内分泌瘤,G3 少见,又称神经内分泌癌,且认为所有 pNETs 均具有不同程度的恶性潜能,手术切除是唯一有效的治疗手段。

【影像学表现】

CT:①平扫检查:瘤灶大多数境界清晰,呈圆形或卵圆形,等或略低密度。功能性 pNETs 常较小,少有囊变坏死,无功能性者肿瘤常较大,以实性、囊实性多见,可有钙化,可伴有胰胆管扩张。②增强检查:绝大多数 pNETs 血供丰富,动脉期明显强化是其典型表现(图 7-41)。少数 G2-3 期 pNETs 乏血,动脉期强化不明显,呈较低信号。G2 ~ 3 期的肿瘤还可侵犯周围血管,并可出现肝脏、腹腔及腹膜后淋巴结等部位的转移,转移瘤一般亦呈富血供表现。

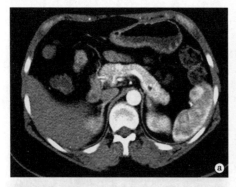
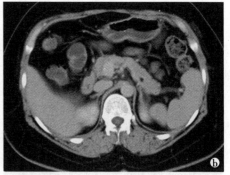
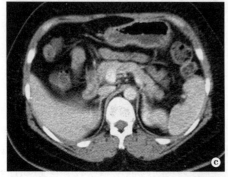

图 7-41　胰腺神经内分泌肿瘤
a ~ c. CT 多期增强检查,动脉期(a)胰颈部可见一明显强化的小病灶,呈类圆形,境界清楚,密度高于周围强化的胰腺实质;门脉期(b)、延迟期(c)病灶呈等密度

MRI:①平扫检查:T$_1$WI 上 pNETs 呈稍低信号,抑脂 T$_1$WI 上低信号瘤灶与正常胰腺高信号对比更加清晰;T$_2$WI 瘤灶信号强度稍高,少数可呈混杂/低信号;DWI 瘤灶多呈均匀或不均匀高信号。②增强检查:表现同增强 CT 检查所见。

【诊断与鉴别诊断】

诊断:CT 和 MRI 是确诊 pNETs 的主要影像学检查方法,肿瘤动脉期明显强化且可持续强化是 pNETs 的典型表现。当患者临床出现反复发作性低血糖时,应考虑到功能性胰岛素瘤的可能,CT、MRI 检查可帮助确诊。如胰腺发现富血供肿块,临床表现无特异性,应考虑到无功能性 pNETs 的可能。

鉴别诊断:①胰腺导管癌:绝大多数为乏血供肿瘤,恶性程度高,常伴有梗阻远端胰胆管扩张、胰腺组织萎缩等继发性改变,易向周围组织和邻近血管侵犯,易发生转移。pNETs 通常呈富血供,动脉期呈高强化,且可相对持续强化,肿块边界较清晰,周围组织无浸润或浸润较轻。②胰腺富血供转移瘤:有原发肿瘤病史,如肾透明细胞癌,呈明显富血供,与原发肿瘤血供一致,强化常较 pNETs 更明显。③胰腺内副脾:几乎都在胰尾,CT 平扫密度及 MRI 平扫各序列信号和 DWI 扩散受限程度均与脾实质一致,增强动脉期明显强化,各期强化程度与脾脏相似。

5. 胰腺囊性肿瘤

【临床与病理】

胰腺囊性肿瘤占胰腺肿瘤的 10% ~15%,多数为良性或低度恶性,有多种病理类型,常见的有浆液性囊腺瘤(serous cystadenoma,SCN)、黏液性囊腺瘤(mucinous cystadenoma,MCN)、导管内乳头状黏液性瘤(intraductal papillary mucous tumor,IPMN)。SCN 好发于 60~70 岁老年女性,MCN 以 40~50 岁中年女性多见,两者均易发生在胰腺体部,多无明显临床症状。SCN 无恶变倾向,分为微囊型、多囊型和寡囊型,微囊型由多发小囊构成,囊内含透明液体,囊壁光整,可呈蜂窝状,有的可见中央纤维瘢痕;多囊和寡囊型由数个或单一大囊组成,无中央瘢痕;MCN 常较大,为单囊或几个大囊组成,囊内充满黏液,囊腔内常有分隔,为潜在恶性肿瘤。如囊壁厚薄不均,出现壁结节,常提示为黏液性囊腺癌。IPMN 好发于老年男性,依发生部位分为分支胰管型、主胰管型和混合型。病理上起源于主胰管或分支胰管的上皮组织,乳头状增生并分泌大量黏液为特点,大量黏液堵塞主胰管或分支胰管并使之扩张,行 ERCP 有时可见乳头有黏液溢出。根据肿瘤细胞及组织结构异型性分为良性、交界性和恶性。临床上可无症状,可表现为急性胰腺炎反复发作或慢性胰腺炎、梗阻性黄疸、脂肪泻和糖尿病等。

【影像学表现】

超声:表现为胰腺内多房或蜂窝状无回声区;部分病变囊壁和分隔较厚,边缘可有实性乳头状结构突向腔内;CDFI 显示病变内部无血流信号,而于增厚的囊壁和乳头状结构内探及少许血流信号。

CT:①平扫检查,SCN 囊壁光整,微囊型多发小囊排列呈蜂窝状,中央有纤维瘢痕,有时可见特征性的"星芒状钙化"。MCN 和囊腺癌的囊内有少量分隔,恶性者囊壁和分隔常较厚,有时可见乳头状结节突入腔内。分支胰管型 IPMN 好发于钩突,也可见于胰尾,呈分叶状或葡萄串样,可见分隔,特征性的表现是与胰管相通,有时可见向导管腔内突出的结节;主胰管型 IPMN 表现为主胰管弥漫或节段性扩张,可延伸至分支胰管。②增强检查,微囊型 SCN 因囊壁和分隔强化,蜂窝状表现更加清楚;MCN 的囊壁、分隔和附壁结节可出现强化(图 7-42a)。IPMN 的壁结节常表现为轻度强化。

MRI:显示胰腺囊腺瘤和 IPMN 的结构特征优于 CT 检查。囊内液体在 T$_1$WI 上呈低信号,T$_2$WI 上呈高信号,囊壁及囊内分隔呈低信号,故能更清楚地显示 SCN 的蜂窝状特征(图 7-42b)及黏液性囊性肿瘤的厚壁和不规则结节。增强检查表现同 CT。MRCP 能更准确地显示有无胰管扩张及其程度和囊性病变与胰管的关系(图 7-42c)。

【诊断与鉴别诊断】

主胰管型 IPMN 易误诊为慢性胰腺炎,分支胰管型 IPMN 需与囊腺瘤鉴别,SCN、MCN 的囊性病变与胰管不相通,IPMN 是相通的,MRCP 有助于显示囊性病变与胰管间的关系。黏液性囊性肿瘤为大

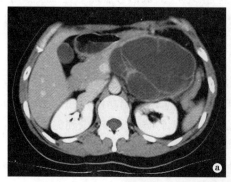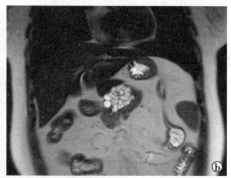

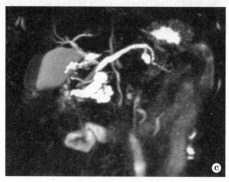

图 7-42 胰腺囊性肿瘤

a. MCN,增强 CT 显示胰体尾部有一较大囊性肿块,囊壁可见,囊内有数条厚薄不一的分隔;

b. SCN,冠状位 T_2WI 见胰头区囊性肿块,由多发小囊组成,呈蜂窝状,内可见中央纤维瘢痕;

c. IPMN,MRCP 示胰头及胰体分别可见一与胰管相通的囊性肿块,所见胰管轻度扩张

单囊或多囊,囊壁厚薄不一,内可见粗细不等的分隔和(或)壁结节,增强后囊壁、分隔和壁结节强化。伴有中央瘢痕的 SCN 诊断容易,多囊和寡囊型 SCN 与 MCN 有时鉴别困难。另外胰腺囊性肿瘤还要与胰腺假性囊肿、真性囊肿相鉴别,胰腺假性囊肿多继发于胰腺炎,有相应病史,且病变边缘多光整,无壁结节,胰腺真性囊肿的壁菲薄,无强化。

四、脾

脾(spleen)位于左上腹后外侧部,在左季肋区 9 ~ 11 肋的深面,属单核巨噬细胞系统器官,超声、CT、MRI 检查均易显示。

(一)检查技术

1. **超声检查** 常作为脾疾病的首选影像检查技术。二维超声能够准确测量脾的大小、判断有无增大,还可敏感地检出脾内局灶性病变,如脾脓肿、脾梗死和脾肿瘤等;CDFI 则可反映脾及脾内病变的血流状态。

2. **CT 检查** 能通过病变多期增强的强化表现提高脾疾病的诊断能力,同时可了解相邻组织器官,有助于对脾疾病进行全面评估。然而 CT 检查对脾疾病的定性诊断仍有一些限度。检查技术同肝脏 CT 检查。

3. **MRI 检查** 可作为 CT 检查后的补充方法,对某些脾疾病如脾脓肿、脾血管瘤和脾淋巴瘤的诊断常优于 CT。检查技术同肝脏 MRI 检查。

(二)正常影像表现

1. **超声检查** 正常脾形态与切面方向有关,可呈半月形或类似三角形,外侧缘为弧形,内侧缘凹陷;脾门有脾动、静脉出入,为无回声平行管状结构;包膜呈光滑的细带状回声;脾实质呈均匀中等回声,略低于肝实质回声。CDFI 显示脾静脉及其分支呈蓝色血流;脾门处脾动脉呈红色血流。脾厚径正常不超过 4.5cm;脾长径正常范围为 8～12cm;脾门处脾静脉内径小于 0.8cm。

2. **CT 检查**　正常脾前后径≤10cm,宽径≤6cm,上下径≤15cm;另一较简单的测量方法是在显示脾最大的横断层面上,正常脾外缘通常少于 5 个肋单位(肋单位为同层 CT 上肋骨和肋间隙的数目之和),但不及三维径线测量准确。平扫,脾形态近似于新月形或为内缘凹陷的半圆形,密度均匀并略低于肝脏;脾内侧缘常有切迹,其中可见大血管出入的脾门。增强扫描,动脉期脾呈不均匀明显强化,静脉期和实质期脾的密度逐渐均匀。

3. **MRI 检查**　脾在横断层上表现与 CT 类似,冠状位显示脾的大小、形态及其与邻近器官的关系要优于 CT 横断层。脾信号均匀,由于脾内血窦丰富,故 T_1 及 T_2 弛豫时间比肝、胰长,而与肾相似。脾门血管呈流空信号。

（三）基本病变表现

1. **脾数目、位置、大小和形态异常**　脾数目增多如副脾和多脾,数目减少为脾缺如,位置异常如异位脾和游走脾,这些多为脾先天发育异常,变异脾的密度、信号强度及增强检查表现均与脾相同。脾增大在影像上表现为脾各径线超过正常值范围,明显超出者易于辨认,不明显者由于个体间有较大差异而难以判别。超声、CT 和 MRI 均易发现脾形态异常,如占位性病变突出脾表面时可致脾边缘与轮廓改变,脾破裂可见脾轮廓不规整、形态失常。

2. **脾密度和信号异常**　脾内钙化灶在 CT 上表现为极高密度影,MRI 上呈低信号影;脾梗死灶多呈楔形,CT 上密度减低,MRI 上呈 T_1WI 低信号,T_2WI 高信号影,无强化;脾外伤新鲜出血在 CT 上表现为高密度影,MRI 上表现为高低混杂信号影,出血的密度、信号变化与损伤的时间有关;脾囊肿在超声、CT 和 MRI 上与其他部位囊肿表现相同;原发和转移性脾肿瘤在 CT 上多呈稍低密度影,MRI 上常呈 T_1WI 低信号,T_2WI 高信号影;CT、MRI 增强检查可提高病灶检出率,但由于脾肿瘤影像表现多类似,定性诊断时有困难。

（四）疾病诊断

1. **脾肿瘤**

【临床与病理】

脾肿瘤(splenic tumor)较少见,良性肿瘤常见的有血管瘤、错构瘤及淋巴管瘤,其中成人以海绵状血管瘤多见,可单或多发,肿瘤生长缓慢,临床多无症状。恶性肿瘤分为原发恶性肿瘤、转移性肿瘤和淋巴瘤。其中以淋巴瘤多见,可以是全身性淋巴瘤累及脾,也可以原发于脾,前者多见;大体病理上脾可仅显示为弥漫性肿大,也可表现为弥漫的细小结节、多发肿块或单发大肿块。临床上脾淋巴瘤多见于 40 岁以上,可有长期发热、浅表淋巴结肿大、脾大、左上腹疼痛等症状。

【影像学表现】

（1）海绵状血管瘤

超声:①二维超声检查,肿瘤多表现为圆形界清高回声,内部回声均匀或呈蜂窝状表现;②CDFI 示瘤内无血流,周围有点状或短线状血流。

CT:①平扫,多表现为圆形、类圆形低密度病变,边界清楚,可有囊性成分和钙化,大的病灶中央因有瘢痕形成,显示为更低密度区;②增强扫描,早期从边缘开始强化,一般不表现为肝血管瘤时典型的结节状强化,但出现渐进性向中央填充,最后大多能完全或大部充填,密度等于或高于脾脏,与肝血管瘤表现类似(图 7-43);有的肿瘤早期强化不明显,延迟后趋向等密度;也有的肿瘤表现为强化不均匀,即使在延迟期仍呈斑驳状强化表现。

MRI:①平扫检查,由于瘤内有扩张的血窦,血流缓慢,故肿块在 T_1WI 多为界限清楚的低信号,T_2WI 呈高或明显的高信号影;②增强检查,表现类似 CT 增强检查。

（2）淋巴瘤

超声:表现与其病理类型相关:①脾弥漫性肿大,脾实质回声减低或正常,一般光点分布较均匀;②脾内结节和肿块,显示为脾实质内单发或多发散在、界限清楚的圆形低回声结节或肿块,其内部回

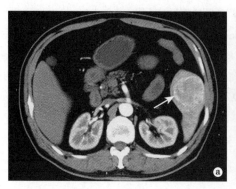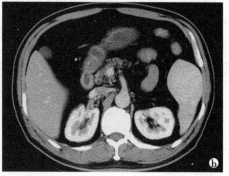

图7-43   脾海绵状血管瘤

CT多期增强检查,动脉期(a)示脾内肿块呈明显周边强化(↑);静脉期(b)脾肿块与周围脾实质呈等密度

声均或不均,多个病灶可相互融合而呈分叶状团块,病灶之间隔以线状高回声带。

CT:可仅显示脾增大,也可显示脾内局灶性病变伴或不伴脾增大。脾内局灶性病变表现为:①平扫,可见脾内单发或多发稍低密度灶,边界清或不清;②增强扫描,肿块呈轻度不均匀或斑片状强化,与正常强化脾实质分界清楚。在全身淋巴瘤累及脾时,在显示脾异常表现的同时,还可发现邻近淋巴结增大和全身淋巴瘤表现(图7-44)。

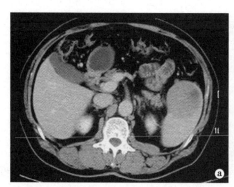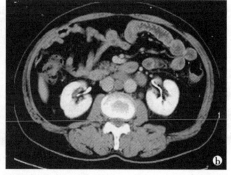

图7-44   脾T细胞淋巴瘤

a. 显示脾内类圆形低密度灶,呈轻度不均匀强化;b. 腹膜后可见多发增大淋巴结,呈轻度强化

MRI:①平扫检查,可仅表现为脾弥漫性增大,也可发现脾内单个或多个大小不等的长 T_1 长 T_2 或混杂信号圆形结节或肿块,边界清或不清;②增强检查,脾内肿块呈轻度强化,信号较正常脾为低,典型者呈"地图样"分布,可伴有脾周或其他部位淋巴结增大。

【诊断与鉴别诊断】

典型的海绵状血管瘤影像诊断并不困难,不典型者需与其他脾脏富血供肿瘤和病变鉴别。

脾淋巴瘤超声、CT和MRI检查时,可有不同表现:①仅表现脾增大的脾原发淋巴瘤,诊断困难,需与其他病因所致的脾增大鉴别;②仅表现为脾内单发或多发病灶的脾原发淋巴瘤,需与转移瘤等鉴别;③同时并有脾内病灶和邻近或其他部位淋巴结增大表现时,多提示为全身淋巴瘤累及了脾,但仍需与广泛的转移瘤鉴别。对于脾淋巴瘤,影像学检查的价值在于:①已明确淋巴瘤患者,发现脾淋巴瘤,有助于临床分期和治疗;②未确诊患者,显示脾异常需进一步评估,行PET检查常有助诊断;③可用于评估脾淋巴瘤治疗后效果。

2. 脾脓肿

【临床与病理】

脾脓肿(splenic abscess)少见,是细菌侵入脾内形成的局限性化脓性感染;多继发于全身性感染的血源性播散或脾周感染的蔓延,也可为外伤、梗死后的并发症。脓肿为单房或多房,可孤立或多发。临床上,表现为全身感染症状并脾区疼痛。

【影像学表现】

X 线:平片可见左膈升高,常伴有胸腔积液,表现无特征。

超声:二维超声①初期,可无异常或显示稍低回声区;②脓肿形成期,呈不规则或圆形无回声区,其内可见散在光点回声,若有气体,则出现强回声气体样反射;周边有高回声带环绕;CDFI 和频谱多普勒见脓肿壁有较丰富的血流信号,为动脉血流。动态观察,无回声区可进行性增大,抗感染治疗后,无回声区范围可明显缩小。

CT:①平扫检查,典型脓肿表现为脾内圆形或椭圆形界清低密度区,单发或多发,CT 值差别较大,一般<30HU,有时脓肿内有气体影;②增强检查,脓肿壁呈环状强化,脓肿中心不强化。

MRI:①平扫检查,脾脓肿的脓腔表现为圆形 T_1WI 低信号和 T_2WI 高信号;病灶周围可见水肿,呈 T_1WI 低信号和 T_2WI 高信号;②增强检查,表现同 CT 增强检查。

【诊断与鉴别诊断】

根据影像学表现,结合临床,一般可做出诊断。CT 对气体、液体的检出敏感,对本病诊断和鉴别诊断有重要意义。脾脓肿应与膈下脓肿、脾囊肿等鉴别,诊断困难时可行超声或 CT 引导下穿刺活检。

3. 脾梗死

【临床与病理】

脾梗死(splenic infarction)为脾动脉或其分支栓塞所造成的局部脾组织缺血坏死。病因包括:动脉粥样硬化、血栓形成、慢性白血病所致脾动脉内皮细胞下白细胞浸润、镰状细胞性贫血所致微循环内凝血和血流停滞、左心附壁血栓脱落等。脾梗死灶大小不等,可单发,也可数个病灶同时存在或融合;病灶多呈楔形,底部位于被膜面,尖端指向脾门。脾梗死可无症状或有左上腹疼痛、左侧胸腔积液、发热等表现。

【影像学表现】

超声:①二维超声:脾实质内有单发或多发楔形或不规则形低回声区,底部朝向脾外侧缘,尖端指向脾门;内部有高回声光点或呈蜂窝状回声;②CDFI 检查,显示病变区内无血流信号。梗死灶坏死液化后可形成假囊肿,出现液性无回声区;陈旧性梗死灶纤维化、钙化时,回声明显增强,后方可伴有声影。

CT:①平扫检查,典型表现为尖端朝向脾门、边界清楚的楔形低密度区;②增强检查,低密度区无强化,与周围正常强化脾实质对比更加清楚(图7-45)。

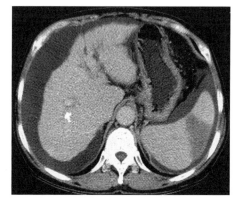

图 7-45　肝硬化合并脾梗死
增强 CT 检查,脾内梗死灶呈尖端朝向脾门的楔形无强化区,底部朝向脾外侧缘

MRI:①平扫检查,梗死区信号依梗死时间而不同,急性和亚急性梗死区在 T_1WI 和 T_2WI 上分别为低信号和高信号影;而慢性期由于梗死区有瘢痕组织和钙化形成,在 MRI 各种序列上均呈较低信号改变。②增强扫描,病灶无强化。

【诊断与鉴别诊断】

在脾梗死,影像学上出现病灶呈楔形这一典型表现时,诊断不难;若形态不规则,则需与脾脓肿、脾破裂出血等鉴别。超声 CDFI 检查无血流,CT 和 MRI 增强检查病灶无强化是脾梗死的特征表现,也是鉴别诊断的主要依据。

第三节　腹膜腔和肠系膜

腹膜(peritoneum)分为壁腹膜与脏腹膜,壁腹膜覆于腹壁、盆壁的内表面,脏腹膜覆于腹腔和盆腔

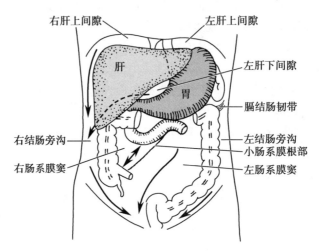

图 7-46　腹膜腔主要间隙和通连关系

脏器的外表面,两者之间构成不规则的潜在腔隙即腹膜腔(peritoneal cavity)。壁腹膜与脏腹膜之间以及脏腹膜彼此之间相互反褶移行,就形成了系膜(mesentery)、网膜(omentum)和韧带(ligament),这些结构具有固定腹内脏器的作用,也是神经血管进出的途径。

腹膜腔分为结肠上间隙、结肠下间隙和盆腔间隙(图 7-46、图 7-47)。①结肠上间隙:位于横结肠与膈之间,又称膈下间隙;其被肝及肝周的腹膜反褶结构分为右肝上间隙、右肝下间隙、左肝上后间隙、左肝上前间隙、左肝下后间隙和左肝下前间隙,此外还有位于腹膜腔外、但在腹腔内的右膈下腹膜外间隙和左膈下腹膜外间隙。②结肠下间隙:位于横结肠下方,其以小肠系膜和升、降结肠为界,分为右结肠下间隙(右侧肠系膜窦)、左结肠下间隙(左侧肠系膜窦)及左、右结肠旁沟。③盆腔间隙:含有多个隐窝,其中男、女共有的为膀胱旁外侧隐窝,包括直肠旁隐窝,盆外侧隐窝;男女不同的是腹膜凹陷,在男性为直肠膀胱陷凹,在女性则为膀胱子宫陷凹和直肠子宫陷凹。

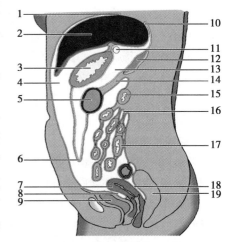

图 7-47　腹部正中矢状位

1. 冠状韧带前层;2. 肝脏;3. 胃;4. 腹膜腔;5. 横结肠;6. 大网膜;7. 子宫;8. 膀胱子宫陷凹;9. 膀胱;10. 冠状韧带后层;11. 网膜孔;12. 胰腺;13. 小网膜囊;14. 横结肠韧带;15. 十二指肠;16. 小肠系膜根部;17. 小肠;18. 子宫直肠陷凹;19. 直肠

一、检查技术

1. **X 线检查**　X 线平片不能显示腹膜、网膜和系膜,仅能发现腹腔积气、大量积液和较大的腹腔肿块,应用价值有限。

2. **超声检查**　超声检查常作为腹膜腔疾病的筛选方法,除能够敏感地发现腹腔积液,还能显示腹膜增厚,腹膜、系膜和网膜结节及肿块,判断其囊、实性,评估血流状况;但超声检查易受肠气干扰而影响了检查效果。

3. **CT 检查**　CT 是腹膜腔疾病的主要影像检查技术,能够敏感发现腹膜腔积气、积液和腹膜增

厚及结节、肿块,并可清楚显示腹膜腔病变与周围结构的关系。增强检查,还能进一步提高小病灶的检出,并有利于疾病的定性诊断。CT 检查时,宜包括整个腹部和盆腔,尤疑为肿瘤性病变时,并常需采用 MPR 行冠状、矢状位重组,以全面了解腹膜、系膜和网膜病变。

4. MRI 检查　腹膜腔的 MRI 检查通常作为 CT 检查后的补充技术,其多序列、多参数成像有利于腹膜腔疾病诊断与鉴别诊断,但对腹膜腔及其病变的细节显示要稍逊于 CT 检查。

二、正常影像表现

1. **X 线检查**　腹部 X 线平片正常影像表现见本章第四节急腹症。

2. **超声检查**　正常壁腹膜呈光滑纤细的高回声线;网膜、系膜和韧带等结构呈高回声带,并可依其解剖关系对它们大致定位。

3. **CT 检查**　CT 检查时,正常壁腹膜和脏腹膜均不能直接识别,但其被覆于腹壁内面和脏器表面,从而能显示其光滑整齐的边缘。网膜、系膜和韧带内有丰富的脂肪组织及血管、淋巴结,而表现为脂肪性低密度并内夹杂着血管和小结节状影,还可根据其部位,推测所代表的解剖结构;增强 CT,可见其中血管发生明显强化。正常情况下,无论平扫或增强检查,多不能确定网膜、系膜和韧带的边界。

4. **MRI 检查**　MRI 检查,腹膜、系膜、网膜和韧带的表现类似于 CT 检查,所不同的是系膜、网膜和韧带内脂肪组织在 T_1WI 和 T_2WI 上均呈高和较高信号,且在抑脂检查时转变为低信号,其内血管多呈流空信号。

三、基本病变表现

1. **腹腔积气**　正常时,腹膜腔内无气体,病变可致其内含气,称为腹腔积气(pneumoperitoneum),也称气腹,常见于胃肠道穿孔,也可为腹部术后或合并感染。X 线平片、CT 及 MRI 检查均可发现腹腔积气,分别呈气体样强回声反射、气体样低密度和无信号表现,其中 CT 检查效果最佳。

2. **腹腔积液**　正常时,腹膜腔内可有少量液体,当病变致腹膜腔内有明显量液体时称为腹腔积液,即腹水(ascites)。少量游离腹腔积液聚集在腹膜腔最低位,即站立位为盆腔腹膜陷凹(peritoneal fossa),仰卧位时则为肝肾隐窝(hepatorenal recess);大量腹腔积液时,可占据腹膜腔各个间隙。腹腔积液常见于肝、肾功能异常、心力衰竭、腹膜原发和继发肿瘤以及结核性腹膜炎等。腹腔积液在 CT 和 MRI 检查时,分别呈液性无回声区、水样密度和信号强度,其中 CT 检查能够整体显示腹腔积液的分布情况,MRI 检查还有可能依其信号强度区分浆液性还是血性积液。应注意,正常生育期女性多可在盆腔腹膜陷凹处发现少量积液。

3. **腹膜增厚**　腹膜增厚可为均一增厚或结节状增厚,前者常见于结核性腹膜炎和急性胰腺炎等,后者多为腹膜原发或继发肿瘤。CT 和 MRI 均可发现腹膜增厚,常同时伴有腹腔积液;其中结节性增厚的结节分别呈软组织密度和信号强度,增强 CT 和 MRI 检查显示增厚的腹膜及结节发生强化,在腹腔积液的对比下,显示更为清楚。

4. **网膜和系膜异常**　网膜和系膜较常见的异常是炎性病变造成的水肿;炎性肉芽肿或肿瘤浸润、转移所形成的结节或肿块,多发结节也可相互融合而形成较大肿块。此外,系膜常见的异常还有淋巴结炎性或肿瘤性增大;偶尔,还可见系膜病变所致的钙化。CT 和 MRI 检查均可发现这些异常,其中 CT 检查效果较好,MRI 对发现钙化不敏感;增强检查还可进一步显示结节或肿块的细节以及强化程度,有助于病变定性诊断。

上述腹膜、网膜、系膜及韧带的异常表现常复合存在,致影像检查呈不同形式的组合表现。

四、疾病诊断

(一) 腹膜腔感染性病变

1. **急性腹膜炎**　急性腹膜炎(acute peritonitis)绝大多数为继发性,常见于胃肠道穿孔、腹部外伤以及手术后并发症等。

【临床与病理】

急性腹膜炎的病理改变为腹膜和系膜充血、水肿和渗出,渗出液含有纤维蛋白并继发多种致病菌感染,进而导致急性化脓性腹膜炎。急性腹膜炎有多种不同病因,但临床症状和体征近似,表现为腹痛、发热、腹肌紧张、有压痛及反跳痛。

【影像学表现】

X线:平片很少用于检查急性腹膜炎。可显示肠管充气、扩张;胁腹线增宽、密度增高或消失;可有腹腔积液征象;若为胃肠道穿孔,还可见腹腔内游离气体。

超声:可显示腹腔积液和积气,分别呈液性无回声和气体样强回声反射。

CT:可以直接显示腹腔内不同程度的积液;若有胃肠道穿孔,还可见游离积气;受累的肠系膜发生水肿增厚,显示密度增高,并有散在条片状致密影;腹膜增厚一般比较均匀;可并有肠壁增厚,肠郁张等表现(图7-48)。

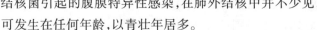

图7-48　肠道穿孔继发急性腹膜炎
CT平扫,示肠系膜密度增高(★),腹腔积液(▲),腹腔游离积气(↑),肠壁增厚(↑)

2. 腹腔脓肿

【临床与病理】

腹腔脓肿是腹腔内化脓性感染局限于某些解剖间隙内,周围被纤维组织或脏器包绕而形成。腹膜腔各个间隙有一定的连通关系,因此脓肿既可以局限于某一间隙,也可以蔓延至多个间隙。临床上腹腔脓肿表现为发热、局部疼痛和血白细胞升高。

【影像学表现】

超声:典型表现为圆形、扁圆形或不规则形低回声或无回声区,内可有散在高回声光点。

CT:①脓肿早期,呈软组织密度肿块,边界不清,增强检查无强化;②脓肿形成后,平扫脓肿中心为低密度,周边密度稍高,部分脓肿内可见到气体样密度影;脓肿周围的脂肪组织密度多显示增高,相邻肠曲的肠壁常有增厚,邻近结构可受压移位;增强检查,可见脓肿壁呈不同形态环状强化(图7-49)。

MRI:①平扫,脓肿在各序列的信号特点与脓液成分相关:脓肿中心坏死均匀,脓液主要为炎性渗出时,T_2WI呈高信号,T_1WI呈低信号;脓肿中心坏死不均匀时,各序列上为不均匀信号影;脓液含蛋白成分较多时,T_2WI及T_1WI信号均较高;脓肿内伴有出血时,根据出血的时期有相应的信号改变。②增强检查,表现同CT增强检查。

3. 结核性腹膜炎　结核性腹膜炎是由结核菌引起的腹膜特异性感染,在肺外结核中并不少见,可发生在任何年龄,以青壮年居多。

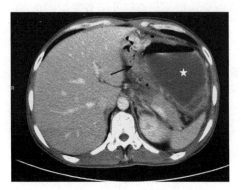

图7-49　左膈下脓肿
CT增强,示脓肿(★),腔内较多脓液,可见液气平;胃体明显受压、左移(↑)

【临床与病理】

结核性腹膜炎病理分为以下三型:①渗出型:腹膜充血、水肿、增厚,纤维蛋白渗出并沉积,腹膜上有许多黄白色或灰白色小结节,可融合成较大结节;腹腔积液少量至中等量。②粘连型:大量纤维组织增生,腹膜及肠系膜、网膜增厚,大网膜可成团块状;肠管相互粘连,也可与其他脏器粘连。③干酪型:腹膜、肠系膜、网膜以及与其他脏器之间有广泛粘连;粘连之间有结核性肉芽肿和肠系膜淋巴结干酪性坏死,可形成多房性结核脓肿;少数可有瘘、窦道形成。在疾病的发展过程中,上述两种或三种类型的病理改变可并存。

临床表现因病理类型及机体反应性的不同而异。一般起病缓慢,早期症状较轻;少数起病急骤,以急性腹痛或高热为主要表现。

【影像学表现】

结核性腹膜炎的影像表现与其病理类型相关。

超声:①渗出型:无回声的腹腔积液分散于全腹,也可局限,内有细小点状回声;腹膜增厚、粗糙;②粘连型:肠管粘连呈团块状,内部强弱回声相同;③干酪型:表现肠系膜淋巴结增大,常多发且可相互融合。

CT:①渗出型:显示密度稍高于水的腹腔积液;腹膜较均匀增厚,增强后明显强化;大网膜有较多渗出时呈污垢样改变。②粘连型:稍高密度的腹腔积液,常呈多发包裹性;网膜呈小片状增厚并有不同程度强化;肠系膜增厚呈线状、星芒状改变。③干酪型:少见,多由渗出型、粘连型演变而来;表现为肠系膜淋巴结增大并环形强化;腹内多发囊样病灶,常有分隔,增强后囊壁、分隔多为轻度强化,也可因复合感染而有明显强化。这三型表现可并存(图7-50)。

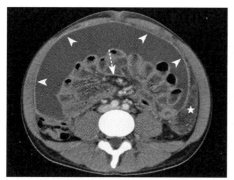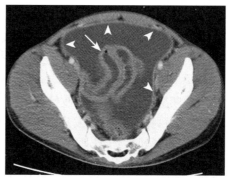

图 7-50 腹膜结核

CT 增强,可见腹膜均匀增厚(▲),肠壁增厚(↑),肠系膜增厚(↑),大网膜增厚呈污垢样改变(☆),肠管相互粘连而不漂浮

【诊断与鉴别诊断】

临床上,急性腹膜炎较为常见,通常诊断并不困难,影像学检查对于了解病因和判断病变程度及有无脓肿形成有较大帮助。腹腔脓肿的影像检查表现较具特征,结合临床资料,多可明确诊断,并能提供脓肿的准确位置和大小,有利于临床治疗方案制订。

结核性腹膜炎在临床上也较为常见,诊断时需密切结合患者的临床表现及实验室检查结果。结核性腹膜炎需与腹膜转移瘤鉴别,其要点见本节腹膜肿瘤。

（二）腹膜肿瘤

腹膜肿瘤(peritoneal tumor)分为原发性和继发性:前者少见,主要为腹膜间皮瘤、原发浆液性乳头状癌、纤维瘤和脂肪瘤;后者主要是转移瘤,多来源于卵巢、胃、结肠,也可来自肝脏、胰腺和子宫的恶性肿瘤。以下介绍常见的腹膜转移瘤和较为少见的原发浆液性乳头状癌。

1. 腹膜转移瘤

【临床与病理】

腹膜转移瘤的来源途径可为:①肿瘤沿腹膜反褶结构(系膜、网膜、韧带)蔓延扩散;②由淋巴道转移至腹膜结构;③由血行转移至腹膜结构;④腹部恶性肿瘤突破脏器的脏腹膜,直接种植到腹膜结构。

临床上,腹膜转移瘤通常表现为腹胀、腹腔积液和胃肠功能障碍,以及原发瘤的相关症状。

【影像学表现】

超声:二维超声检查:①常可发现腹腔积液;②腹膜不规则增厚,并有实性结节;③粘连的肠管呈强回声且多固定于腹膜后壁;④系膜、网膜内及粘连的肠管间可见低回声或无回声区;⑤腹膜后有多发增大淋巴结。

CT 和 MRI:①平扫检查,腹膜腔积液是常见表现;在腹腔积液的对比下,清楚显示腹膜呈结节状不规则增厚(图 7-51),常见于盆腔腹膜陷凹处、升降结肠和肝脾周围,肝脾表面因腹膜结节压迫出现弧形压迹;肠系膜和网膜有多发软组织密度、信号结节,甚至形成网膜饼(omental cake);肠系膜内和腹膜后可有多发增大淋巴结;有时还可发现卵巢、胃、结肠等处的原发恶性肿瘤。②增强检查,腹膜、系膜和网膜的结节通常有中度左右强化而显示更为清楚;增大淋巴结也表现为均匀的轻、中度强化。

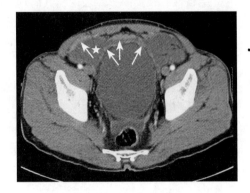

图 7-51 腹膜转移
CT 增强,可见腹腔积液(★),腹膜呈不均匀结节状增厚并强化(↑)

【诊断与鉴别诊断】

当影像学检查显示腹膜不规则结节状增厚和(或)网膜饼,并有腹腔积液时,若同时发现原发脏器恶性肿瘤,如卵巢癌、胃癌和结肠癌等,当可确诊为腹膜转移瘤。若未显示原发恶性肿瘤,则需与以下疾病鉴别:①结核性腹膜炎:腹膜为较均匀增厚,系膜和网膜的结节较小,一般不形成网膜饼,临床和实验室检查有结核病的相应表现;②原发腹膜恶性肿瘤:腹膜间皮瘤罕见,其影像表现类似腹膜转移瘤,但可无腹腔积液,若患者有粉尘职业史,则可提示诊断;原发浆液性乳头状癌是发生在老年女性的一种原发腹膜恶性肿瘤,影像学表现也类似腹膜转移瘤,较具特征的是血中糖链抗原-125(CA-125)显著提高。

2. 腹膜原发浆液性乳头状癌

【临床及病理】

腹膜原发浆液性乳头状癌是一种相对少见的恶性肿瘤,预后不良。发生在绝经后老年妇女,实验室检查 CA-125 明显增高。该病的组织学特点和临床表现均与卵巢浆液性乳头状癌相似。

【影像学表现】

超声、CT 和 MRI:各种影像学检查表现均与腹膜转移瘤类似,所不同的是腹膜转移瘤有可能发现腹、盆腔脏器原发恶性肿瘤表现,而腹膜浆液性乳头状癌无此表现。

【诊断与鉴别诊断】

腹膜原发浆液性乳头状癌的影像表现不具特征,需与原发瘤未明的腹膜转移瘤及腹膜间皮瘤鉴别。若这些异常影像表现发生在老年女性,且血中 CA-125 明显增高,则提示为原发腹膜浆液性乳头状癌,但最终确诊仍需病理学证实。

第四节 急 腹 症

急腹症(acute abdomen)是一类以急性腹痛为突出表现的腹部急性疾病的总称,涉及消化、泌尿、生殖及循环等系统多种疾病。此外,其他系统或某些全身性疾病也可出现类似急腹症的临床表现。因而,急腹症不仅是日常临床工作中的常见病,也是在诊断上较为繁杂困难、内容较广泛的一组疾病,需在短时间内做出明确诊断,以便采取相应的治疗,有些甚至必须立刻采取外科手术治疗。影像学检查在急腹症的诊断与鉴别诊断中发挥着重要的作用。

本章不对急腹症进行全面介绍,其中某些疾病如急性胆囊炎、急性胰腺炎等已列入相应章节,故重点叙述临床上常见的肠梗阻、胃肠道穿孔和腹部外伤。

一、检查技术

急腹症常用的影像检查技术包括 X 线检查、CT 检查和超声检查,而 MRI 检查的应用相对较少。

了解急腹症的影像检查方法、应用范围和限度,有助于临床合理选用。

急腹症影像检查的目的在于明确疾病的有无,病变的部位、范围、性质及并发症等,以便为疾病诊断、治疗计划制订和疗效评估提供依据。

(一)X线检查

X线检查适合在胃肠减压、放置肛管、灌肠及给予解痉、止痛类药物之前进行,以了解腹盆腔原有的病理生理状态。

1. 透视及X线平片　可作为急腹症的影像首选方法。

(1)透视:较少应用,但可观察膈肌运动和胃肠蠕动,对于胃肠道穿孔和肠梗阻诊断有一定价值。

(2)X线平片:是常用的方法,摄影位置首选为站立正、侧位,必要时采用仰卧前后位、仰卧水平侧位、侧卧水平正位或倒立侧位等。①站立正、侧位,能清楚显示腹腔内游离积气和腹腔及肠管内的气液面,对胃肠道穿孔和肠梗阻的诊断有较高价值;②仰卧前后位和仰、侧卧水平侧位和正位,主要用于不能站立的患者,同样能显示腹腔内游离气体及肠管内气液面,并可对腹部的其他改变进行评估,包括肠内积气、积气肠管的分布位置、软组织块影、腹腔积液及腹壁情况等;③倒立侧位,用于检查先天性直肠肛门闭锁。

2. 造影检查　①钡剂或空气灌肠检查,主要用于回盲部肠套叠、乙状结肠扭转、结肠癌所致梗阻及先天性肠旋转不良等;对肠套叠和乙状结肠扭转,部分病例还可通过加压空气灌肠进行复位;②上消化道造影检查,口服稀释后的含碘对比剂,可用于先天性幽门肥厚、胃肠道穿孔及十二指肠梗阻等检查;③DSA检查,对急性消化道大出血者,需行选择性或超选择性DSA检查,在明确出血部位的同时,可滴注加压素或栓塞止血。

(二)超声检查

对于胆囊炎、胆石症、急性胰腺炎、肠梗阻和腹部急性外伤,超声检查均有一定价值,也可作为这些疾病的初查方法。然而在急腹症时,由于患者尚未饮食控制,肠道内气体干扰有时非常严重,将会影响对胆囊疾病、特别是胰腺疾病的显示,因此应补充CT检查。对于急腹症患者的检查不应局限于疼痛部位,应注意检查其他常见的容易发生急腹症的部位(如阑尾、盆腔)以及一般不进行常规检查的部位(如肠道等)。

(三)CT检查

目前在急腹症影像学检查中,CT已是腹部X线和超声检查的重要补充手段,并已逐步成为主要影像检查技术。腹部平片检查对急性阑尾炎、脏器损伤等疾病的诊断价值有限,应首选CT检查;一些常见疾病如肠梗阻、胃肠道穿孔等所致急性腹膜炎,由于CT检查能提供更多的诊断信息,亦可作为首选检查方法。

1. 平扫检查　为急腹症CT检查的常规方法,可发现大多数急腹症导致的异常表现。检查时需注意:①扫描范围,一般应上自横膈,下达盆腔,以全面了解整个腹盆腔的异常表现;同时重点检查病变可能累及的解剖部位,如考虑为急性阑尾炎;②窗技术应用,应使用恰当的窗技术,能将腹内气体与脂肪区分开;③多平面重组(MPR),有利于全面观察腹部各解剖结构及其异常。

2. 增强检查　主要用于检查与血管有关的急腹症、腹内脏器损伤、脏器炎症及腹腔脓肿,用于了解肠梗阻时是否伴有血供障碍。除了常规静脉团注对比剂后增强扫描外,有时需行多期增强检查,以观察不同时相病变的密度变化,例如判断肠梗阻时有无供血障碍。

二、正常影像表现

(一)X线检查

1. X线平片　正常情况下,由于腹壁与腹内器官缺乏自然对比,因而腹部平片所能显示的结构较少,且对细节的观察能力有限。

(1)腹壁与盆壁:①脂肪组织:腹膜外(主要指腹膜后)间隙及器官周围的脂肪组织,在平片上显示为灰黑影。腹部前后位片上,在两侧胁腹壁内可见腹膜外窄带样脂肪影,上起第10肋骨下端,向下延伸到髂凹而逐渐消失,称胁腹线(flank stripe)(图7-52);肾周脂肪影常可显示并能勾画出肾脏轮廓;②肌肉组织:腰大肌和腰方肌位于腹后壁,闭孔内肌和肛提肌等位于盆腹膜外,由于周围脂肪的对比,腹部前后位平片常可将它们的边缘显示出来。

（2）实质脏器:肝、脾、肾等呈中等密度,借助器官周围脂肪组织和相邻充气胃肠道的对比,在腹部平片上,常可显示这些器官的轮廓、大小、形状及位置。正位片上:①肝脏,部分患者可显示肝内下缘,微向外上突或较平直;肝内下缘与外缘相交形成肝角,一般呈锐角(图7-52);②脾,脾上极与左膈影融合而不显示,下极较圆钝;③肾脏,两肾沿腰大肌上部两侧排列。

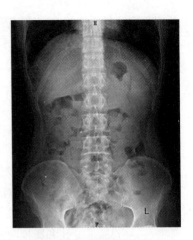

图7-52   正常腹平片
显示双侧侧腹壁内侧线条状低密度的胁腹线,肝内下缘和肝外缘及其间相交形成的肝角

（3）空腔脏器:胃肠道、胆囊、膀胱等脏器为中等密度,依腔内的内容物不同而有不同的X线表现:①胃、十二指肠球部及结肠,由于腔内可含气体,于腹部平片可显示部分内腔;小肠除婴幼儿可有积气外、一般充满食糜及消化液,与肠壁同属中等密度,缺乏对比而不能显示;②膀胱和胆囊,其周围有少量脂肪,偶尔也可显示部分边缘。

2. **造影检查**   造影检查的正常表现,见腹部相关章节所述。

（二）超声检查

腹部超声检查的正常表现,见腹部相关章节所述。

（三）CT检查

平扫CT:能够直接显示肝脏、脾、肾脏、胰腺及腹膜腔和腹膜后间隙内各解剖结构的密度和形态,它们的正常表现见有关章节;对胃肠道可以观察其位置、内腔和腔壁的径线、形态及密度;正常腹腔内无积气、积液表现。增强CT:显示正常胃肠道的腔壁和系膜血管发生强化。

三、基本病变表现

（一）X线检查

1. **X线平片**   急腹症时,腹部各主要解剖结构可因病理改变而发生密度或形态上的变化,产生不同的异常表现,分述如下。

（1）腹腔积气:①游离气腹:某种病因导致腹膜腔内积气(pneumoperitoneum)并随体位改变而游动,称为游离气腹,常见于胃肠道穿孔、腹盆部术后或合并感染。立位摄片,气体可上浮至横膈与肝或胃之间,显示为透明的新月形气体影(图7-53);仰、侧卧位水平投照,气体则浮游到远地侧腹壁与腹内脏器外壁之间;②局限性气腹:若腹腔内气体局限于某处,且不随体位改变而移动,则称之为局限性气腹,常为胃肠道穿孔至小网膜囊内或腹膜后及腹腔感染等所致。

此外,在某些病理情况下,实质脏器内(如肝内脓肿)、血管内(如肠缺血性坏死的门静脉内积气)、胆管内(如胆肠瘘或吻合术后)以及胃肠壁内(如新生儿坏死性小肠结肠炎),均可有积气征象。

（2）腹腔积液:各种不同的病因如感染、肿瘤、外伤、肝硬化、低蛋白血症等均可导致腹腔积液。腹腔积液在腹腔内坠积于低处。X线平片检查时,腹腔积液可致腹部密度增高,投照位置不同和液体量不同,可致腹部相应部位发生不同程度的密度增高。

（3）实质脏器增大:如肝、脾、肾等增大,则可在轮廓、形状等方面发生改变;同时也可能压迫、推移相邻脏器,尤其是含气的空腔脏器,致使发生受压移位表现。

（4）空腔脏器内积气、积液并内腔扩大:胃肠道腔内积气、积液和内腔扩大表现最常见于梗阻性病变,也见于炎症和外伤。梗阻的位置、类型不同,引起的改变也各异。

1）梗阻位置：幽门梗阻致胃扩张，立位投照时，上腹部出现较长的气液平面；十二指肠降段梗阻，其近侧的胃和十二指肠球部胀气扩大，可表现出"双泡征"；小肠和结肠充气扩张，在气体衬托下，可通过观察肠黏膜皱襞的形态而将它们区分，有利于判断梗阻位置（图7-54）。

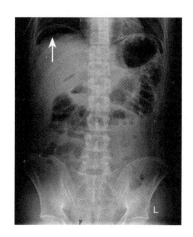

图7-53　**腹腔积气**
立位腹平片，双侧膈下可见新月形透亮影（↑），为腹腔内游离气体

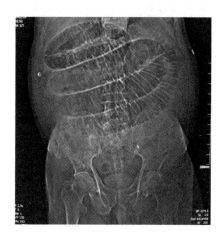

图7-54　**胃肠道积气扩张**
仰卧前后位X线腹平片，提示空肠积气、扩张，病变肠管位于上腹部，可见弹簧状黏膜皱襞

2）梗阻类型：正常时，空肠居左上腹、回肠居右下腹及盆腔。小肠及其系膜扭转，如扭转度为180°的奇倍数（如180°、540°）时，则可出现易位情况，即空肠位于右下腹，回肠位于左上腹。

肠曲排列形式及活动度的变化，对诊断有一定的意义：小肠系膜扭转时，胀气的肠曲常因系膜紧缩、牵引，而出现向周围伸展及活动度受限，即有向心性集中和对称性排列的倾向；粘连性肠梗阻常有肠曲活动度减少，甚至固定。

肠黏膜皱襞和肠壁增厚常发生于肠壁循环障碍时，如绞窄性肠梗阻、肠系膜血管血栓形成，亦常见于炎性肠病及肠壁外伤等。

（5）腹内肿块影：肿块在相邻充气肠曲对比下可显示为均匀的软组织肿块影，有较清晰的边界。假性肿块又称"假肿瘤"征，是两端闭锁的绞窄性肠段，即闭袢内充满大量液体的表现，其密度较高，致使仰卧前后位片上，呈肿块影像。

（6）腹内高密度影：主要为阳性结石、钙斑和异物。阳性结石可为胆石、泌尿系结石和阑尾粪石等。

（7）腹壁异常：包括胁腹线异常、腹壁软组织肿胀、组织间积气和腹壁肌张力异常等：①炎症或外伤使脂肪组织发生充血、水肿、坏死和出血等，可致使胁腹线增宽、透明度下降甚至消失；②炎症、外伤还可使腹壁软组织增厚、密度增加和向外膨出；③腹壁软组织内还可显示组织间积气，气体可来源于腹膜后或间位空腔脏器向腹膜外破裂，另外也见于开放性腹壁外伤。

（8）下胸部异常：急腹症时，胸膜、肺底和膈肌可发生改变，例如膈下脓肿常有同侧胸腔积液、肺底炎症、膈肌上升及活动度减小。

2. 造影检查　急腹症造影检查时，依检查方法和病变类型不同可有不同的异常表现。

（1）钡剂、空气灌肠检查：①急性肠套叠时：钡剂或空气灌肠可显示套头梗阻端所形成的杯口状或半圆形充盈缺损；②乙状结肠扭转时：钡剂或空气灌注时受阻于梗阻处，呈突然削尖样或鸟喙状狭窄甚至完全阻塞（图7-55）；③结肠癌所致结肠梗阻：钡剂可于病变处显示不规则狭窄或环形狭窄，甚至完全阻塞。

（2）泌尿系造影检查：很少应用。可有以下表现：①肾破裂时：行静脉肾盂造影检查，可显示肾盂、肾盏连续性受损，对比剂发生外溢；②膀胱破裂时：行静脉肾盂造影检查，可显示膀胱边缘模糊不

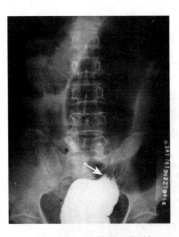

图 7-55　乙状结肠扭转
X线钡剂灌肠造影检查,可见梗阻端呈"鸟嘴样"(↑),乙状结肠充气扩张呈马蹄形

清,甚至对比剂进入盆腔腹膜内或外间隙内。

(二) 超声检查

超声检查对于胆囊炎、胆石症、急性胰腺炎、肠梗阻、外伤都有一定的价值,主要异常表现如下。

1. 异常气体与液体　腹腔内有游离气体时,可见膈下、肝脾前方有气体样强回声反射;肠梗阻时扩大肠腔内的积液表现为液性无回声区;胃肠道穿孔后,内容物流入腹腔并刺激腹膜也可见局部腹腔积液表现。

2. 实质脏器外伤　肝脾破裂时显示外形膨隆,包膜轮廓中断,新鲜出血为强回声、低回声或不均匀回声,包膜下血肿表现为混合性回声肿块,被压缩的脏器如肝、肾实质回声增强。

3. 急性炎症与结石　超声检查简便、可靠,胆囊炎时胆囊壁增厚、模糊、水肿,结石呈强光点、光斑或光团伴后方声影为其特征;急性胰腺炎时胰腺肿大,回声减低。

(三) CT检查

除能显示X线平片所见的异常表现外,还可发现其他异常征象。由于CT的软组织密度分辨力明显高于X线,使腹内脏器、肌肉、脂肪等组织能够清晰显示,对急腹症引起的异常密度变化,如脏器的水肿、脓肿、腹腔积液、异常气体及液体的潴留、异常钙化及异物等均可准确显示。增强检查还可为急腹症诊断提供更多的信息,为临床医师决定手术还是保守治疗提供重要信息。

1. CT平扫

(1) 异常气体及液体:在普通X线检查难以确认者,如急性胰腺炎的炎性渗出液或其他原因造成的积气、积液且所居位置较深在时,CT检查可确切检出;胃肠道等空腔脏器穿孔时,少量气体X线无法检查时,CT亦可明确诊断(图7-56a)。

(2) 异常钙化灶:CT对病灶钙化的检出比X线平片敏感,如对腹内部分肿瘤的钙化及结石的检出(图7-56b)。

(3) 腹内脏器外伤:如肝脾和肾破裂出血以及其他脏器损伤,CT检查可直接显示有无破裂出血及其范围,并可大致判断出血的时间及出血量(图7-56c)。

(4) 腹内肿块:CT检查可准确判断肿块的有无、位置及其与周围脏器的关系,对肿块的鉴别常具有重要价值(图7-56d)。

2. CT增强　急腹症一般不首选CT增强扫描,但需进一步明确实质脏器损伤细节、评估腹内肿块性质或疑为肠系膜血管病变时则应选用。

(1) 实质脏器:增强异常表现:①可以更清楚显示脏器损伤位置、类型及出血范围;②能够鉴别实质脏器肿瘤破入腹腔导致的出血;③根据腹内肿块的强化表现,可推断其性质,如脏器内脓肿、胃肠道肿瘤等。

(2) 肠管及肠系膜:增强异常表现:①肠壁异常强化,多见于炎性肠病和肿瘤性病变;②门静脉和肠壁内积气,增强检查显示更为明确,主要见于肠坏死;③强化的肠系膜血管拉长、增粗、扭曲(漩涡征)(图7-57)、集中,狭窄甚至闭塞,其中"漩涡征"是肠扭转较特异性表现,血管狭窄和闭塞见于肠系膜血管病变。

(3) 腹部大血管:增强异常表现:强化的腹主动脉管径异常扩大,见于腹主动脉瘤,并可发现其内低密度血栓,有时还可见对比剂溢入大血管周围的腹膜后间隙内,指示动脉瘤破裂。腹主动脉夹层时腹主动脉扩张并分为真、假两腔,并可累及腹主动脉重要分支。

(4) 腹膜腔:增强异常表现:当腹膜炎症及脓肿形成时,可以显示腹膜强化和脓肿壁强化。

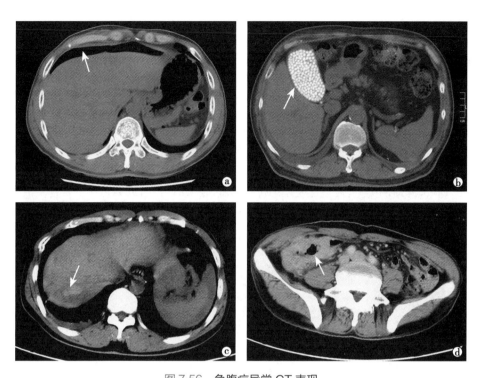

图 7-56 急腹症异常 CT 表现

a. 胃肠道空腔穿孔,示腹腔膈下游离积气(↑);b. 胆囊内多发结石(↑);c. 肝内血肿(↑);d. 结肠壁增厚(↑)

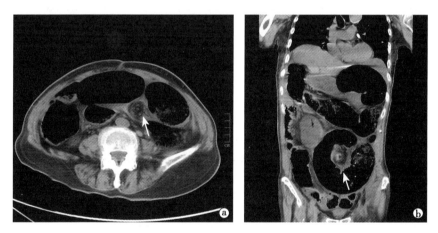

图 7-57 急腹症 CT 增强异常表现

CT 轴位及冠状位示肠系膜扭转所致的"漩涡征"(↑)

四、疾病诊断

急腹症中常见者有胃肠道穿孔(gastrointestinal perforation)并急性腹膜炎、腹腔脓肿、肠梗阻、腹部脏器损伤及腹主动脉瘤破裂等。以下介绍肠梗阻、胃肠道穿孔与腹部外伤的影像学表现及诊断。

(一)肠梗阻

肠梗阻(intestinal obstruction)指肠内容物不能正常运行、顺利通过肠道,为临床上常见的急腹症之一。影像学检查的目的在于:明确有无肠梗阻;若有梗阻则应进一步明确梗阻的类型,并确定梗阻的位置及病因。

【临床与病理】

肠梗阻一般分为机械性、动力性和血运性三类:①机械性肠梗阻:分单纯性与绞窄性两类;前者只有肠管通过障碍,无血液循环障碍;后者同时有血液循环障碍;②动力性肠梗阻:分为麻痹性肠梗阻与痉挛性肠梗阻,肠管本身均无导致通过障碍的器质性病变;③血运性肠梗阻见于肠系膜血栓形成或栓塞,有血循环障碍和肠肌运动功能失调。

【影像学表现】

不同类型肠梗阻有不同的影像学表现特点。

(1) 单纯性小肠梗阻(simple small intestinal obstruction):较常见。

X 线:当梗阻发生后 3~6 小时,可显示梗阻近端肠曲胀气扩大,肠内有高低不等的阶梯状气液面(图 7-58a);肠壁与肠黏膜皱襞除非病程较长时,一般无明显增厚;梗阻端远侧无气体或仅有少许气体。依据胀气扩大肠曲的类型,可估计梗阻的位置:高位梗阻时,梗阻近端肠管主要存留液体,气体多因呕吐而排出,此时仅于上腹部见数目有限含气量少的扩张小肠影,应警惕高位小肠梗阻的可能;低位小肠梗阻的特征是扩张的肠腔及液面多,分布范围可占据整个腹部。

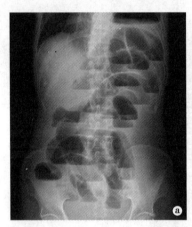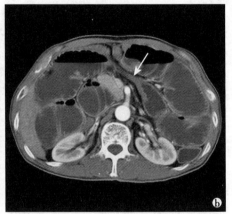

图 7-58　单纯性小肠梗阻

a. 立位腹平片,腹部多发阶梯状气液平面;b. CT 增强扫描,可见小肠扩张,积气、积液并气液平面,以及扩张肠管与塌陷肠管间的移行带(↑)

不同的病因所致肠梗阻,尚可在 X 线片上有一定特征,如胆石性肠梗阻可在非胆囊区显示阳性结石影,还可显示胆肠瘘所致的肝内胆管积气;蛔虫堵塞所致的肠梗阻可在小肠内显示有大量成团、成束的蛔虫影像。

CT:CT 检查除可显示小肠扩张及积气、积液外,还可发现扩张肠管与正常肠管之间的"移行带",此为判断梗阻部位和原因提供重要依据,如肿瘤性病变可见"移行带"处肠壁增厚或肿块影,肠粘连时则无肿块显示(图 7-58b)。因而,对于单纯性小肠梗阻的病因确定,CT 检查要较 X 线平片敏感而准确。

(2) 绞窄性小肠梗阻(strangulated obstruction):多为闭袢性肠梗阻,常见于扭转、内疝、套叠(intussusception)和粘连等。

X 线:绞窄性肠梗阻多有小肠系膜受累,肠曲活动受限,因而有肠曲向某一固定部位聚集的表现。肠壁血液循环障碍可导致肠壁水肿增厚(后期可变薄),黏膜皱襞增粗,肠内积液量多和液面较高等改变。闭袢性肠梗阻,肠腔内充满液体,表现为软组织密度的肿块,称为"假肿瘤"征;如充气闭袢肠管呈"U"形,形态上类似咖啡豆,称为"咖啡豆征"(图 7-59a)。绞窄性小肠梗阻后期,由于肠系膜的血管常发生绞窄或闭塞,从而易引起肠坏死,还可并发腹腔积液。

不同病因所致绞窄性肠梗阻还具有一定影像表现特点:①小肠扭转和内疝时,常合并"假肿瘤"征或"咖啡豆征";②粘连性肠梗阻,比较其仰卧前后位与侧卧位水平正位片显示肠曲排列固定,还可出现肠曲纠集征象和肠曲转角较急的表现;③急性肠套叠造影检查时,显示套叠所形成的杯口状充盈

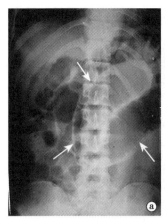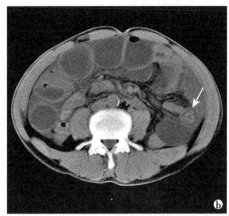

图 7-59　绞窄性小肠梗阻

a. 腹平片示咖啡豆征(↑指示咖啡豆样轮廓); b. CT 平扫, 小肠缺血改变
所致的环靶征表现(↑)

缺损。

CT: 平扫, 对判断肠管缺血程度有一定帮助, 肠壁轻度增厚并分层(靶征)及肠系膜血管集中等征象反映肠管缺血并存在可复性(图 7-59b); 而肠壁密度增高、积气以及肠系膜出血等征象则指示肠管缺血严重, 甚至已梗死; 增强检查, 通过肠壁强化表现, 还可进一步显示缺血程度及判断是否发生肠坏死。

(3) 大肠梗阻: 大肠癌、乙状结肠扭转(volvulus of sigmoid colon)是大肠梗阻常见的病因, 均可能产生闭袢性肠梗阻征象。前者因回盲瓣作用而导致肿瘤与回盲瓣双端闭锁, 形成闭袢, 使该段大肠内大量积液; 后者为乙状结肠连同系膜扭转而导致该段肠曲双端闭锁, 也形成闭袢。

X 线: 闭袢段大肠明显扩张、积气积液。发生乙状结肠扭转时, 扩张的乙状结肠形同马蹄状, 其圆弧部向上, 两肢向下并拢达左下腹梗阻点, 这种特征性的表现可在立位 X 线平片上清晰显示; 钡剂灌肠时, 完全梗阻的患者表现为钡剂充盈乙状结肠下部, 向上逐步变细, 并指向一侧, 呈鸟嘴状(见图 7-55)。

CT: CT 检查不如 X 线直观, 但可清晰显示大肠梗阻端肿块或乙状结肠扭转处肠管管径的改变。

(4) 麻痹性肠梗阻: 麻痹性肠梗阻(paralytic obstruction)又称肠麻痹, 全部肠管均处于麻痹扩张状态, 无器质性狭窄。常见于急性腹膜炎、脓毒败血症、腹部术后、低血钾症、严重外伤或外伤性休克以及腹膜后间隙感染或血肿等。

X 线和 CT: 腹部 X 线平片及 CT 扫描表现包括: 大小肠均呈普遍性扩张和积气, 可有液面形成; 除小肠大肠扩张外, 有时胃也扩张; 其中大肠扩张显著, 通常以全部大肠充气为诊断本病的重要依据。麻痹性肠梗阻立位也可见到液平面, 但一般少于机械性肠梗阻。多次检查肠管形态改变不明显是本病的又一重要征象。

【诊断与鉴别诊断】

用影像学方法评价临床拟诊肠梗阻的急腹症患者时, 应注意以下几个方面:

(1) 对有无肠梗阻的判定: ①在发生完全性机械性肠梗阻数小时之后, 梗阻近端的肠曲即发生扩张并有积气、积液; 发生后的 24 ~ 48 小时内, 梗阻远端肠管内的气体即被吸收, 表现为梗阻段以下肠管内看不到肠气; ②在肠梗阻的早期或不完全性肠梗阻时, 结肠内可有气体存在。

(2) 对肠梗阻部位的判定: 根据肠曲扩张和液平面的部位、数量及肠黏膜皱襞的特点可以判断肠梗阻的大致部位: ①小肠近端梗阻, 扩张的肠曲少、液平面少并且多位于上腹部; ②小肠远端梗阻, 扩张的肠曲多、液平面多，有时扩张积气肠曲和液平面可遍及全腹，如回肠末端的梗阻；③结肠梗阻时，由于回盲瓣的单向通过作用，在梗阻的早期，积气和积液主要发生在结肠，而小肠的积气和积液现象则不明显，随着病程的进展，回盲瓣的功能丧失，此时小肠也可有较多的肠曲扩张和积气、积液；④麻痹性肠梗阻，显示小肠和结肠同时明显扩张，多难以判断梗阻的部位。根据扩张肠管黏膜皱襞的类型也可区分小肠和结肠：①小肠黏膜呈弹簧状，贯穿肠管横径的全长；②结肠的半月瓣仅能到达肠管横径的一部分。

（3）对肠梗阻有无绞窄性的判定：绞窄性肠梗阻时，除引起肠腔完全阻塞外，肠壁有明显淤血、肿胀、增厚和大量渗出，最终导致肠坏死。故绞窄性肠梗阻可出现如下征象：①闭袢内大量积液形成"假肿瘤"征；②闭袢大量积气扩张形成所谓"咖啡豆征"；③若出现肠坏死可见肠壁内出现线状或小泡状气体影；④病变发展迅速，1~2 天内即可出现腹腔积液。

（二）胃肠道穿孔

胃肠道穿孔常继发于溃疡、外伤破裂、炎症及肿瘤：其中胃十二指肠溃疡穿孔最为常见；外伤性肠管破裂多由闭合性损伤引起；肿瘤穿孔是因肿瘤坏死或肿瘤引起肠梗阻继发所致；此外，肠伤寒、局限性肠炎、坏死性肠炎以及溃疡性结肠炎也可造成肠穿孔。

【临床与病理】

胃十二指肠溃疡穿孔分为急性和慢性：前者多发生在前壁，穿孔直径一般为 0.5~1.6cm，穿孔的同时胃十二指肠内的气体和内容物流入腹腔，引起气腹和急性腹膜炎；后者多发生在后壁，尤见于十二指肠后壁，穿透前浆膜与附近组织器官粘连，有时溃疡虽很深，但内容物不流入腹腔。在小肠穿孔时，由于小肠肠曲彼此紧靠，穿孔后纤维蛋白沉着，相互粘连，穿孔很快被封闭，故小肠内容物流出少，且小肠气体少，也较少造成气腹。结肠气体量较多，穿孔后肠内容物随大量气体流入腹腔，易形成气腹和局限性或全腹腹膜炎。

临床特点是起病骤然，持续性上腹剧痛，不久可延及全腹，产生腹肌紧张、全腹压痛与反跳痛等腹膜刺激症状。

【影像学表现】

X 线：当胃肠道穿孔至腹腔时，腹部平片的主要异常表现为气腹、腹腔积液、胁腹线异常和肠麻痹等，还可继发腹腔脓肿形成。

（1）气腹：胃肠道穿孔时，以游离气腹最常见（见图 7-53）。应注意以下几种情况：①胃、十二指肠球部及结肠，正常时可有气体，因此穿孔后大都有游离气腹表现；②小肠及阑尾，正常时一般无气体，穿孔后很少有游离气腹表现；③胃后壁溃疡穿孔，胃内气体可进入小网膜囊，如网膜孔不通畅，则气体局限在网膜囊内，立位腹平片于中腹部可显示气腔或气液腔；④腹膜间位肠管向腹膜后间隙穿孔，可出现腹膜后间隙充气征象，而腹腔内并无游离气体，因此，没有游离气腹征象并不能排除肠道穿孔。此外，还要注意游离气腹并非胃肠道穿孔所特有，也可见于输卵管通气检查、腹部手术后、腹部产气菌感染后等。

（2）腹腔积液、胁腹线异常及肠麻痹：为胃肠穿孔后，胃肠内容物进入腹腔引起的化学性和细菌性腹膜炎表现，除腹腔积液外，还可显示相邻胁腹线变模糊、肠曲反应性淤积和肠麻痹等征象。

（3）腹腔脓肿：局限性腹膜炎可形成腹腔脓肿，多位于腹腔间隙或隐窝处，常以腹壁、器官及韧带形成脓腔壁。主要表现为：①可见气液空腔或气泡影；②脓腔无气体时，表现为组织肿块影；③脓肿周围炎性浸润，相邻脂肪线（带）增宽、密度增高或消失；④上腹腔淋巴炎性引流，可出现胸腔积液、肺底炎症及下叶肺不张等。

超声：胃肠道穿孔主要表现是腹腔内游离气体和腹腔积液。超声检查在腹腔高位处，可见气体样强回声反射；胃肠道穿孔后，内容物流入腹腔，腹膜受刺激而产生渗出液，出现腹腔积液以及局限性或弥漫性腹膜炎征象。

CT：胃肠道穿孔后，CT检查能敏感地发现少量气腹和腹膜后积气，亦可确认积液的部位和液体量，特别是能显示少量积液（见图7-58b）。横结肠系膜上方的腹腔积液最初位于肝右叶后内侧与右肾之间，是仰卧位腹腔最低处，表现为围绕肝右叶后内缘的水样密度影；横结肠系膜下方的积液，早期位于盆腔的膀胱直肠陷凹或子宫直肠陷凹内，表现为边界清晰水样密度，其后可延伸至结肠旁沟内。大量积液时，小肠漂浮，集中在前腹部，此时脂肪性低密度的肠系膜在周围腹腔积液衬托下得以清楚显示。而小网膜囊积液表现为胃体后壁与胰腺之间的水样低密度区，大量积液时，脾胃韧带受推移。

CT可明确显示腹腔脓肿，增强扫描，依据脓肿壁的环状强化表现，可确切显示其数目、位置和大小。

【诊断与鉴别诊断】

胃肠道穿孔以胃、十二指肠溃疡穿孔最常见。腹平片检查，若发现游离气腹，结合临床症状、体征和发病过程，通常可以明确诊断。但当腹平片检查未见确切异常，特别是无游离气腹而临床资料提示为胃肠道穿孔时，则应行CT检查。CT对胃肠道穿孔征象的显示要更明确、细节要更清楚，不但能发现和确诊腹平片未能检出的胃肠道穿孔，且可为急腹症的鉴别诊断提供重要依据。

（三）腹部外伤

腹部外伤（abdominal trauma）多为腹部受到外力撞击而产生的闭合性损伤，常累及实质性脏器如肝、脾、肾和（或）空腔脏器，可发生在腹膜腔或腹膜后间隙。本节主要介绍常见的实质脏器外伤的影像学表现及其诊断。

【临床与病理】

实质脏器外伤可致实质内或包膜下发生血肿，亦可破裂而并有邻近腹膜腔和（或）腹膜后间隙内积血。实质脏器损伤的发生率依递减顺序为脾、肝、肾、胰等。临床上主要表现为局部甚至全腹疼痛、腹膜刺激症状和血色素明显减低，肾损伤者可出现血尿。

【影像学表现】

（1）实质脏器包膜下破裂：超声检查时肝、脾、肾形态失常，包膜基本完整，并与实质部分分离，其间为代表血肿的无回声区，内部可见散在小光点回声，并有飘浮感；随时间延长，其内出现条索状回声和中高回声改变，为血凝块所致。CT平扫，包膜下血肿呈高或略高密度影，且随时间延长而密度减低；脏器实质显示受压内陷；增强检查，血肿部分无强化。

（2）实质脏器内血肿：在超声及CT扫描中，于肝、脾、肾实质内可显示血肿征象。超声呈局限性边界不清的不规则低回声区，其内部有小片状无回声区及后方回声轻度增强等。CT平扫检查，肝、脾实质内血肿密度常与正常组织形成明显差异：急性出血灶呈均匀或不均匀高密度；出血较久，则呈较低密度（图7-60）。

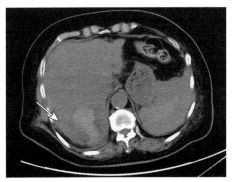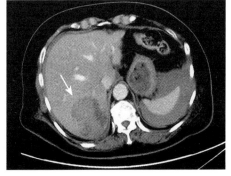

图7-60　**肝内血肿**
肝右叶稍高密度血肿影，增强后无明显强化（↑）

（3）实质脏器破裂：其包膜不完整，超声及 CT 检查不一定显示，但于膈下、肝肾陷窝，盆腔及左右结肠旁沟等区域可识别破裂所致的出血，超声上这些部位的出血呈无回声区，CT 平扫显示不同密度的积液，并可见相应的肝、脾、肾实质内和（或）包膜下血肿表现（图 7-61）。

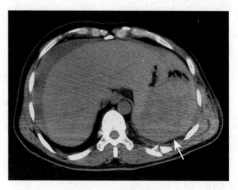

图 7-61　脾脏破裂
脾脏正常形态消失，实质密度不均匀
（↑），肝周积液

【诊断与鉴别诊断】

腹部闭合性损伤影像学检查时，实质脏器的各种类型损伤均有比较特征的表现，结合外伤史和相应的临床症状与体征，诊断并不难。腹部闭合性损伤首选影像检查方法为 CT 检查，有很高的敏感性与特异性，且可明确损伤的类型与范围，必要时行 CT 增强检查还可提供更多的诊断信息。

腹部闭合性损伤的实质脏器出血需与非外伤性出血如脾、肾自发破裂性出血、HCC 破裂出血等相鉴别，结合临床病史与超声、CT 表现通常不难区分。

（宋彬　邓丽萍　周智洋　龙莉玲　宦怡　刘文亚）

第八章　泌尿生殖系统与腹膜后间隙

泌尿、生殖系统在胚胎发育时关系密切,解剖上又彼此相邻,且某些疾病如先天性发育异常、炎症和肿瘤性病变可同时累及这两个系统,故在本章内一并介绍。肾上腺是重要的内分泌腺,与肾脏同位于腹膜后间隙的肾筋膜囊内,因此亦纳入本章内叙述。

泌尿生殖系统、肾上腺与腹膜后间隙的疾病谱广泛,有些疾病的临床表现相似,常需借助影像学检查进一步明确诊断,为临床治疗方案选择提供依据;作为体检手段,影像学检查也有利于这些部位疾病的早期检出和诊断。需提及的是,不同成像技术和检查方法用于不同系统、不同部位和不同疾病的诊断各有优缺点,在影像学检查时应注意优选。

第一节　泌 尿 系 统

泌尿系统的常见疾病包括先天性发育异常、结石、炎症、肿瘤及外伤等。目前,临床上泌尿系统疾病的影像学检查大多选择超声作为初查方法,若超声检查效果不佳或难以明确诊断时,需进一步选择CT作为主要检查方法,两者能够发现和确诊绝大多数泌尿系统疾病。MRI通常作为超声和CT检查之后的重要补充检查手段,用于评估超声和CT检查表现不典型的病变,常有助于病变的诊断与鉴别诊断。此外,超声和CT检查也常用于观察泌尿系统疾病治疗效果。

一、检查技术

(一) X线检查

X线检查对于泌尿生殖系统、肾上腺及腹膜后间隙疾病,X线平片的应用非常有限,仅作为泌尿系统结石的初查方法;X线造影检查则有其应用价值,能够反映泌尿系统疾病所致的肾盂、肾盏、输尿管和膀胱壁及其内腔改变,以及女性生殖系统疾病引起的子宫输卵管壁及其内腔改变,但均难以明确壁外和(或)实质器官(肾、子宫)内异常;DSA检查应用较少,是诊断血管性疾病如肾动脉狭窄的金标准,但主要用于介入治疗。

1. **腹部平片**　泌尿系统腹部平片检查常规摄取仰卧前后位片,临床上常称之为KUB(kidney-ureter-bladder),仅用于检查是否存在阳性结石,如肾、输尿管、膀胱结石。

2. **尿路造影**　主要用于观察肾盏、肾盂、输尿管和膀胱的内壁和内腔,分排泄性和逆行性造影。

(1)排泄性尿路造影(excretory urography):又称静脉性肾盂造影(intravenous pyelography,IVP)。含碘水溶性对比剂于静脉注入后,由肾小球滤过而排入肾盏和肾盂内,不但能显示肾盏、肾盂、输尿管及膀胱内壁和内腔形态,且可大致了解双肾的排泄功能。含碘对比剂具有肾毒性作用,故对肾功能受损者应慎用或禁用该检查。

(2)逆行肾盂造影(retrograde pyelography):是在膀胱镜下将导管插入输尿管内并注入含碘对比剂,使肾盏、肾盂和输尿管显影的检查方法,属于有创性检查,适用于有排泄尿路造影禁忌证或其他成像技术显示不佳者。

(3)逆行膀胱造影:可发现膀胱输尿管反流和膀胱瘘。

3. **选择性肾动脉造影**(selective renal arteriography)　属于有创性检查,主要用于检查肾血管病变;还可进行肾血管病变及肾肿瘤的介入治疗。

（二）超声检查

超声通常作为泌尿、生殖系统、肾上腺和腹膜后间隙疾病的首选影像检查技术,可以检出和诊断结石、肿瘤等大多数肾、输尿管及膀胱病变。超声检查另一重要应用是基于其高度安全性,已成为目前女性尤为育龄期者生殖系统疾病和妊娠监测的主要影像检查技术。同时,泌尿、生殖系统超声检查也是健康体检的重要项目。然而,超声检查对于较小病变的检出以及疾病的定性诊断等还有一定限度,有时还受到肠内气体的干扰而影响检查效果。

泌尿系统常规超声检查包括二维灰阶超声和多普勒超声,前者可评估器官结构大小、形态和回声改变,后者则能反映血流状态变化。

（三）CT检查

CT检查密度分辨力高且空间分辨力也相对较高,因而有利于检出较小的病灶,并可清楚显示病灶范围及其毗邻结构关系,解剖关系明确为其突出优点,是泌尿系统、肾上腺和腹膜后间隙疾病的主要影像检查技术,能够敏感地检出病变并常能显示其特征而可作出准确诊断。然而,CT检查男性生殖系统疾病有较大的限度,尤其难以发现较早期病变;而对女性生殖系统疾病,由于较高的辐射剂量致其应用受到较大限制,除非老年女性,否则不主张应用CT检查。

1. **平扫检查**　为CT常规检查方法,对于泌尿系统结石、单纯性肾囊肿和多囊肾等疾病,CT平扫检查即可明确诊断。

2. **增强检查**　大多数泌尿系统疾病,包括先天性发育异常、炎症、肿瘤、外伤乃至肾血管病变均需在平扫基础上行增强检查,以进一步明确病变范围和性质。增强检查时,应注意含碘对比剂的禁忌证。通常采用多期增强检查方法,即于静脉内快速注入非离子型含碘对比剂,并于不同延迟时间点进行扫描,可分别获得肾皮质期、实质期和排泄期图像。多期增强检查时,既可评估膀胱病变的强化表现,也可在延迟期膀胱腔内对比剂的衬托下,进一步观察病变的形态。

应用新出现的能谱CT扫描,能够对增强扫描数据进行后处理,获得虚拟平扫CT图像,可取代CT平扫检查,如此缩短了患者的检查时间,降低了辐射剂量。

3. **CT血管成像（CT angiography，CTA）**　在静脉内快速注射含碘对比剂后的肾动脉期采集图像,并对容积数据进行三维重组,可获得犹如X线肾动脉造影效果的图像,称之为CT血管成像（CTA）。目前CTA多用于诊断肾血管病变。

4. **CT尿路成像（CT urography，CTU）**　与CTA类似,在肾脏排泄期采集图像,并对肾盂肾盏、输尿管、膀胱容积数据进行三维重组,可得到类似IVP检查效果的图像,称之为CT尿路成像。目前,CTU正逐步替代IVP检查,但其辐射剂量偏高。

（四）MRI检查

在泌尿系统、肾上腺和腹膜后间隙疾病的影像检查中,MRI通常作为超声和（或）CT检查后的补充方法,其组织分辨力高和多参数、多序列和多方位成像的优势,能进一步显示病变的特征,常有利于疾病的诊断与鉴别诊断。对于男、女生殖系统疾病,MRI检查由于其独特的优势,已逐步成为主要影像检查技术。但MRI检查具有一定的禁忌证,选用时需注意;此外,也易产生不同形式的伪影而干扰检查效果。

1. **平扫检查**　为常规应用方法,包括轴位T_1WI和T_2WI成像,必要时辅以冠状和（或）矢状位检查。脂肪抑制序列有利于含脂肪病变的诊断。扩散加权成像对疾病的诊断和鉴别诊断有一定价值。

2. **增强检查**　静脉内注入顺磁性对比剂Gd-DTPA,应用快速T_1WI成像序列可获得肾、输尿管和膀胱不同期相的增强图像,检查效果类似CT多期增强检查。适应证同CT增强检查,可用于因碘对比剂禁忌证不能行CT增强检查者,但严重肾功能不全患者体内滞留的钆具有导致肾源性系统性纤维化的危险,同样禁行MRI增强检查。

3. **肾动脉MR血管成像（MRA）**　对于肾动脉,可应用Gd-DTPA的增强MRA（CE-MRA）检查,通常作为肾动脉及其较大分支病变的筛查方法,诊断准确性尚不及肾动脉CTA检查。

4. 磁共振尿路造影（MRU）　MRU 利用水成像原理,使含尿液的肾盂肾盏、输尿管和膀胱呈高信号,周围结构皆为极低信号,犹如 IVP 所见,主要用于检查尿路梗阻,尤其适用于 IVP 检查显影不佳和不能行 IVP 和 CTU 检查者。

二、正常影像表现

（一）X 线表现

1. KUB 平片　前后位上脊柱两侧可见密度略高的豆状肾影,肾影的长轴自内上斜向外下,边缘光滑,长 12 ~ 13cm,宽 5 ~ 6cm(图 8-1a)。

2. 尿路造影　行排泄性尿路造影时,静脉注药后 1 ~ 2 分钟,肾实质显影,密度均匀;2 ~ 3 分钟后,肾盏和肾盂开始显影;15 ~ 30 分钟时,肾盏和肾盂显影最佳。

正常肾盂常呈喇叭状,形态可有变异。每侧肾各有 2 ~ 4 个肾大盏和 6 ~ 14 个肾小盏,两侧肾大、小盏的形态可有很大差异,数目亦常不相同。肾大盏边缘光整,顶部连接一个或数个肾小盏,基底部与肾盂汇合。肾小盏又分为近端的体部和远端的穹隆部,体部与肾大盏相连,穹隆部的顶端因肾乳头的突入而形成杯口状凹陷(图 8-1b)。

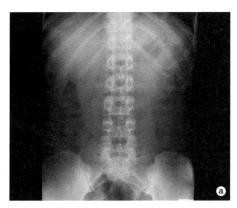
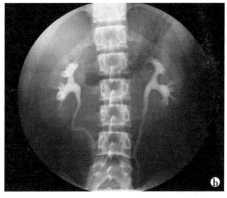

图 8-1　KUB 与 IVP 正常表现

a. KUB 平片,双侧脊柱旁显示密度略高的豆状肾影,边缘光滑;正常肾盂肾盏和输尿管不能显示;b. IVP 检查,注药后 15 分钟正位摄片,可见双侧肾盂肾盏不对称,右肾盂为三角形,左肾盂为细长管状;诸肾小盏顶端均呈杯口状;右侧输尿管迂曲,左侧输尿管呈波浪状

输尿管近侧与肾盂相连,在脊柱两侧下行,入盆后在骶髂关节内侧走行,越过骶骨水平后再弯向外,最后向前内斜行入膀胱底部。输尿管在与肾盂相连处、通过骨盆缘处和进入膀胱前有三个生理狭窄区。输尿管宽度因蠕动变化,可有折曲,但边缘光滑,走行柔和。

膀胱造影能够显示膀胱腔大小和形态。充盈满意的膀胱腔呈椭圆形,横置在耻骨联合上方,边缘光滑、整齐,密度均一,膀胱腔的顶部可略凹,为乙状结肠或子宫压迹(图 8-2a)。若膀胱腔未充满,其粗大的黏膜皱襞致其边缘不整齐而呈锯齿状。

逆行性尿路造影时,正常肾盏肾盂和输尿管的表现与排泄性尿路造影相似。然而,若注射压力过高会造成对比剂的肾脏回流,需正确识别,以免误诊。

3. 选择性肾动脉造影　注药后肾动脉主干及分支显影,自主干至分支逐渐变细,走行自然,边缘光滑;随后肾脏实质逐渐显影,轮廓、大小和形态可清楚分辨;最后可见肾静脉显影。

（二）超声表现

肾脏随扫查方向不同可呈圆形、卵圆形或豆状。肾被膜为光滑清晰的高回声线,外周肾实质呈均匀弱回声,内部的肾锥体为低回声,肾窦则主要由肾窦内脂肪组织与肾盂肾盏一起构成不规则形的复合高回声。输尿管由于肠气干扰常不能显示。

正常充盈膀胱,腔内为均匀液性无回声区,周边的膀胱壁为高回声带,厚 1 ~ 3mm(图 8-2b)。经

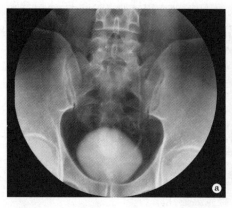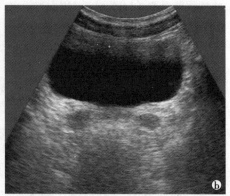

图 8-2　正常膀胱

a. 排泄性尿路造影检查,膀胱腔充盈对比剂呈类椭圆形,密度均匀,位于耻骨联合上方;

b. 横断面声像图,膀胱内尿液为液性无回声区,后方回声明显增强,膀胱壁薄而光滑

直肠超声检查可显著提高对膀胱壁的分辨力,黏膜显示为明亮回声线,肌层为中等回声带,浆膜层为高回声线。

(三) CT 表现

肾脏横断层为圆形或椭圆形影,肾门内凹,平扫肾实质呈均匀软组织密度,边缘光整,肾窦脂肪呈极低密度,肾盂呈水样密度(图8-3a)。自肾盂向下连续追踪多可确定腹段输尿管,而盆段输尿管难以识别。

多期增强检查,肾实质的强化表现随时间变化:①皮质期(注药后 1 分钟),肾血管和外周肾皮质及伸入锥体之间的肾柱呈明显强化,而髓质强化不明显(图 8-3b);②实质期(注药后 2 ~ 3 分钟),皮质强化程度减低,髓质密度增高而与皮质近似并逐渐超过肾皮质(图 8-3c);③肾盂期(注药后 5 ~ 10

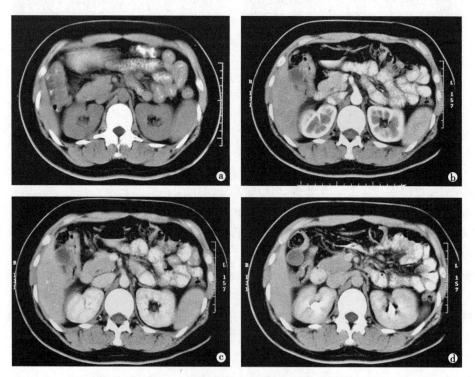

图 8-3　正常肾 CT 平扫和增强表现

a. 平扫,肾实质密度均匀,肾窦脂肪为低密度;b. 增强扫描皮质期,外周皮质和突入肾锥体间的肾柱明显强化;c. 实质期,髓质明显强化,密度略高于皮质;d. 肾盂期,肾盂肾盏内尿液中对比剂浓集成高密度,肾实质对比剂减少致密度减低

分钟），肾实质强化程度下降，而肾盏肾盂和输尿管内可见对比剂浓集（图 8-3d）。

膀胱一般呈圆形或椭圆形，充满的膀胱可呈类方形。膀胱腔内尿液呈均匀水样低密度。在周围低密度脂肪组织及腔内尿液的对比下，膀胱壁表现为厚度均一薄壁的软组织密度影，内、外缘均较光整。增强检查，早期扫描显示膀胱壁强化；30 分钟后延迟扫描，膀胱腔呈均匀高密度，若对比剂与尿液混合不均，则出现液-液平面。

（四）MRI 表现

平扫 T_1WI 上，由于肾髓质含水量较高，信号强度略低于皮质，预饱和脂肪抑制序列上皮髓质分界则更清楚；T_2WI 上，肾皮、髓质均呈较高信号，且髓质信号常较皮质信号更高。增强检查，肾实质强化表现类似 CT 增强检查。

膀胱腔内尿液呈均匀 T_1WI 低信号和 T_2WI 高信号。膀胱壁表现为厚度一致的薄壁环状影，在 T_1WI 和 T_2WI 上均与肌肉信号类似。增强 T_1WI 检查，膀胱腔内尿液含对比剂而呈明显高信号，然而当对比剂浓度过高时，尿液反而可呈低信号。

三、基本病变表现

（一）肾、输尿管基本病变

1. 肾脏数目、大小、外形和位置异常　肾脏数目、大小或位置的改变主要见于肾的先天性发育异常。肾脏外形改变较为常见，少数为先天变异，多数为病理性改变，常合并肾脏大小改变。

2. 肾实质回声、密度、信号强度异常和强化异常　超声、CT 或 MRI 检查均可发现表现为异常回声、密度或信号强度的病灶，常见于各种类型的肾脏肿瘤、囊肿、感染和血肿等。病灶的病理性质各异，因而各具不同的影像表现特征，常可据此做出诊断。由于肾脏囊性病变常见且影像学表现多样，为此 Bosniak 依据肾脏囊性病变的 CT 表现提出了分型标准，以评估可能的病理性质，用于指导诊断和治疗（表 8-1）。

表 8-1　肾脏囊性病变的 Bosniak 分型

分型	病变性质	影像学表现（CT）
Ⅰ 型	良性单纯性囊肿	囊壁薄呈细线样，无分隔、无钙化、无实性部分，水样密度，无强化
Ⅱ 型	良性囊肿（不需随诊）	囊内有少数细线样分隔，囊壁和分隔略有强化；壁或分隔有细小或短段稍厚钙化；小于 3cm 均一高密度病变，边缘光整，无强化
ⅡF 型	不能确定（需随诊）	囊内有多发细线样分隔，囊壁或分隔轻度光滑增厚和略有强化；囊壁或分隔有粗厚或结节状钙化，但无强化的软组织部分；大于 3cm 的高密度病变，无强化
Ⅲ 型	良恶性难以确定（需手术治疗）	囊壁或分隔呈光滑或不规则增厚，并有确切强化
Ⅳ 型	恶性囊性病变（需手术治疗）	除具Ⅲ型表现外，还有与囊壁或分隔相邻的强化软组织成分

3. 异常钙化　腹部平片尤其是超声和 CT 检查易于发现肾区和输尿管的异常钙化灶，而 MRI 对显示钙化灶则不敏感。肾实质病灶内异常钙化可见于肾结核或肾细胞癌等病变，而肾盏、肾盂或输尿管内钙化则是泌尿系结石的基本表现，也是诊断的主要依据。

4. 肾盂、肾盏和输尿管异常　较常见的异常表现是肾盂肾盏和（或）输尿管积水扩张，多为梗阻所致，病因常为结石或肿瘤，少数为先天性发育异常所致。

5. 肾血管异常　常见的是肾动脉异常改变，可为不同病因造成的肾动脉管腔不规则狭窄甚至闭塞，而肾动脉囊性扩张即肾动脉瘤则很少见。

（二）膀胱基本病变

1. 膀胱大小、形态异常　大膀胱和小膀胱系指膀胱体积或容量显著大于或小于正常者，其中前者常为各种原因的尿道梗阻所致，而小膀胱主要见于慢性炎症或膀胱结核所造成的膀胱挛缩。膀胱形态不规则,有囊袋状突出,是膀胱憩室表现。

2. 膀胱壁增厚　根据范围分弥漫性增厚和局限性增厚,弥漫性增厚多为膀胱各种类型炎症或慢性梗阻所致;局限性增厚见于膀胱肿瘤或某些类型炎症,也可为膀胱周围肿瘤或炎症累及膀胱所致。

3. 膀胱内团块　膀胱内游离或与膀胱壁相连的腔内团块影是各种成像检查中常见的表现,其既可为血块或结石,也可为膀胱肿瘤,它们的影像表现各具特征,多不难鉴别。

四、疾病诊断

(一) 泌尿系统先天性异常

【临床与病理】

泌尿系统先天性异常较为常见且类型繁多,这同泌尿系统胚胎发育过程复杂有关。这一过程包括来自胚胎不同始基的肾曲管与集合系统的连接、肾轴的旋转和肾脏自盆腔上升至腰部等。其中较为常见的类型有肾盂、输尿管重复畸形(duplication of renal pelvis and ureter)、异位肾(ectopic kidney)、肾缺如(renal agenesis)和马蹄肾(horse-shoe kidney)等。这些异常通常无症状,也可因并发梗阻、感染或结石而出现相应症状。

【影像学表现】

(1) 肾盂、输尿管重复畸形:即单侧或双侧肾分为上、下两部分,各自与独立的肾盂和输尿管连接。尿路造影可见独立的上、下肾盂及分别与之连接的双输尿管,下肾盂体积一般较大。重复的输尿管可以相互融合,也可分别汇入膀胱(图8-4a)。当上肾盂输尿管积水时,排泄性尿路造影检查难以显示畸形,CTU和MRU可明确诊断。

(2) 异位肾:为胚胎发育中肾脏上升过程发生异常所致,多位于盆腔,少数位于膈下,甚至后纵隔内。异位肾形态类似正常肾,唯位置有所不同。

(3) 肾缺如:又称孤立肾,行排泄性尿路造影检查时,缺如侧无肾显影,健侧肾代偿性增大,但此检查并不能与其他病因所致病侧肾不显影相鉴别,进一步行超声、CT或MRI检查能够确诊。

(4) 马蹄肾:为两肾上极或下极且多为下极相互融合,状如马蹄。尿路造影显示两肾位置较低,且因下极融合致肾轴由外上斜向内下,肾盂位于腹侧,而肾盏指向背侧,可并有肾积水和结石。超声、CT和MRI检查均能清楚显示两侧肾实质下极相连及肾门朝向异常(图8-4b)。

【诊断与鉴别诊断】

尿路造影常可发现和诊断肾脏数目、位置以及肾盂和输尿管的先天性异常,而超声、CT和MRI检查不但能进一步明确诊断,而且有助于了解异常肾脏和输尿管的形态及其与周围结构的关系。

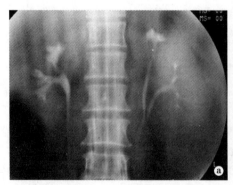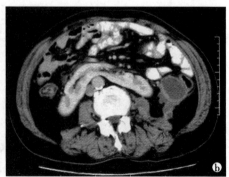

图8-4　泌尿系统先天性异常

a. 左侧肾盂输尿管重复畸形IVP检查,显示左肾长径增大,可见上下两个肾盂,各自与独立的输尿管连接;b. 马蹄肾CT增强皮质期,显示两肾肾门朝向前外,两侧肾实质在腹主动脉前方相互融合

（二）泌尿系结石

【临床与病理】

尿液中的矿物质结晶可沉积在肾盂肾盏内形成结石,患者多无临床症状;小的肾结石可下移,易停留在输尿管生理性狭窄处而造成尿路梗阻,临床表现为向下腹和会阴部的放射性疼痛及血尿。结石常由多种化学成分构成,主要包括草酸钙、磷酸钙、尿酸盐和胱氨酸盐等,其中常以某一成分为主。不同成分构成的结石大小和形态差异很大。

【影像学表现】

泌尿系结石的成分不同,含钙量亦不同,X线检查时密度有很大差异。约90%结石可由腹部X线平片显示,称为阳性结石;余少数结石如尿酸盐结石腹部平片难以发现,故称为阴性结石。由于成像原理不同,阳性结石和阴性结石均可被超声或CT检查发现。

（1）肾结石（kidney calculi）:腹部X线平片,结石位于肾影内,表现为圆形、卵圆形、桑椹状或鹿角状高密度影,可均匀一致,也可浓淡不均或分层（图8-5a）;侧位片结石与脊柱影重叠,可与胆囊结石、淋巴结钙化等鉴别。超声检查,结石表现为肾窦区的点状或团块状强回声伴后方声影。CT检查能够确切发现位于肾盏和肾盂内的高密度结石影,近年出现的能谱CT还可根据不同单能量上结石的X线吸收率判断结石成分。

（2）输尿管结石（ureteral calculi）:超声检查表现为输尿管走行区内强回声灶伴后方声影,但显示效果较差;在腹部X线平片和CT平扫上,结石均表现为输尿管走行区内类圆形致密影,其间接征象为结石上方肾盂、肾盏和输尿管扩张积水（图8-5b）。MRI对钙化显示不佳,常不能可靠地发现梗阻处的低信号结石影;MRU可显示近侧输尿管和肾盂、肾盏扩张,有时可发现梗阻端低信号结石影。

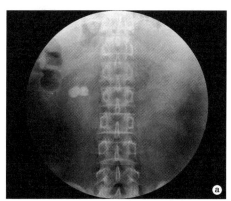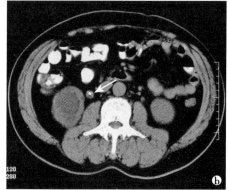

图8-5　肾与输尿管结石

a. KUB检查,右肾影内显示两个相互重叠的类圆形高密度钙化结节即为肾结石;b. CT平扫,右肾下极内大片水样密度影为肾盏扩张积水,右肾盂输尿管移行部腔内钙化影（↑）即为输尿管结石

（3）膀胱结石:结石位于盆腔内膀胱区域,与肾、输尿管结石表现类似,X线平片和CT上表现为圆形、卵圆形高密度影,超声检查表现为相应区域内强回声伴后方声影。

【诊断与鉴别诊断】

当临床疑为肾和输尿管结石时,常以超声和腹部X线平片（KUB）作为初查方法,表现典型者诊断不难。CT检查是诊断泌尿系结石最准确的方法,若KUB和超声确诊有困难,或需与其他急腹症鉴别时,应选择CT检查。腹腔内可存在其他原因导致的异常钙化,当KUB和CT平扫难以确定腹部钙化影是否为结石时,可行尿路造影或增强CT检查,以显示输尿管与钙化影的关系,有助于鉴别诊断。

（三）泌尿系结核

【临床与病理】

泌尿系结核通常开始于肾,即肾结核（renal tuberculosis）,是由血源性感染引起,常继发于肺结核,为肺外结核的一种类型。结核杆菌随血流进入肾脏而形成感染灶,大多数病灶位于肾皮质且多可自愈,若病变进展则侵犯髓质,形成干酪样脓肿,继而破入肾盏,造成感染扩散和肾盏肾盂破坏,并可下行蔓延至输尿管和膀胱,造成输尿管管壁增厚、僵直和管腔狭窄,导致肾盂肾盏积水(脓)扩张。结核灶内可发生钙盐沉积,甚至全部肾脏广泛钙化,肾功能完全丧失,称为肾自截(autonephrectomy)。肾结核早期症状隐匿,累及肾盂和输尿管、膀胱后,可出现尿频、尿急、脓尿和血尿,晚期可发生明显肾功能受损。

【影像学表现】

X线:肾结核尿路造影检查时,疾病早期表现为肾小盏边缘不整如虫蚀状;当肾实质干酪性坏死灶与肾小盏相通时,可见对比剂突出于肾盏以外并形成窦道与肾盏交通;随病变进展,可见肾盏肾盂广泛破坏、变形,并有肾盂肾盏积脓扩张,造成排泄性造影显影浅淡或不显影,若能显影,则表现扩张的肾盏和肾盂共同形成一大而不规则的囊腔(图8-6a)。输尿管结核表现为管腔边缘不整、僵直或多发性不规则形狭窄与扩张,而呈笔杆状、串珠状改变。膀胱结核表现膀胱容积缩小、膀胱挛缩。

超声:结核进展期可发现肾积水和钙化等,但肾结核表现多样,超声表现不具特征性。

CT:肾结核早期显示肾实质内低密度灶,增强检查排泄期可有对比剂进入肾实质内结核性空洞;病变进展,部分肾盏乃至全部肾盏、肾盂扩张变形,呈多个囊状低密度影,CT值略高于尿液,肾盂壁不规则形增厚,可见不规则形钙斑(图8-6b);肾结核钙化时,肾实质可见多发点片状或不规则形钙化,甚至全肾钙化。输尿管结核显示输尿管壁增厚,管腔多发狭窄与扩张。膀胱结核显示膀胱壁增厚,膀胱腔缩小,呈小圆形或不规则形。

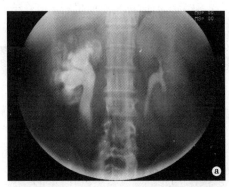
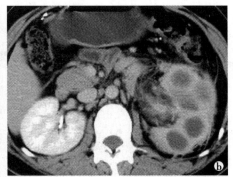

图8-6 **肾结核**

a. 右肾结核进展期,IVP检查,肾盂肾盏扩张变形,边缘破坏如虫蚀状,并可见其外侧有多个不规则形含浅淡对比剂的囊腔与之相连;b. 左肾结核进展期,CT增强检查肾实质期,可见左侧肾盏明显扩张,呈多个囊性低密度影,囊壁不均匀增厚和强化,肾盂输尿管移行部管壁不规则形增厚

MRI:肾结核病灶的信号表现缺乏特征性。输尿管结核MRU可显示输尿管僵硬及串珠状改变;膀胱结核显示膀胱腔缩小,形态不规则。

【诊断与鉴别诊断】

肾结核的临床表现不典型,诊断依据主要依靠实验室血清学、细菌学检查以及影像学检查,后者以尿路造影和CT检查为主。尿路造影能发现较早期的肾盏改变,CT检查则可发现肾实质干酪样脓肿、病灶内钙化、肾盂肾盏扩张及管壁增厚等征象,有助于肾结核的诊断。肾结核与黄色肉芽肿性肾盂肾炎不易鉴别,后者常并发肾结石,肾周筋膜可因炎症浸润而增厚粘连,甚至并有肾周脓肿。输尿管和膀胱结核多由肾结核向下蔓延所致,根据典型影像征象诊断不难。

(四) 肾囊肿与多囊肾

【临床与病理】

肾的囊性病变有多种类型:①最常见的是单纯性肾囊肿(simple renal cyst),55岁以上者约50%

可发现单纯性肾囊肿;临床上多无症状;病理上,单纯性肾囊肿为一薄壁充液囊腔;②成人型多囊肾(adult polycystic kidney),为常染色体显性遗传病,常合并多囊肝和多囊胰;肾囊肿发生始于胎儿期,累及所有肾单位,出生后囊肿大小和数量随着年龄而缓慢增大和增多,中年后表现为腹部肿块、血尿和肾性高血压,晚期因肾脏结构被广泛破坏而发生尿毒症。

【影像学表现】

1. 单纯性肾囊肿 超声检查表现为肾实质内单发或多发类圆形液性无回声区,边缘光滑锐利,后方和后壁回声增强,病变多位于皮质或皮髓质交界区,常外凸生长(图8-7a)。CT和MRI检查,病变呈均一水样密度和信号强度,增强检查无强化。

2. 成人型多囊肾 双肾体积增大,边缘呈分叶状,双肾布满多发大小不等囊肿,其回声、密度和信号特征均类似于单纯性囊肿,部分囊肿内可见出血(图8-7b)。残存的正常肾实质较少甚至难以识别,还可能发现同时存在的多囊肝和(或)多囊胰的表现。

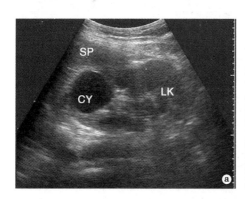 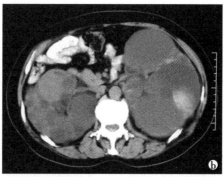

图 8-7 **肾囊肿与成人型多囊肾**

a. 左肾单纯性囊肿,超声检查表现为肾上极类圆形液性无回声区(CY),向肾外突出,边缘锐利,后方回声增强,LK 表示左肾,SP 表示脊柱;b. 成人型多囊肾,CT 平扫显示双肾不对称增大,其内布满多发大小不等圆形或卵圆形水样低密度病变,部分囊肿因出血而呈高密度

【诊断与鉴别诊断】

超声检查为肾囊肿的首选影像学检查方法,诊断不明确可行 CT 或 MRI 检查。无论超声、CT 或 MRI 检查,单纯性肾囊肿或成人型多囊肾的表现均具特征,易于诊断。然而,单纯性肾囊肿并有出血、感染或钙化而成为复杂性囊肿(complex cyst)时,诊断较困难,有时难与囊性肾细胞癌鉴别,此时可按照 Bosniak 标准对病变分型,以指导临床选择相应的治疗手段。

(五)肾细胞癌

【临床与病理】

肾细胞癌(renal cell carcinoma,RCC)是最多见的肾脏恶性肿瘤,占其中80%～90%,男性较女性多见。肾细胞癌起源于肾小管上皮,有十余种亚型,其中血供丰富的透明细胞型多见(70%以上),预后相对较好的乏血供乳头状细胞型次之(10%～15%),血供介于前两者之间且预后较好的嫌色细胞型较少见(<5%),其他亚型均罕见(<1%)。肾细胞癌典型临床表现为胁腹部痛、无痛性肉眼血尿和胁腹部肿块;10%～40%患者可发生不同类型的副肿瘤综合征。肾细胞癌易发生在肾上极或下极,瘤周可有假性包膜,瘤体血供多丰富,切面为实性,常有坏死、出血和囊变,并可有钙化。肾细胞癌易发生周围侵犯、淋巴结转移和肾静脉内瘤栓,30%于初诊时已发生远隔转移。

【影像学表现】

超声:肾包膜常隆起,并可见边缘不光整的肿块,较小者常呈高回声,而较大者多为低回声,可有坏死、囊变所致的局灶性无回声区(图8-8a)。CDFI 常显示肿块周边和瘤内有丰富血流。

CT:①平扫,表现肾实质内类圆形或分叶状肿块,较大者常突出肾外;体积较小肿块的密度可以较均匀,略低于、高于或类似周围肾实质,较大肿块密度不均,内有不规则形低密度区;10%～20% 肿块内可见点状或不规则形钙化。②增强检查,大多数肿瘤(透明细胞型 RCC)在皮质期呈明显不均匀强化,肿瘤中心可见无强化的坏死区(图 8-8b),而于实质期和排泄期表现为较低密度(图 8-8c);相对乏血供性肿瘤(其他类型 RCC)在增强各期虽有强化,但程度较低。③其他表现,肿瘤向肾外侵犯,可致肾周脂肪密度增高和肾筋膜增厚;肾静脉和下腔静脉发生瘤栓时,管腔增粗并于增强检查时显示腔内充盈缺损(图 8-8d);淋巴结转移表现为肾门和腹主动脉旁淋巴结增大。

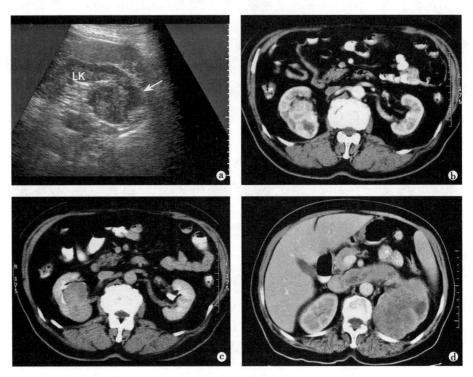

图 8-8　肾细胞癌

a. 左肾细胞癌超声检查,显示肾实质内不均匀低回声肿块(↑),LK 表示左肾;b、c. 右肾细胞癌 CT 增强检查,皮质期(b),肿瘤明显不均匀强化,密度接近肾皮质,中心可见坏死无强化区,排泄期(c),肿瘤廓清迅速,密度低于正常肾实质,并可见肿瘤对肾窦脂肪和肾盂的压迫和侵犯;d. 左肾细胞癌 CT 增强检查,除显示左肾肿块不均匀强化外,尚见左肾静脉和下腔静脉内瘤栓,表现为管径增粗和腔内不均匀密度的充盈缺损

MRI:T_1WI 肿块信号强度常低于肾皮质;T_2WI 肿块常呈混杂信号,周边可有低信号带,代表假性包膜;增强检查,不同亚型 RCC 的各期强化表现同 CT 增强检查所见。

【诊断与鉴别诊断】

肾细胞癌的影像学诊断主要依赖于超声和 CT 检查,典型肾细胞癌表现为实质内不均质多血供肿块,呈浸润生长,结合临床症状可作出诊断,并可进行肿瘤分期。诊断中,较为困难的是少数(约占5%)囊性肾细胞癌与复杂性肾囊肿的鉴别,以及早期肾癌与含脂肪量很少的血管平滑肌脂肪瘤的鉴别,往往需穿刺活检甚至手术方可明确诊断。

(六) 肾盂癌

【临床与病理】

肾盂癌(renal pelvic carcinoma)好发于 40 岁以上男性,临床表现为无痛性全程血尿,瘤体较大或并肾积水时可触及肿物。肾盂癌 80%～90% 为移行细胞癌,肿瘤可沿尿路种植在输尿管和膀胱壁上。

【影像学表现】

X 线:尿路造影检查,显示肾盂肾盏内有固定不变的充盈缺损,形态不规则(图 8-9a);肾盂和肾盏可有不同程度的扩张、积水。当肿瘤侵犯肾实质可致相邻的肾盏移位、变形。

超声:表现为高回声的肾窦发生变形,内有低回声团块(图 8-9b);肾积水明显时,于团块周围排列着扩张的肾盏,颇具特征;CDFI 显示瘤内血流不丰富。

CT 和 MRI:①平扫检查,表现为肾窦区肿块,其密度或信号强度既不同于肾窦脂肪,也不同于尿液,易于辨认(图 8-9c);肿块较大时可侵犯肾实质;②增强检查,肿块有轻度强化(图 8-9d)。MRU 检查,可清楚显示肿瘤所致的充盈缺损。

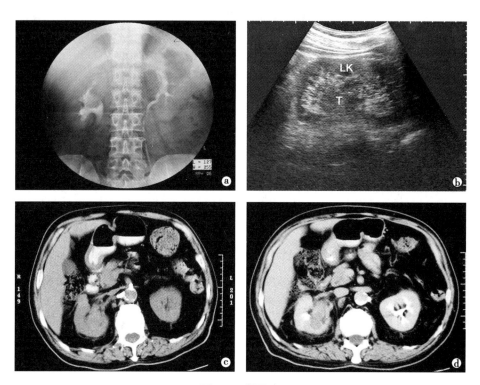

图 8-9　肾盂癌

a. 右肾盂癌 IVP 检查,表现肾盂内形态不规则的充盈缺损;b. 左肾盂癌超声检查,可见肾窦内低回声肿块(T),LK 表示左肾;c、d. 右肾盂癌 CT 检查,CT 平扫(c)表现为右侧肾窦内软组织密度肿块;增强扫描排泄期(d),肿块轻度强化,占据大部分肾盂,含对比剂的残余肾盂位于肿块外侧

【诊断与鉴别诊断】

肾盂癌的影像学诊断依据是发现肾盂肾盏内肿块,其中尿路造影检查是较敏感的检查方法,尤有助于发现较小肿瘤。超声、CT 和 MRI 检查均可进一步用于分期诊断。临床和影像检查拟诊为肾盂癌,需同时检查输尿管和膀胱,以免漏诊多部位的移行细胞癌。肾盂癌应与肾盂内阴性结石及血块鉴别,晚期肿块较大造成肾盂积水时还应与肾结核或黄色肉芽肿性肾盂肾炎鉴别。

(七) 肾血管平滑肌脂肪瘤

【临床与病理】

血管平滑肌脂肪瘤(angioleiomyolipoma,AML)常称为错构瘤,是肾脏最常见的良性肿瘤,由不同比例的平滑肌、血管和脂肪组织构成。临床上多无症状,较大者可触及肿块且易自发破裂出血而导致急性腹痛和休克。肿瘤一般为孤立性,并有结节性硬化的患者则常发生双肾多发性错构瘤。

【影像学表现】

X 线:尿路造影检查,小的 AML 无异常表现,大的 AML 显示肾盏肾盂受压、变形和移位。

超声:典型者表现为肾实质内边界锐利的高回声团块,肿瘤出血时回声不均,呈高、低回声交错的洋葱皮样表现;CDFI 一般无彩色血流信号,较大瘤灶可见少量彩色血流信号。

CT:①平扫检查,表现为肾实质内边界清楚的混杂密度肿块,内有脂肪性低密度灶和软组织密度区,前者为瘤内脂肪成分,后者为血管和平滑肌组织(图 8-10a);较大肿瘤发生出血时,可见形态不规则高密度灶;②增强检查,肿块的脂肪性低密度区和出血灶无强化,而平滑肌、血管成分显示较明显强化(图 8-10b)。

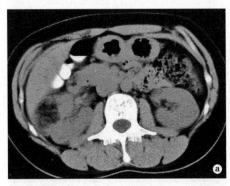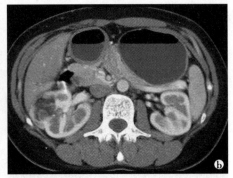

图 8-10　肾血管平滑肌脂肪瘤

a. CT 平扫,右肾不规则形肿块,以脂肪密度为主,边缘呈软组织密度,中心主要为脂肪密度并少量网格状软组织影,后者为血管和平滑肌组织;b. CT 增强皮质期,肿瘤边缘软组织影明显强化,中心网格状软组织影强化不明显

MRI:肿瘤在 T_1WI 和 T_2WI 均呈混杂信号肿块,内有脂肪性高信号或中等信号灶;发生出血时,其信号强度与出血时期相关;应用水-脂肪信号分离技术,可检测到瘤内脂肪信号,即使脂肪量很少也能发现,因而是更敏感的检查手段。

【诊断与鉴别诊断】

肾血管平滑肌脂肪瘤的影像表现取决于瘤内脂肪与非脂肪成分的比例及是否并有出血,肿块含有确切脂肪成分是诊断的主要依据,即便极少量脂肪也具有确诊意义。

(八) 膀胱癌

【临床与病理】

膀胱癌(urinary bladder carcinoma)是膀胱肿瘤中最常见的类型,主要为移行细胞癌,少数为鳞癌和腺癌。移行细胞癌常呈乳头状向腔内生长,故又称乳头状癌,还可向外侵犯肌层,进而延伸至周围组织和器官。部分移行细胞癌及鳞癌和腺癌呈浸润性生长,造成膀胱壁局限性增厚,也可侵犯周围组织和器官。膀胱癌常见于 40 岁以上男性,临床表现为血尿,可伴有尿频、尿急和尿痛等膀胱刺激症状。

【影像学表现】

X 线:尿路造影检查,肿瘤通常单发,也可多发。乳头状癌表现为自膀胱壁突向腔内的结节状或菜花状充盈缺损,表面多凹凸不平(图 8-11a);少数膀胱癌尤为非乳头状癌时充盈缺损可不明显,仅显示局部膀胱壁僵硬。

超声:显示膀胱壁不规整,并有宽基底或带蒂的结节状、菜花状中等回声团块突入腔内(图 8-11b)。

CT 和 MRI:由于肿瘤的密度和信号强度既不同于膀胱腔内尿液,也不同于膀胱周围脂肪组织,因而可清楚显示。表现为自膀胱壁突向腔内的结节状、分叶或菜花状肿块,肿瘤侵犯肌层显示局部膀胱壁增厚;增强检查早期肿块有明显强化,延时扫描腔内充盈对比剂而表现为充盈缺损(图 8-11c、d)。这些影像检查技术还能发现膀胱癌对周围组织和邻近器官的侵犯,以及盆腔淋巴结转移等。

【诊断与鉴别诊断】

影像学检查时,多数膀胱癌表现为向腔内生长的结节状或菜花状肿块,结合临床症状多可作出诊

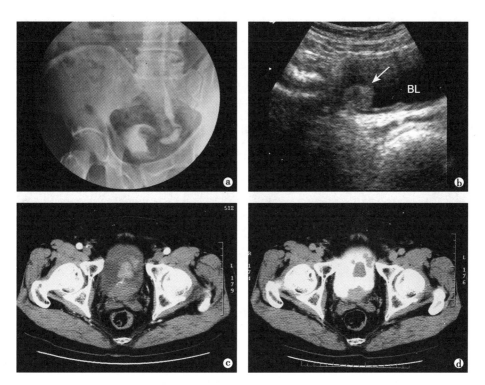

图 8-11　膀胱移行细胞癌

a. 排泄性尿路造影,表现为膀胱腔左侧菜花状充盈缺损,肿瘤累及左侧输尿管口造成输尿管扩张;b. 超声检查,表现为腔内中等回声结节(↑),BL 表示膀胱;c、d. 多发膀胱癌,CT 增强扫描,增强早期(c)可见突入腔内的多发不规则形肿块,其中后方肿块以宽基底与膀胱三角区相连,肿块均呈均匀强化,延迟扫描(d)显示腔内充盈对比剂,肿块表现为轮廓清晰的充盈缺损

断;对于膀胱镜检查已发现的膀胱癌,应用 CT 或 MRI 检查还可显示肿瘤侵犯范围和有否转移,有助于肿瘤分期和临床治疗方案的选择。膀胱癌一般不难与膀胱结石或血块鉴别,但少数浸润性生长的膀胱癌与膀胱炎鉴别困难,此时膀胱镜检查并活检可明确诊断。

第二节　肾　上　腺

一、检查技术

1. **超声检查**　超声检查具有简单、无创和价廉的优点,通常作为肾上腺病变的初查方法,但对发现肾上腺轻度增大和小结节的敏感性较低,对左侧肾上腺区的观察还易受到胃肠道气体的干扰。

2. **CT 检查**　肾上腺 CT 检查应采用小视野薄层扫描,并进行多平面重组,以连续观察肾上腺整体形态,避免漏诊肾上腺小病变。CT 检查由于密度分辨力高和空间分辨力较高,易于发现较小病变,并能显示病变的某些组织学特征,例如脂肪、液体及钙化等成分,对于肾上腺增生、萎缩、肾上腺髓脂瘤和肾上腺囊肿等,CT 平扫即能明确诊断。大多数肾上腺肿块,特别是 CT 平扫呈软组织密度的肿块,需行 CT 动态增强检查,显示病变强化程度随时间的变化特征和对比剂的廓清速度。目前公认 CT 是肾上腺病变最佳影像检查方法。

3. **MRI 检查**　MRI 检查是 CT 和超声检查之后的辅助检查方法,有利于肿块的定性诊断,对 CT 检查不能定性的肾上腺非功能性肿块具有鉴别诊断价值。T_1WI 同相位(in phase)和反相位(opposed phase)成像技术可检测病变内是否含有丰富的脂质,常用于肾上腺皮质腺瘤的诊断和鉴别诊断。

二、正常影像表现

1. **超声表现**　声像图上,肾上腺包膜为较强回声,腺体回声较弱,但由于肾上腺较小且前后缘相距较近,常难以显示腺体的低回声,而表现为较高回声结构。肾上腺形态与扫查途径及断面方向有关,常呈三角形和新月形(图8-12a)。

2. CT 表现　两侧肾上腺的形态个体间差异很大,即使同侧肾上腺在不同层面上形态也各异。右侧者常为斜线状、倒"V"或倒"Y"形;左侧者多为倒"V"、倒"Y"或三角形。肾上腺边缘光滑并稍内凹或外凸。临床工作中,肾上腺大小常用侧肢厚度和横断面积来表示,正常侧肢宽度为 6~8mm,最大横断面积 30~150mm²。CT 平扫肾上腺呈均匀软组织密度;增强检查,肾上腺均匀强化(图8-12b)。

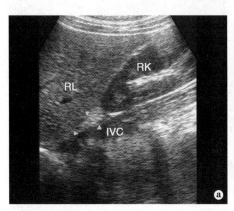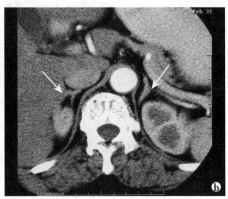

图 8-12　正常肾上腺影像学表现

a. 声像图上,右肾上腺显示为肝脏右叶(RL)、右肾上极(RK)和下腔静脉(IVC)之间的三角形中强回声结构(三角所示);b. CT 增强上,左右肾上腺(↑)分别表现为倒"Y"形和倒"V"形,边缘光滑略内凹,均匀强化

3. MRI 表现　T₁WI 和 T₂WI 序列图像上,肾上腺信号强度均与肝实质近似,并明显低于周围脂肪组织。

三、基本病变表现

1. 肾上腺大小改变　双侧肾上腺弥漫增大常为肾上腺皮质增生的表现,其侧肢厚度和(或)面积超过正常值,而回声、密度和信号强度均类似正常肾上腺。肾上腺萎缩,指肾上腺侧肢厚度小于 3mm,最大横断面积小于 30mm²,双侧肾上腺萎缩见于特发性肾上腺萎缩或者垂体病变导致的继发性肾上腺皮质功能低下。

2. 肾上腺肿块　大多数肾上腺肿块为肿瘤性病变,囊肿、血肿和肉芽肿性病变少见,某些类型的肾上腺皮质增生也可并有双侧单发甚至多发肾上腺结节。根据肿块数目、大小和形态及其回声、密度和信号强度,并结合临床症状和实验室检查,多能确定病变的性质。

四、疾病诊断

肾上腺具有分泌多种激素的功能,组织结构复杂,可发生多种病变。肾上腺病变依其是否产生过量激素或致正常激素分泌水平下降,而分为三种类型:即肾上腺功能亢进性病变、功能低下性病变和非功能性病变。肾上腺功能亢进性病变和功能低下性病变常有典型临床表现,影像学检查的目的是确定病变的侧别、大小和性质;对于肾上腺非功能性病变,影像学检查的目的是发现病变和确定其性质。

(一) 肾上腺皮质增生

【临床与病理】

肾上腺皮质增生(adrenal cortical hyperplasia)属于功能亢进性病变,根据增生的组织来源和所分泌的激素不同而临床表现各异:包括皮质醇过多分泌导致的库欣综合征(Cushing syndrome),醛固酮增高导致的原发醛固酮增多症即 Conn 综合征,以及性激素过量导致的假性性早熟和假两性畸形等。

【影像学表现】

超声：表现肾上腺增大,回声均匀,但对发现轻度肾上腺增大的敏感性较低。

CT：双侧肾上腺弥漫性增大,但密度和形态仍维持正常。当肾上腺侧肢宽度大于 10mm 和(或)横断面最大面积大于 150mm² 即可诊断(图 8-13a)。结节状肾上腺增生也是皮质增生的一种表现类型,除显示弥漫性增生所具有的双侧肾上腺增大外,还于增大肾上腺的边缘见一个或多个小结节影,且通常为双侧性(图 8-13b)。

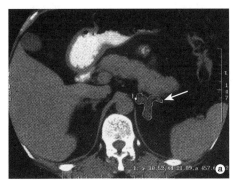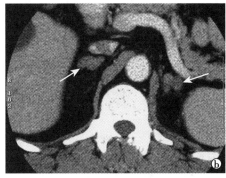

图 8-13　肾上腺皮质增生

a. 双侧肾上腺弥漫增大,测量左侧肾上腺面积为 457mm²,侧肢厚度大于 10mm(↑),外形仍保持倒 Y 字形;b. 双侧肾上腺结节状增生,患者临床表现为原发醛固酮增多症,增强 CT 可见双侧肾上腺增大,边缘可见膨隆小结节(↑)

MRI：双侧肾上腺弥漫性增大,增大肾上腺信号强度与正常肾上腺相似。

【诊断与鉴别诊断】

当临床诊断为库欣综合征、原发醛固酮增多症或肾上腺性征异常,而影像检查发现双侧肾上腺弥漫性增大和(或)多发小结节时,结合实验室的相关激素水平检查结果,可诊为双侧肾上腺增生。CT是肾上腺皮质增生的首选影像检查方法;超声和 MRI 检查由于空间分辨力较低和容易受到伪影影响,对肾上腺体积的评估误差较大。应当强调,影像学检查时,肾上腺皮质功能亢进也可表现肾上腺正常,因而无肾上腺增大,并不能否定临床上肾上腺功能亢进的诊断。此外,肢端肥大症、甲状腺功能亢进等其他内分泌异常也可造成肾上腺弥漫性增大。

(二)肾上腺皮质腺瘤

【临床与病理】

肾上腺皮质腺瘤(adrenalcortical adenoma)是发生于肾上腺皮质的良性肿瘤,可为功能性或非功能性。功能性腺瘤主要为库欣腺瘤和 Conn 腺瘤(分泌醛固酮的腺瘤),偶为分泌性激素的腺瘤。其中,库欣腺瘤在库欣综合征中占 15%～30%,而 Conn 腺瘤在原发醛固酮增多症综合征中占 30%～50%,临床上分别具有相应的症状和体征。非功能性腺瘤在普通人群中发生率约 1%,多于影像学检查时意外发现。各种类型的腺瘤均有完整包膜,并含有丰富的脂质,其中功能性者直径多在 3cm 以下,而非功能性者通常较大。

【影像学表现】

超声：表现单侧肾上腺类圆形均匀低或弱回声肿块,边界呈高回声且清晰光整(图 8-14a)。

CT：各种类型腺瘤的共同点是表现为单侧肾上腺圆形或椭圆形肿块,边缘光滑(图 8-14b),70%腺瘤由于富含脂质而密度较低,多低于 10HU;动态增强检查,肿块强化较明显且廓清迅速是特征性表现。不同点在于库欣腺瘤直径常为 2～3cm,有同侧残部和对侧肾上腺萎缩;Conn 腺瘤直径多在 2cm以下。

MRI：由于富含脂质,腺瘤在 T_1WI 和 T_2WI 图像上,信号强度分别近似和略高于肝实质(图 8-14c、

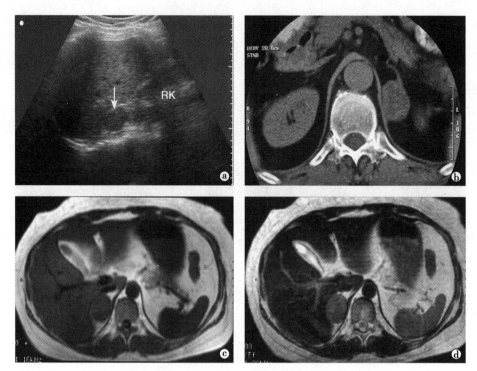

图 8-14　肾上腺库欣腺瘤

a. 声像图上,右肾上腺类圆形均质低回声肿块即为肾上腺皮质腺瘤(↑);b. CT 平扫,左肾上腺较低密度椭圆形肿块为肾上腺腺瘤,注意残余左肾上腺的萎缩性改变;c、d. MRI检查,在 $T_1WI(c)$ 和 $T_2WI(d)$ 上,右肾上腺肿块的信号强度分别近似于肝实质

d),在 T_1WI 反相位图像上相对于同相位图像,表现为信号强度明显下降是腺瘤特征性表现。

【诊断与鉴别诊断】

临床诊断为库欣综合征或 Conn 综合征患者,若影像学检查发现肾上腺肿块并具有上述表现,可确诊为库欣腺瘤或 Conn 腺瘤。诊断困难的是非功能性腺瘤,应与其他非功能性肿瘤如转移瘤等相鉴别,CT 动态增强检查及 MRI 同、反相位检查,腺瘤具有前述表现特征,据此可明确诊断。

（三）嗜铬细胞瘤

【临床与病理】

嗜铬细胞瘤(pheochromocytoma)是发生于肾上腺髓质嗜铬组织的肿瘤,能产生和分泌儿茶酚胺;起源于肾上腺外交感神经和副交感神经的嗜铬细胞瘤也能产生和分泌儿茶酚胺,称为副神经节瘤(paraganglioma,PGL)。肾上腺嗜铬细胞瘤 10% 为恶性,副神经节瘤 30% 左右为恶性。肾上腺是嗜铬细胞瘤的主要发生部位,占 85% ~90%。嗜铬细胞瘤临床上以 20~40 岁多见,典型表现为阵发性高血压、头痛、心悸、多汗,发作数分钟后症状缓解。实验室检查,24 小时尿香草扁桃酸(vanillylmandelic acid,VMA)即儿茶酚胺代谢物显著高于正常值。病理上,肿瘤一般较大,易发生出血、坏死、囊变和钙化。

【影像学表现】

超声、CT 和 MRI:肾上腺嗜铬细胞瘤表现为单侧、偶为双侧性肾上腺肿块,呈圆形或椭圆形,常较大,直径多在 3cm 以上。肿块实性部分呈中等回声,密度类似肾脏,T_1WI 上为低信号而 T_2WI 图像上呈显著高信号;较大肿块易因出血、坏死和囊变而致回声、密度和信号强度不均。CT 和 MRI 增强检查,肿块实体部分发生明显强化(图 8-15)。副神经节瘤表现为腹主动脉旁、髂血管旁、膀胱壁或纵隔内的类圆形或椭圆形肿块,与肾上腺嗜铬细胞瘤相比,副神经节瘤体积较小。恶性嗜铬细胞瘤具有上述相似的影像学表现,但形态可不规则和(或)并有肝、肺转移灶。

【诊断与鉴别诊断】

临床拟诊嗜铬细胞瘤时,若超声、CT 或 MRI 检查发现肾上腺较大肿块并具有上述表现,可诊断为

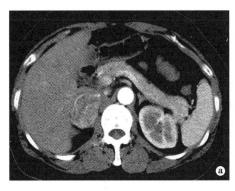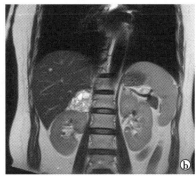

图 8-15 右肾上腺嗜铬细胞瘤

a. CT 增强示右肾上腺区明显强化的类圆形肿块,中心有片状不规则强化减低区;

b. MRI检查冠状位 T_2WI 图像上,右肾上腺区肿块呈特征性高信号,肿块内可见囊变坏死形成的小片更高信号区,肿块与肝脏和右肾分界清楚

肾上腺嗜铬细胞瘤;若肾上腺区未发现异常,则应检查腹盆腔以发现副神经节瘤。当检查发现双侧肾上腺嗜铬细胞瘤时,应注意 von Hippel-Lindau 综合征,多发性内分泌腺瘤病 Ⅱ、Ⅲ型和家族性嗜铬细胞瘤病的可能。

(四)肾上腺转移瘤

【临床与病理】

肾上腺是全身恶性肿瘤易发生转移部位之一,故肾上腺转移瘤(adrenal metastases)常见,多数来源于肺癌,也可为乳腺癌、胃癌、肝细胞癌、肾细胞癌和黑色素瘤等。肾上腺转移瘤常为双侧,但也可为单侧,肿瘤内常有坏死和出血。临床上,肾上腺转移瘤极少影响肾上腺内分泌功能。

【影像学表现】

超声、CT 和 MRI: 肾上腺转移瘤常表现为双侧肾上腺肿块,偶为单侧,呈圆形、椭圆形或分叶状,大小不等,常为 2~5cm,也可更大。肿块的回声、密度或信号强度可均一或不均。CT 或 MRI 增强检查,肿块为均一或不均一强化(图 8-16)。

【诊断与鉴别诊断】

对于已确诊为体内其他部位恶性肿瘤的患者,当影像学检查发现双侧肾上腺肿块时,应考虑为肾上腺转移瘤;若只发现单侧肾上腺肿块,则需与腺瘤和其他良性病变鉴别。未明确体内有恶性肿瘤的患者,当发现双侧肾上腺肿块时,要考虑转移瘤的可能性,应行其他部位尤为肺部影像学检查以及相

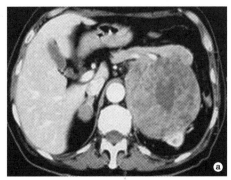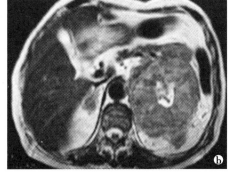

图 8-16 双侧肾上腺转移瘤(小细胞肺癌转移)

a. CT 增强示双侧肾上腺肿块,左侧较大,边缘欠光滑,强化不均,中心见坏死区。右肾上腺肿块较小,边缘较光滑,均匀强化;b. 同一病例 MRI 检查 T_2WI 图像,左侧肾上腺肿块呈混杂高信号,中心坏死区为混杂水样信号,右侧肿块信号亦高于肝实质,均不符合皮质腺瘤表现

关实验室检查,以寻找原发恶性肿瘤,必要时可行 PET-CT 检查或穿刺活检;若只发现单侧肾上腺肿块,则诊断和处理原则同下述肾上腺意外瘤。

(五) 肾上腺意外瘤

肾上腺意外瘤(adrenal incidentaloma)指临床上无明确肾上腺功能异常表现,而在体检或因其他原因行影像学检查时偶然发现的肾上腺肿块;其组织病理类型几乎囊括了所有肾上腺肿瘤及非肿瘤性病变,其中绝大多数为肿瘤性病变。在肿瘤性病变中:大多数肿瘤为非功能性肿瘤,其中主要为非功能皮质腺瘤(占 51%)和转移癌(占 31%);少数为亚临床型的功能性肾上腺肿瘤。

对于肾上腺意外瘤,需采用规范化的诊断和处理程序,即应行相关实验室检查和(或)进一步影像学检查,以反映其功能和组织学特征。基本程序如下:①首选需行实验室检查,明确意外瘤是否属于亚临床型功能性肾上腺肿瘤,若为功能性者,需要进一步治疗,而非功能性者,则应行进一步影像学检查;②对于非功能性肾上腺意外瘤,应选择 MRI T_1WI 同、反相位检查,当反相位检查不能确定为含脂质成分的腺瘤时,需要进一步行 CT 或 MRI 动态增强检查,根据前述肾上腺腺瘤的影像学表现特征,可鉴别出大多数肾上腺意外瘤中的非功能性腺瘤;③不具有腺瘤影像学特征表现的非功能性肾上腺意外瘤,根据其大小可采用以下处理方法:≥6cm 者,以恶性肿瘤居多,是手术治疗的指征;而≤3cm 者,可行影像学随诊观察,6 个月内体积增大提示恶性肿瘤,6个月体积无变化,当无恶性征象时可诊为良性;介于 3~6cm 之间而影像学诊断不明者,建议穿刺活检;④PET-CT 检查对于明确肾上腺意外瘤的良、恶性非常有帮助,条件允许时,也可进行此项检查。

第三节   女性生殖系统

女性生殖系统常见疾病包括肿瘤性病变、感染性病变及先天畸形。影像学检查不仅能显示各脏器的解剖结构,还可显示病灶的位置、大小及范围,并提示病灶的性质。此外,影像学检查能无创地评价妊娠、胎儿及节育环的情况。

一、检查技术

(一) X 线检查

X 线下女性生殖系统与周围结构缺乏自然对比,故需引入对比剂进行子宫输卵管造影或盆腔动脉造影。

1. 子宫输卵管造影(hysterosalpingography)   经宫颈口注入碘对比剂,可显示子宫和输卵管内腔的形态,还可用于评估输卵管通畅情况。

2. 盆腔动脉造影   子宫动脉和卵巢动脉造影检查很少用于疾病诊断,而多用于疾病的介入治疗。

(二) 超声检查

超声检查较为安全,是女性生殖系统首选,也是最主要、最常用的检查方法。检查途径可为:①经腹扫查,是最常采用的检查途径,需适度充盈膀胱,可全面观察盆腔各脏器及了解病灶全貌,但检查效果易受腹壁厚度、肠道气体影响;②经阴道扫查,用于已婚妇女及无阴道畸形者,能清楚显示子宫、卵巢和肿块结构,但因穿透力所限而远场显示欠清;③经直肠扫查,用于未婚女性,其优缺点同经阴道扫查。

(三) CT 检查

CT 检查的辐射剂量高,不宜作为女性生殖系统的初查和常规影像检查方法,尤其是育龄期女性,孕妇忌用。但对于绝经后或腹盆部有较大肿块患者,CT 检查可为临床诊断和治疗提供更多有价值的信息。

1. **平扫检查**　是 CT 检查常规采用的方法。在空腹、膀胱充盈状态下进行检查,并在检查前口服稀释阳性对比剂或等渗甘露醇,以充盈和识别盆腔肠管。检查后进行必要的图像后处理以显示病变的全貌。

2. **增强检查**　在静脉内快速推注对比剂后,于不同延迟时间点对病变区进行多期增强扫描,以显示病灶的血供特点或发现平扫未能显示的病灶。

(四) MRI 检查

MRI 检查无 X 线辐射且组织分辨力高,有利于女性生殖系统检查及疾病的检出和诊断,已逐步成为一些先天发育畸形和子宫内膜癌等疾病的首选和主要影像检查技术。

1. **平扫检查**　常规行 T_1WI 和 T_2WI 并脂肪抑制技术检查。其中 T_2WI 检查能显示子宫各部及卵巢解剖结构,有助确定病变的起源和累及范围。此外,DWI 检查对宫体和宫颈病变的良、恶性鉴别有一定价值,也已逐步用于临床。

2. **增强检查**　与 CT 相似,在静脉内快速注入顺磁性对比剂 Gd-DTPA 后,于不同延迟时间点对病变区行脂肪抑制 T_1WI 多期增强扫描。

二、正常影像表现

(一) 子宫输卵管造影

正常宫腔呈边缘光整的倒置三角形:底边在上,为子宫底;两侧角为子宫角,与输卵管相通;下端与宫颈管相连,后者为柱状,边缘呈羽毛状。输卵管自子宫角向外下走行,为迂曲柔软的线状影,其在子宫壁的部分称间质部;近子宫细直部分为峡部;远端粗大,为壶腹部;壶腹部末端漏斗状扩大,为伞端。因输卵管有蠕动,局部可不连续,延迟摄片若对比剂进入腹腔内,呈多发弧线状或波浪状致密影,则提示输卵管通畅(图 8-17)。

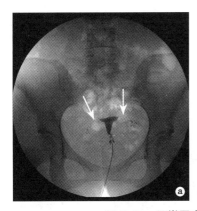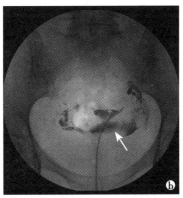

图 8-17　**正常子宫输卵管造影表现**
a. 注入碘油后,子宫腔显影,呈倒置三角形,两侧输卵管纤细、迂曲(↑);
b. 注入碘油并延时摄片,显示壶腹部末端呈漏斗状扩大,并见部分碘油排入盆腔呈片状致密影(↑)

(二) 超声表现

正常子宫:纵向扫查时,前倾或水平位的子宫一般呈倒置梨形,位于充盈膀胱的后方(图 8-18a)。子宫体为均质中等回声,轮廓光滑;宫腔呈线状高回声;内膜为低回声或较高回声,其回声和厚度与月经周期有关。宫颈回声较宫体回声稍强且致密,内可见带状高回声的宫颈管。阴道内因有少量气体而呈片状强回声带。横断扫查,子宫底部呈三角形,体部为椭圆形,宫颈管为扁椭圆形。正常子宫大小随发育、未产、经产、绝经及体型而异。育龄期妇女子宫体径线参考值为:长径 5.0~7.5cm,前后径 3.0~4.5cm,横径 4.5~6.0cm,子宫颈长 2.5~3.5cm,厚度小于 3.0cm。

正常卵巢与输卵管:卵巢通常位于子宫体两侧外上方,但有较多变异,位置也不一定对称。卵巢

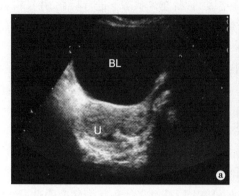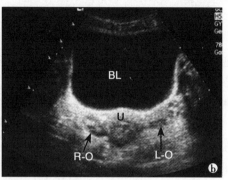

图 8-18   **正常子宫和卵巢声像图表现**

a. 经腹纵向扫查,子宫呈倒置梨形,宫体(U)为均质中等回声;b. 经腹横向扫查,双侧卵巢(L-O 左侧卵巢/R-O 右侧卵巢)分别位于宫体两侧,回声略高于子宫,右卵巢内无回声区为卵泡

断面呈杏仁状,成人大小为 4cm×3cm×1cm,内部回声强度略高于子宫,所含卵泡呈圆形液性无回声区,成熟的优势卵泡直径可达 1.5~2.0cm(图 8-18b)。双侧输卵管呈边缘高回声的管状结构,内径小于 5mm,一般难以分辨。

（三）CT 表现

1. **平扫检查**   子宫体为横置椭圆或圆形的软组织密度影,边缘光滑,中心较小的低密度区为宫腔。宫颈在子宫体下方层面上,呈横置梭形软组织密度影,外缘光滑,横径小于 3cm。宫旁组织位于宫体、宫颈和阴道上部的外侧,为脂肪性低密度区,内含细小点状或条状软组织密度影,代表血管、神经和纤维组织,并可见条带状自宫底向前外侧走行的子宫圆韧带育龄妇女的正常卵巢常表现为双侧子宫旁低密度结构,多不易与邻近肠管区分,输卵管则难以识别(图 8-19a)。

2. **增强检查**   子宫肌层呈明显均一强化,中心低密度宫腔显示更为清晰;双侧卵巢强化不明显。

（四）MRI 表现

1. **平扫检查** T_1WI 上,正常宫体、宫颈和阴道显示清楚,表现为均匀低信号,周围高信号脂肪组织内可见成对的低信号子宫圆韧带及子宫骶骨韧带。T_2WI 矢状位上,宫体、宫颈和阴道呈分层表现:①宫体自内向外有三层,中心高信号为子宫内膜及宫腔分泌物,中间薄的低信号带即联合带为子宫肌内层,周围是中等信号的子宫肌外层(图 8-19b);②宫颈自内向外分为四层,即高信号的宫颈管内黏液、中等信号的宫颈黏膜皱襞、低信号的宫颈纤维基质(其与宫体联合带相续)和中等信号的宫颈肌

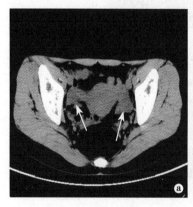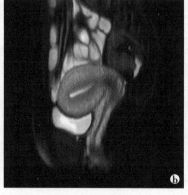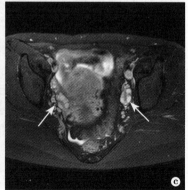

图 8-19   **正常子宫及卵巢的 CT、MR 表现**

a. CT 轴位,子宫呈椭圆形等密度影,其两侧可见类圆形的卵巢(↑),其内见数个类圆形稍低密度影,为正常卵泡结构;b. MRI 检查 T_2WI 矢状位,宫体、宫颈和阴道呈分层表现;c. MRI 检查 T_2WI 轴位抑脂像,在子宫两侧可见不均匀高信号的卵巢,周边明显类圆形高信号为卵泡(↑)

层(其与宫体子宫肌外层相续);③阴道只有两种信号,即高信号的阴道上皮及内容物和低信号的阴道壁。DWI上,宫体和宫颈呈较均匀的略高信号。绝经期前,正常卵巢可以识别:在T_1WI上为均匀低信号;T_2WI上其内卵泡呈高信号,中心部为低至中等信号(图8-19c)。绝经后子宫、阴道的分层现象及卵巢的结构多难以识别;MRI检查中正常输卵管均难以识别。

2. 增强检查 常规增强检查时,子宫内膜和子宫肌外层强化,而联合带强化程度低;动态增强检查,子宫、阴道各层强化程度随检查时间而异。

三、基本病变表现

(一)子宫异常

1. 子宫输卵管造影异常 子宫先天发育异常时可无明显异常表现;宫腔变形且边缘不整,多见于炎性病变;宫腔内圆形充盈缺损,多为黏膜下肌瘤或息肉;此外,如输卵管僵硬、狭窄、扩张或不通,常为结核或其他非特异性炎症改变(图8-20)。

2. 子宫大小、形态异常 超声、CT及MRI检查均易发现子宫大小、形态改变,见于子宫先天发育异常(幼稚子宫、双角子宫、双子宫等)、各类良恶性肿瘤及瘤样病变,可同时伴有宫腔改变。MRI能显示内部各解剖带,对病变的显示优于超声和CT。

3. 子宫回声、密度或信号异常 常伴有子宫大小和(或)形态改变,主要见于各类良恶性肿瘤及瘤样病变。其中边界清楚、含有钙化、超声上呈低等回声或T_2WI上为低信号的肿块常提示为良性子宫肌瘤;而边界不清、超声上为混合性低回声或T_2WI上为中等信号的肿块多提示为恶性子宫肿瘤。

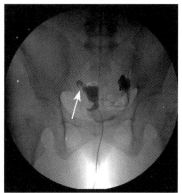

图8-20 右侧输卵管炎症
右侧输卵管局部截断(↑),其近端扩张、远端未见显影,提示右侧输卵管局部不通;左侧输卵管显影良好,形态正常,见对比剂进入盆腔

(二)盆腔肿块

女性盆腔肿块常来自卵巢,也可为盆腔炎性肿块或其他来源的肿块。超声和MRI检查对确定盆腔肿块是否来自卵巢有很大帮助,当双侧卵巢显示正常时,即能除外肿块来自卵巢,反之,则提示肿块源于卵巢。超声、CT和MRI检查时,某些卵巢肿块常有一些特征性表现,不但能确定起源,还可推断其性质。例如:类圆形或椭圆形肿块、壁薄而均一、呈均匀液性回声或水样密度或信号强度,常为各种类型的卵巢囊肿;边缘不规则或分叶状肿块,呈多房状表现,同时含有液体和实性成分,为卵巢囊腺瘤或囊腺癌常见表现;肿块呈混杂回声、密度或信号、内有脂肪和钙化成分,是卵巢囊性畸胎瘤的表现特征。

四、疾病诊断

(一)卵巢囊肿和卵巢肿瘤

卵巢囊肿(ovarian cyst)和卵巢肿瘤(ovarian tumor)均较常见,表现为附件区肿块,良性者包括卵巢囊肿、卵巢囊腺瘤和卵巢囊性畸胎瘤等;恶性者多为卵巢囊腺癌和卵巢转移瘤。

【临床与病理】

(1)卵巢囊肿:可分为单纯性囊肿和功能性囊肿,后者包括滤泡囊肿、黄体囊肿和黄素囊肿等。多为单侧,部分可为双侧。卵巢囊肿常无症状,部分可有月经异常、多毛和不孕等。

(2)浆液性囊腺瘤和黏液性囊腺瘤:分别占卵巢肿瘤的23%和22%。浆液性恶变率较高。两种肿瘤均好发于中年女性,可压迫邻近脏器引起大小便障碍等症状。

(3)囊性畸胎瘤:占卵巢肿瘤的20%,由来自三个胚层的成熟组织构成,以外胚层组织为主。呈囊性,囊壁较厚,内可含皮脂样物质、脂肪、毛发、浆液、牙齿或骨组织等。可见于任何年龄,多无症状,发生扭转或破裂时出现疼痛。

（4）浆液性囊腺癌和黏液性囊腺癌：是最常见的卵巢原发恶性肿瘤，以浆液性更为多见，绝大多数为浆液性囊腺瘤恶变而来。两种肿瘤均呈囊实性，含多个大小不等的囊性区，囊壁上有乳头状增生。患者早期多无症状，后期可有压迫症状、血性腹腔积液、消瘦乏力等。

（5）转移瘤：原发肿瘤直接侵犯、腹腔种植、淋巴或血行转移均可引起卵巢转移瘤的发生，原发灶多为胃肠道或乳腺肿瘤。多发生于 30～50 岁，表现为生长迅速的下腹部肿块，伴有腹胀、腹痛、血性腹腔积液等症状。

【影像学表现】

（1）卵巢囊肿：囊肿大小不等，多为单房、薄壁、无分隔；亦可为多囊性。超声和 CT 检查常表现为边缘光滑、壁薄且均一的圆形病变，呈液性无回声或水样密度。MRI 检查，视囊液成分，T_1WI 上可表现为低、中或高信号，而 T_2WI 上为明显高信号。表现典型的卵巢囊肿诊断不难，但多不能鉴别其类型。部分囊肿壁较厚或为多房性者则难与卵巢囊腺瘤鉴别。

（2）浆液性囊腺瘤和黏液性囊腺瘤：超声、CT 或 MRI 检查，浆液性囊腺瘤（serous cystadenoma）和黏液性囊腺瘤（mucinous cystadenoma）一般较大，尤为黏液性者，直径常超过 10cm。浆液性者壁薄而均一，可为单房或多房性；黏液性者壁较厚，常为多房性（图 8-21）。肿瘤内囊性部分的回声、密度和信号强度均类似卵巢囊肿。

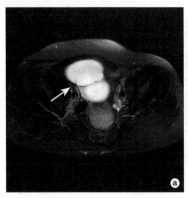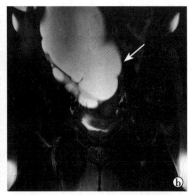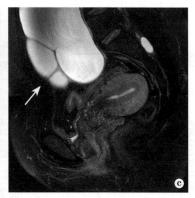

图 8-21   卵巢黏液性囊腺瘤

MRI 检查 T_2WI 脂肪抑制横断位（a）、冠状位（b）及矢状位（c），右侧附件区见一巨大囊性肿块（↑），其内见多发线状分隔影

（3）囊性畸胎瘤：囊性畸胎瘤（cystic teratoma）超声表现液性无回声区内有明显强光点或光团，有时可见"脂-液"分层表现；CT 和 MRI 检查呈混杂密度或信号肿块，内有脂肪性密度或信号强度灶，CT 还可发现其内有钙化、牙或骨组织，易于诊断。

（4）浆液性囊腺癌和黏液性囊腺癌：浆液性囊腺癌（serous cystadenocarcinoma）和黏液性囊腺癌（mucinous cystadenocarcinoma）超声、CT 和 MRI 检查时，肿块边缘多不规则，同时具有囊性和较明显的实性部分，其中 DWI 上实性部分呈明显高信号（图 8-22）；CT 和 MRI 增强检查，实性部分强化；CDFI 还显示肿块内有丰富的血流信号，均为诊断依据。此外，肿瘤常可发生腹膜转移，表现腹腔积液及大网膜增厚形成网膜饼，有时还可见腹膜和肠系膜多发结节状病变。

（5）卵巢转移瘤：超声、CT 或 MRI 检查，表现为双侧或单侧卵巢区肿块，常呈混杂回声、密度或信号强度；CT 和 MRI 增强检查，肿块呈不规则强化；CDFI 显示肿块内及周围血流丰富。常并有胸腔积液和（或）腹腔积液。

【诊断与鉴别诊断】

当肿物的影像学检查具有上述典型表现时，常不难诊断。然而，当肿物表现不典型时，例如单房性浆液性囊腺瘤与卵巢囊肿的鉴别、卵巢囊腺瘤与囊腺癌的鉴别、原发瘤不清的卵巢转移瘤与囊腺癌

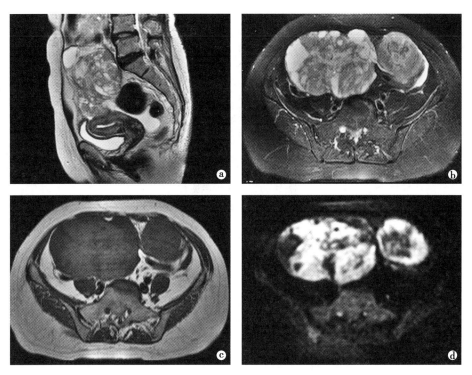

图 8-22 双侧卵巢浆液性囊腺癌

a、b. MRI 检查 T₂WI 矢状和横断位,于子宫上方(a)、盆腔两侧(b)各见一混杂信号肿块,其中右侧者较大,内有囊性高信号区和明显实性软组织的稍高信号区;c. MRI 检查 T₁WI 横断位,盆腔两侧肿块呈混杂低信号;d. MRI 检查 DWI,盆腔双侧肿块的实性部分呈明显高信号

的鉴别,常常很困难,需结合实验室检查,相关肿瘤标志物的检测结果。

(二)子宫肌瘤

【临床与病理】

子宫肌瘤(uterine leiomyoma)是子宫最常见的良性肿瘤,好发于 30～50 岁的绝经期前妇女;常为多发,大小不等;多发生于宫体部,可分为浆膜下、肌层内和黏膜下肌瘤,亦可发生于子宫颈部。病理上,子宫肌瘤由漩涡状排列的平滑肌细胞和数量不等的纤维结缔组织分隔所构成。较大肌瘤血供障碍时,可发生多种变性,包括透明样变性、黏液样变性、囊性变、脂肪变性、红色变性及钙化。临床上主要表现为月经改变、邻近器官受压、疼痛、不孕和盆腔肿块。

【影像学表现】

超声:子宫肌瘤可表现子宫增大,形态不规则,尤见于多发者;肌瘤结节呈圆形低回声,少数为等回声,周边有假性包膜形成的低回声晕;肌层内肌瘤可使子宫内膜变形、移向对侧,黏膜下肌瘤显示内膜增宽、回声增强或显示出瘤体。

CT:子宫增大呈分叶状,平扫肌瘤密度等或略低于正常子宫肌,当肌瘤发生变性时则呈较低密度。增强检查,肌瘤有不同程度强化,强化程度多略低于正常子宫肌;部分肌瘤可发生钙化,多为绝经后退变的肌瘤。

MRI:能发现小至 3mm 的子宫肌瘤。典型肌瘤在 T₁WI 上信号强度类似子宫肌,在 T₂WI 上呈明显均一低信号,边界清楚,具有特征(图 8-23);肌瘤发生变性时,依变性类型不同,T₁WI 和 T₂WI 上,瘤内可有等、高或混杂信号灶。增强检查,肌瘤常为不均一强化。

【诊断与鉴别诊断】

超声和 MRI 检查,子宫肌瘤常有典型表现,诊断不难,其中 MRI 检查能发现小肌瘤、确定其数目、位置,并确定肌瘤有无变性和变性的类型,因而有助于临床选择合适的治疗方案。

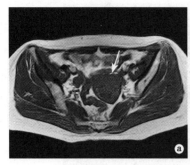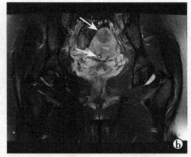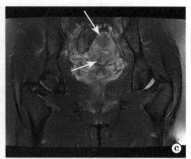

图 8-23　多发子宫肌瘤

a. MRI 检查 T_1WI 横断位,显示子宫体稍增大,信号尚均匀;b、c. MRI 检查 T_2WI 脂肪抑制冠状位,子宫体壁内可见多发大小不等的低信号结节(↑),增强检查强化程度低于正常子宫壁,为多发的子宫肌瘤

(三) 子宫癌

【临床与病理】

子宫癌是女性生殖系统最常见的恶性肿瘤,分为宫体癌和宫颈癌,以后者多见。临床上,子宫癌多见于中老年,表现为不规则阴道出血,白带增多并血性和脓性分泌物,晚期时发生疼痛。病理上,宫颈癌多为鳞状上皮癌,而宫体癌常为腺癌,肿瘤晚期均可侵犯邻近组织、器官并发生盆腔淋巴结转移。

临床上根据侵犯范围,宫体癌与宫颈癌均可分为 4 期(表 8-2),如下:

表 8-2　宫体癌与宫颈癌临床分期

分期	宫体癌	宫颈癌
Ⅰ	肿瘤局限于子宫体	肿瘤局限于子宫颈
Ⅱ	肿瘤侵犯子宫颈	肿瘤超过宫颈,但未达盆壁和阴道下 1/3
Ⅲ	肿瘤侵犯至宫外,但局限于真盆腔	肿瘤延伸至盆壁或阴道下 1/3
Ⅳ	肿瘤侵犯膀胱、肠管或发生远处转移	肿瘤延伸超过真盆腔或侵犯膀胱、直肠

【影像学表现】

(1) 宫体癌:宫体癌(carcinoma of uterine body)即子宫内膜癌(endometrial carcinoma),当肿瘤局限于子宫内膜时,超声、CT 或 MRI 检查均难以发现病变。肿瘤侵犯肌层后,表现为子宫对称性或局限性增大;超声检查呈不均质回声肿块,难以区分内膜及肌层,内有出血、坏死形成的不规则低回声区,CDFI 显示肿瘤内部和周边有丰富的血流信号;CT 增强,瘤灶的强化程度低于周围正常子宫肌;MRI 能显示侵犯子宫肌的深度,可见中等信号的肿瘤破坏子宫内膜与子宫肌界面,使得低信号联合带连续性中断,DWI 上呈明显高信号,增强检查肿瘤呈不均匀强化(图 8-24)。当肿瘤侵犯宫旁组织和邻近器官时,CT 和 MRI 检查均可显示相应区域的密度和信号强度发生改变,代之以肿块影。此外,还可发现盆腔淋巴结转移。

(2) 宫颈癌:宫颈癌(cervical carcinoma)时,超声、CT、MRI 检查均可发现宫颈增大,直径大于3.5cm,甚至形成不规则肿块,分别呈不均质低回声、不均匀低密度或 T_2WI 高信号和 DWI 高信号病变,CT 及 MRI 增强扫描时,肿瘤的强化程度低于正常宫颈组织(图 8-25)。当肿瘤侵犯阴道、宫旁组织、膀胱或直肠时,这些结构的回声、密度和信号强度随之发生改变。

【诊断与鉴别诊断】

宫体癌和宫颈癌的诊断尤其是早期诊断主要依赖细胞学检查,影像学检查的主要目的是显示肿瘤的侵及范围和确定有无转移,以利分期和治疗,此外还可用于肿瘤疗效的评估及判断有无复发,其中 MRI 检查要优于 CT 和超声检查,应作为首选。

(四) 先天性异常

女性生殖系统的先天性异常有多种类型,包括:①双子宫、双宫颈、双角子宫、纵隔子宫、半隔子

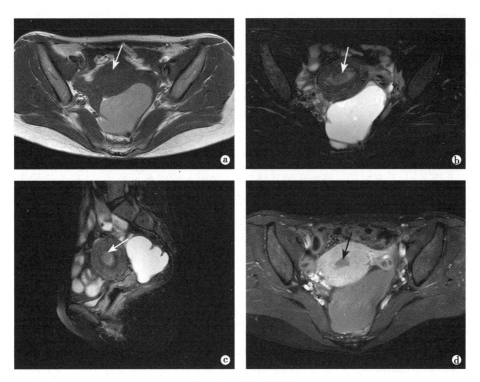

图 8-24　子宫内膜癌

a. MRI 检查 T₁WI 横断位示子宫稍增大,信号较均匀;b、c. MRI 检查 T₂WI 脂肪抑制横断位及脂肪抑制矢状位,可见略低信号的肿块(↑)突入子宫腔内,局部正常联合带连续性中断;d. MRI 检查 T₁WI 脂肪抑制+增强横断位示宫腔内肿物(↑)强化程度低于邻近正常子宫肌而呈较低信号影

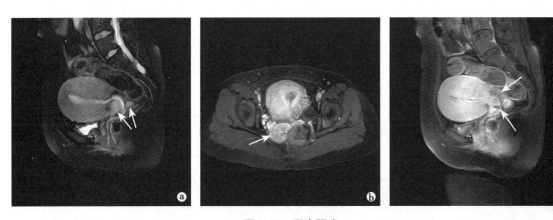

图 8-25　子宫颈癌

a. MRI 检查 T₂WI 脂肪抑制矢状位,显示子宫颈增大,内有稍高信号肿块(↑),肿块使低信号宫颈纤维基质中断;b、c. MRI 检查 T₁WI 脂肪抑制+增强横断位及矢状位,显示宫颈肿物(↑)强化程度稍低于周围正常宫颈组织

宫、鞍状子宫、单角子宫、子宫发育不良等;②单侧或双侧卵巢发育不良或缺如;③输卵管重复畸形、先天性憩室和管腔闭塞等。

　　子宫输卵管造影可显示大多数子宫输卵管畸形并能确定其类型,但不能发现卵巢异常;超声检查可诊断出多数子宫畸形,并能发现卵巢细小或缺如;CT 可发现先天性无子宫和幼稚子宫、双子宫,但无法显示宫腔形态,因而无法发现腔内的子宫畸形,如纵隔子宫等;MRI 对各种类型子宫畸形的发现和诊断有较高的准确率,要优于超声检查。

五、妊娠

超声检查易行,可动态观察,对胎儿和孕妇均无损伤,能确定早期妊娠,鉴别胎儿是否存活,并通过一系列参数测定评估胎儿生长、发育情况,对某些胎儿先天性畸形和胎盘位置异常也常能作出诊断,因而广泛用于产科检查。而 MRI 对结构显示较为清晰且直观,可作为观察妊娠 3 个月之后的胎儿及胎盘情况的辅助检查。

（一）早期妊娠

早期妊娠指受孕至第 13 周末。超声检查有如下表现:①子宫随孕龄而逐渐增大;②妊娠囊最早于闭经后第 5 周显示,为宫底部较高回声的环状影;③孕第 6 周时显示胚胎,表现为妊娠囊内点状或不规则小块状回声,孕 6~7 周可见原始心管的搏动,孕 9 周时出现胎动,孕 10 周时能辨认胎儿,孕 11~12 周显示胎儿躯干、脊柱、长骨及胎心内部结构(图 8-26a);④胎盘于孕 8~9 周显示,回声较宫壁强,为半月形光点区,附着在孕囊的侧壁。

依据增大的子宫内有妊娠囊回声能做出早期妊娠的诊断,需与宫腔内积液或积血的假性妊娠鉴别,应结合临床资料或行超声随诊观察。

（二）妊娠与胎儿

1. 流产和死胎　流产的声像图为:①妊娠囊皱缩,边缘不完整;②妊娠囊下移至子宫下段或宫颈部;③随诊妊娠囊无增大。死胎表现为:①胎心、胎动消失;②相隔 1 周妊娠囊无增大;③若在孕 14 周后发生,还显示胎头、胸腹部皮肤、皮下组织呈双线状回声;④胎儿颅骨重叠,脊柱失去正常的弯曲或呈直角。

2. 胎儿畸形　①羊水过多伴发的胎儿畸形:以中枢神经系统畸形最常见,约占 45%,其中最常发生的是无脑儿和脊柱裂。孕 10~12 周后,若不能发现完整的胎头光环,提示为无脑儿(图 8-26b)。脊柱裂时,正常两排串珠状脊柱回声于某处间距增大或缺失,局部皮肤光带断离;脊柱回声中断处有膨出的囊性液性无回声区,代表脊膜膨出。脑膜膨出表现为胎儿颅顶部有外突的囊状物,内为液性无回声脑脊液,也可有实性回声的脑组织。②胃肠道畸形:约占 30%。先天性食管闭锁,表现胎儿上腹部没有液性无回声的胃泡,并可发现胎儿异常吞咽及反吐。十二指肠闭锁时,胎儿上腹部有两个并列的无回声区,分别代表扩张的胃与十二指肠球部。③羊水过少伴发的胎儿畸形:在肾缺如时无肾影,此外,盆腔内亦无膀胱显示。

（三）前置胎盘

正常胎盘呈均匀一致强回声点,附着在子宫前壁、后壁或侧壁上,其下缘距子宫颈内口尚有一段距离。若胎盘下缘达子宫颈内口,为边缘性前置胎盘;子宫颈内口有部分胎盘覆盖时,为部分性前置

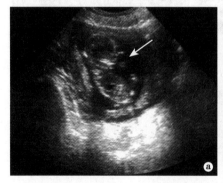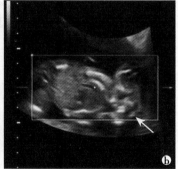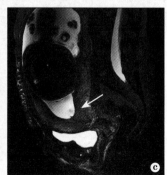

图 8-26　正常早期妊娠、无脑儿及胎盘前置

a. 正常早期妊娠(12 周),超声检查,在羊水形成的液性无回声区内(↑),显示胎头、脊柱和四肢长骨的轮廓;b. 妊娠(16 周),超声检查,胎头部位(↑)未见头颅穹窿骨所形成的强回声光环,为无脑儿;c. MRI 检查 T_2WI 脂肪抑制矢状位见子宫颈内口完全被胎盘(↑)覆盖,为完全型前置胎盘

胎盘;当子宫颈内口完全为胎盘覆盖,则为中央性或完全性前置胎盘(图 8-26c)。

第四节　男性生殖系统

影像学检查对男性生殖系统疾病具有很高的诊断价值,不但能敏感地发现前列腺、精囊腺和睾丸病变,且多能准确地做出诊断并可进行病变分期,对指导临床治疗和疗效评价具有重要意义。

一、检查技术

1. **X 线检查**　由于缺乏自然对比,男性生殖系统的 X 线成像提供的信息有限,目前很少应用。

2. **超声检查**　超声检查通常作为男性生殖系统疾病的初查方法,可经腹或经直肠进行。经直肠超声需清洁肠道并适当充盈膀胱,其图像清晰,并可引导活检,在前列腺疾病检查中应用价值较高。超声多普勒及超声造影检查可分析组织血流分布情况,为前列腺和精囊疾病诊断提供有价值的信息。此外,对于男性外生殖器,超声也是首选和主要影像检查方法。

3. **CT 检查**　CT 较少用于检查男性生殖系统疾病。检查时,包括常规平扫和增强检查:平扫要在空腹和膀胱充盈状态下进行;增强检查为静脉注入碘对比剂后行多期或动态增强扫描,其中后者对前列腺疾病的定性诊断具有一定价值,但应用不多。

4. **MRI 检查**　对于男性生殖系统疾病,MRI 是最有价值的影像学检查方法。在前列腺疾病的检查中 MRI 有很大的优越性:能够清晰显示前列腺各区带解剖结构,有利于前列腺疾病检出、范围确定以及分期;^{1}H-MRS 和 DWI 等功能成像还明显提高了前列腺癌诊断的敏感性与特异性,尤对于治疗疗效评价及治疗后复发判断均有较高价值。此外,MRI 检查还可清楚、确切地显示精囊和阴囊内结构,对于精囊疾病和睾丸肿瘤的检出和诊断也有重要价值。

(1)平扫检查:常规行 T_1WI 横断位和 T_2WI 横断位、矢状位和冠状位检查,必要时加行脂肪抑制技术 T_2WI 检查。

(2)增强扫描:通常采用动态增强检查,于静脉内注入对比剂 Gd-DTPA 后行快速成像序列检查,用于分析病变的动态强化特征。

(3)磁共振波谱成像(^{1}H-MRS):^{1}H-MRS 检查可分析前列腺病变内枸橼酸盐(citrate,Cit)、胆碱复合物(choline,Cho)和肌酸(creatine,Cr)等代谢物的浓度变化,用以反映病变的代谢特征。

(4)磁共振功能成像:目前临床常用于前列腺疾病检查的磁共振功能成像(fMRI)包括:扩散加权成像(DWI)、灌注加权成像(PWI)和弥散张量成像(DTI)等。DWI 可通过水分子扩散运动改变反映病变组织微观结构变化,并用 ADC 值高低表明扩散受限程度;灌注加权成像可根据病变组织内对比剂通过速度和量的变化,推测其血供特点和微血管特征。

二、正常影像表现

1. **超声表现**　正常前列腺实质为略低回声,内部为均匀分布细小点状回声,中央可见高回声尿道,包膜呈线状高回声影。精囊呈纤细、蜿蜒条状低回声。正常睾丸为椭圆形均匀中等或稍低回声,附睾头呈半圆形回声,紧邻睾丸上极。

2. **CT 表现**　正常前列腺呈均匀软组织密度影,其大小随年龄而增大。动态增强检查显示前列腺外周带和中央腺体不同强化特点:动脉期中央腺体密度增高,晚期中央腺体和外周带密度趋于一致。精囊位于膀胱底的后方,呈八字状对称的软组织密度影,边缘呈小的分叶;两侧精囊于中线部汇合,精囊前缘与膀胱后壁之间为尖端向内的锐角形低密度脂肪间隙,称为精囊角(seminal vesicle angles)。

3. **MRI 表现**　T_1WI 上,正常前列腺呈均匀略低信号,不能识别前列腺各区带,周围脂肪组织内见蜿蜒状低信号静脉丛。前列腺各区带在 T_2WI 显示较好:中央区呈低信号,代表移行带和中央带;外周区为新月形较高信号,代表周围带;前纤维间质呈低信号;包膜为细环状低信号影。^{1}H-MRS 显示枸橼酸盐(Cit)峰值较高,胆碱复合物(Cho)和肌酸(Cr)峰值较低,(Cho+Cr)/Cit 比值约为 0.6。扩散成像显示正常前列腺周围带 ADC 值高于移行带和中央带。精囊呈 T_1WI 低信号和 T_2WI 高信号,精囊壁为低信号。正常睾丸为卵圆形结构,T_1WI 上信号强度低于脂肪而高于水,T_2WI 上则高于脂肪低于水。

三、基本病变表现

男性生殖系统缺乏自然对比,X 线较少用于生殖系统疾病的检查,故不作赘述。基本病变主要为前列腺增大、精囊肿块和睾丸肿块。

1. **前列腺增大**　超声、CT 及 MRI 均可显示前列腺增大,前列腺对称性增大常见于良性前列腺增生和炎症,也可见于前列腺癌。对称性增大时,前列腺内部回声、密度和信号强度多不均匀,若[1]H-MRS 显示较高的 Cit 峰和较低 Cho 峰及 ADC 值较高,则提示为良性病变。前列腺非对称性增大多见于前列腺癌,表现局部结节状膨隆或呈分叶状改变,血供丰富则提示为前列腺癌,若[1]H-MRS 显示 Cit 峰 Cit 下降、Cho 峰升高和(或)ADC 值较低,也提示为前列腺癌。

2. **精囊肿块**　精囊肿块常见于精囊囊肿、脓肿及原发或继发肿瘤。肿瘤的回声、密度及信号复杂且血供丰富,恶性肿瘤还可侵犯邻近结构;囊肿边界清晰,内部回声、密度及信号均匀,而精囊的血肿及脓肿具有相对特异性的回声、密度及信号特征。

3. **睾丸肿块**　表现为睾丸增大,常见于睾丸肿瘤,不同类型的肿瘤回声及信号有所不同,睾丸鞘膜积液表现为液体包绕睾丸。

四、疾病诊断

(一) 良性前列腺增生

【临床与病理】

良性前列腺增生(benign prostatic hyperplasia,BPH)是由于前列腺腺体组织和基质组织增生导致前列腺体积增大,常见于中、老年男性。临床上表现为尿频、尿急、夜尿及排尿困难,直肠指诊可触及前列腺体积增大,但无硬结。血清前列腺特异性抗原(prostate specific antigen,PSA)水平可略高于正常水平。

病理上,增生主要发生在仅占前列腺体积5%的移行带,前列腺体积和重量均增加,重量达100g或更多。腺体、结缔组织和平滑肌呈不同比例增生,形成增生结节,周边可有纤维性假包膜。BPH 引起膀胱出口梗阻,膀胱残余尿增多,易继发感染和结石。长期梗阻可出现膀胱壁肥厚,肌肉形成小梁,严重时形成膀胱憩室。

【影像学表现】

超声:前列腺均匀对称性增大,以内腺即移行带增大为主,常向膀胱底突入。内部因增生结节而回声不均,增生结节多为等或高回声;有时内腺与外腺之间见强回声结石影;外腺多受压变薄,回声稍强,包绕在内腺两侧后方(图8-27)。

CT:前列腺对称性增大,横径大于5cm,常突入膀胱底部。增大的前列腺密度均匀,边缘清楚。前列腺内钙化形态呈圆形、小片状、小砂粒状,CT 动态增强扫描示前列腺增生的中央腺体区在早期为不均匀斑片状强化,延迟扫描则趋向于均匀强化。

MRI:前列腺体积增大,常呈混杂 T_1WI 低信号、T_2WI 高信号(图8-28a、b);增生结节信号强度取决于基质和腺体比例,

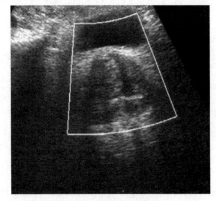

图8-27　良性前列腺增生
超声图像上显示前列腺增大,内部稍高回声

边缘可见假包膜形成,脂肪抑制 T_2WI 显示较好。增大的前列腺压迫并突入膀胱颈部,推移精囊,但膀胱壁无不规则增厚,精囊信号正常。^{1}H-MRS 与正常前列腺组织类似,即 Cit 峰较高、Cho 峰和 Cr 峰低(图 8-28c)。DWI 显示 BPH 内无局灶性水分子扩散受限表现(图 8-28d)。

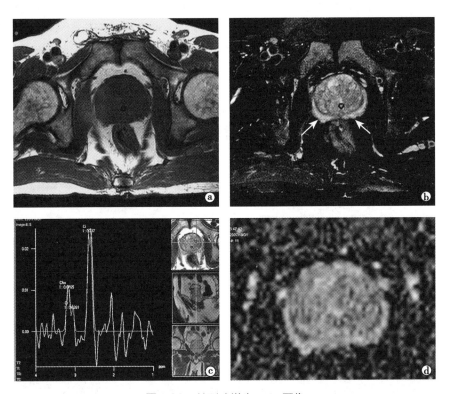

图 8-28 前列腺增生 MRI 图像

a. BPH 的 T_1WI 图像,前列腺增大,呈稍低信号;b. BPH 脂肪抑制 T_2WI 图像,显示前列腺内信号不均匀,前部可见增生结节,外周带(↑)受压变薄;c. BPH 的 MRS 显示增生腺体区高 Cit 峰,低 Cho 峰和 Cr 峰,(Cho+Cr)/Cit=0.43;d. BPH 的 ADC 图,BPH 组织无弥散受限

【诊断与鉴别诊断】

超声、CT 和 MRI 检查时 BPH 主要表现为前列腺体积增大,以中央腺体即移行带增生为主,伴有增生结节形成。需要鉴别的疾病有前列腺癌、前列腺炎症和膀胱癌等(见前列腺癌部分)。

（二）前列腺癌

【临床与病理】

前列腺癌(prostate carcinoma)是老年男性常见的恶性肿瘤,国内前列腺癌的发病率正处于快速上升阶段。前列腺癌可与 BPH 有相似的症状,如尿频、尿急、排尿困难,甚至出现尿潴留或尿失禁。晚期可有膀胱和会阴部疼痛及前列腺癌转移引起骨痛、脊髓压迫和病理骨折等。直肠指检可触及前列腺硬结,表面不规则。血清前列腺特异抗原(PSA)水平增高,且游离 PSA/总 PSA 的比值减低。

原发性前列腺癌约 95% 为腺癌,并以高分化腺癌多见,70% 发生于周围带,20% 发生于移行带和中央带,起源于腺管和腺泡上皮。对于前列腺癌,可通过对腺泡分化和间质浸润程度的评估,进行 Gleason 分级,从而为确定肿瘤的生物学行为及治疗方案提供依据。进展期肿瘤可直接侵犯周围脏器,也可发生淋巴结转移和血行转移,尤易发生成骨性转移,并致血清酸性磷酸酶升高。

【影像学表现】

超声:①早期前列腺癌,表现为外腺内的低回声结节,也有少数为等回声或非均匀性回声增强;②进展期前列腺癌,表现为前列腺不规则分叶状增大,包膜回声连续性中断,内部回声强弱不均,病变区为边界不清的弱回声团块或结节,前列腺结构境界不清。彩色多普勒成像显示非对称性异常血流,在肿瘤周围和(或)内部血流丰富。

CT:①早期前列腺癌,CT 检查的价值不大;②进展期前列腺癌,可表现为前列腺不规则增大和分叶状软组织肿块,周围脂肪密度改变和邻近结构受侵;增强检查可显示前列腺癌有早期强化的特点。

MRI:MRI 对前列腺癌的诊断、分期及随访有较高价值。前列腺癌多位于周围带,呈 T_1WI 低信号、T_2WI 低信号。①早期前列腺癌,表现为 T_2WI 上在正常较高信号的周围带内出现低信号病灶;②进展期前列腺癌,显示前列腺包膜受到侵犯,其中包膜局部隆起变形、中断提示包膜侵犯和穿破,包膜穿破最易发生的部位在前列腺的后外侧、邻近神经血管束的位置,判断包膜是否受累对前列腺癌分期有重要意义(图 8-29a、b)。前列腺癌[1]H-MRS 表现为 Cit 峰下降或消失,而 Cho 峰升高,(Cho+Cr)/Cit 的比值显著增高(图 8-29c);扩散成像显示肿瘤呈高信号,ADC 值减低(图 8-29d)。动态增强 MRI 也显示前列腺癌具有早期强化的特点。

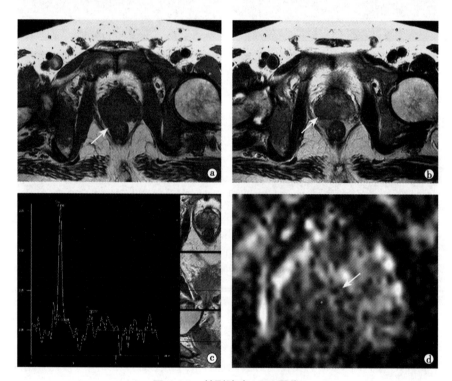

图 8-29　前列腺癌 MRI 图像

a. 前列腺癌 T_1WI,显示右后方脂肪浸润以及双侧耻骨、髂骨多发骨质破坏(↑);b. 前列腺癌 T_2WI,显示右侧前列腺癌呈低信号(↑);c. 前列腺癌 MRS,显示 Cit 峰明显降低,Cho 峰增高,(Cho+Cr)/Cit=9.42;d. 前列腺癌 ADC 图像,显示肿瘤的 ADC 值较低(↑)

【诊断与鉴别诊断】

早期前列腺癌影像诊断的主要依据是超声或 MRI T_2WI 上于周围带内出现局灶性低回声或低信号结节,结合直肠指检、PSA 检查多能做出正确诊断。前列腺癌需与 BPH、慢性前列腺炎及血肿鉴别,其[1]H-MRS 的(Cho+Cr)/Cit 比值增高,且 ADC 值减低,而不同于后者疾病。

进展期前列腺癌时,前列腺呈分叶状增大,超声和 MRI T_2WI 上多有典型回声和信号异常并显示包膜中断,一般不难诊断。需鉴别的疾病有直肠癌、膀胱癌和前列腺肉瘤:①直肠癌:进展期直肠癌可向前侵犯前列腺,但直肠癌时,CT 及 MRI 检查同时显示肠壁增厚,直肠周围脂肪间隙模糊甚至消失,且肿块是以直肠为中心;②前列腺肉瘤:为罕见的前列腺间质肿瘤,多发生于儿童或中青年,而不同于前列腺癌常见于老龄患者,但最终确诊仍需组织病理证实;③膀胱癌:前列腺癌向上突入膀胱内时,易与膀胱癌混淆,但前者肿块与前列腺内病变相连且在前列腺轮廓内,此外,血中 PSA 检测也有助于其间鉴别。

（三）睾丸肿瘤

【临床与病理】

睾丸肿瘤（testicular tumor）比较少见，几乎均为恶性，约占全身恶性肿瘤的1%，却是20~40岁青壮年男性常见的实体肿瘤。

睾丸肿瘤分为原发性和继发性，前者占绝大多数，可为生殖细胞肿瘤（90%~95%）和非生殖细胞肿瘤（5%~10%）。多数睾丸肿瘤早期即可发生淋巴结转移，最先转移到邻近肾门的腹膜后淋巴结。临床上表现为一侧睾丸肿大，质地硬，疼痛；也可发生于隐睾，可表现为腹股沟处逐渐增大的肿块。实验室检查，部分肿瘤表现血中甲胎蛋白（AFP）或人类绒毛膜促性腺激素（hCG）水平增高。

【影像学表现】

超声：表现为睾丸增大，失去睾丸正常回声特征，包膜回声可不完整。不同类型肿瘤的回声特点不同，恶性肿瘤显示血流丰富，并可有钙化、坏死囊变及出血。

MRI：睾丸局部 MRI 检查均可发现睾丸肿块，肿瘤多为 T_1WI 低信号、T_2WI 高信号，出血、坏死和钙化引起信号不均。肾区 MRI 检查还可发现肾门淋巴结增大。

【诊断与鉴别诊断】

睾丸肿瘤诊断依据主要是超声和 MRI 发现实性或囊实性肿块，结合临床症状和体征，不难诊断。部分类型肿瘤在影像学上有一定特异性表现，可提示肿瘤性质。单纯依靠影像学表现并不能对睾丸肿瘤进行准确分类。影像学检查的一个重要价值在于评估体内其他部位是否发生转移，而有助于睾丸肿瘤的分期和治疗，此外，还可用于评估疗效。

第五节 腹膜后间隙

腹膜后间隙（retroperitoneal space）是指位于后腹膜与腹横筋膜之间的解剖部分，其上至横膈，下至盆腔入口水平。腹膜后间隙包括疏松结缔组织、筋膜和一些脏器，如胰腺、十二指肠降段和水平段、升结肠、降结肠、肾脏、肾上腺、输尿管、腹主动脉及其分支、下腔静脉及其属支、淋巴管、淋巴结、神经等。腹膜后间隙以肾筋膜（renal fascia）为解剖标志，可分为肾周间隙（perirenal space）、肾旁前间隙（anterior pararenal space）和肾旁后间隙（posterior pararenal space）（图8-30）。

腹膜后间隙组织结构复杂，可发生多种不同类型病变，影像学检查对这些疾病的检出和诊断具有重要价值，常在临床的诊疗中起关键性作用。本节所叙述的内容不包括来自腹膜后间隙脏器及大血管所发生的病变。

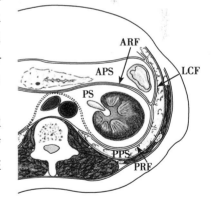

图8-30 胰腺平面腹膜后间隙分区（左侧）
肾前筋膜（ARF），肾旁前间隙（APS），肾周间隙（PS），肾后筋膜（PRF），肾旁后间隙（PPS），侧锥筋膜（LCF）

一、检查技术

1. **X 线检查** X 线检查包括平片和各种造影检查，对于腹膜后病变的诊断价值有限，临床上很少应用。

2. **CT 检查** CT 是腹膜后间隙疾病的主要影像检查方法，能够清楚显示腹膜后间隙的解剖结构，可敏感地发现病变，尤为肿块性病变；在一定程度上还能反映肿块的结构特征，对诊断有较大帮助。然而，部分肿块缺乏典型表现，致诊断困难。其检查方法与一般腹部 CT 检查相同，多需进行增强检查。多平面重组对于判断腹膜后较大肿块的起源及其毗邻关系非常有帮助。

3. **MRI 检查** 在腹膜后间隙疾病中，MRI 通常作为超声和 CT 检查的补充方法，主要用于腹膜后间隙肿块的鉴别诊断。检查方法与一般腹部 MRI 检查相同,常规需行冠、矢状位成像,以利判断腹膜后较大肿块的起源。

二、正常影像表现

1. **正常声像图表现**　超声检查时,由于受到前方胃肠道气体的影响和后方脊柱和肌肉的阻挡,难以清晰显示腹膜后间隙,多根据与邻近脏器的关系进行判断,主要包括:经胰腺长轴显示肾前间隙,包括胰腺、十二指肠降段和肠系膜上动脉等;经肾横断面显示肾周间隙,包括肾门部肾动、静脉等;经腹主动脉长轴显示肾后间隙。

2. **正常 CT 表现**　CT 检查时,腹膜后间隙内脂肪组织呈低密度,在其对比下,应用宽窗技术可显示线状的肾前和肾后筋膜。

(1)肾旁前间隙:位于后腹膜与肾前筋膜之间,其内主要包括胰腺、十二指肠降段、水平段、升、降结肠以及供应肝、脾、胰腺和十二指肠的血管。

(2)肾周间隙:位于肾前筋膜与肾后筋膜之间,内含肾上腺、肾脏、肾脏血管及肾周的脂肪囊。

(3)肾旁后间隙:位于肾后筋膜与腹横筋膜之间,其内主要为脂肪组织。

3. **正常 MRI 表现**　腹膜后间隙解剖结构的 MRI 轴位图像与 CT 基本相似,所不同的是脂肪组织呈高或中高信号,大血管呈流空信号。MRI 图像上容易鉴别血管与软组织,尤其是淋巴结等。MRI 的多平面成像能更好地显示正常解剖结构。

三、基本病变表现

1. **腹膜后脂肪改变**　炎症、外伤等病变可使腹膜后间隙内的脂肪组织被病变所致的水肿、蜂窝织炎、液化和坏死组织、气体、血肿等所取代,从而产生相应的密度、回声或信号强度变化。

2. **腹膜后肿块**　腹膜后原发肿瘤、转移瘤、淋巴瘤、脓肿、增大淋巴结和腹膜后纤维化等常表现为腹膜后肿块。其中:①良性肿瘤,一般较小,质地均匀,与周围器官和结构有清楚边界,增强检查多均匀强化;②恶性肿瘤,常常不均质,其内可有坏死、囊变所致的低密度区,某些肿瘤具有一定回声、密度、信号特征;原发腹膜后恶性肿瘤瘤体通常较大,一个断面上仅能显示部分瘤体,需要连续多方位观察以确定肿瘤起源和与邻近脏器的毗邻关系。

3. **肾筋膜增厚**　肾旁前间隙内的任何结构的病变包括肿瘤、炎症、出血等,都可能引起肾筋膜的增厚,最常见的病因来源于胰腺、结肠和十二指肠,而肾脏所致者较少。

4. **腹膜后脏器受压移位**　腹膜后较大肿块使相邻脏器受压、移位,从而产生一些特定的影像学表现,其对确定肿瘤位于腹膜后间隙具有重要价值:①右侧肾旁前间隙病变:可使居于前方的升结肠、十二指肠降段产生向前移位;②左侧肾旁前间隙病变:可将胰体、尾推向右前方(病变处于胰后方)或右后方(病变处于胰前方);③肾周间隙病变:可使肾脏受压、推移,肾轴发生旋转。

四、疾病诊断

(一)原发腹膜后肿瘤

腹膜后肿瘤(tumor of retroperitoneal space)包括原发腹膜后肿瘤和转移瘤。前者指原发于腹膜后间隙内脂肪、肌肉、纤维、淋巴、神经等组织的肿瘤,而不包括腹膜后各器官所发生的肿瘤。后者指来自体内不同器官和组织肿瘤的腹膜后间隙转移,其中以腹内脏器的原发肿瘤、恶性淋巴瘤及睾丸肿瘤较常见,多数沿淋巴系统扩散,少数为肿瘤沿筋膜或间隙直接延伸。淋巴瘤是全身性疾病,可首先或单独累及腹膜淋巴结,也可其后扩散至腹膜后淋巴结。本节只介绍原发腹膜后肿瘤。

【临床与病理】

原发腹膜后肿瘤种类繁多,其中恶性者约占 85% 左右,且以肉瘤(如脂肪肉瘤、平滑肌肉瘤、纤维肉瘤、横纹肌肉瘤、血管肉瘤等)及恶性纤维组织细胞瘤、恶性畸胎瘤等最常见。腹膜后良性肿瘤少见,主要为脂肪瘤、平滑肌瘤、良性畸胎瘤、副神经节瘤、神经纤维瘤、神经鞘瘤和淋巴管瘤等。

腹膜后肿瘤的临床表现缺乏特异性,肿瘤较小时,一般无明显症状。仅当病变增大到一定程度而影响邻近器官才会出现相应症状,如腰背部胀痛或胁腹部不适伴腹部包块等。

【影像学表现】

CT: CT 检查可以明确肿瘤所处腹膜后间隙的解剖部位、范围及大小。原发腹膜后恶性肿瘤常呈后腹部巨大肿块,根据腹膜后间隙内脏器官的移位以及病变与肾筋膜的关系,不难判断其为腹膜后间隙肿块及其所处的解剖间隙。CT 检查还有助于判断肿瘤的病理结构及类型,例如常见的脂肪肉瘤有可能发现其内的脂肪性低密度灶(图 8-31),而平滑肌肉瘤内常有广泛坏死等;增强检查,腹膜后恶性肿瘤多呈不均一强化,良性者多为均匀强化。

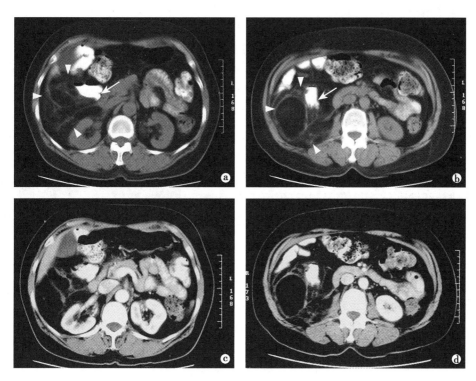

图 8-31　腹膜后高分化脂肪肉瘤

a、b. CT 平扫,为宽窗显示,见右侧肾旁前间隙内以脂肪密度为主的较大肿块(△),边界不清,其内有条索状软组织分隔,肿块向后累及右侧肾周间隙,并致升结肠(↑)向前内侧移位;c、d. CT 增强,肿块内脂肪部分无强化,软组织分隔部分轻度强化

MRI: 原发腹膜后恶性肿瘤形态学表现同于 CT 检查。MRI 检查主要通过不同序列或脂肪抑制技术,可以获得更多有关肿瘤组织结构的信息。

【诊断与鉴别诊断】

肿块是腹膜后间隙肿瘤的共同表现,其中:①良性肿瘤,一般较小,质地均匀,与周围器官和结构有清楚边界,增强检查常呈均匀强化;②恶性肿瘤,常见肿块较大,形态不规则,可浸润周围结构,包绕腹部大血管和(或)发生转移。某些肿瘤如脂肪瘤、畸胎瘤等,根据检查所见多能做出准确诊断。另有一些肿瘤虽表现不具特征性,但根据病变位置、临床表现,也可做出提示性诊断,例如位于脊柱两旁的肿瘤常为神经源性肿瘤,若患者有阵发性高血压、尿 VMA 增高等临床表现,则可诊为副神经节瘤。大多数腹膜后恶性肿瘤影像学表现缺乏特征,难以确定其类型,甚至当肿瘤较小且无明显转移和浸润表现时而难与腹膜后良性肿瘤鉴别。

(二) 腹膜后纤维化

腹膜后纤维化(retroperitoneal fibrosis)是一种临床较少见疾病,分为特发性及继发性。特发性腹膜后纤维化病因不明,多数认为是全身特发性纤维化的腹膜后表现。继发性腹膜后纤维化的发生与恶性肿瘤、外伤、炎症、手术、放射治疗及某些药物的使用等有关。

【临床与病理】

病理改变主要是在腹膜后大血管及输尿管周围有大量纤维组织增生。组织学上表现为不同程度的炎性反应,早期为多灶性脂肪变性坏死,炎性细胞渗出浸润;中期炎性细胞减少,有较多的成纤维细胞出现,毛细血管增生和胶原纤维形成;后期炎性细胞、新生血管、成纤维细胞消失,肉芽肿形成并机化,形成大量致密纤维化组织。

临床表现取决于病变对腹主动脉、下腔静脉、输尿管压迫程度。输尿管是最早并最易受压的结构,常造成肾盂积水。患者可有腰背部疼痛、疲乏、体重减轻及发热等症状。

【影像学表现】

CT:①平扫,可直接显示腹膜后间隙内的均匀软组织密度肿块,位于肾门水平下方,一般沿腹主动脉前方及两侧分布,病变可局限或广泛,其下方甚至达髂总动脉周围;肿块与腹主动脉关系紧密,并常常包绕输尿管和下腔静脉;②CT增强扫描,肿块多为小片状强化,其纤维化程度越成熟,强化越轻,故疾病早期增强较明显,中晚期较差(图8-32)。

MRI:①平扫,T_1WI呈较低信号;T_2WI表现因疾病发展的不同阶段而异,早期呈高或稍高信号,晚期则表现为低信号,即成熟纤维成分越多,信号越低,因而T_2WI上的信号强度可反映病变的活动程度;②动态增强检查,表现类似CT增强所见。

【诊断与鉴别诊断】

腹膜后纤维化应与发生于腹膜后的肿瘤性病变相鉴别,主要包括淋巴瘤、淋巴结转移瘤和来源于腹膜后组织的间质性肿瘤等。通常淋巴瘤和淋巴结转移瘤的病变范围较腹膜后纤维化更加广泛;其他非淋巴来源的肿瘤对腹膜后组织主要表现为推挤而非包绕,并且在T_2WI上均呈高或稍高信号,而腹膜后纤维化对相邻组织多为包绕,而非恶性肿瘤的侵犯。

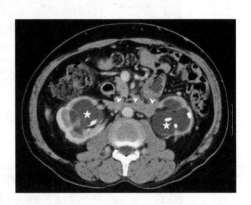

图8-32　腹膜后纤维化
CT增强,肾门下方层面腹主动脉前方见片状软组织影(▲),轻度强化,包绕输尿管致肾积水(☆)

(韩萍　郑可国　孙浩然　文戈　王滨　宋彬)

第九章 骨骼与肌肉系统

第一节 检 查 技 术

一、X线检查

骨骼和关节疾病影像学检查首选X线平片。但不少骨骼和关节疾病如炎症和肿瘤早期,X线表现比病理改变和临床症状出现晚,初次检查可能为阴性,需定期复查或进一步行CT、MRI检查;大多数骨骼和关节疾病缺少典型或特殊X线征象,需结合临床资料如年龄、性别、病程、症状、体征和实验室检查等,才能明确诊断;除骨端以外,关节其他的结构如关节囊、关节软骨等均为软组织,缺乏天然对比而无法显示,过去用关节腔内注入低密度(如气体)或高密度(如有机碘水)对比剂形成人工对比的方法即关节造影(arthrography),通过显示关节腔形态对疾病进行诊断。自CT、MRI广泛应用于临床以来,由于其对软组织具有较高分辨力,能直接观察不同的关节软组织结构,因此,X线关节造影已很少使用。

骨骼和关节X线检查需注意下列事项:①多方位摄片:四肢长骨、关节和脊柱应摄正侧位片;②加摄特殊体位片:如肋骨骨折应加拍斜位,髌骨骨折和跟骨骨折应加拍轴位;③骨骼X线检查需包括周围的软组织;④四肢长骨摄片应至少包括邻近的一个关节;⑤行脊柱摄片时要包括相邻的脊椎节段;⑥两侧对称的骨关节,常需同时投照双侧,以便对照观察;⑦关节投照技术上要求有更好的对比度,以便对关节的软组织做初步的观察。

软组织中的肌肉、血管、神经和关节囊等组织间密度差别不大,X线片上无法分辨其组织结构,故一般不用X线检查观察软组织病变。

二、CT检查

当骨骼、关节和软组织疾病临床和X线平片诊断有困难时可选用CT作进一步检查,但对骨骼解剖较复杂的部位如骨盆、髋、肩、膝等关节以及脊柱和面骨等区域,可首选CT。CT可显示明确的解剖关系,易于区分松质骨和皮质骨的破坏、死骨、钙化、骨化等病变。

1. **平扫检查** 检查时尽量将病变及其对侧对称部位同时扫描,以便作两侧对照观察;一般行横断位扫描,层厚,一般为2~5mm;如拟行图像后处理,如多平面重组,则应以1~2mm的层厚作横断位扫描。同时用软组织窗(L60HU,W300HU)和骨窗(L400HU,W1500HU)观察。

2. **增强检查** 用于显示病变血供情况、确定病变范围、发现病变有无坏死、便于定性诊断。

三、MRI检查

当骨骼、关节和软组织疾病临床和X线平片和(或)CT诊断有困难时可选用MRI作进一步检查。对早期骨质破坏和细微骨折,MRI较X线平片和CT敏感;MRI对脊柱解剖结构和病变的显示及了解病变与椎管内结构的关系优于CT;MRI对脂肪、肌肉、韧带、肌腱及软骨等组织及病变,如肿块、坏死、出血和水肿等的显示,明显优于X线平片和CT。但MRI对钙化、细小骨化及骨皮质的显示不如X线平片和CT。观察关节内结构时,也可将稀释后的含钆对比剂注入关节腔行MR关节造影检查。

1. **MRI检查** 自旋回波T_1WI和快速自旋回波T_2WI是基本的扫描序列。脂肪抑制T_1WI和T_2WI也是骨骼检查常用的基本序列,由于骨髓内脂肪组织的高信号受到抑制,病变组织与正常组织的信号差别可更加明显,脂肪抑制技术也可用于检测组织和病变中的脂肪成分。层面方向可根据部位和病变选用横断、冠状、矢状或任意方向的斜切面。一般而言,对一个部位至少应有包括 T_1WI 和 T_2WI 在内的两个不同方位的切面检查如冠状位、矢状位或横断位,其中在最佳方位上,至少应包括 T_1WI 和脂肪抑制 T_2WI 或 STIR 检查序列。

2. **增强检查**   增强检查的目的和意义与 CT 增强扫描相同,一般使用钆对比剂,常采用脂肪抑制 T_1WI 增强检查。

第二节   正常影像表现

一、骨骼正常表现

(一)骨的结构与发育

1. **骨的结构**   人体骨骼因形状不同分为长骨、短骨、扁骨和不规则骨四类。骨质按其结构分为密质骨(compact bone)和松质骨(spongy bone)两种。骨皮质和颅骨的内外板为密质骨,主要由数量众多的哈氏系统组成。哈氏系统包括哈氏管和以哈氏管为中心的多层环形同心板层骨。松质骨由骨小梁组成,骨小梁自骨皮质向骨髓腔延伸,互相连接形成海绵状,骨小梁间隙内充以骨髓。

2. **骨的发育**   骨的发育包括骨化与生长,在胚胎期即开始进行。骨化有两种形式:一种为膜化骨,包括颅盖诸骨和面骨。膜化骨是间充质细胞演变为成纤维细胞,形成结缔组织膜,在膜的特定部位开始化骨,成为骨化中心(ossification center),再逐步扩大,完成骨的发育;另一种为软骨内化骨,包括躯干骨、四肢骨、颅底骨与筛骨。软骨内化骨是由间充质细胞演变为软骨原基,后由成骨细胞的骨活动而形成原始骨化中心(又称一次骨化中心)。出生以后,在骨端部位还出现继发化中心(又称二次骨化中心)。骨化中心不断扩大,最后软骨原基全部骨化,原始与继发骨化中心互相愈合而完成骨骼的发育。锁骨及下颌骨则兼有两种形式的骨化,称为混合型化骨。

骨骼在发育生长过程中不断增大,根据生理功能的需要,通过破骨细胞的骨质吸收活动和成骨细胞的成骨活动而改建塑形。骨质的吸收过程称为破骨。骨髓腔的形成就是在骨发育过程中骨皮质内面骨吸收所造成的。骨骼的发育主要是以成骨和破骨的形式进行的。

3. **影响骨发育的因素**   骨组织的生长必须具备两个条件:一是由成骨细胞的作用形成细胞外的有机质,成骨细胞埋置于其中成为骨细胞,形成骨样组织(osteoid tissue);二是矿物盐在骨样组织上的沉积。与此同时,由破骨细胞作用进行骨吸收、改建,以维持正常骨组织代谢的平衡和使骨的外形适应生理功能的需要。如果成骨细胞活动、矿物盐沉积和破骨细胞活动发生变化,都将影响骨骼的发育。其中关系密切的有钙磷代谢、内分泌激素和维生素等。

(二)长骨

1. **小儿骨**   长骨一般有 3 个骨化中心,1 个在骨干,另外 2 个在两端。前者为原始骨化中心,后者为继发骨化中心。出生时,长骨骨干已大部骨化,两端仍为软骨即骺软骨(epiphyseal cartilage)。因此,小儿长骨的主要特点是有骺软骨,且未完全骨化。长骨可分为骨干(diaphysis)、干骺端(metaphysis)、骺板(epiphyseal plate)和骨骺(epiphysis)等部分(图 9-1a)。

(1)**骨干:**①X 线平片:骨皮质 X 线表现为密度均匀的致密影,外缘清楚,在骨干中部最厚,越近两端越薄。骨皮质外面(除外关节囊内部分)和里面均覆有骨膜(periosteum),前者为骨外膜,后者为骨内膜。松质骨 X 线表现为致密网格影。骨干中央为骨髓腔(medullary space),充满骨髓,X 线表现为无结构的半透明区。

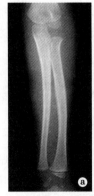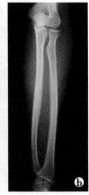

图 9-1   正常长骨(平片)
a. 儿童长骨,可见尺骨及桡骨的骨干、干骺端、骺线和骨骺;b. 成人长骨,可见尺骨和桡骨的骨干和骨端,没有骨骺、骺线和干骺端

②CT 检查:骨皮质为致密线状或带状影,骨小梁为细密网状影,骨髓腔呈低密度影。③MRI 检查:骨皮质和骨松质在 T₁WI 和 T₂WI 上均为低信号影,骨髓腔如为红髓则 T₁WI 为中等信号影,T₂WI 为高信号影;如为黄髓,T₁WI 和 T₂WI 上均为高信号影。正常骨膜在 X 线、CT 和 MRI 上均不显影,如出现骨膜影则为病理现象。

（2）干骺端:为骨干两端向骨骺移行的较粗大部分,周边为薄层骨皮质,内由松质骨构成。①X 线平片:彼此交叉呈海绵状结构影。顶端在 X 线上为一横行薄层致密带影,为临时钙化带(provisional calcification zone)。由钙化的软骨基质和初级骨小梁组成。骨干与干骺端间无清楚分界线。②CT 检查:干骺端表现为骨小梁交错构成细密的网状影,密度低于骨皮质,网格间为低密度的骨髓组织。③MRI 检查:由于干骺端骨髓常为红髓且含有一定量的骨小梁,信号往往低于骨干区的髓腔。临时钙化带在 CT 上呈致密影,而在 MRI 上呈低信号。

（3）骨骺:为未完成发育的长骨末端。在胎儿及幼儿时期为软骨即骺软骨(epiphyseal cartilage)。①X 线平片:不显影。骺软骨有骨化功能。在骨化初期于骺软骨中出现一个或几个二次骨化中心,X 线片上表现为小点状致密影。骺软骨不断增大,其中的二次骨化中心也由于骨化而不断增大,形成松质骨,边缘由不规则变为光滑整齐,最后与骨干融合。②CT 检查:骺软骨为软组织密度影,其中骨化中心的结构和密度类似干骺端。③MRI 检查:骺软骨为中等信号影,而骨化中心的信号特点与干骺端类似。

（4）骺板:当骨骺与干骺端不断骨化,二者间的软骨逐渐变薄而呈板状时,则称为骺板。X 线片上呈横行透明带状影,位于二次骨化中心与干骺端之间。骺板进一步变薄,形成线状透明影,称之为骺线(epiphyseal line)。骺软骨不断变薄,最后消失,即骨骺与骨干融合,完成骨的发育。X 线上表现为骺线消失,原骺线所在部位可见不规则线样致密影为骺板遗迹(epiphyseal plate residuum)。骺板和骺线在 CT 和 MRI 上的特点与骺软骨相似。

2. **骨龄**　在骨的发育过程中,原始骨化中心和继发骨化中心的出现时间、骨骺与干骺端骨性融合的时间及其形态的变化都有一定的规律性,这种规律以时间(月和年)来表示即骨龄(bone age)。测定骨龄的方法有简单计数法、图谱法、评分法和计算机骨龄评分系统。在实际工作中可根据情况混合应用,2 岁以下拍摄手-腕、足及膝部 X 线片;2 岁以上只拍摄手-腕部 X 线片。若成熟延迟,则仍需拍摄足及膝片;8～10 岁以上者,可加摄肘部。将 X 线片与相应的图谱对照,找寻相符的一张,可作出骨龄的判断。但因种族、地区及性别差别,被检者骨龄低于或高于时间年龄 1～2 岁,多数属于正常范围。

检测骨龄是了解被检查者实际骨发育的年龄,若骨龄与被检查者实际年龄不符,且相差超出一定范围,常提示骨发育过早或过晚,对诊断内分泌疾病和一些先天性畸形或综合征有一定的价值。图 9-2 是天津地区中国人的四肢骨龄正常标准,可供参考。

3. **成年骨**　骨发育完全,骨骺与干骺端已融合,骺线消失,只有骨干和由骨松质构成的骨端(见图 9-1b)。骨端有一薄层壳状骨板为骨性关节面,表层光滑。其外方覆盖的一层软骨为关节软骨(articular cartilage),X 线上不能显示。成年长骨骨皮质较厚,密度高。骨端各部位所承受重力、肌肉张力以及功能活动不同,其骨小梁分布的比例和排列方向也不同。此外,部分关节附近还常有光滑的籽骨位于骨骼附近的肌腱中,位置与数目时有差异,以手及足部为多见。成年骨的 CT 所见与小儿骨类似,在 MRI 上由于随年龄的增长红髓中脂肪成分的增多,成人骨髓信号较婴幼儿的高。

（三）脊柱

脊柱由脊椎(vertebra)和椎间盘(intervertebral disc)组成。除第 1 颈椎外,每个脊椎分椎体及椎弓两部分。椎弓由椎弓根、椎弓板、棘突、横突和关节突组成。同侧上下两个关节突组成脊椎小关节,有关节软骨和关节囊(articular capsule)。

在 X 线正位片上,①椎体:呈长方形,从上向下依次增大,主要由松质骨构成,纵行骨小梁比横行骨小梁明显,周围为一层致密的骨皮质,密度均匀,轮廓光滑。其上下缘的致密线状影为终板(end plate)。②横突和椎弓环:椎体两侧有横突影,在横突内侧可见椭圆形环状致密影,为椎弓根的投影,称椎弓环(vertebral arch ring)。③关节突、椎弓板和棘突:在椎弓环的上下方为上下关节突的影像。

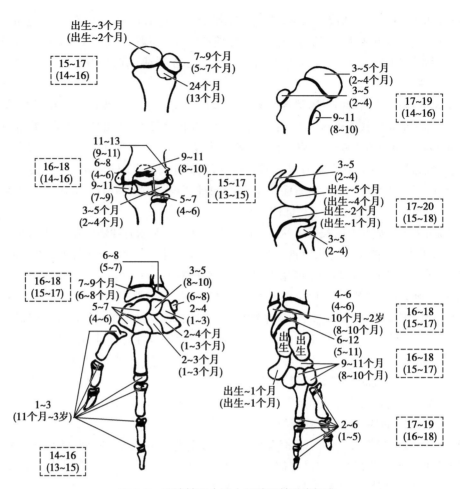

图9-2　天津地区中国人四肢骨龄正常标准

图内数字是骨骺最早出现年龄到最晚出现年龄的正常范围；虚框线内数字为骨骺间和
骨骺与干骺端愈合年龄的正常范围；括号内数字为女性材料

椎弓板由椎弓根向后内延续，在中线融合成棘突，投影于椎体中央的偏下方，呈尖向上类三角形结构，周边为线状致密影，大小与形状可有不同（图9-3a）。

在侧位片上，①椎体：也呈长方形，其上下缘与前后缘成直角，椎弓居其后方。②椎管：在椎体后方的椎管显示为纵行的半透亮区。③棘突和椎弓板：椎弓板位于椎弓根与棘突之间。棘突在上胸段斜向后下方，与肋骨重叠不易观察，在腰段则向后突，易于显示。④关节突：上下关节突分别起于椎弓根与椎弓板连接处之上、下方，下关节突在下个脊椎上关节突的后方，以保持脊椎的稳定，不向前滑。同一脊椎上下关节突之间为椎弓峡部，腰椎者于斜位片显示清楚。脊椎小关节间隙为匀称的半透明影，颈、胸椎小关节侧位片显示清楚，腰椎者则正位清楚。⑤椎间盘：椎间盘的纤维软骨板、髓核及周围的纤维环系软组织密度，故呈宽度匀称的横行半透明影，称之为椎间隙（intervertebral space）。⑥椎间孔：椎间孔居相邻椎弓根、椎体、关节突及椎间盘之间，呈半透明影，颈椎于斜位片显示清楚，胸、腰椎于侧位片清楚，呈类圆形（图9-3b）。

在脊椎CT横断位图像上，①椎体：在骨窗像上显示

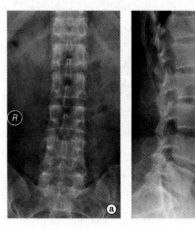

图9-3　正常腰椎（平片）

a. 正位；b. 侧位

为由薄层骨皮质包绕的海绵状松质骨结构,其后缘向前凹。在椎体中部层面上有时可见松质骨中的"Y"形低密度线条影,为椎体静脉管。②椎管:由椎体、椎弓根和椎弓板共同构成椎管骨环(spinal bone ring),硬膜囊居椎管中央,呈低密度影,与周围结构有较好的对比。黄韧带为软组织密度,附着在椎弓板和关节突的内侧,正常厚2～4mm。腰段神经根位于硬膜囊前外侧,呈圆形中等密度影,两侧对称。侧隐窝(lateral recess)呈漏斗状,其前方是椎体后外面,后方为上关节突,侧方为椎弓根内壁,其前后径不小于3mm,隐窝内有即将穿出椎间孔的神经根。③椎间盘:由髓核(nucleus pulposus)、纤维环(annulus)和软骨板(cartilage plate)组成,其密度低于椎体,CT值为50～110HU,表现为均匀的软组织密度影,但由于层厚和扫描位置的原因常见椎体终板影混入其中(图9-4)。

在 MRI T_1WI 和 T_2WI 上:①脊椎各骨性结构的皮质、前及后纵韧带和黄韧带呈低信号。②骨髓:在 T_1WI 上为高信号,在 T_2WI 上为中等或略高信号。③椎间盘:在 T_1WI 上信号较低且不能区分纤维环和髓核,在 T_2WI 上纤维环为低信号、髓核为高信号。随着年龄增长,髓核 T_2WI 信号减低。④脊髓(spinal cord):在 T_1WI 上呈中等信号,信号高于脑脊液;在 T_2WI 上则低于脑脊液信号。⑤神经根:在分辨力高的 MRI T_2WI 上可见神经根穿行于高信号的脑脊液中(图9-5)。

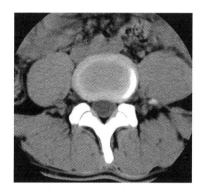

图9-4　正常腰椎椎间盘横断位(CT)
CT平扫,显示椎间盘呈软组织密度,左缘包括部分相邻椎体终板而呈新月状高密度

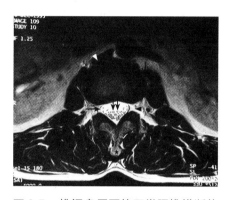

图9-5　椎间盘层面的正常腰椎横断位 MRI T_2WI
显示椎间盘(△)、脊膜囊(↑)、马尾神经(双↑)、椎间孔(▲)和棘突(★)

二、关节正常表现

滑膜关节的正常解剖结构包括关节骨端、关节囊和关节腔,关节骨端被覆有关节软骨,关节囊内层衬以滑膜,关节腔内有少量滑液。有的关节有囊外或(和)囊内韧带,有的关节有关节盘。

1. 关节骨端　关节骨端骨性关节面在 X 线上表现为边缘光滑整齐的线样致密影,CT 表现为高密度(图9-6),MRI 表现为在不同加权图像上呈一薄层清晰锐利的低信号影。关节面上覆盖的关节软骨及儿童期尚未骨化的骺软骨在 X 线和 CT 上均不能分辨;在 SE T_1WI 和 T_2WI 上关节软骨呈一层弧形中等偏低均匀信号影(图9-7),在脂肪抑制 T_2WI 上呈高信号影。

2. 关节间隙　关节间隙(joint space)X 线表现为两个骨性关节面之间的透亮间隙,包括关节软骨、潜在关节腔及少量滑液的投影。CT 表现为关节骨端间的低密度间隙(图9-6),在冠状和矢状重组图像上比较直观。关节软骨及少量滑液在 CT 上常不能分辨。滑液在 SE T_1WI 上呈薄层低信号,在 T_2WI 上呈细条状高信号。儿童因骺软骨未完全骨化,在 X 线和 CT 上关节间隙较成人宽。

3. 关节囊、韧带、关节盘　关节囊、韧带、关节盘在 X 线上不能分辨。关节囊壁在 CT 上呈窄条状软组织密度影,厚约3mm。在 MRI 各序列上均呈光滑连续的小弧形线样低信号。韧带在 CT 上显示为线条状或短带状软组织影,MRI 表现为条状低信号影。一些关节内的关节盘,如膝关节半月板在薄层 CT 横断位上显示为轮廓光滑密度均匀的"C"形或"O"形结构,CT 值在 70～90HU 之间;在 T_1WI 和 T_2WI 矢状和冠状图像上为领结状或三角形低信号结构(图9-7)。

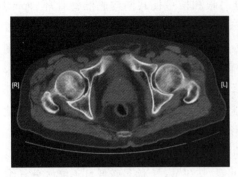
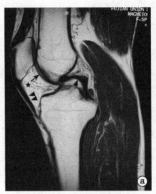
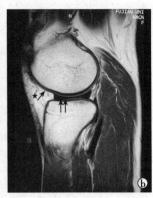

图 9-6 正常髋关节（CT）
CT 平扫，显示双侧正常髋臼、股骨头、骨性关节面和关节间隙

图 9-7 正常膝关节（MRI）
a、b. 膝关节矢状面 T_1WI，显示关节软骨（↑）、半月板（双↑）、后交叉韧带（▲）、髌下脂肪垫（★）和髌韧带（双▲）等

三、软组织正常表现

骨肌系统的软组织，包括肌肉、肌腱、血管、神经、筋膜、韧带和关节囊等，由于其组织间密度缺乏良好的自然对比，X 线平片上均表现为中等密度，无法显示其各自的组织结构。

CT 检查：在 CT 图像上，可分辨脂肪、肌肉和血管等组织结构。躯干和四肢最外层的皮肤呈线样中等密度，其下方为厚薄不一的皮下脂肪层，CT 值在 $-100 \sim -40HU$，脂肪与骨之间几乎都是中等密度的肌肉、肌腱和韧带；肌肉间隙内有低密度的脂肪间隔；血管和神经多走行于肌间，在肌间脂肪的衬托下呈中等密度的小类圆形或索条影。CT 增强扫描血管显示为更清楚的高密度影，易与并行的神经区别。

MRI 检查：MRI 可清晰显示上述软组织结构。①脂肪在 T_1WI 和 T_2WI 上均为高信号，脂肪抑制序列上呈低信号；②肌肉在 T_1WI 上呈中低信号，T_2WI 上呈低信号；透明软骨在 T_1WI 呈中等信号，在 T_2WI 上呈等高信号；③纤维组织、肌腱、韧带和纤维软骨等在 MRI 各种序列上均为低信号；④血管因其存在流空现象，在 T_1WI 和 T_2WI 上均呈低或无信号的圆形或条状结构，常位于肌间隙内，对血管的观察也可行 MRA、CTA 观察，较大的周围神经在 T_1WI 和 T_2WI 上呈中等信号。

第三节 基本病变表现

一、骨骼基本病变

1. 骨质疏松 骨质疏松（osteoporosis）是指单位体积内正常钙化骨组织的有机成分和钙盐成比例减少。组织学变化为骨皮质变薄、哈氏管扩大和骨小梁变细并减少。

骨质疏松影像表现：①X 线平片：主要表现是骨密度减低。在长骨可见骨小梁变细、减少，但边缘清晰，小梁间隙增宽，骨皮质出现分层和变薄现象；在脊椎，椎体内结构呈纵行条纹，周围骨皮质变薄，严重时，椎体内结构消失，椎体变扁，其上下缘内凹，而椎间隙增宽，呈梭形，致椎体呈鱼脊椎状（图 9-8a）；疏松的骨骼易发生骨折，椎体可压缩呈楔状。②CT 检查：与 X 线表现基本相同（图 9-8b）。③MRI 检查：除可见骨外形的改变外，老年性骨质疏松由于骨小梁变细和数量减少以及黄骨髓增多，在 T_1WI 和 T_2WI 上信号增高；骨皮质变薄及其内出现线状高信号，代表哈氏管扩张和黄骨髓侵入。

广泛性骨质疏松主要见于老年、绝经后、甲状旁腺功能亢进、维生素 C 缺乏、酒精中毒等。局限性骨质疏松多见于骨折后、感染、肿瘤等。

2. 骨质软化 骨质软化（osteomalacia）是指单位体积内骨组织有机成分正常，而钙盐含量减少。组织学上显示骨样组织钙化不足，常见骨小梁中央部分钙化，而周围环绕一层未钙化的骨样组织。

骨质软化影像表现：X 线平片主要表现为骨密度普遍减低，以腰椎和骨盆为明显；与骨质疏松不同的是骨小梁和骨皮质边缘模糊,系骨组织内含有大量未经钙化的骨样组织所致;由于骨质软化,承重骨骼常发生各种变形,如三叶草样骨盆等(图9-9);可见假骨折线(pseudo-fracture line),表现为宽1~2mm的透明线,与骨皮质垂直,边缘稍致密,好发于耻骨支、肱骨、股骨上段和胫骨等。

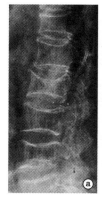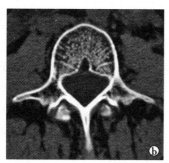

图9-8　腰椎骨质疏松

a. 腰椎平片侧位;b. 腰椎 CT 平扫,显示椎体骨密度减低,皮质变薄,椎体内骨小梁减少,呈纵行分布;多个椎体变扁,上下缘内凹,而椎间隙增宽

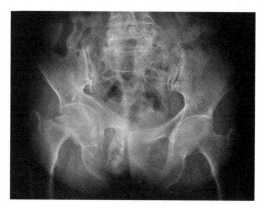

图9-9　骨质软化

骨盆平片示三叶草样骨盆,右侧股骨颈假骨折线

骨质软化多见于钙磷代谢障碍和维生素 D 缺乏。发生于生长期者称为佝偻病(rickets),影响干骺端和骨骺骨化、软骨基质堆积为特征(见本书第十章第八节"营养性维生素 D 缺乏性佝偻病");发生于成年则称为骨软化症。

3. 骨质破坏　骨质破坏(bone destruction)是局部骨质消失而形成骨缺损,并被病理组织填充。可由病变组织产生的酶消化或由其引起的破骨细胞活动增强所致。骨松质和骨皮质均可发生破坏。

骨质破坏影像表现:①X 线平片:表现为骨质局限性密度减低,骨小梁稀疏消失,正常骨结构消失;在早期,骨松质破坏可表现为斑片状骨小梁缺损,骨皮质破坏发生于哈氏管而致其扩大,X 线上呈筛孔状密度减低影,当骨皮质表层破坏时则呈虫蚀状改变;骨破坏严重时,往往有骨皮质和松质的大片缺失(图9-10)。②CT 检查:骨松质的破坏表现为斑片状缺损区,骨皮质破坏表现为皮质内筛孔样破坏和其内外表面的不规则虫蚀样改变、骨皮质变薄,甚至斑块状的骨皮质和骨松质缺损(图9-11a)。③MRI 检查:骨质破坏表现为低信号的骨质被不同信号强度的病理组织所取代,骨皮质破坏的形态改

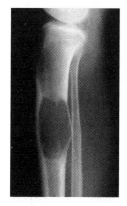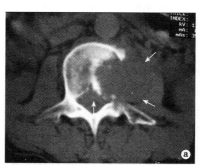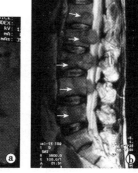

图9-10　骨质破坏

胫骨近端骨干骨转移瘤所致的类圆形骨质破坏,破坏区密度减低,无骨小梁结构,边界尚清,无硬化带

图9-11　脊椎转移瘤的 CT、MRI

a. 腰椎横断位 CT:椎体及左侧椎弓根见大片骨质缺损,相应区域可见软组织肿块(↑);b. 同一病例的腰椎 MRI T_2WI 矢状位:腰1~5椎体内均可见稍低信号的转移灶(↑),腰2~4椎体的病灶已突破椎体后缘侵入椎管

变与 CT 所见相同,骨松质破坏常表现为高信号的骨髓被较低信号或混杂信号影所取代(图 9-11b)。

骨质破坏见于炎症、肉芽肿及肿瘤。

4. 骨质增生硬化   骨质增生硬化(hyperostosis and osteosclerosis)是指一定单位体积内骨量的增多。组织学上可见骨皮质增厚、骨小梁增粗增多。

骨质增生硬化影像表现:①X 线平片:表现为骨质密度增高,伴或不伴有骨骼的增大;骨小梁增粗、增多、密集;骨皮质增厚、致密;明显者,则难于分清骨皮质与骨松质(图 9-12);发生于长骨可见骨干粗大,骨髓腔变窄或消失;②CT 检查:与 X 线平片所见相似;③MRI 检查:增生硬化的骨质在 T_1WI 和 T_2WI 上均为低信号。

骨质增生硬化是成骨增多或(和)破骨减少所致。分为局限性和普遍性:前者见于慢性炎症、退行性变、外伤后的修复和成骨性肿瘤;后者见于代谢性骨病、中毒性骨病和骨软骨发育异常。

5. 骨膜增生   骨膜增生(periosteal proliferation)又称骨膜反应(periosteal reaction),是因骨膜受刺激出现水肿、增厚,并致骨膜内层成骨细胞活动增加,最终形成骨膜下新生骨(sub-periosteal new bone)。通常提示有病变存在。组织学上可见骨膜变厚、水肿、内层成骨细胞增多,可有新生的骨小梁。

骨膜增生影像表现:①X 线平片和 CT:在早期表现为一段长短不定、与骨皮质平行的细线状致密影,与骨皮质间可见 1 ~ 2mm 宽的透亮间隙;继而骨膜新生骨增厚,呈与骨皮质表面平行排列的线状、层状或花边状表现;骨膜增生的厚度与范围与病变发生的部位、性质和发展阶段有关,一般以长骨骨干者明显,炎症者较广泛,而肿瘤者则较局限;随着病变的好转,骨膜新生骨可变得致密,并逐渐与骨皮质融合,表现为皮质增厚,痊愈后骨膜新生骨还可逐渐被吸收;若引起骨膜增生的病变进展,已形成的骨膜新生骨可被破坏,破坏区两侧的残留骨膜新生骨与骨皮质间呈三角形改变,称为骨膜三角(periosteal triangle)或 Codman 三角(图 9-13),常为恶性肿瘤的征象。②MRI 检查:显示骨膜增生早于 X 线和 CT,早期的骨膜水肿在 T_1WI 为中等信号,T_2WI 为高信号,骨膜新生骨在 T_1WI 和 T_2WI 均为低信号。

骨膜增生多见于炎症、肿瘤、外伤及骨膜下出血等。

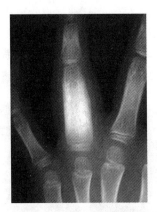

图 9-12   **骨质增生硬化**
平片示左无名指近节指骨慢性化脓性骨髓炎所致的骨质增生硬化,轮廓增粗,骨皮质增厚,髓腔变窄,骨密度明显增高,局部软组织有肿胀

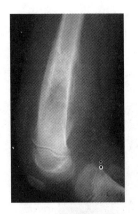

图 9-13   **骨膜增生**
平片示股骨远端骨肉瘤所致的骨膜增生,骨破坏区的前后方可见层状的骨膜增生致密影,后方的骨膜新生骨已被突破,形成骨膜三角

6. 骨与软骨钙化   骨内钙化为骨内钙盐异常沉积,见于骨内软骨类肿瘤、骨梗死、骨结核等;软骨钙化可为生理性(如肋软骨钙化)或病理性(如瘤软骨钙化)。

瘤软骨钙化影像表现:①X 线平片:表现为颗粒状、小环或半环状的致密影,数量不等,可在瘤体内广泛分布或局限于某一区域;②CT 检查:能显示平片不能见到的钙化影,瘤软骨钙化的形态同 X 线所见(图9-14);③MRI 检查:骨内与软骨内钙化在 T_1WI 和 T_2WI 一般均为低信号,MRI 对发现和确定钙化不敏感。

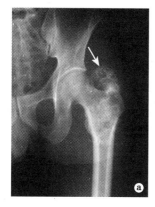
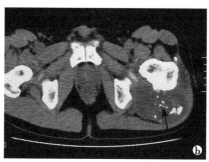

图9-14 股骨周围型软骨肉瘤

a. 平片示左股骨上段骨质破坏及软组织肿块影,软组织肿块内可见较大的蜂窝状高密度影为瘤软骨钙化,其中部分呈环形或点状(↑);

b. CT 示软组织肿块密度较低,其内可见点状钙化影(↑)

7. 骨质坏死 骨质坏死(bone necrosis)是骨组织局部代谢的停止,坏死的骨质称为死骨(seques-trum)。形成死骨的原因主要是血液供应的中断。组织学上骨细胞死亡、消失和骨髓液化。在坏死早期,骨结构和骨钙含量尚无变化;随着周围血管丰富的肉芽组织长向死骨,则出现破骨细胞对死骨的吸收和成骨细胞生成的新骨。

骨质坏死影像表现:①X 线平片:坏死早期,X 线平片上无异常表现;其后,死骨表现为骨质局限性密度增高。②CT 检查:与 X 线所见相似(图 9-15a)。③MRI 检查:表现 T_1WI 上为等或低信号,T_2WI 为等或稍高信号;死骨周围肉芽组织和软骨化生组织带在 T_1WI 为低信号,T_2WI 为高信号(图 9-15b);最外侧新生骨质硬化带在 T_1WI 和 T_2WI 均为低信号。确定死骨 MRI 较不敏感,CT 价值最大。

骨质坏死见于炎症、骨梗死、外伤等。

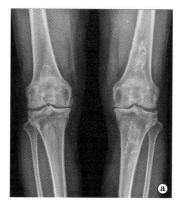
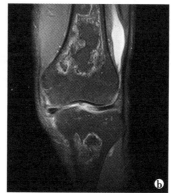

图9-15 骨质坏死

a. 平片,示左股骨下段、胫骨上段多发异常密度影,呈地图状改变;

b. MRI,冠状位脂肪抑制 PDWI,示左股骨下段、胫骨上段多发异常信号影,呈地图状改变

8. 重金属沉积 铅、磷、铋等进入体内,大部分沉积于骨内,在生长期主要沉积于生长较快的干骺端。

影像表现:X 线平片检查,骨生长期发病则表现为干骺端内多条平行于骺线的致密带,宽窄不一。

9. 骨骼变形 骨骼变形(deformation of bone)多与骨骼大小改变并存,可累及一骨、多骨或全身骨骼。局部病变或全身性疾病均可引起骨骼变形,如骨肿瘤可使骨局部膨大、变形,发育畸形可使一侧骨骼增大,脑垂体功能亢进使全身骨骼增大,骨软化症和成骨不全使全身骨骼变形。

骨骼变形影像表现:X 线平片和 CT 检查,易于显示局部和全身骨骼变形,对于适合矫形治疗的骨骼变形还可于术前进行精确测量。

二、关节基本病变

1. **关节肿胀**   关节肿胀(swelling of joint)常由关节腔积液或关节囊及其周围软组织充血、水肿、出血所致。①X 线平片:表现为关节周围软组织影增厚、密度增高,病变累及的结构层次难于区分;大量关节积液可致关节间隙增宽;②CT 检查:可见软组织密度的关节囊肿胀、增厚;关节腔内积液表现为关节腔内水样密度影,如合并出血或积脓其密度可较高;关节附近的滑囊积液在 CT 上也可见到,表现为关节附近囊状液体密度影;③MRI 检查:关节肿胀除见关节囊增厚外,在 T_2WI 上可见关节囊呈高信号;关节周围软组织肿胀可呈弥漫性 T_1WI 低、T_2WI 高信号;MRI 对关节积液很敏感,一般积液表现为液性 T_1WI 低、T_2WI 高信号,合并出血时 T_1WI 和 T_2WI 可均为高信号。

关节肿胀常见于关节炎症、外伤和出血性疾病等。

2. **关节破坏**   关节破坏(destruction of joint)是指关节软骨及其下方的骨质被病理组织侵犯、代替。①X 线平片:当破坏只累及关节软骨时,仅见关节间隙变窄;在累及骨质时,则出现相应区的骨质破坏和缺损(图 9-16),严重时可引起关节半脱位和变形;②CT 检查:可清晰显示关节软骨下的骨质破坏,即使是微细的改变也能发现(图 9-17),目前 CT 尚不能显示软骨,但软骨破坏导致的关节间隙狭窄却易于发现,尤其是与健侧对比时;③MRI 检查:关节软骨的破坏早期可见关节软骨表面毛糙、凹凸不平、表层缺损致局部软骨变薄,严重时可见关节软骨不连续、呈碎片状或者大片状破坏消失;关节骨质破坏时低信号的骨性关节面中断、不连续。

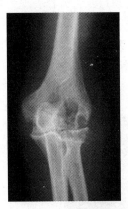

图 9-16   **关节破坏**
平片示肘关节结核所致的关节破坏,
显示关节间隙变窄,肱、桡骨相邻关
节面和附近骨质破坏,其外侧肿胀的
软组织中可见少量钙化影

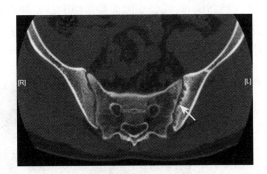

图 9-17   **骶髂关节骨质破坏(CT)**
CT 平扫示左侧骶髂关节间隙宽窄不等,骨性关节面
凹凸不平呈虫蚀状骨破坏(↑),其周围可见骨质硬
化,骨质破坏以髂骨侧明显

关节破坏是诊断关节疾病的重要依据。破坏的部位与进程因疾病而异:①急性化脓性关节炎,软骨破坏开始于关节承重面,软骨与骨破坏范围可十分广泛;②关节滑膜结核,软骨破坏常开始于边缘,逐渐累及骨质,表现为边缘部分的虫蚀状破坏;③类风湿关节炎,到晚期才引起关节破坏,也从边缘开始,多呈小囊状。

3. **关节退行性变**   关节退行性变(degeneration of joint)的早期改变始于软骨,为缓慢发生的软骨变性、坏死和溶解,逐渐被纤维组织或纤维软骨所代替。软骨表面不光滑、变薄,甚至可碎裂,碎片可游离于关节腔内,并可发生钙化和骨化,可形成关节内游离体(也称为关节鼠)。软骨广泛变性、坏死可引起关节间隙狭窄,继而造成骨性关节面骨质增生硬化,并于骨缘形成骨赘,关节囊肥厚、韧带骨化。①X 线平片:关节退行性变的早期 X 线表现主要是骨性关节面模糊、中断、消失;中晚期表现为关节间隙狭窄(尤其在关节负重部位)、软骨下骨质囊变和关节非负重部位形成明显的骨赘,严重者可导致关节变形,不发生明显骨质破坏,一般无骨质疏松(图 9-18)。②CT 检查:关节退行性变的各种 X 线征象在 CT 上均可显示,且更加清楚。③MRI 检查:在关节退行性变时,可明确显示关节软骨变薄或缺损、关节间隙变窄;还可见骨性关节面中断或局部增厚;关节面下的骨质增生在 T_1WI 和 T_2WI 上均为低信号;骨赘的表面为低信号的骨皮质,其内可见高信号的骨髓;关节面下的囊变区呈 T_1WI 低、T_2WI 高信号,大小不等,边缘清晰。

关节退行性变多见于老年,以承重的脊柱和髋、膝关节为明显,是组织衰退的表现。此外,也常见于运动员和体力劳动者,由于慢性创伤和长期承重所致。不少职业病和地方病也可引起继发性关节退行性变。

4. **关节强直**　关节强直(ankylosis of joint)可分为骨性与纤维性两种。骨性强直是关节明显破坏后,关节骨端由骨组织所连接;纤维性强直关节骨端间为纤维组织连接。①X 线平片:骨性强直表现为关节间隙明显变窄或消失,并有骨小梁通过关节连接两侧骨端(图 9-19);纤维性强直也是关节破坏的后果,虽然关节活动消失,但 X 线上仍可见狭窄的关节间隙,且无骨小梁贯穿;②CT 检查:关节强直的各种 X 线表现在 CT 上均可清楚显示;③MRI 检查:关节骨性强直时,可见关节软骨完全破坏,关节间隙消失,骨髓信号贯穿于关节骨端之间;纤维性强直时,关节间隙仍可存在,但关节骨端有破坏,骨端间可有高、低混杂异常信号影。

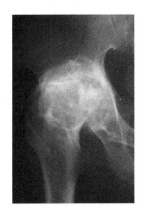

图 9-18　**关节退行性变(平片)**
右髋关节间隙明显变窄,髋臼、盂唇缘和股骨头明显骨质增生硬化

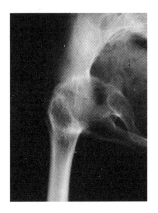

图 9-19　**关节骨性强直(平片)**
右髋关节化脓性关节炎后遗改变,右髋关节间隙消失,骨小梁贯通关节,连接两侧骨端

关节骨性强直多见于急性化脓性关节炎愈合后;关节纤维性强直常见于关节结核。

5. **关节脱位**　关节脱位(dislocation of joint)是关节骨端的脱离、错位,有完全脱位(原相对的关节面彼此不接触)和半脱位(原相对的关节面尚有部分接触)两种。①X 线平片:对一般部位的关节脱位,可做出诊断(图 9-20),但对有些部位的关节脱位则难以明确;②CT 检查:对平片上难以发现的关节脱位,CT 也可清晰显示,如胸锁关节前、后脱位和骶髂关节脱位等;③MRI 检查:不但能显示关节脱位,还可直观地显示关节脱位合并的损伤,如关节内积血、囊内外韧带和肌腱断裂,以及关节周围的软组织损伤等。

关节脱位多为外伤性,也有先天性或病理性。

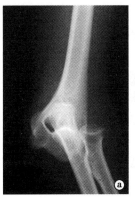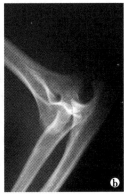

图 9-20　**关节脱位(平片)**
肘关节脱位,桡、尺骨向后、外、上方错位

任何关节疾病造成关节破坏后都可能发生关节脱位。

三、软组织基本病变

软组织疾病的病理变化过程反映在影像学上的表现,可归纳为以下几种基本病变表现。认识和掌握这些基本病变的影像表现,对建立疾病影像诊断的思路很重要。

1. 软组织肿胀　软组织肿胀(soft tissue swelling)指因炎症、出血、水肿或脓肿等原因引起的软组织肿大膨胀。其影像学表现为:

X线平片:病变密度略高于正常软组织,皮下脂肪层内可出现网状结构影,皮下组织与肌肉界限不清。如形成脓肿,边界可较清楚,邻近肌束受压移位;结核性脓肿壁可发生钙化。血肿的边界可锐利清晰或模糊不清。

CT:显示软组织肿胀优于X线平片(图9-21)。脓肿的边界较清楚,内可见液体密度区;血肿呈边界清晰或模糊的高密度区。

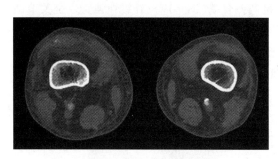

图9-21　右下肢软组织肿胀

CT平扫示右下肢肿胀,皮下脂肪间隙模糊,脂肪层内出现网状结构影,皮下组织与肌肉界限不清

MRI:分辨血肿、水肿及脓肿优于CT。水肿及脓肿呈T_1WI低信号、T_2WI高信号;血肿不同时期的信号表现不同,如亚急性期血肿,在脂肪抑制的T_1WI和T_2WI序列上均呈高信号影。

2. 软组织肿块　软组织肿块(soft tissue mass)多因软组织肿瘤引起,骨肿瘤破坏骨皮质侵入软组织时也可形成软组织肿块。软组织肿块亦可见于某些炎症。

X线平片:良性肿块多边界清楚,邻近软组织可受压移位,邻近骨质可出现压迫性骨吸收或反应性骨硬化。恶性肿块一般边缘模糊,邻近骨表面的骨皮质受侵袭可出现骨质破坏。病变组织成分不同,密度有所差别:脂肪瘤密度比一般软组织低,在X线平片上就可以分辨出来;软骨类肿瘤可出现钙化影;骨化性肌炎内可出现成熟的骨组织影。

CT:显示软组织肿块的大小、边界及密度(如含脂肪、钙化或骨化的密度均有明显不同)均明显优于X线平片。CT增强扫描可反映肿块的血供情况,也能区别肿块与邻近组织及血管的关系,还可区分肿瘤与瘤周水肿及肿瘤内有无液化坏死等。

MRI:除对钙化、骨质的显示不如CT外,对软组织肿块其他信息的显示均优于CT。

肿块信号与肿瘤成分及成像序列有关:一般肿块多呈均匀或不均匀T_1WI低信号、T_2WI高信号或混杂高信号(图9-22);其中液化坏死区呈明显的T_1WI低信号、T_2WI高信号,有时见液-液平面;含脂肪成分的肿块呈T_1WI高信号、T_2WI等高信号,脂肪抑制序列上其信号可被抑制。MRI增强检查,与CT增强扫描一样,均可提供反映病变血供的相关信息。

3. 软组织钙化和骨化　软组织钙化(calcification)和骨化(ossification)指软组织因出血、坏死、肿瘤、结核及寄生虫感染等原因而发生在肌肉、肌腱、关节囊、血管和淋巴结等处的钙化或骨化。

X线平片:表现为不同形状的钙质样高密度影。不同病变的钙化和骨化各有特点:软骨组织病变的钙化多为环形、半环形或点状高密度影;骨化性肌炎骨化常呈片状,可见骨小梁甚至骨皮质;成骨性骨肉瘤累及软组织内的瘤骨多呈云絮状。

CT:显示软组织内钙化和骨化的效果最佳,可直接反映其形态、大小、密度与分布情况(图9-23)。

MRI:软组织内钙化和骨化在MRI各序列上均显示为低信号,不如CT清楚。

4. 软组织内气体　软组织内气体指软组织外伤、手术或产气杆菌感染等病理情况下所致软组织内积气征象。在X线平片与CT上,气体呈不同形状的极低密度影。CT能准确显示软组织内少量的气体。在MRI各序列上气体均呈低信号影。

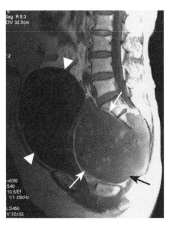

图 9-22 骶骨前方软组织肿块（脊索瘤）

SE T_1WI 矢状面：骶尾部骨质破坏并骶骨前方软组织肿块形成，肿块呈不均匀 T_1WI 低信号，边界清楚（↑）。膀胱内见尿液潴留（△）

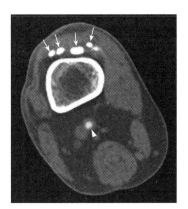

图 9-23 软组织钙化

股部 CT 平扫：髌上囊区滑膜骨软骨瘤钙化（↑）及股骨后方股动脉（△）类圆形高密度钙化

第四节 疾 病 诊 断

一、骨骼疾病诊断

（一）骨骼创伤

骨骼创伤包括骨折和软骨骨折。

骨创伤均需行影像检查，其目的是：①明确有无骨折；②判断是否为病理性骨折；③了解骨折错位的情况；④复位固定后摄片，观察复位情况；⑤定期复查，观察愈合情况和有无并发症。骨折患者一般行 X 线平片检查，结构复杂重叠较多的部位可以行 CT 检查，而要了解软骨和软组织损伤则需行 MRI 检查。

1. 骨折

骨折（fracture）是骨和（或）软骨结构发生断裂，骨的连续性中断。骨折以长骨和脊椎骨较多。

【临床与病理】

骨折后在断端之间及其周围形成血肿，为日后形成骨痂修复的基础。患者一般均有明显外伤史，并有局部持续性疼痛、肿胀、功能障碍，有时局部畸形。

【影像学表现】

（1）X 线表现和类型：骨的断裂多为不整齐的断面。断端间可呈不规则透明线，称为骨折线（图 9-24）。

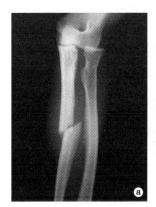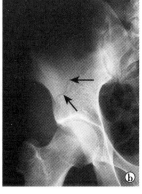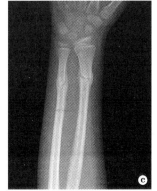

图 9-24 骨折

a. 尺骨上段斜型骨折，可见骨折线、断端移位及轻度成角，另可见肱桡关节脱位；b. 髂骨骨折，仅见骨折线（↑）；c. 尺桡骨远端骨折，断端间对位、对线良好，周围可见骨痂生成

骨皮质断裂显示清楚整齐,骨松质断裂可仅表现为骨小梁中断、扭曲、错位。

根据 X 线显示的骨折是否完全断裂可分为完全性和不完全性。根据骨折线的形状和走向,可将骨折分为横行、斜行和螺旋形骨折。复杂的骨折又可按骨折线形状分为 T 形、Y 形等。根据骨碎片情况可分为撕脱性、嵌入性、压缩性和粉碎性骨折。嵌入性骨折为骨折断端相互嵌入而成,较易漏诊,以股骨颈发生较多。其 X 线不显示骨折线,而表现为边缘不规则的高密度条带影,骨皮质与骨小梁连续性中断,可略有错位。可有骨的轻微缩短与变形。

X 线投照中,中心 X 线平行于骨折断面,则骨折线显示清楚,否则可显示不清。

(2)骨折的移位:长骨以骨折近段为准来判断骨折远段向内、外,或前、后移位及其程度。上下断端亦可相互重叠或分离,重叠时必然有内外或前后移位。骨折断端纵轴可形成大小不等的交角,称为成角移位。此外,骨折还可发生旋转移位,即骨折远段围绕该骨纵轴向内或向外旋转。

上述骨折断端的内外、前后和上下移位称为对位不良,而成角移位则称为对线不良。X 线摄影至少需正、侧位。骨折的对位及对线情况与预后关系密切。

(3)儿童骨折的特点:儿童长骨可以发生骨骺骨折(epiphyseal fracture)。因在 X 线上骨骺软骨不显影,骨骺骨折导致骨骺移位后表现为骨骺与干骺端的距离增加,故以前也称为骺离骨折。在儿童,骨骼柔韧性较大,外力不易使骨质完全断裂,仅表现为局部骨皮质和骨小梁的扭曲,而看不见骨折线或只引起骨皮质发生皱折、凹陷或隆突,称为青枝骨折(greenstick fracture)。

(4)骨折愈合的病理及 X 线表现:骨折后,断端之间、骨髓腔内和骨膜下形成血肿。2~3 天后血肿开始机化,形成纤维性骨痂(fibrous callus),进而骨化形成骨性骨痂(callus)。此时,X 线片上骨折线变得模糊不清;骨膜增生骨化形成外骨痂。

随着骨痂的形成和不断增多,骨折断端连接达一定强度即达临床愈合期。此后,骨痂范围加大,使骨折连接更坚实,骨折线消失而成为骨性愈合。机体为了适应负重和活动的需要,愈合的骨折还要进行缓慢的改建,使承力部骨小梁致密,不承力的被吸收,使断骨恢复正常形态,但如变形严重则不能完全恢复。

骨折愈合的速度与患者年龄、骨折类型及部位、营养状况和治疗方法等有关。一般,儿童、肌肉丰富区骨折,嵌入性骨折愈合快,而老年、关节内骨折、骨折断端移位严重、营养状态差或并发感染者,则愈合慢。

(5)骨折的常见并发症:①骨折延迟愈合或不愈合:复位不良、固定不佳、局部血供不足、全身营养代谢障碍、软组织嵌入断端间和并发感染等都可引起延迟愈合或不愈合。延迟愈合的 X 线表现是骨痂出现延迟、稀少或不出现,骨折线消失迟缓或长期存在。不愈合的表现是断端间有明显裂隙,髓腔为密质骨封闭,骨折断端致密光整,或吸收变尖。②骨折畸形愈合:可有成角、旋转、缩短和延长改变。③骨质疏松:伤肢失用性骨质疏松,重者持续较久。④骨感染:多见于开放性骨折或闭合性骨折手术复位后,其表现同骨髓炎。⑤骨缺血性坏死:各种原因导致动脉供血中断所致,例如股骨颈骨折后股骨头坏死。⑥关节强直:多因关节周围及关节内粘连所致,关节不能活动而 X 线上关节间隙依然存在。⑦关节退行性变:关节内软骨损伤和(或)骨折可引起这种改变。⑧骨化性肌炎:骨折后于局部肌纤维之间形成广泛性骨化,可引起局部疼痛和关节活动受限。

CT:不作为骨折常规检查方法,但对解剖结构复杂、有骨结构重叠的部位,则可以避免 X 线平片重叠遮掩导致的漏诊,如骨盆、髋、肩、膝、腕等关节以及脊柱和面骨;三维重组可立体显示骨折线,利于指导临床治疗(图 9-25)。此

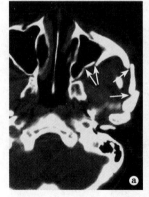
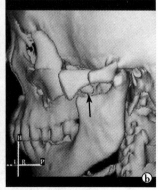

图 9-25　面骨骨折

a. CT 平扫示左侧上颌窦后壁和颧弓骨折(↑);b. 三维 SSD 重建,除很好地显示了颧弓骨折的立体观,还显示了平扫难以发现的下颌骨喙突骨折(↑)

外,对 X 线平片难以确定、不明显的肋骨骨折和肋软骨骨折,CT 检查行 CPR 重组有助于诊断。

MRI:由于骨髓高信号衬托,骨折线在 MRI 上为低信号。可清晰显示骨折断端及周围出血、水肿,也可清晰显示软组织、邻近脏器损伤。骨折后骨髓内水肿表现为骨折线周围边界模糊的 T_1WI 低信号、T_2WI 高信号影(图9-26)。MRI 对于骨创伤的价值主要在于:显示骨挫伤、隐性骨折、软骨骨折,区分是否为病理性骨折。

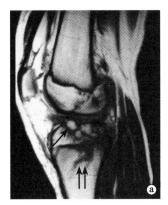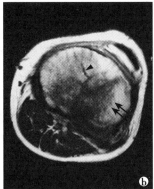

图 9-26　骨折(MRI)

膝关节 T_1WI 矢状面(a)和横断面(b)示左股骨远端和胫骨近端细小的骨折线(▲)、撕脱的小骨块(↑)和骨髓水肿(双↑)

骨挫伤(bone bruise)是外力作用引起的骨小梁断裂和骨髓水肿、出血,在平片和 CT 上常无异常发现。MRI 检查,在 T_1WI 上呈模糊不清的低信号区,在抑脂 T_2WI 上呈高信号区,骨挫伤一般局限于暴力作用的部位。

【诊断与鉴别诊断】

影像检查发现骨折线,结合患者的局部外伤史,即可确诊骨折。但仍需注意骨干骨折线应同骨滋养动脉管影区别,后者仅斜穿一侧骨皮质,且边界光整,粗细一致;干骺端的骨折线需同骺线区别,后者解剖部位相对固定且两旁有硬化线。发现骨折线还应注意邻近有无骨质破坏,以除外病理性骨折的可能。X 线平片有时不能显示无移位或影像重叠较多部位的骨折,若临床高度怀疑骨折,则可行 CT 扫描和(或)MRI 检查,以发现不明显骨折或骨挫伤。当受伤短时间内 X 线平片难以确定有无骨折时,也可于伤后 2 周左右复查,此时骨折线处骨质部分被吸收,容易被显示。

2. 常见的长骨骨折

(1) Colles 骨折:又称伸直型桡骨远端骨折,为桡骨远端 3cm 以内的横行或粉碎性骨折,骨折远段向背侧移位,断端向掌侧成角畸形,可伴尺骨茎突骨折。

(2) 肱骨髁上骨折:多见于儿童。骨折线横过喙突窝和鹰嘴窝,远侧端多向背侧移位。

(3) 股骨颈骨折:多见于老年妇女。骨折可发生于股骨头下、股骨颈中部或基底部。断端常有错位或嵌插。股骨头的血供几乎均来自股骨颈基底部,头下骨折影响了对股骨头及颈的血供,致骨折愈合缓慢,甚至发生股骨头缺血性坏死。

【影像学表现】

X 线平片:易于发现 Colles 骨折、肱骨髁上骨折的骨折线,并可确定骨折移位、成角等改变,复位后还可评估骨折对位、对线情况。对股骨颈骨折,X 线平片能发现其中大多数骨折,但约有 10% 为嵌入性骨折而难以检出,此时需结合临床表现,进一步行 CT 或 MRI 检查。

3. 脊柱骨折

【临床与病理】

患者多有自高处跌下、足或臀部着地,或由重物落下冲击头肩部的外伤史,由于脊柱受到突然的纵向性暴力冲击,脊柱骤然发生过度前屈,使受应力的椎体发生压缩。常见于活动范围较大的脊椎,如颈椎 5、6,胸椎 11、12,腰椎 1、2 等部位,以单个椎体多见。外伤患者出现局部肿胀、疼痛、活动障碍,甚至神经根或脊髓受压等症状。有些还可见脊柱局部轻度后突成角畸形。断裂的骨质常重叠或嵌入,椎体变扁。

【影像学表现】

X 线平片检查时,脊柱骨折表现与其类型有关,可为下列 3 种类型。

（1）单纯压缩骨折：表现为椎体压缩呈楔形，前缘变短，无骨折线，呈横行不规则带状致密带，为典型的压缩骨折（图9-27）。其上下椎间隙一般保持正常。

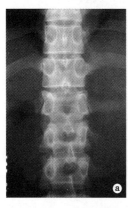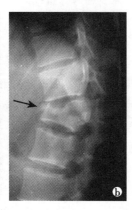

图9-27　脊椎椎体压缩性骨折（平片）

a. 正位片，示胸12椎体变扁；b. 侧位片，示该椎体呈楔形，上缘密度增高，其前方见一小骨碎片（↑）

（2）爆裂骨折：爆裂骨折为脊椎垂直方向上受压后的粉碎骨折，椎体和附件的骨折片向左、右、前、后各个方向移位，椎体压缩变扁；但平片对爆裂骨折的显示不及CT检查。

（3）骨折并脱位：为骨折伴有椎体脱位、关节突绞锁。有时可见突入椎管的游离骨折片。严重时常并发脊椎后突成角、侧移。

CT：因脊椎骨结构重叠，X线检查可能会遗漏骨折或显示不清楚，而MSCT扫描及应用图像后处理技术，可充分显示平片漏诊的脊椎骨折，并确切判断骨折类型、骨折片移位程度等，还可以清楚显示椎管变形、狭窄、骨碎片等，从而推断是否损伤脊髓（图9-28a）。CT也容易发现脊椎各附件骨折和椎间小关节脱位，如椎弓骨折、椎板骨折和横突骨折等。CT检查的重点是观察有无骨折片突入椎管以及骨折移位对脊髓的压迫情况。

MRI：除可显示脊椎骨结构变化外，更重要的是能发现平片及CT所不能显示的骨挫伤、椎间盘损伤、韧带撕裂和脊髓受压及损伤情况等（图9-28b），对指导手术治疗及判断预后有很大帮助。

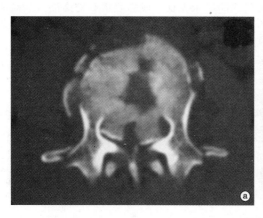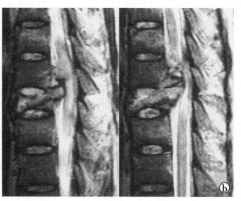

图9-28　椎体爆裂骨折

a. 腰椎CT平扫：椎体爆裂骨折，可见多处骨折线和多个骨折片，后者彼此分离并有部分突入椎管；
b. 另一病例MRI T_2WI，示胸10椎体变扁，信号增高，椎体前缘骨质向前膨突，后缘皮质断裂，可见骨折片突入椎管致脊髓明显受压移位

（1）椎间盘损伤：急性损伤的椎间盘呈明显的 T_1WI 低信号和 T_2WI 高信号改变，以矢状面显示较好。

（2）韧带撕裂：前纵韧带、后纵韧带、棘间韧带和棘上韧带在各成像序列中均呈低信号；撕裂后，其低信号影失去正常的连续性且因水肿和（或）出血而表现为不同程度的高信号影，以脂肪抑制 T_2WI 或短时反转（STIR）序列观察较好。

（3）脊髓损伤：详见本书中枢神经系统"脊髓损伤"。

【诊断与鉴别诊断】

依据外伤受力情况及椎体变形、骨质断裂等表现，容易诊断。脊柱外伤性骨折应注意与脊椎其他病变所致的椎体压缩变形鉴别，后者常见全身性骨质疏松、脊椎结核和转移瘤等，这些病变可有椎体

骨质疏松、椎间隙变窄或消失、椎旁脓肿或软组织肿块等其他表现,并有相应临床表现。

脊柱结构比较复杂,且毗邻脊髓、神经根,外伤后诊治不当,常引起多种并发症。脊椎骨折,特别是爆裂骨折,在 X 线平片的基础上应进一步行 CT 检查,必要时还需行 MRI 检查。

4. 椎间盘突出

【临床与病理】

椎间盘由纤维环、髓核与软骨终板三部分构成,前方与侧方的纤维环厚而坚韧,且和坚强的前纵韧带紧密附着;后方的纤维环较薄,与后纵韧带疏松相连。椎间盘突出(protrusion of intervertebral disc)是指髓核经纤维环薄弱处向外突出,突出部纤维环部分或完全破裂。由于以上解剖结构的原因,大多数髓核突出为向后或外后方突出,压迫硬膜囊或神经根,引发临床症状。

椎间盘退行性变是椎间盘突出的内因,急性或慢性损伤造成椎间盘内压增高,为纤维环破裂及髓核突出的外因。本病多发生于青壮年,男性多见;可发生在颈椎、胸椎与腰椎,以下段腰椎最常见。发病时患部脊椎运动受限,局部疼痛并产生神经根受压症状,可有放射性疼痛。

【影像学表现】

X 线平片:不能直接显示椎间盘结构,不能做出诊断,故多不采用。

CT:椎间盘的密度低于椎体但高于硬膜囊。根据椎间盘异常改变可分为椎间盘变性、膨出、突出:①椎间盘变性:CT 不易显示;②椎间盘膨出:CT 表现为椎间盘的边缘均匀地超出相邻椎体终板的边缘。膨出的椎间盘后缘向前微凹、平直或轻度弧形向后突出(图 9-29);③椎间盘突出:直接征象是突出于椎体边缘的局限性弧形软组织密度影,以后缘多见,其内可出现钙化(图 9-30a);间接征象是硬膜外脂肪层受压、变形甚至消失,硬膜囊受压和一侧神经根鞘受压。CT 显示颈椎间盘突出要比腰椎困难,MRI 检查显示更清楚。

CT 的缺点是显示椎间盘突出不如 MRI 敏感,且不能显示脊髓和椎管内其他病变,而后者临床上往往与椎间盘突出不能鉴别。其优点是可以显示椎间盘、韧带的钙化,对指导手术有帮助。

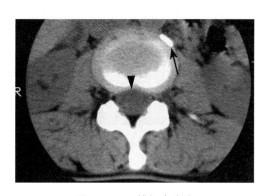

图 9-29　腰椎间盘膨出
腰 4~5 椎间盘 CT 平扫示中等密度的椎间盘边缘均匀地超出相邻椎体的终板边缘,膨出的椎间盘后缘仍向前微凹(▲),(↑)处为骨赘

MRI:各部位的椎间盘都可在 MRI 上清晰显示,为本病首选影像学检查方法。可明确显示椎间盘变性、膨出和突出,也可以清晰显示脊髓及神经根受压情况,对指导手术非常有帮助。另外,某些椎管内占位的临床症状与椎间盘突出类似,MRI 可以明确区分二者。与 CT 检查相比,缺点是 MRI 显示钙化不清楚。

正常椎间盘的髓核和纤维环内侧部的水分较纤维环外侧部和前、后纵韧带为多,在 T_1WI 上前两者呈等信号,而后两者呈低信号;在 T_2WI 上前两者呈高信号,而后两者仍呈低信号。MRI 平扫检查:①椎间盘变性:因水分丢失,T_2WI 上椎间盘内高信号消失,矢状面上还可见变性的椎间盘变扁;②椎间盘膨出:除有椎间盘变性改变,矢状面上还可见椎间盘向前后方膨隆;在横断位上膨出的椎间盘均匀地超出椎体边缘,也可表现为椎体后缘光滑的弧形影,突向椎管,此时与轻度椎间盘突出很难区分;③椎间盘突出:在矢状面图像上,突出的髓核呈半球状、舌状向后方或侧后方伸出,其信号强度与其主体部分一致;横断面图像上,突出的椎间盘呈三角形或半圆形局限突出于椎体后缘或后外侧缘,边缘规则或略不规则(图 9-30b、c)。MRI 还能直接显示脊髓受压,除形态改变,如在 T_2WI 上局部出现高信号,往往提示为脊髓水肿,如同时 T_1WI 上显示局部低信号提示为脊髓变性坏死。

【诊断与鉴别诊断】

椎间盘突出的临床诊断主要依据 CT 和 MRI 表现。不典型的须与以下病变鉴别:①硬膜外瘢痕:

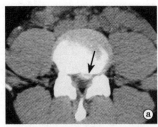
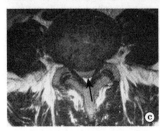
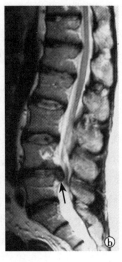

图 9-30　椎间盘突出

a. 腰 4~5 椎间盘 CT 平扫,示椎体后侧偏左弧形较高密度软组织块影突入椎管(↑),其内见钙化影;b、c. 另一病例 MRI T_2WI,示腰 4~5 椎间盘向后突入椎管(b,↑)并压迫脊膜囊(c,↑)

有手术史,位于硬膜囊和手术部位之间,MRI 上信号低于椎间盘,强化较椎间盘明显;②肿瘤:椎管内硬膜外肿瘤如神经纤维瘤、淋巴瘤、转移瘤等可形成类似椎间盘突出样肿块,但常有较明显的强化并往往合并有椎骨的破坏或(和)椎间孔扩大,MRI 对椎间盘突出与肿瘤鉴别价值最高。

5. **膝关节半月板撕裂**　MRI 是目前诊断半月板撕裂(meniscus tear)敏感性和特异性最高的影像学检查方法,术前主要依据 MRI 表现做诊断。半月板的 MRI 检查常用 SE 序列,主要采用矢状位和冠状位,前者有利于显示前后角,后者适于观察体部。半月板是由纤维软骨构成,它在 T_1WI、PDWI 和 T_2WI 上均表现为均匀的低信号影,而半月板的异常表现为相对的高信号影。如果单纯半月板内高信号不达其上下和内侧边缘,则一般为正常或变性改变;如果高信号达到其上下或内侧边缘,则为撕裂(图 9-31)。严重的可以呈碎裂状表现。

(二)骨感染

1. 化脓性骨髓炎　化脓性骨髓炎(purulent osteomyelitis)是血源或直接感染化脓性细菌引起的骨髓炎症。常见的致病菌为金黄色葡萄球菌,其他致病菌有溶血性葡萄球菌、链球菌等。病变好发于四肢长骨,通常从干骺端开始向骨干方向发展,以胫骨上端、股骨下端、肱骨和尺桡骨多见。本节以四肢长骨为例介绍其临床、病理与影像学表现。

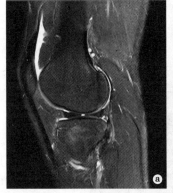
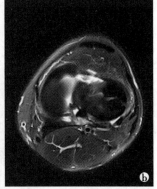

图 9-31　外侧半月板体部撕裂

a. 左膝矢状面脂肪抑制 PDWI,示外侧半月板体部高信号,垂直于胫骨平台,下端累及半月板关节面;b. 同一病人横断面脂肪抑制 PDWI,示外侧半月板体部高信号,外侧延伸到半月板附着缘表面

【临床与病理】

(1)急性化脓性骨髓炎(acute purulent osteomyelitis):临床表现主要是发病急、进展快,高热、寒战和明显中毒症状,局部可出现红、肿、热、痛等。实验室检查血白细胞计数明显增高。

病理改变:①脓肿形成:早期为干骺端骨髓内炎性细胞浸润、渗出,骨内压力增高、静脉回流受阻;发病 1~2 周,骨髓内开始形成脓肿,并引起骨质破坏;②脓肿蔓延:脓肿可在骨髓腔内直接蔓延;也可突破骨皮质到达骨膜下而形成骨膜下脓肿,骨膜下脓肿扩展、蔓延,又可穿过皮质返回骨髓腔,进一步加剧骨脓肿形成和骨质破坏;③死骨形成:骨膜下脓肿扩大,掀起骨膜,使长骨骨干血供中断,同时长骨供血动脉发生血栓性动脉炎,结果造成大片骨质坏死,形成死骨,死骨周围新生骨包绕形成骨包壳;④骨膜增生:在骨质破坏的早期,即可出现骨质修复和骨膜新生骨;⑤瘘管形成:脓液侵蚀、穿破包壳及骨外软组织时,形成了引流脓液到体外的瘘管。

(2)慢性化脓性骨髓炎(chronic purulent osteomyelitis):急性化脓性骨髓炎若治疗不彻底,即转化为慢性化脓性骨髓炎;也有开始即为慢性化脓性骨髓炎。此时多无全身症状,局部可出现肿痛、窦道形成、流脓,久治不愈等。

病理改变:①骨质明显增生硬化:急性期的骨质破坏区缩小,周围有大量骨质增生硬化,骨小梁增多增粗;骨膜新生骨增多,并与残存的骨皮质融合,骨干轮廓增粗;②脓腔、死骨和瘘管:残留的骨破坏区内部充满脓液和肉芽组织,在新骨包裹下成为死腔,内可有死骨并常有经久不愈的瘘管。

慢性硬化性骨髓炎(chronic sclerosing osteomyelitis),又称 Garre 骨髓炎,系特殊类型的慢性骨髓炎,少见,由低毒性感染引起,以骨质增生硬化为其主要病理改变,病灶中不能培养出病菌。好发于长骨骨干、锁骨和下颌骨,以较大儿童及成人多见;临床上无全身症状,主要表现为反复发作的病区肿胀、疼痛。

慢性骨脓肿又称 Brodie 脓肿(Brodie abscess of bone),系另一种慢性局限性骨髓炎。大都局限于长骨干骺端骨松质,呈圆形或类圆形骨质破坏区,边缘较整齐,周围绕以骨硬化带。破坏区中很少有死骨。一般无骨膜增生和软组织肿胀。

【影像学表现】

影像学检查方法的选用主要取决于化脓性骨髓炎的发展阶段:在急性化脓性骨髓炎早期,平片和CT 表现多为阴性,MRI 则对骨髓和软组织炎症反映灵敏,为其首选检查方法;CT 对发现早期骨髓内小脓肿优于 X 线平片。

(1)急性化脓性骨髓炎

X 线平片、CT 和 MRI:①早期(2 周内),X 线和 CT 表现为软组织肿胀,皮下脂肪层模糊并可出现网状影;MRI 上显示为广泛的骨髓水肿和软组织肿胀,呈弥漫性 T_1WI 低、T_2WI 高信号。②进展期,起病 2 周后,X 线表现为干骺端松质骨内筛孔样或斑片状低密度骨质破坏灶,骨小梁结构模糊,可见到少量骨膜新生骨(图 9-32a);CT 可显示骨髓内脓肿的部位和蔓延范围,骨髓充满脓液,密度稍高;MRI 显示骨髓炎症区在 T_1WI 呈低信号,在 T_2WI 呈不均匀高信号。③炎症进一步发展,X 线和 CT 显示干骺端骨质破坏范围扩大、相互融合,并累及骨皮质;或沿骨干方向发展,可有片状骨破坏及块状死骨出现;骨骺多不受侵犯;骨膜新生骨明显,呈葱皮状或花边状,偶被破坏可呈"袖口"样或断续状骨膜增生;MRI 显示骨皮质多发的虫蚀状骨质破坏,T_1WI 呈低信号、T_2WI 呈高信号;骨膜反应在 T_1WI、T_2WI 上均为连续的环状稍高信号,增强扫描有明显强化。

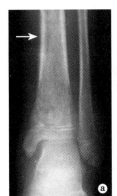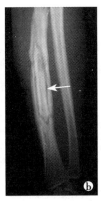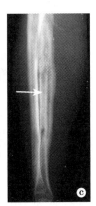

图 9-32. **急性和慢性化脓性骨髓炎**

a. 胫骨急性化脓性骨髓炎,胫骨远侧干骺端多发的虫蚀状骨质破坏区,边界模糊并可见少量的骨膜增生(↑);b、c. 桡骨慢性化脓性骨髓炎,可见大量的骨膜增生包围死骨(↑),死骨两端的骨髓腔变窄,密度增高

(2)慢性化脓性骨髓炎

X 线平片和 CT:①骨质破坏区周围大量骨质增生硬化,骨小梁增粗增多,骨密度明显增高;②死骨呈长条形或不规则高密度影,其长轴与骨干平行,骨小梁结构模糊,周围有骨质增生硬化;死骨外围见到的环形低密度区系死骨与正常骨质间的肉芽组织或脓液所致(图 9-32b、c);③髓腔骨质破坏趋向减少或停止,内部的脓液和肉芽组织在新骨包裹下成为死腔,其内可有块状死骨;④骨膜新生骨显著,与残存的骨皮质融合,骨外轮廓不规整。

MRI:病灶的炎性水肿、肉芽组织和脓液在 T_1WI 上均呈低信号,在 T_2WI 上为明显高信号;骨质增生硬化在 T_1WI 和 T_2WI 上均呈低信号。

1)慢性硬化性骨髓炎:X 线平片上表现为骨质增生硬化,密度明显增高,病变区内无骨质破坏灶;皮质增厚,甚至局部膨大变形,骨髓腔变窄甚至消失(图 9-33);骨膜新生骨少见。

2)慢性骨脓肿:X 线平片表现为长骨干骺端圆形、椭圆形或不规则形骨质破坏区,边缘较整齐,周围绕以骨质硬化带；病灶中很少有死骨（图 9-34a）；周围多无骨膜增生和软组织明显肿胀。MRI 上，病灶中心呈圆形 T_1WI 低信号、T_2WI 高信号，代表脓腔；周边结构可呈两层信号，内层为 T_1WI 高信号、T_2WI 高信号，代表脓肿壁和新生的骨样组织，外层为 T_1WI 低信号、T_2WI 低信号的骨质硬化（图 9-34b、c）。

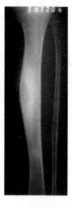

图 9-33　慢性化脓性骨髓炎

X 线正位片见胫骨骨干骨质增生硬化，骨密度增高，骨轮廓增粗，骨髓腔近于闭塞

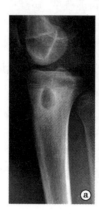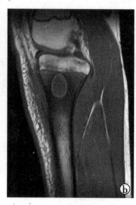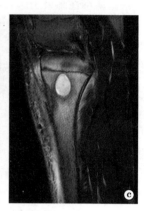

图 9-34　胫骨慢性骨脓肿（Brodie 骨脓肿）

a. X 线平片见胫骨近侧干骺端内类圆形骨质破坏区，边缘清楚，有薄层硬化边；b、c. MRI T_1WI(b)和脂肪抑制 T_2WI(c)，见胫骨近侧干骺端类圆形囊状 T_1WI 低信号、T_2WI 高信号，边缘清楚，呈双层结构，内层呈 T_1WI 高信号、T_2WI 高信号（为脓肿壁及新生骨样组织），外层呈不均匀 T_1WI 低信号、T_2WI 低信号（为骨质硬化）；胫骨前缘皮质有轻度骨质破坏，其前方软组织呈弥漫性肿胀

【诊断与鉴别诊断】

急性和慢性化脓性骨髓炎的临床症状和影像表现均较明确，诊断多不困难。需要注意与下列疾病鉴别：①急性化脓性骨髓炎与骨结核鉴别：骨结核起病隐匿，骨质破坏范围小，常有砂粒样死骨，病变邻近骨质疏松，一般无骨膜新生骨，常越过骨骺线生长，而不同于急性化脓性骨髓炎；②慢性化脓性骨髓炎应与成骨型骨肉瘤鉴别，见表 9-1。

表 9-1　慢性化脓性骨髓炎与成骨型骨肉瘤的鉴别要点

	临床表现特点	骨质增生硬化	死骨	骨膜新生骨	周围软组织改变
慢性化脓性骨髓炎	反复发作，局部窦道流脓	广泛	大块	广泛且成熟	常无明显肿胀
成骨型骨肉瘤	快速进展，间歇性或持续性疼痛	云絮状、斑片状、针状瘤骨	无	多见、不成熟且可被破坏	肿块，其内可有瘤骨

2. 骨结核　骨结核（tuberculosis of bone）属于结核病第 5 型即肺外结核的一种类型，多数病变是体内其他部位结核灶经血行播散到骨关节的结果，病变进展缓慢。

【临床与病理】

本病好发于儿童及青少年。临床表现多较轻微，全身症状有不规则低热、乏力。早期局部症状为疼痛、肿胀和功能障碍，无明显发红、发热；晚期冷脓肿形成时，穿破皮肤后可形成窦道。长期的结核病变，可导致骨发育障碍、骨关节畸形和功能障碍。

（1）四肢长骨结核：是肺等部位的活动性结核灶内细菌随血流到达血供丰富的长骨干骺端松质骨和骨髓引起的结核性炎症。骨结核进展缓慢，结核性肉芽组织侵蚀邻近骨质形成大小不一的骨破坏区。结核性肉芽组织很少有成骨倾向，也极少引起骨膜新生骨。病理上分为增殖型和干酪型，干酪型结核可出现死骨，死骨体积较小。骨结核常发生在干骺端、骨骺，好侵犯软骨，易向关节方向蔓延，形成关节结核；骨内结核灶穿破骨皮质后在软组织内可形成冷脓肿。

（2）脊椎结核：是最常见的骨关节结核。常有脊柱活动受限，颈背或腰痛，脊柱可有后突畸形。脊髓受压可出现双下肢感觉运动障碍或瘫痪；颈椎结核形成咽后壁脓肿，可压迫食道和气管，引起吞咽困难和呼吸不畅；下胸椎及腰椎结核形成的腰大肌脓肿可流注入髂窝。脊椎结核按部位分为椎体结核和附件结核，椎体结核约占90%，单纯附件结核少见。

【影像学表现】

X线平片是骨结核基本的影像检查方法，但早期脊椎结核宜选用CT、MRI检查；与X线平片比，CT、MRI更易早期发现骨质破坏和椎周软组织改变，清晰显示椎周脓肿。MRI可较CT更早发现椎体终板下的骨质异常。不同部位骨结核，影像学表现不同。

（1）长骨干骺端与骨骺结核

X线平片、CT和MRI：表现为：①长骨干骺端或骨骺局灶性骨质破坏，常穿越骺板线，而发生骨骺和干骺端病变的相互侵犯（图9-35）；②病灶呈圆形、类圆形或分叶状骨质破坏，边缘清楚，破坏区内可见"砂粒样"小死骨，周围可有少量骨质增生硬化；③邻近骨骨质疏松明显；④干骺端、骨骺结核亦可侵犯邻近关节，形成骨型关节结核。

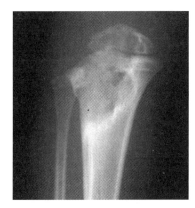

图9-35　**骨骺、干骺端结核**
胫骨近段平片见跨越骺线的骨骺和干骺端的骨质破坏区，邻近软组织肿胀，未见骨膜增生

（2）短骨结核：罕见，多发生于10岁以下儿童。多为双侧多骨发病，多见于掌、指、跖、趾等骨。

X线、CT和MRI：表现为：患部骨质疏松，骨干膨胀、皮质变薄，骨膜新生骨较明显，称"骨气臌"（spina ventosa）。

（3）脊椎结核：腰椎受累最常见，其次是胸椎、颈椎，好发于相邻的两个椎体，少数病例呈多椎体发病。

X线平片：主要表现有：①骨质破坏：依椎体结核早期破坏的部位可分为3型，即中心型、边缘型和韧带下型，然而常见的是进展期病变，多难以分型，均表现为椎体骨质破坏，边缘清楚或不清，常见小死骨，典型者呈"砂粒样"；又因脊柱承重的关系，椎体常塌陷变扁或呈楔形，重者整个椎体被破坏消失；附件型结核少见，表现为相应部位骨质破坏。②椎间隙变窄或消失：结核性病变易侵袭破坏椎间盘及软骨终板，致椎间隙变窄、消失（图9-36a、b），造成相邻破坏的椎体互相融合，是脊椎结核的重要特征。③后突畸形：是晚期脊椎结核的特征性表现，可伴有侧弯。④冷脓肿：指脊椎结核周围软组织内的脓

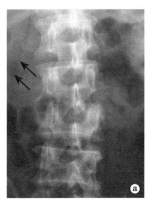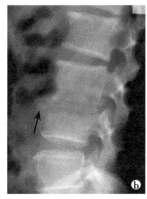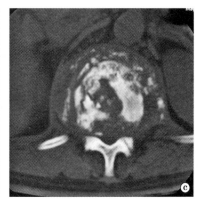

图9-36　**腰椎结核**
a、b. 腰椎正侧位片，腰2、3椎体相邻的终板骨质破坏，椎间隙变窄，腰大肌影增宽（↑↑），侧位片还可见骨破坏区内和椎间隙前方软组织中的钙化影（↑）；c. 腰椎CT，椎体内多发骨质破坏灶，内见多发小片状、泥沙样死骨；椎体周围软组织肿胀，内见多发斑片状钙化

肿;腰大肌脓肿表现为腰大肌外突;胸椎结核形成的椎旁脓肿表现为胸椎两旁梭形软组织影;颈椎结核形成的咽后壁脓肿表现为咽后壁软组织影增厚,并呈弧形前突;较久的冷脓肿壁可有不规则钙化。

CT:与 X 线平片相比,CT 检查能更清楚地显示骨质破坏,特别是较隐蔽和较小的破坏灶,也更容易发现死骨及病理性骨折碎片(图 9-36c);平扫结合增强扫描可帮助了解冷脓肿位置、大小及其与周围组织器官的关系;CT 也利于显示脓肿或骨碎片突入椎管内的情况。

MRI:大多数椎体和椎间盘的结核破坏灶在 T_1WI 上呈不均匀低信号,T_2WI 多呈混杂高信号,增强检查常表现为不均匀强化;还可清楚显示脊椎结核脓肿,脓肿和肉芽组织在 T_1WI 上呈等低信号,T_2WI 多为混杂高信号,部分为均匀高信号;增强检查脓肿壁强化,脓液不强化,而呈环形(图 9-37)。

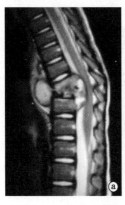
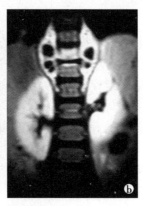

图 9-37　胸椎结核 MRI

a. 胸腰段矢状位 T_2WI,示胸 11、12 椎体破坏并融合,胸 11~12 椎间隙消失及胸 12~腰 1 椎间盘破坏,脓肿向后突入椎管并突向前方;b. 冠状位增强 T_1WI,示胸 12~腰 1 椎间隙变窄以及椎旁梭形脓肿,融合的胸 11、12 椎体、腰 1 椎体上缘及脓肿外周部有强化

【诊断与鉴别诊断】

骨结核的诊断要点是:起病缓慢、以骨破坏为主、少或无骨质增生、邻近骨质疏松和可有脓肿形成。长骨干骺端结核应与慢性骨脓肿鉴别:前者破坏区常跨越骨骺线侵犯骨骺,边界模糊,周围无骨质增生硬化,患肢有骨质疏松等,可资鉴别。脊椎结核有时需与椎体压缩性骨折鉴别:前者主要 X 线表现是椎体骨质破坏、变形,椎间隙变窄或消失和形成冷性脓肿;后者多有明确外伤史,椎体仅表现压缩、楔状变形,无骨质破坏,早期椎间隙不变窄,鉴别不难。

（三）骨肿瘤

骨肿瘤少见,其中原发骨肿瘤占全部肿瘤的 2%~3%,而恶性骨肿瘤约占全身恶性肿瘤的 1%。世界卫生组织(WHO)2013 年版分类中,明确将每种组织来源的骨原发性肿瘤分为良性、局部侵袭中间型、偶有转移中间型和恶性 4 种类型。

影像学检查是临床诊断骨肿瘤的主要方法,能够:①判断骨骼病变是否为肿瘤;②明确肿瘤大小及范围;③评估骨肿瘤是良性还是恶性,属原发性还是转移性;④推断肿瘤的组织类型。影像学检查对确定骨肿瘤及其大小、范围和判断良恶性等方面具有较高的准确率,然而确定某些肿瘤的组织类型仍较困难。

骨肿瘤影像诊断主要依据图像上的病变部位、数目、骨质改变、骨膜异常和周围软组织变化等进行综合诊断:

（1）发病部位:不同的骨肿瘤有其一定的好发部位,例如骨巨细胞瘤好发于长骨骨端,骨肉瘤好发于长骨干骺端,而骨髓瘤则好发于中轴骨如颅骨、脊椎、骨盆等。

（2）病变数目:原发性骨肿瘤多单发,转移性骨肿瘤和骨髓瘤常多发。

（3）骨质变化:①常见的变化是骨质破坏:良性骨肿瘤多引起膨胀性、压迫性骨质破坏,界限清晰、锐利,邻近的骨皮质多连续完整;恶性骨肿瘤则多为浸润性骨质破坏,少见膨胀,界限不清,边缘不整,骨皮质较早出现虫蚀状破坏和缺损,同时肿瘤易穿破骨皮质而侵入周围软组织内。②部分骨肿瘤可表现骨质增生:一种是生长较慢的骨肿瘤可引起邻近骨质的成骨反应,例如良性或恶性程度较低的肿瘤,其破坏区周围常有骨质增生;另一种是肿瘤组织自身的成骨,即肿瘤骨,这种骨质增生可呈磨玻璃状、斑片状或针状,常见于骨肉瘤。

（4）骨膜新生骨:良性骨肿瘤常无骨膜新生骨,若出现,一般为均匀、致密、完整,常与骨皮质融合;恶性骨肿瘤常有广泛的不同形式的骨膜新生骨,而且后者还可被肿瘤破坏,形成 Codman 三角。

（5）周围软组织变化:良性骨肿瘤多无软组织肿块,仅见软组织被肿瘤推移,然而肿瘤较大突破骨性包壳时,可见局部软组织肿块,但其边缘与邻近软组织界限清楚;恶性骨肿瘤常侵入软组织,并形成肿块影,且与邻近软组织界限不清。

通过观察、分析上述表现,常有可能判断骨肿瘤是良性或恶性(表9-2)。

表9-2　良、恶性骨肿瘤的影像学鉴别诊断

	良　性	恶　性
生长速度	缓慢	迅速
生长方式	膨胀性	浸润性
骨质破坏边缘	清楚,常有周围硬化带	不清楚
骨皮质改变	变薄、膨胀,但多完整	虫蚀状破坏、缺损、中断
骨膜反应	少有	常见,破坏并产生 Codman 三角
肿瘤骨	无	常见,针状、放射状等
软组织肿块	少有,边界清楚	常见,边界不清
远隔器官转移	无	常见

此外,应用影像学正确诊断骨肿瘤,还需结合肿瘤的发病率和患者的临床资料,如年龄、症状、体征和实验室检查结果等:①发病率:在良性骨肿瘤中以骨软骨瘤多见,恶性骨肿瘤以转移瘤多见,而原发性恶性骨肿瘤则以骨肉瘤常见;②年龄:多数骨肿瘤患者的年龄分布有相对的规律性,例如在恶性骨肿瘤中,婴儿多为转移性神经母细胞瘤,童年与少年好发尤文肉瘤,青少年以骨肉瘤多见,而40岁以上者则多为转移瘤和骨髓瘤;③症状与体征:良性骨肿瘤较少引起疼痛,而恶性者,疼痛常是首发症状,而且常是剧烈疼痛;良性骨肿瘤患者情况良好,而恶性者,除非早期,否则可有消瘦和恶病质,而且发展快,病程短;良性骨肿瘤的肿块边界清楚,压痛不明显,而恶性者则边界不清,压痛明显;④实验室检查:骨肉瘤时碱性磷酸酶增高,尤文肉瘤可有血白细胞增高,转移瘤和骨髓瘤可发生继发性贫血及血钙增高,骨髓瘤患者血清球蛋白增高及尿中可查出 Bence-Jones 蛋白。

1. 良性骨肿瘤　以骨软骨瘤和骨囊肿为例讲述。

骨软骨瘤

骨软骨瘤(osteochondroma)又名骨软骨外生性骨疣(osteocartilagenous exostosis),为在骨的表面覆以软骨帽的骨性突出物。骨软骨瘤是最常见的骨肿瘤,有单发和多发之分,两者发病率之比为(8~15):1。少数骨软骨瘤可发生恶变,多发性者恶变率较高。

【临床与病理】

肿瘤由骨性基底、软骨帽和纤维包膜三部分构成。骨性基底可宽可窄,由松质骨和外被薄层骨皮质构成,二者与母体骨的相应部分相连续。软骨帽位于骨性突起物的顶部,为透明软骨,其厚度一般随年龄增大而减退,至成年可完全骨化。镜下所见软骨帽的组织结构与正常骺软骨相似。骨软骨瘤可发生于任何软骨内化骨的骨,长骨干骺端为好发部位,以股骨下端和胫骨上端最常见,约占50%。

本病好发于10~30岁,男性多于女性。肿瘤早期一般无症状,仅局部扪及一硬结。肿瘤增大时可有轻度压痛和局部畸形,邻近关节时可引起活动障碍,或可压迫邻近的神经而引起相应的症状。当肿瘤生长迅速,出现疼痛时,应怀疑有恶变。

【影像学表现】

X线平片与CT:①肿瘤骨性基底为母体骨向外突出的骨性赘生物,发生于长管状骨者多背离关节方向生长;②赘生物周边为骨皮质,其内为骨小梁,二者与母体骨皮质及骨小梁相延续;肿瘤顶端可膨大,或呈菜花状,或呈丘状隆起(图9-38a);③X线片不能显示软骨帽,但当软骨帽钙化时,肿瘤顶缘外出现点状或环形钙化影。

CT与平片类似(图9-38b)。少数情况,CT可显示软骨帽,为骨性瘤体与周围组织之间的较低密

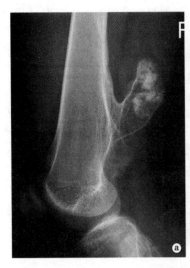
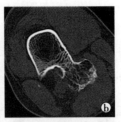
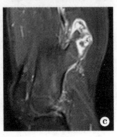

图 9-38　股骨远端骨软骨瘤

a. 股骨远端侧位片,股骨干骺端后侧一骨性突起,背向关节生长,其皮质及松质骨均与股骨皮质和松质骨相延续;b. CT平扫,骨性突起表面不规则;c. MRI STIR,骨性突起顶端不规则高信号代表软骨帽

度区域,软骨帽边缘多光整,其内可有点状或环形钙化;增强扫描无明显强化。

MRI:肿瘤的形态特点与上述相同。骨性基底部的信号特点与母体骨相同;软骨帽信号特点与关节透明软骨相似,在 T_1WI 上呈低信号,在脂肪抑制 T_2WI 上为明显高信号(图 9-38c)。MRI 能清楚显示软骨帽,若软骨帽厚度大于 2cm,则提示恶变。

【诊断与鉴别诊断】

影像学是本病诊断的主要方法,X 线片多能做出明确诊断。CT 检查对确诊解剖结构复杂部位的骨软骨瘤非常有价值。MRI 可清晰显示软骨帽,有助于较早发现恶变。

骨软骨瘤需与以下疾病鉴别:①骨旁骨瘤:肿瘤来自骨皮质表面,不与母体骨的髓腔相通;②表面骨肉瘤:不具有骨皮质和骨松质结构的基底,基底部与母体骨没有骨皮质和骨小梁的延续;③皮质旁软骨瘤和皮质旁软骨肉瘤:鉴别点与前①②类似。

骨　囊　肿

骨囊肿(bone cyst)为单发性骨的瘤样病变,病因不明。

【临床与病理】

骨囊肿好发于青少年,多发生于长骨干骺端,尤以股骨及肱骨近端更为多见;延长骨的纵向生长,囊肿可逐渐移向骨干中部。大体所见为一骨内囊腔并内衬一层纤维包膜:囊内含浅黄色液体,囊壁为薄层骨质;包膜为厚薄不一的纤维组织,有丰富的毛细血管,还可见散在的多核巨细胞。患者一般无症状,多因发生病理性骨折而被发现。

【影像学表现】

X 线平片:①长骨干骺端或(和)骨干内卵圆形或圆形、边界清楚的透明区,多为单房;②有时呈膨胀性破坏,骨皮质变为薄层骨壳,其外无骨膜新生骨(图 9-39a);③易发生病理骨折,骨折碎片可陷入囊中;小囊肿可因骨折后自行消失;大的囊肿也可变小。

CT:较平片能更细致观察囊肿壁的情况。①平扫,CT 值一般呈均匀水样密度,这有助于其鉴别诊断(图 9-39b);②增强扫描,囊内无强化。

MRI:①囊内容物的信号通常与水的信号一致,即 T_1WI 上为低信号,而 T_2WI 上为明显高信号(图 9-39c、d);②若有病理骨折合并囊内出血,则可见液-液平面。

【诊断与鉴别诊断】

骨囊肿应与骨巨细胞瘤等鉴别,后者多见于干骺愈合后的骨端,破坏区膨胀多明显,内常有骨嵴,且内容物为实质性组织,边缘无硬化边。

2. 中间型骨肿瘤　骨巨细胞瘤(giant cell tumor of bone)曾称之为破骨细胞瘤(osteoclastoma),是由于肿瘤的主要组成细胞之一类似破骨细胞。

【临床与病理】

骨巨细胞瘤以 20~40 岁为常见,约占 65%;男女发病率相似。好发于骨骺已闭合的四肢长骨骨端,以股骨下端、胫骨上端和桡骨下端为常见。主要临床表现为局部疼痛、肿胀和压痛;较大肿瘤可有局部皮肤发热和静脉曲张;部分肿瘤压之可有似捏乒乓球样的感觉。

肿瘤质软而脆,似肉芽组织,富含血管,易出血;有时有囊性变,内含黏液或血液;邻近肿瘤的骨皮

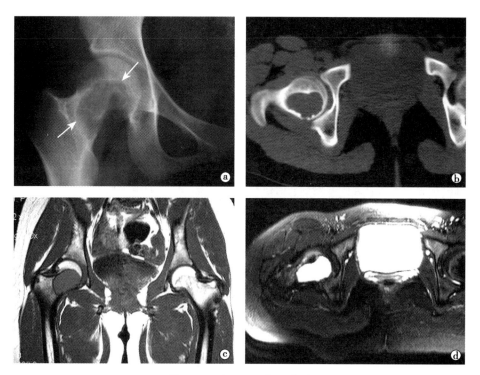

图 9-39　右股骨颈部骨囊肿

a. 右侧髋关节正位片,右侧股骨颈囊状膨胀性骨质破坏(↑),边缘清楚并薄层硬化;b. CT 平扫,右侧股骨颈囊状透光区,边缘清楚,其内呈较均匀的水样密度;c、d. MRI 冠状面 SE T_1WI 和横断位脂肪抑制 T_2WI,右侧股骨颈囊状病变边缘清楚,呈均匀 T_1WI 低信号、T_2WI 高信号,周围软组织未见异常信号

质变薄、膨胀,形成菲薄骨壳,生长活跃者可穿破骨壳而长入软组织中形成肿块;一般肿瘤邻近无骨膜新生骨。镜下肿瘤主要由单核基质细胞与多核巨细胞构成,可表现为良性、生长活跃,少数呈恶性。

【影像学表现】

X 线平片:长骨骨巨细胞瘤的表现多较典型:①常位于骨端,病变直达骨性关节面下,多数为偏侧性、膨胀性骨质破坏,骨质破坏区与正常骨交界清楚但不锐利、无硬化(图 9-40a);邻近骨皮质变薄,肿瘤明显膨胀时,周围只留一薄层骨性包壳;②多数病例骨质破坏区内可有数量不等、纤细的骨嵴,形成大小不一的间隔,有时似多房状;少数病例破坏区内无骨嵴,表现为单一的骨质破坏;肿瘤内无钙化或骨化影;③邻近无反应性骨膜增生;④肿瘤一般不穿破关节软骨,但偶可发生,甚至越过关节侵犯邻近骨端。

如果破坏区骨性包壳不完全并于周围软组织中出现肿块者,表示肿瘤生长活跃;若肿瘤边缘出现筛孔状或虫蚀状骨破坏,骨嵴残缺紊乱,侵犯软组织出现明确肿块者,则提示为恶性骨巨细胞瘤。

CT:较平片可以更清楚显示骨壳、骨嵴、软组织改变等特征。①平扫检查,骨包壳基本完整,但多数可有小范围的间断;骨包壳内缘多呈波浪状,平片上所见的分房征象实为骨壳内面骨嵴的投影;骨破坏与正常骨小梁的交界部一般无骨质增生硬化带

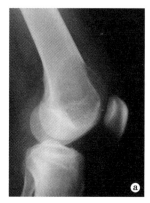
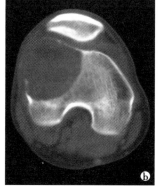

图 9-40　股骨远端骨巨细胞瘤

a. 平片;b. CT 平扫。股骨内髁偏心性囊性膨胀性骨质破坏,骨壳菲薄,破坏区直达骨性关节面,骨破坏区与邻近正常骨质分界清楚,但无骨质增生、硬化,骨壳外无软组织肿块

(图 9-40b);骨破坏区内为软组织密度影,无钙化和骨化影;其内的更低密度区则多为肿瘤坏死液化,偶尔可见液-液平面;②增强扫描,肿瘤组织有较明显的强化,而坏死囊变区无强化。

生长活跃或恶性骨巨细胞瘤的骨包壳往往不完整,常可见骨包壳外的软组织肿块影并有强化。

MRI:①增强前检查,肿瘤在 T_1WI 上多呈低或中等信号,在 T_2WI 上多为高信号;坏死囊变区在 T_1WI 上信号较低,而在 T_2WI 上呈显著高信号;肿瘤内出血在 T_1WI 和 T_2WI 上均为高信号;液-液平面在 T_1WI 上常下部信号高于上部,而在 T_2WI 上则相反。②增强后检查,肿瘤可有不同程度强化。

【诊断与鉴别诊断】

良性骨巨细胞瘤应与骨囊肿等鉴别。骨巨细胞瘤以多位于干骺愈合后的骨端和膨胀性骨破坏为其特征。骨巨细胞瘤影像诊断时还须注意有无恶性征象,供治疗上参考。

3. 原发性恶性骨肿瘤　这里仅介绍骨肉瘤。骨肉瘤(osteosarcoma)起源于骨间叶组织,以瘤细胞能直接形成骨样组织或骨质为特征,是最常见的原发性恶性骨肿瘤。

【临床与病理】

骨肉瘤多见于青少年,11~20 岁约占 50%;男性多于女性。多见于股骨下端、胫骨上端和肱骨上端;以干骺端为好发部位。主要临床表现是局部进行性疼痛、肿胀和功能障碍;局部皮温常较高并可有浅静脉怒张;病变进展迅速,早期即可发生远处转移,预后较差。实验室检查血清碱性磷酸酶常增高。

大体病理,切面上瘤组织为灰红色,而黄白色处提示为瘤骨形成,半透明区为软骨成分,暗红色为出血区,构成肉眼上多彩状特点。长骨干骺端的骨肉瘤大多开始在骨髓腔内生长,产生骨破坏和增生;病变向骨干一侧发展而侵蚀、破坏骨皮质,侵入骨膜下则出现平行、层状骨膜增生和骨化,肿瘤可侵及和破坏骨膜新生骨;当侵入周围软组织时,则形成肿块。有时肿瘤还可侵及骨端并破坏关节软骨侵入关节。镜下,肿瘤是由明显间变的瘤细胞、肿瘤性骨样组织及骨组织组成,有时亦可见有数量不等的瘤软骨。

【影像学表现】

X 线平片:主要表现为各种形式的骨质破坏、骨膜反应、肿瘤骨和软组织肿块:①骨质破坏:为溶骨性、成骨性或混合性,边缘多不清楚;②骨膜反应:可呈葱皮样、平行状,且可被再破坏而形成 Codman 三角(也称骨膜三角);③肿瘤骨:为云絮状、针状和斑块状致密影;④软组织肿块:表现为边界不清楚的软组织密度影,其内也可以出现肿瘤骨(图 9-41)。

根据骨质破坏和骨质增生的多少,以 X 线平片表现为基础,骨肉瘤大致可分为成骨型、溶骨型和混合型,以后者多见:①成骨型骨肉瘤:以肿瘤骨形成为主,明显时可呈大片致密影,呈象牙质样改变;骨破坏较少或不明显;骨膜反应较明显;软组织肿块中也有较多肿瘤骨(图 9-41);如有肺转移其密度亦较高。②溶骨型骨肉瘤:以骨质破坏为主,很少或没有骨质增生;骨破坏呈不规则斑片状或大片低密度区,边界不清;骨膜增生易被肿瘤破坏,形成 Codman 三角(图 9-42a);软组织肿块中大多无肿瘤骨生成;易引起病理性骨折。③混合型骨肉瘤:骨质增生与破坏的程度大致相同。

CT:①平扫,显示骨质破坏、肿瘤骨和软组织肿块较平片更清晰敏感,能较好显示肿瘤与邻近结构的关系(图 9-42b);还可显示肿瘤在髓腔内的侵犯,表现为含脂肪的低密度骨髓影被软组织密度的肿瘤所取代。②增强扫描,肿瘤的实质部分(非骨化部分)可有较明显强化,使肿瘤与周围组织的区分变得较为清楚;CTA 可清晰显示肿瘤与血管之间的关系,有利于指导手术。

MRI:大多数骨肉瘤骨质破坏和骨膜增生在 T_1WI 上表现为不均匀的低信号,而在 T_2WI 上表现为不均匀的高信号;瘤骨和瘤软骨钙化在 T_2WI 上显示最好,均表现为低信号影。MRI 对细小、淡薄的骨化或钙化的显示能力远不及 CT;MRI 的重要价值在于清楚显示肿瘤与周围正常结构,如肌肉、血管、神经等的关系,也可以显示跳跃性病灶及肿瘤在骨内、周围蔓延的范围,有利于指导完整切除肿瘤(图 9-42c)。

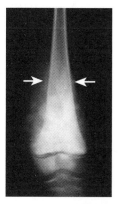
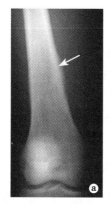
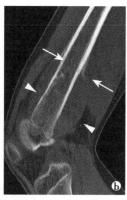
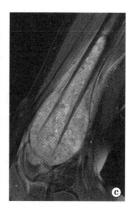

图9-41 **成骨型骨肉瘤**
平片示股骨远端干骺端骨
肉瘤,肿瘤穿破骨皮质形
成软组织肿块,骨内及软
组织肿块内可见多量致密
瘤骨,骨质破坏不明显;
↑示骨膜增生和骨膜三角

图9-42 **股骨远端溶骨型骨肉瘤**
a. X线平片,见股骨远端筛孔样骨质破坏及骨膜三角(↑),软组织肿块
显示不明确;b. CT矢状面重组像,示股骨远端干骺端以溶骨性骨质破
坏为主,仅有少量斑片状高密度肿瘤骨形成,骨皮质不均匀破坏、变薄,
皮质前后见Codman三角(↑);并可见周围软组织肿块(△);c. MRI矢
状面STIR,骨内病变及周围软组织肿块较CT显示更为清楚

【诊断与鉴别诊断】

影像学检查是骨肉瘤诊断的主要方法。其要点包括:多见于男性青少年,并同时存在局限性骨质
破坏、骨膜反应、瘤骨形成和软组织肿块表现。骨肉瘤应注意与化脓性骨髓炎鉴别,前者一般无急性
发病,病变相对比较局限,不但有骨膜增生,且常见数量不等的瘤骨,还可穿破骨皮质形成软组织肿
块,均不同于化脓性骨髓炎。

4. 转移性骨肿瘤 转移性骨肿瘤(metastatic tumor of bone)是恶性骨肿瘤中最常见者,主要是经
血流从远处的原发肿瘤,如肺癌、乳腺癌等转移而来。

【临床与病理】

转移性骨肿瘤常发生在中年以后。原发肿瘤多为乳腺癌、肺癌、甲状腺癌、前列腺癌、肾癌、鼻咽
癌等。恶性骨肿瘤很少发生他骨转移,但尤文肉瘤、骨肉瘤和骨恶性淋巴瘤也可以转移到他骨。骨转
移瘤常多发:多见于中轴骨,以胸椎、腰椎、肋骨和股骨上段等常见,其次为髂骨、颅骨和肱骨等,膝关
节和肘关节以远骨骼较少被累及。主要临床表现为进行性骨痛、病理性骨折和截瘫。转移瘤引起广
泛性骨质破坏时,血清碱性磷酸酶可增高,这有助于同多发性骨髓瘤鉴别,后者正常。病理上,切面见
瘤组织多呈灰白色,常伴出血、坏死;镜下转移瘤的形态结构一般与其原发瘤相同。

【影像学表现】

X线平片:血行性骨转移瘤可分溶骨型、成骨型和混合型,以溶骨型常见。

(1)溶骨型转移瘤:①发生在长骨者,多在骨干或邻近的干骺端及骨端,表现为骨松质中多发或
单发小的虫蚀状骨质破坏区;病变发展,破坏区融合扩大,形成大片溶骨性骨质破坏区,骨皮质也被破
坏;一般无骨膜增生;常并发病理性骨折;②发生在脊椎者,则见椎体的广泛性破坏,因承重而被压变
扁,但椎间隙多保持正常;椎弓根多受侵蚀、破坏为其特征之一。

(2)成骨型转移瘤:少见,多为前列腺癌、乳腺癌、肺癌或膀胱癌的转移。病变为高密度影,居骨
松质内,呈斑片状或结节状,密度均匀一致;骨皮质多完整;多发生在腰椎与骨盆,常多发,发生在椎体
时椎体往往不压缩、变扁。

(3)混合型转移瘤:兼有溶骨型和成骨型的骨质改变。

CT:显示骨转移瘤远较X线平片敏感,还能清楚显示骨外局部软组织肿块的范围、大小以及与邻
近脏器的关系。①溶骨型转移:表现为松质骨或(和)皮质骨的低密度缺损区,边缘较清楚,多无骨硬
化,常伴有不太大的软组织肿块(图9-43a);②成骨型转移:为松质骨内斑点状、片状、棉团状或结节

状边缘模糊的高密度灶,一般无软组织肿块,少有骨膜反应;③混合型兼有上述两型表现。

MRI:显示敏感,能检出 X 线平片、CT 甚至核素骨显像不易发现的转移灶,且能明确转移瘤的数目、大小、分布和邻近组织是否受累。①大多数骨转移瘤在 T_1WI 上呈低信号,在高信号的骨髓组织的衬托下显示非常清楚;在 T_2WI 上呈程度不同的高信号,脂肪抑制序列可以清楚显示(图 9-43b ~ d);②成骨型转移瘤则在 T_1WI 和 T_2WI 上大多均呈低信号。另外,全身 DWI 检查还可在发现骨转移瘤后协助寻找原发灶,也可以明确其他骨、器官或组织的转移灶。

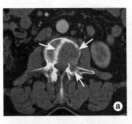
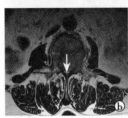
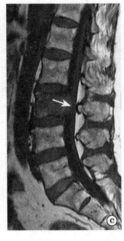
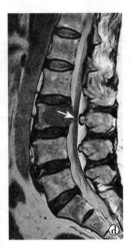

图 9-43　腰椎溶骨型转移瘤

a. 腰椎 CT 平扫,腰 3 椎体、左侧椎弓根骨质破坏(↑),边界清楚,椎体后缘骨皮质中断,肿瘤累及椎管,与硬膜囊界限不清;b ~ d. 横断位 T_2WI(b)、矢状位 SE T_1WI(c)和 FSE T_2WI(d),腰 3 椎体骨质破坏,突破椎体后缘进入椎管(↑),与硬膜囊间界限不清,马尾受压

【诊断与鉴别诊断】

转移性骨肿瘤特点为高龄发病,常呈多灶性,并以中轴骨受累多见,侵犯长骨时少见骨膜增生及软组织肿块,较少侵犯膝关节与肘关节以远的骨骼等。对怀疑转移瘤者,可行全身 DWI 或 PET-CT 检查,以寻找原发灶及其他转移灶。

（四）全身性疾病的骨改变

从出生到老年,人体骨质的形成(成骨)和吸收(破骨)以及矿物质的沉积和析出都在有规律地进行着。自出生到成年,骨的发育与生长占优势;成年后骨的形成与吸收保持平衡;到老年则成骨作用缓慢,而破骨作用照常进行,以致引起老年性骨质疏松。骨的发育、生长和矿物质代谢的正常进行,主要由适当的营养和正常内分泌腺功能的调节所保证。营养不足、维生素缺乏和内分泌腺功能障碍均可能引起全身性骨改变,在不同的发育、生长时期产生不同的表现。

1. 代谢性骨病　代谢性骨病(metabolic bone diseases)是指机体因先天或后天性因素,破坏或干扰了正常骨代谢和生化状态而引发的骨疾病。代谢性骨病的发病机制包括骨吸收、骨生长和矿物质沉积三个方面的异常,所引起的 X 线改变主要是骨质疏松、骨质软化和骨质硬化等。X 线检查在诊断、随诊与疗效评估方面占有重要地位。但是诊断时,必须结合临床表现,特别是生物化学方面的改变。代谢性骨病的影像学诊断中,以营养性维生素 D 缺乏性佝偻病表现具有特征性(参见本书第十章第八节)。

2. 内分泌性骨病　人体内分泌腺包括垂体、甲状腺、甲状旁腺、肾上腺和性腺等的功能失调,引起各自分泌的激素增多或减少,均可导致全身性骨病,此类疾病为内分泌性骨病。其中有的骨改变显著,且具有影像学特征,如垂体功能亢进,但也有的改变轻微又无特点。因此,影像检查在不同的内分泌性骨病诊断上所起的作用不同。其中,腺垂体疾病按功能变化可为功能亢进性和低下性:前者包括肢端肥大症和巨人症,后者包括垂体性侏儒及席汉综合征,以下仅以巨人症为例进行介绍。

【临床与病理】

巨人症(gigantism)系骨骺愈合前,垂体前叶增生或腺瘤产生过多生长激素所致,造成全身生长增速,形成巨人症。

【影像学表现】

X 线:①四肢平片,巨人症因软骨内化骨加快而表现长骨变长,又因膜性成骨而增粗;②头颅平片,可有蝶鞍增大等垂体瘤表现。

CT 和 MRI:若为垂体腺瘤所致的巨人症,可见垂体腺瘤表现(见本书第二章中枢神经系统部分)。

【诊断与鉴别诊断】

巨人症 X 线表现具有一定特征,CT 和 MRI 可检出垂体腺瘤。本病需与 Marfan 综合征鉴别。后者也表现为身材异常高大,但系遗传性疾病,常有晶状体脱位和心血管疾病,如升主动脉扩张、主动脉夹层、间隔缺损等,结合本病有垂体腺瘤表现则可鉴别。

二、关节疾病诊断

(一) 关节创伤

关节创伤主要包括关节脱位、关节软骨损伤以及邻近韧带、肌腱的损伤。

1. 关节脱位　关节外伤性脱位大都发生于活动范围大、关节囊和周围韧带不坚固、结构不稳定的关节,在四肢以肩和肘关节常见,而膝关节少见。

【临床与病理】

患者外伤后关节局部肿痛,活动障碍,甚至引起关节畸形。关节脱位常伴有关节囊和韧带的撕裂,有的还伴有骨折。

【影像学表现】

X 线平片:X 线平片上,常见的关节脱位表现如下。

(1) 肩关节脱位(dislocation of shoulder):肩关节活动范围最大,肩胛盂浅,关节囊与韧带相对松弛而薄弱,易因外伤而脱位。分为肱骨头前脱位和后脱位两种:①肱骨头前脱位,常见,多同时向下移位,位于肩胛盂的下方,称为盂下脱位;也可向上移位,位于喙突下方或锁骨下方,分别称之为喙突下或锁骨下脱位;肩关节前下脱位常并发肱骨头后外侧缘压缩骨折(Hill-Sachs 损伤)(图 9-44)。②肱骨头后脱位,少见,只有侧位才能发现肱骨头在肩胛盂的后方,正位易漏诊。

(2) 肘关节脱位(dislocation of elbow):较常见,多因肘关节过伸引起。①后脱位,常见,尺骨与桡骨端同时向肱骨后方脱位,尺骨鹰嘴半月切迹脱离肱骨滑车;②侧方脱位,少见,尺、桡骨向外侧移位。肘关节脱位常并发骨折、严重关节囊及韧带损伤,还可并发血管及神经损伤。

(3) 髋关节脱位(dislocation of hip):根据股骨头脱位的方向,可分为前脱位、后脱位及中心脱位:①后脱位:因髋关节囊后壁较薄弱,故以后脱位最为常见,表现为股骨头脱离髋臼并向后、上移位,Shenton 线(耻骨下缘与股骨颈内侧缘的弧形连线)不连续(图 9-45),可伴有髋臼、股骨头骨折;②前脱位:股骨头突破关节囊向前、下方移位,Shenton 线不连续,可合并髋臼前缘骨折;③中心脱位:常继发于髋臼骨折,股骨头通过髋臼底骨折突入盆腔内,此型脱位较为严重,常合并髂外动脉损伤。

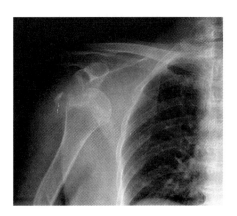

图 9-44　**右肩关节脱位(平片)**
右肱骨头前下脱位,伴发肱骨后外侧 Hill-Sachs 损伤

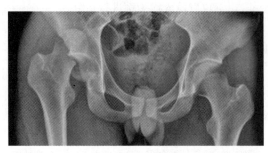

图9-45   右侧髋关节脱位（平片）

右侧股骨头脱离髋臼并向后、上移位，Shenton 线不连续

（4）寰枢关节脱位（dislocation of atlantoaxial joint）：按外来暴力作用的不同，寰枢关节脱位分过伸性损伤和过屈性损伤，以后者多见。主要表现为寰齿间隙（寰椎前结节后缘与齿状突前缘之间的距离）增宽，并作为判断脱位的主要依据，成人超过 2.5mm 应怀疑脱位，超过 3mm 则肯定有脱位，儿童超过 4mm 应怀疑脱位，超过 5mm 则肯定有脱位；颈椎椎管前、后缘连续性中断；齿状突与寰椎侧块的关系失常，齿状突偏位，两侧小关节不对称。常合并齿状突骨折。

CT 和 MRI：能够清晰显示解剖结构复杂或结构相互重叠的关节损伤情况，MRI 对于显示伴随的韧带、肌腱损伤帮助很大。

【诊断与鉴别诊断】

成人大关节脱位，特别是完全性脱位，X 线征象明确，临床诊断不难；解剖结构复杂及 X 线上相互重叠较多的关节，需行 CT 或 MRI 检查以明确脱位情况、有无合并骨折等并发症，对临床治疗至关重要。成人小关节半脱位和小儿骨骺未完全骨化的关节脱位，X 线征象不明显，诊断较难，常需加摄健侧进行比较，必要时可行 CT 或（和）MRI 检查以利此类脱位的确诊。

2. 关节软骨损伤   关节骨端的骨折常引起关节软骨的损伤或断裂。

【影像学表现】

X 线平片和 CT：不能直接显示关节软骨的损伤，但如发现骨折线波及骨性关节面甚至骨性关节面出现错位时，应考虑合并有关节软骨损伤。

MRI：可以直接显示断裂的关节软骨，表现为关节软骨内出现较高信号区，甚至关节软骨和骨性关节面呈现阶梯状改变，受损的软骨下骨髓内可见局部水肿和出血。

3. 韧带、肌腱损伤   临床常见的韧带、肌腱损伤主要包括前交叉韧带损伤和肩袖撕裂。

【影像学表现】

韧带、肌腱损伤的影像学诊断主要依靠 MRI。

（1）前交叉韧带损伤（anterior cruciate ligament injury）：前交叉韧带起自胫骨髁间隆起的前方内侧，与内外侧半月板前角愈着，斜向外上附着于股骨外侧髁的内侧，伸膝时紧张，具有限制胫骨前移的作用。当暴力撞击胫骨上端后方时，胫骨向前移位，则造成前交叉韧带撕裂，多见于青壮年运动人群。MRI 斜矢状面是显示前交叉韧带撕裂的最佳方位，表现为前交叉韧带走行区空虚，或者正常低信号的前交叉韧带连续性中断，形态不规则，PDWI 呈高信号（图9-46）。

（2）肩袖撕裂（rotator cuff tear）：肩袖由冈上肌腱、冈下肌腱、肩胛下肌腱、小圆肌腱组成，冈上肌腱撕裂是最常见的肩袖撕裂。MRI 斜冠状位扫描是显示冈上肌腱撕裂的最佳方位，表现为肌腱连续性部分或完全中断，病变区在 PDWI 呈高信号。完全撕裂时，可见断端挛缩，陈旧性者可见冈上肌萎缩，其内出现脂肪成分，在 T_1WI 呈高信号（图9-47）。

（二）关节感染

1. 化脓性关节炎   化脓性关节炎

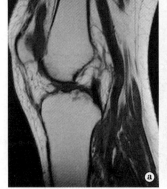
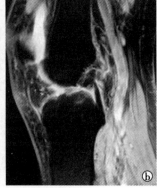

图9-46   右侧膝关节前交叉韧带撕裂（MRI）

a. 右膝 MRI 斜矢状位 T_1WI；b. 脂肪抑制 PDWI。前交叉韧带正常形态、信号消失，局部被脂肪信号填充

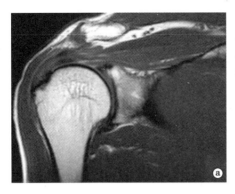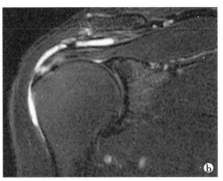

图 9-47　肩袖撕裂

a. 右肩 MRI 斜冠状位 T_1WI；b. 脂肪抑制 PDWI，右侧冈上肌肌腱增粗，呈稍高信号，见高信号影填充于肌腱撕裂处，伴有肩峰下囊和三角肌下囊积液

（pyogenic arthritis）是较为严重的急性关节病，常由金黄色葡萄球菌经血液至滑膜而发病，也可因化脓性骨髓炎继发侵犯关节而致；多见于承重关节，如髋和膝关节；常单发。

【临床与病理】

本病儿童较成人多见；患者常急性发病，局部关节有红肿热痛及功能障碍，并可有全身症状，如寒战、发热及血白细胞增多等。病理见关节滑膜明显充血及水肿，关节腔内有大量渗出液，内含较多的纤维素及中性粒细胞。

【影像学表现】

X 线平片：平片仍是化脓性关节炎的基本检查方法。

（1）急性期：X 线平片上表现为关节囊肿胀和关节间隙增宽；此时化脓性病变极易破坏关节囊、韧带而引起关节的半脱位或脱位，以婴儿和儿童的髋关节最常见；构成关节的骨可有失用性骨质疏松。

（2）进展期：在关节内脓液中蛋白质溶解酶的作用下，关节软骨被破坏（以承重区明显），引起关节间隙狭窄，由于病变进展迅速，常在发病后一个月左右即可出现；由于肉芽组织增生并侵及骨端，使关节软骨下骨质发生破坏，以承受体重的部分出现早且明显，破坏区周围可见反应性骨质增生硬化（图 9-48a），严重时可发生干骺端骨髓炎。

（3）愈合期：骨质破坏逐渐停止，骨质修复同时进行，病变区出现骨质增生硬化；骨质疏松消失；若软骨与骨质破坏不甚明显，则关节间隙可部分保留，并有一部分功能，严重时则形成骨性强直。

CT：可以显示化脓性关节炎的关节肿胀、积液以及关节骨端的破坏，并能明确病变的范围（图 9-

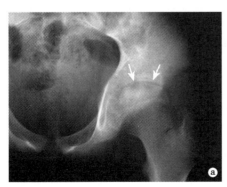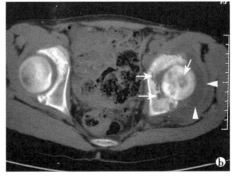

图 9-48　左侧髋关节化脓性关节炎

a. 平片，左侧髋关节间隙变窄，股骨头关节面多发骨质破坏，以承重区明显（↑），股骨头破坏区周围见不均匀骨质硬化；b. CT，左侧髋关节间隙不均匀性变窄，股骨头及髋臼关节面多发骨质破坏（↑），关节囊内见积液（△）

48b）。

MRI：对于显示化脓性关节炎的滑膜炎症、关节积液和关节周围软组织受累的范围均优于X线平片和CT，并可显示关节软骨的破坏。以上改变均为非特异性的，须结合临床做出诊断。

【诊断与鉴别诊断】

化脓性关节炎特征是：急性起病，多累及一个关节，症状明显；早期即可出现关节间隙改变，骨端破坏先见于关节的承重面，破坏区比较广泛；晚期表现为关节骨性强直。以上可供与其他关节炎作鉴别。

2. **关节结核**　关节结核（tuberculosis of joint）为继发于肺结核或其他部位结核的并发症；其可继发于骨骺、干骺端结核，为骨型关节结核；也可是细菌经血行先累及滑膜，为滑膜型关节结核；在后期关节和邻近骨质均有明显改变时，则无法分型。

【临床与病理】

关节结核多见于儿童和青年；常单发，好侵犯髋关节及膝关节，其他关节也可受累。起病比较缓慢，有局部疼痛和肿胀，关节活动受限；时间长者可伴有相邻肌肉萎缩。关节结核大体病理可见滑膜充血明显，表面粗糙，常有纤维素性炎性渗出物或干酪样坏死物被覆；镜下可分为两大类，即渗出型和增殖型，前者见滑膜为大量巨噬细胞所浸润，后者见滑膜内有较多的典型结核结节。

【影像学表现】

X线平片：表现与关节结核的类型有关。

（1）骨型关节结核：X线表现较为明显，即在骨骺、干骺端结核征象的基础上，又有关节周围软组织肿胀、关节间隙不对称性狭窄或关节骨质破坏等，诊断不难。

（2）滑膜型关节结核：较常见，大多累及一个较大关节，以髋关节和膝关节常见。①早期，X线表现为关节囊和关节周围软组织肿胀，密度增高，关节间隙正常或增宽和骨质疏松，这些变化系因滑膜肿胀、增厚，形成肉芽组织和关节积液所致；可持续几个月到一年以上；因X线表现无特点，诊断较难。②随病变进展，滑膜肉芽组织逐渐侵犯软骨和关节面，首先累及承重轻、非接触面的边缘部分，造成关节边缘部虫蚀状骨质破坏，对应关节面常对称受累；而承重区关节软骨破坏出现较晚，因此关节间隙变窄出现也发生较晚，与化脓性关节炎不同（图9-49a）。③病变进一步发展，关节软骨破坏范围扩大，则出现关节间隙变窄，此时可发生半脱位；关节周围软组织常因干酪性液化物积聚而形成冷脓肿，有时穿破皮肤，形成窦道；如继发化脓性感染，则可引起骨质增生硬化，从而改变结核以骨质破坏为主的X线特点。④病变愈合，则骨质破坏停止发展，关节面骨质边缘变得锐利；骨质疏松也逐渐消失；严重病例，愈合后产生关节强直，多为纤维性强直。

CT：关节骨结构改变比X线平片表现更清晰，还可见关节囊和关节周围软组织的肿胀增厚以及关节囊内积液（图9-49b）。关节周围的冷脓肿表现为略低密度影，增强检查其边缘出现强化。

MRI：①滑膜型关节结核早期，可见关节周围软组织肿胀，肌间隙模糊，呈弥漫性 T_1WI 低、T_2WI 高信号；关节囊内大量积液表现为液性 T_1WI 低、T_2WI 高信号；关节滑膜增厚呈 T_1WI 低、T_2WI 等信号；②病变进一步发展，可见关节腔内肉芽组织呈均匀 T_1WI 低、T_2WI 等或高混杂信号表现（9-49c、d）；关节软骨破坏表现为软骨不连续、碎裂或大部消失；关节面下骨破坏区内的肉芽组织信号特点与关节腔内肉芽组织相同，若为干酪坏死则 T_2WI 上呈较低信号；关节周围的结核性脓肿呈 T_1WI 低、T_2WI 高信号；增强检查，充血肥厚的滑膜明显强化，与不强化的囊内积液形成明显对比，在关节腔内和骨破坏区内的肉芽组织以及结核性脓肿的边缘亦明显强化。

【诊断与鉴别诊断】

本病应与化脓性关节炎鉴别，表9-3所列两者特点的比较有助于其间鉴别。

（三）慢性关节病

慢性关节病是指发病缓慢、逐渐发展、病程长、涉及全身多个关节的一系列疾病。病因多不明，不易治愈。

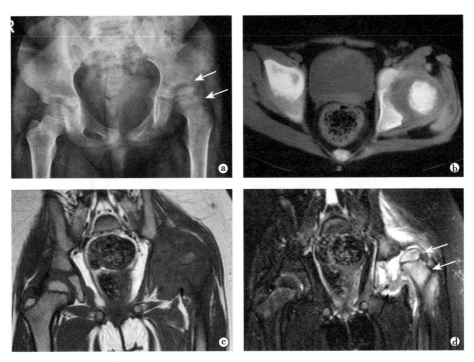

图 9-49 左侧髋关节结核

a. 平片,左侧股骨头骨骺及股骨颈外缘骨质破坏(双↑),左髋关节间隙增宽。左髋关节骨质疏松;b. CT,左髋关节间隙增宽,股骨头边缘及髋臼骨质破坏,关节腔积液;c、d. 左髋关节冠状位 T₁WI(c)和脂肪抑制 T₂WI(d),左髋关节肿胀,关节腔积液呈 T₁WI 低、T₂WI 高的液性信号;关节内不均匀增厚的滑膜及肉芽组织呈 T₁WI 低、T₂WI 等高信号(黑↑);股骨头及颈部外缘骨质破坏呈 T₁WI 低、T₂WI 等信号(双↑)

表 9-3 关节结核与化脓性关节炎的鉴别诊断要点

	关节结核	化脓性关节炎
发病	缓慢,病程长	急,病程较短
临床表现	关节疼痛和梭形肿胀	发热,局部红、肿、热、剧痛
关节软骨及关节面下骨破坏	进展慢,先见于关节边缘部	进展快,累及范围广,先见于关节面承重区
关节间隙狭窄	晚期出现	早期出现
关节强直	多为纤维性强直	骨性强直
患肢软组织萎缩	有	很少

1. 退行性骨关节病 退行性骨关节病(degenerative osteoarthropathy)又称骨性关节炎(osteo-arthritis)、增生性或肥大性关节炎(hypertrophic arthritis),是一种由于关节软骨退行性改变所引起的慢性骨关节病,而不是真正的炎性病变。

【临床与病理】

退行性骨关节病分原发与继发两种:前者是原因不明的关节软骨退行性变所致,多见于 40 岁以上成年人的承重关节,如髋、脊柱和膝等;后者则是继发于炎症、外伤等因素,任何年龄、关节均可发病。常见症状是局部疼痛、运动受限、关节变形;关节一般无肿胀,也无全身症状;症状轻重与关节变化程度并不平行。主要病理改变见本章"基本病变"部分的"关节退行性变"。

【影像学表现】

关于四肢关节,如髋、膝等关节退行性骨关节病的影像学表现,可参考本章"基本病变"的"关节退行性变"部分。以下只介绍脊椎退行性骨关节病。

X 线平片:脊椎退行性骨关节病包括脊椎小关节和椎间盘的退行性变,可统称为脊椎关节病。本病 X 线平片检查即可确诊,可见:①脊椎小关节的上下关节突变尖、关节面骨质硬化和关节间隙变窄,在颈椎还可累及钩椎关节;②椎间盘退行性变表现为椎体边缘出现骨赘,相对之骨赘可连成骨桥;髓核退行性变则出现椎间隙变窄,椎体上下骨缘硬化(图 9-50a);③由于退行性变,上下椎体可相对移位,称之为退变性滑脱。

CT 和 MRI:脊椎退行性骨关节病时,除可显示 X 线平片上的各种改变以外,尚可发现椎体后缘骨赘突入椎间孔或椎管内所引起脊神经、脊髓压迫,以及椎管内后纵韧带和两侧黄韧带及脊椎小关节囊的增生肥厚与椎板增厚造成的椎管狭窄和脊髓受压(图 9-50b、c)。

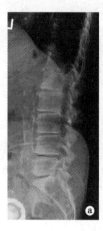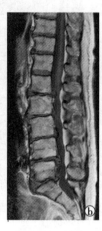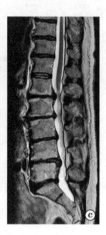

图 9-50　　腰椎退行性变并腰椎间盘突出

a. 腰椎侧位平片,腰椎曲度变直,$L_1 \sim S_1$ 椎间隙变窄,椎体边缘骨质增生硬化;b、c. 腰椎矢状位 SE T_1WI(b)和 FSE T_2WI(c),椎体边缘骨质增生,终板下方骨质呈不规则厚薄不一带状 T_1WI 高、T_2WI 高信号(终板下方黄骨髓化)。$L_1 \sim S_1$ 椎间盘向后方突出,硬膜囊前缘多节段受压

【诊断与鉴别诊断】

退行性骨关节病多见于中老年人,呈慢性进展。X 线平片上主要表现为关节间隙变窄,关节面骨质增生硬化并形成骨赘,可有关节游离体形成,诊断不难,但对继发性退行性骨关节病的病因推断,则较为困难。与其他类型的关节病变的鉴别要点是本病中老年发病、慢性过程,无骨性关节面的破坏、多无关节肿胀。

脊椎退行性骨关节病在 X 线平片上也表现骨质增生硬化和骨赘形成,并显示椎间隙变窄,易于诊断;但若明确黄韧带肥厚、椎间盘病变以及脊髓受压等情况,则需行 CT 或 MRI 检查。

2. 类风湿关节炎　类风湿关节炎(rheumatoid arthritis,RA)是一种慢性全身性自身免疫性疾病;可同时侵犯多处关节,机体其他器官或组织亦可受累;以对称性、进行性关节病变为其主要特征。病因不明。

【临床与病理】

本病多见于中年妇女,早期症状包括低热、疲劳、消瘦、肌肉酸痛和血沉增快等。本病以对称性关节炎为主要临床表现,手足小关节好发,在手部常累及掌指关节和近位指间关节;受侵关节呈梭形肿胀,有疼痛、活动受限、肌无力、萎缩和关节半脱位等表现。实验室检查血清类风湿因子常呈阳性。

病理表现为:①滑膜炎,早期滑膜明显充血、水肿,有较多浆液渗出到关节腔内;晚期滑膜内见大量淋巴细胞、浆细胞及巨噬细胞浸润,滑膜肿胀肥厚;②富含毛细血管肉芽组织的血管翳形成,导致关节软骨破坏;③关节相邻的骨质破坏及骨质疏松。

【影像学表现】

X 线平片:本病影像学诊断主要依赖 X 线平片,CT 及 MRI 检查应用较少。骨关节改变大多出现在发病3个月以后。主要改变有：①关节周围软组织：常呈梭形肿胀；②关节间隙：早期因关节积液而增宽，待关节软骨破坏后，则间隙变窄；③骨性关节面：骨质侵蚀多先见于边缘部，是滑膜血管翳侵犯的结果，也可累及邻近骨皮质，以小关节特别是手或足部关节最为常见；随病变进展，骨性关节面模糊、中断；软骨下骨质吸收、囊变是血管翳侵入骨内所致，内充纤维肉芽组织及滑液，呈半透光影，周围有硬化，最后为骨质充填；④关节邻近骨骼：常发生骨质疏松，随病变进展可延及全身骨骼；⑤膝、髋等大关节：还可形成滑膜囊肿并向邻近突出；⑥晚期改变：可见四肢肌肉萎缩；关节半脱位或脱位，以指间或掌指关节半脱位明显，且常造成手指向尺侧偏斜畸形，具有一定特点（图9-51）；骨端破坏后形成骨性融合。

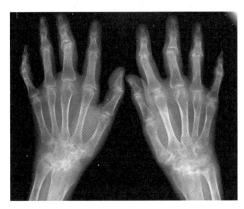

图9-51　双手类风湿关节炎
平片示双手腕掌指诸骨弥漫性骨质疏松，双侧桡腕、腕骨间、腕掌、掌指及近端指间关节间隙不同程度变窄，关节面不规则骨质破坏，以腕部和近端指间关节改变明显，其中双侧中指近端指间关节半脱位

【诊断与鉴别诊断】

本病影像学诊断主要依靠X线平片，其依据为：①多发性、对称性，并以手或足部小关节受累为主的关节病变，常有弥漫性骨质疏松；②关节周围软组织梭形肿胀、关节间隙增宽及关节骨端边缘部侵蚀性破坏等，为早期诊断依据；③关节间隙变窄或消失、纤维性或骨性强直、半脱位或脱位等则为晚期诊断依据。本病表现具有特征性，但仍需与关节结核、强直性脊柱炎等鉴别，前者好发于大关节，多关节受累少见，关节软骨和骨端骨质破坏进展相对较快；与强直性脊柱炎鉴别见下文。

3. 强直性脊柱炎　强直性脊柱炎（ankylosing spondylitis，AS）是一种病因不明的慢性非特异性、以主要侵犯中轴关节及进行性脊柱强直为主的炎性疾病，为血清阴性脊椎关节病（spondylarthropathy，SPA）中最常见的一种。凡是血清类风湿因子阴性、而人类组织相容性抗原B27（HLA-B27）增高的关节炎性病变，统称为血清阴性关节炎，由于该组疾病易并发脊柱炎，故又称血清阴性脊椎关节病。

【临床与病理】

本病多发生于青年男性，有明显家族发病倾向。病变主要侵犯中轴骨，几乎全部累及骶髂关节；大多数呈逐渐上行性侵犯脊柱，少数最后可累及颈椎。早期有腰背部或骶髂部疼痛和僵硬，疼痛多为单侧、间断性；数月之后疼痛发展为双侧、持续性，清晨或久坐、久站后腰背部疼痛加重并伴僵硬感，活动后可缓解；其后可出现胸或颈椎疼痛、进行性脊柱运动受限甚至畸形。常伴有关节外的疾病特征，如虹膜炎、葡萄膜炎、肺纤维化等。实验室检查血清类风湿因子常呈阴性，但多数患者（90%以上）HLA-B27阳性。

病理上，AS的慢性增生性滑膜炎与RA的病理改变没有明显差别，周围关节可见与RA相似的滑膜增生、淋巴细胞浸润及血管翳形成。

【影像学表现】

X线平片：平片主要表现：①骶髂关节：是最先发病的部位，可一侧先出现，亦可双侧同时发病；病变最先开始于骶髂关节下1/3有滑膜的部位；初期，边缘模糊，继而出现软骨下虫噬样破坏；中期，关节软骨和软骨下骨质破坏后，出现关节间隙假性增宽；后期，破坏区边缘出现骨质增生硬化，最后形成骨性强直；②脊柱：初期，病变上行累及脊柱，表现为弥漫性骨质疏松，椎体前缘凹面变直致椎体呈方形（方椎）；晚期，椎间盘及椎旁韧带骨化，出现平行于脊柱的韧带性骨赘，形成"竹节椎"，致脊柱变直或呈驼背畸形（图9-52）；③四肢关节：可受累，以髋关节受累多见，多为双侧发病，尤其以发病年龄小者较易累及，表现为髋关节间隙变窄，关节面侵蚀，关节外缘骨赘形成；晚期可形成骨性强直；肩关节受累仅次于髋关节，膝关节、手足小关节也可受累。

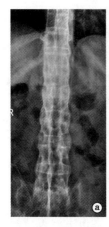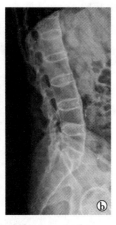

图 9-52　强直性脊柱炎（平片）

腰椎正位(a)和侧位(b)：腰椎弥漫性骨质疏松，椎旁韧带骨化，形成平行于脊柱的韧带性骨赘，出现"竹节椎"样改变

CT：对于显示 AS 早期骨质改变有较大帮助，尤其对骶髂关节病变最敏感及准确。①病变早期：CT 能清楚显示关节面侵蚀、破坏区周围多形性软骨下骨硬化和关节内骨质缺损等骶髂关节炎表现；②病变晚期：则表现为严重的软骨下侵蚀、囊变，以及关节完全性强直和韧带部分受累（侵蚀和囊变）。

MRI：能清楚显示关节滑膜增厚和积液。①病变早期：表现为关节软骨下水肿，在 T_1WI 呈低信号、T_2WI 呈高信号；滑膜增厚和炎性血管翳增生导致关节软骨破坏，在 T_1WI 呈低信号、T_2WI 呈不均匀高信号；侵蚀破坏的关节软骨表面不规则，早期常以髂骨侧为主；②随病变进展：侵蚀灶逐渐增大，并累及骶骨关节面软骨；进一步发展，在骶髂关节面两侧均可出现脂肪蓄积，此时 T_1WI 和 T_2WI 可显示片状高信号区，而于脂肪抑制像即显示为低信号；③病变后期：病变可呈不同程度的骨性强直，关节间隙可变窄、消失，

增生的骨小梁在 T_2WI 上呈低信号。

【诊断与鉴别诊断】

AS 的影像学改变远较临床症状出现晚。影像学表现典型者，诊断不难，主要应与 RA 鉴别（表9-4）。

表 9-4　强直性脊柱炎与类风湿关节炎鉴别要点

	强直性脊柱炎	类风湿关节炎
家族史	有	一般无
发病年龄	青年	30～50 岁
性别	男性多见	女性多见
HLA-B27	多为阳性	阴性
类风湿因子	阴性	多为阳性
四肢关节	非对称、大关节多见，下肢多于上肢	对称性、小关节多见，上肢多于下肢
初发部位	骶髂关节下 1/3 区	手、足小关节，主要侵犯掌指关节和近位指间关节
脊柱受累	自腰椎逐渐向上发展，"方椎""竹节椎"多见	主要累及颈椎，脊椎小关节间隙狭窄，寰枢关节半脱位多见
关节强直	骨性强直	纤维性强直

三、软组织疾病诊断

（一）软组织炎症

软组织炎症（soft tissue inflammation）的病因多样。影像学检查目的是协助临床明确炎症的位置、范围、有无脓腔及邻近骨关节受累情况。

【临床及病理】

软组织炎症可原发于软组织或继发于骨的感染。原发于软组织的感染常有一个急性发病的过程。局部红、肿、热、痛，甚至全身发热和血白细胞计数升高。病理上急性期主要是局部充血、水肿、炎性细胞浸润及组织坏死，继而形成脓肿，脓肿可局限亦可沿肌间隙扩散。炎症慢性期病灶内可出现钙化，边缘有时会包绕一层纤维组织。

【影像学表现】

X 线平片：局部软组织肿胀、密度略增高，肌间脂肪层模糊，皮下脂肪出现网状影。

CT：受累肌肉明显肿胀，并呈片状低密度，肌间隙和脂肪层模糊；脓肿表现为液性密度区，壁较均

匀,通常内壁光整,若其内有气泡影则提示产气菌感染。CT增强扫描,脓肿壁呈环形强化(图9-53a)。

  MRI:对软组织炎症的显示比CT敏感。①炎症早期,MR检查表现为受累肌肉肿胀,肌间隙模糊,呈弥漫性T_1WI低信号、T_2WI高信号;形成脓肿时,脓液呈明显T_1WI低信号、T_2WI高信号,脓肿边缘可为一低信号的包膜影,其厚薄较均匀,边界较光整;DWI上,炎症脓腔常呈高信号;②增强后MRI检查,脓肿壁呈环形强化而中心脓腔不强化(图9-53b、c)

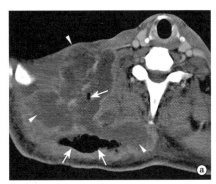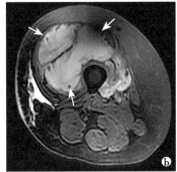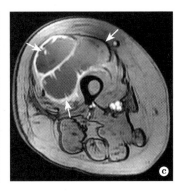

图9-53 软组织感染(脓肿)

a. 颈部CT增强扫描,右侧颈部示不规则液性低密度区,边缘部强化(△),其内见气体影聚积(↑);b. 股部横断面脂肪抑制T_2WI,股部前肌群区脓肿呈高信号,内有间隔;c. 股部横断面脂肪抑制SE T_1WI增强检查,脓肿壁明显强化

(二)局限性骨化性肌炎

【临床及病理】

  局限性骨化性肌炎(local myositis ossificans)多由于外伤或炎症等因素造成成纤维细胞转化为骨母细胞,进而出现骨化所致。多见于男性,以股四头肌、上臂肌受累多见。临床表现为无痛性肿块。病理上,早期病变内见大量新生血管和成纤维细胞;约1个月后病灶外围出现钙化,并逐渐向中心区扩展;3~5个月后病灶逐渐骨化,外围为致密的钙斑或骨组织,中部为低密度的类骨质;最后病灶渐小,形成片状或硬块样的骨块。镜下病灶中央为富血管、增生活跃的纤维组织,中间带是类骨组织,外围带为分化成熟的骨小梁。

【影像学表现】

  X线平片:早期无阳性发现,病变钙化后,可见片状或无定形高密度钙化影,与肌纤维走行方向一致并随病变进展逐渐向心性发展,邻近骨骼可出现骨膜反应(图9-54a、b)。

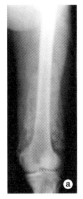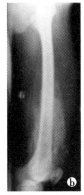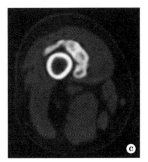

图9-54 骨化性肌炎

a、b. 股骨正侧位平片,股骨中远段周围肌群广泛骨化,呈羽毛状,与肌肉纤维走行一致;c. 股部横断面CT,钙化性肿块样病变环绕股骨,病变边缘部钙化明显,与邻近骨质间有透亮间隙相隔

CT:早于 X 线平片显示其特征性的层状钙化及软组织变化。随病程进展,病灶逐渐局限、缩小,病变边缘出现边界清晰的层状钙化,并向中心渐进性发展,与邻近骨质间有透亮间隙相隔(图 9-54c)。后期,肿块内除斑片状钙化外,还可见网状致密影。

(三) 软组织肿瘤

软组织肿瘤种类繁多,依据世界卫生组织(WHO)2013 版软组织肿瘤分类,将其分为脂肪组织肿瘤、成纤维细胞/肌成纤维细胞性肿瘤、所谓的纤维组织细胞性肿瘤、平滑肌肿瘤、周细胞性(血管周细胞性)肿瘤、横纹肌肿瘤、血管性肿瘤、软骨-骨性肿瘤、胃肠道间质瘤、神经鞘肿瘤、未确定分化的肿瘤、未分化/未分类肉瘤共 12 大组织学类型,其中每一种组织类型又分为若干亚型。仅介绍几种常见的软组织肿瘤。

1. 脂肪瘤

【临床及病理】

脂肪瘤(lipoma)由分化成熟的脂肪组织构成,是最常见的软组织良性肿瘤,以 30 ~ 50 岁最多见,多位于皮下组织,以身体的近心端,如躯干、颈部和肢体近端多见。常为单发,生长缓慢,质地柔软,常无明显临床症状。

病理上,脂肪瘤包膜完整,呈圆形或分叶状,肿瘤巨大时可出现脂肪的坏死、液化、囊变和钙化。肿瘤主要由成熟脂肪细胞组成,也可含有其他间叶组织成分。少数脂肪瘤可有多种变异,如有软骨或骨化生者称为软骨脂肪瘤或骨脂肪瘤,富于血管者称为血管脂肪瘤(angiolipoma)。

【影像学表现】

X 线平片:在周围中等密度组织的衬托下,脂肪瘤表现为圆形或类圆形脂肪样低密度区,边界清晰(图 9-55a)。

CT:软组织内的圆形或类圆形、边界清楚的脂肪样低密度区,CT 值通常在 $-100 ~ -40HU$ 左右,内部可有分隔,随肌肉收缩其形态可发生变化。瘤内偶有不规则钙化,增强扫描无强化。

MRI:表现为圆形或类圆形、边界清楚的 T_1WI 高信号、T_2WI 中高信号区,脂肪抑制序列上病变转变为低信号;瘤内可有纤维分隔,厚度常小于 2mm,在 T_1WI 和 T_2WI 上均呈略低信号(图 9-55b、c)。增强检查后瘤内分隔轻度强化,瘤体实质无强化。

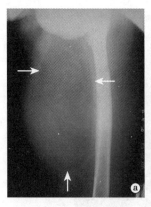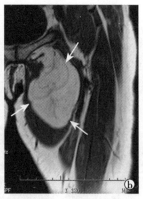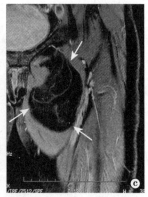

图 9-55 脂肪瘤

a. 股部 X 线平片,股部内侧软组织内见椭圆形脂肪样低密度区(↑),内有分隔;b、c. 股部冠状位 SE T_1WI(b)和脂肪抑制 FSE T_2WI(c),肿瘤在 T_1WI 上呈高信号,脂肪抑制 T_2WI 上呈低信号,与皮下脂肪信号同步,边界清楚(↑)。瘤内纤维分隔在 T_1WI 上呈低信号,在脂肪抑制 T_2WI 上在低信号脂肪的衬托下与肌肉组织等信号

【诊断与鉴别诊断】

脂肪瘤在 CT 和 MRI 上具有典型的脂肪组织密度和信号,诊断容易,主要应与含脂肪组织的病变

鉴别:①分化良好的脂肪肉瘤,瘤内可含有部分脂肪组织,可成团、条片状或无定形脂肪密度/信号,瘤内还含有非脂肪的肉瘤组织;②畸胎瘤(teratoma),由3个胚层组织构成,常含有多种组织成分,如钙化、骨骼、牙齿和脂肪组织等,CT和MRI容易显示。

2. 血管瘤

【临床及病理】

血管瘤(hemangioma)是软组织最常见的肿瘤之一,病理上按照血管腔的大小和血管类型分为毛细血管型、海绵型、静脉型和混合型。其中海绵状血管瘤质地柔软,有假包膜。切面呈腔隙状,由囊性扩张管腔、薄壁的较大血管构成,内含大量淤滞的血液。可发生于任何年龄,多为单发,病变范围常较大。位于表浅部位者呈凹凸不平的蓝色隆起,位于深部者呈颜色较淡的弥漫性肿块。发生于骨骼肌间的血管瘤部位深在,各型均可发生,好发于青年人下肢。

【影像学表现】

X线平片和CT:海绵状血管瘤常有钙化,约50%为静脉石,X线平片和CT上有特征性"纽扣样"高密度影(图9-56a、b)。CT动态增强扫描病变有逐渐强化的特点,延迟期病变的密度更均匀。

MRI:典型的海绵状血管瘤因含有粗细不等的血管且其内充满淤滞的血液,在T_1WI上呈等或稍高信号,T_2WI上呈明显高信号,"纽扣样"钙化在各序列上均呈低信号,较有特征性(图9-56c)。此外,海绵状血管瘤常含有不同比例的脂肪、纤维、黏液、平滑肌、钙化或骨质等成分,其病变信号通常不均匀。

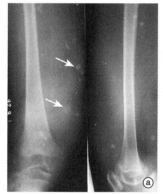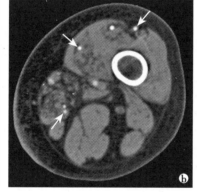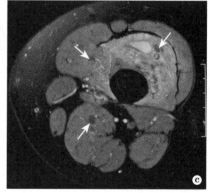

图9-56 **软组织血管瘤**

a. 右股正侧位片,股部软组织内见多发"纽扣状"钙化影(静脉石)(↑);b. 右股部CT,肌间隙内多发"纽扣样"钙化影(↑)及扭曲血管影,其周围见脂肪样低密度影掺杂;c. 股部脂肪抑制PDWI,股中间肌肿胀呈弥漫性不均匀高信号,其内掺杂多发斑点状低信号静脉石(↑)和异常扭曲高信号血管影;周围肌群内也见多发类似改变

发生于骨骼肌间的血管瘤中,海绵型较毛细血管型含有更多的非血管组织,如脂肪组织、纤维间隔等,使得血管瘤MRI信号变混杂。增强后MRI瘤血管显著强化,非血管性成分强化不明显。

【诊断与鉴别诊断】

本病典型影像表现是X线平片及CT可见到静脉石。MRI上T_1WI呈低信号,T_2WI呈混杂高信号,"纽扣样"钙化呈低信号。因血管瘤内常夹杂脂肪及纤维组织,常出现密度及信号不均匀的迂回小管道及小腔隙影,颇具特征性。

3. 神经源性肿瘤

神经源性肿瘤(neurogenic tumor)主要指发生于外周神经的肿瘤,包括良性的神经鞘瘤、神经纤维瘤和神经纤维瘤病;恶性神经鞘瘤和神经纤维肉瘤。主要介绍神经鞘瘤。

【临床与病理】

神经鞘瘤是起源于神经鞘施万细胞的良性肿瘤,发病率男女相近,以20~40岁多见。发生部位以四肢、颈部及躯干多见，尤其四肢屈侧、大神经干周围，如肘、腋窝、腘窝及腕部等。生长缓慢、肿瘤沿神经干走向生长，常呈椭圆形，通常具有完整的包膜。纵向活动受限而侧方活动度较大。

肿瘤一般为无痛性，但压迫神经时可伴有放射性酸胀和麻木感，并沿神经分布区出现触电感。发生在大神经干者可引起神经支配肌群萎缩。

【影像学表现】

CT：在 CT 上显示梭形、边界清楚、密度不均匀的软组织肿块，位于肌间隙内，沿神经方向走行。病灶内常伴有坏死囊变和钙化密度区。增强扫描病灶不均匀强化。

MRI：表现为椭圆形、边界清晰的肿物，在 T_1WI 上呈中低或稍高信号，在 T_2WI 上呈高低混杂信号。增强 MRI 检查肿瘤实质强化显著，但常出现无强化区。MRI 可显示肿瘤与神经干的邻接关系，部分神经鞘瘤可在肿块旁发现伴行的粗大神经，称神经出入征。此外，有时可见肿瘤累及的神经分布区域肌肉萎缩改变（图 9-57a、b）。

【诊断与鉴别诊断】

本病易出现坏死、出血及囊变，有助于与其他软组织肿瘤的鉴别。部分神经鞘瘤可在肿块旁发现伴行的神经。

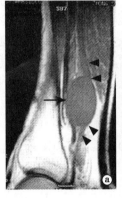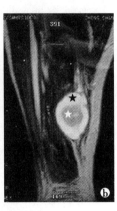

图 9-57　神经鞘瘤

a. T_1WI 示肿块呈椭圆形等信号（↑），上、下极可见"神经出入征"（▲）；b. T_2WI 示肿块呈混杂高信号，其内可见片状低信号影（☆）

4. **脂肪肉瘤**　脂肪肉瘤（liposarcoma）起源于原始间叶组织，是最常见的软组织肉瘤之一，占软组织肉瘤的 10% ~ 18%。

【临床及病理】

多见于 40 ~ 60 岁，男性多于女性。表现为深部无痛性肿块，边界不清，可有肺及其他内脏转移，多发生于大腿、腹膜后、肩胛区等深部软组织区，皮下脂肪层少见，与脂肪瘤分布相反。

组织学上，可分为高分化、黏液样、多形性、去分化和混合型脂肪肉瘤等多种亚型，其中以高分化和黏液样脂肪肉瘤最常见。

【影像学表现】

X 线平片：病灶较大者表现为局限性软组织肿块影，分化较好的病灶内可见脂肪密度影。

CT：分化较好的病灶内含有脂肪成分，与脂肪瘤表现类似，有轻度强化；分化不良者呈软组织密度肿块，瘤内少或无脂肪组织，形态不规则，边界不清（图 9-58a）。增强扫描可见强化。

MRI：表现与肿瘤分化程度有关，分化较好者瘤内含有脂肪成分，与脂肪瘤表现类似，在 T_1WI 和 T_2WI 上均为高信号，瘤内纤维间隔呈低信号。分化不良者瘤内少有脂肪成分，表现为 T_1WI 中低信号，T_2WI 中高信号，边界模糊。增强 MRI 检查肿瘤常有显著强化（图 9-58b ~ d）。部分肿瘤可发生钙化、出血和坏死。

【诊断与鉴别诊断】

脂肪肉瘤影像诊断主要依靠 CT 和 MRI。分化较好的脂肪肉瘤与脂肪瘤难以鉴别，脂肪瘤一般位于皮下，以脂肪成分为主，增强扫描无强化。分化不良的脂肪肉瘤由于少有脂肪组织，与纤维肉瘤、原始神经外胚层肿瘤等鉴别困难。

5. **滑膜肉瘤**　滑膜肉瘤（synovial sarcoma）占软组织恶性肿瘤的 5% ~ 10%，是具有一定程度上皮分化的间叶组织梭形细胞肿瘤，归属于不确定分化的软组织肉瘤。

【临床及病理】

多见于 15 ~ 40 岁，男性多于女性。常见发病部位是四肢大关节附近，尤以膝关节周围最多。临

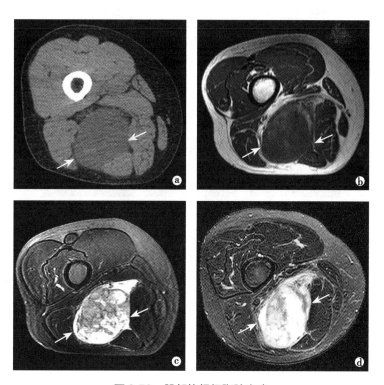

图 9-58 股部软组织脂肪肉瘤

a. CT 平扫,股部后方肌群间隙内软组织密度肿块,边界清楚(↑);b. SE T₁WI 肿块呈示混杂低信号(↑),其内见斑片状高信号;c. 脂肪抑制 T₂WI,肿块呈不均匀高信号(↑);d. 脂肪抑制 SE T₁WI 增强检查,肿块 呈不均匀强化(↑)

床症状包括局部隐痛、软组织渐进性肿胀,常伴压痛,病程数月至数年,易误诊为良性病变。如果肿瘤增长迅速,可出现局部皮温升高、皮肤静脉曲张、皮肤溃烂等。特殊部位者可产生局部症状,可发生肺转移。

病理上,多数肿瘤紧密附着于周围肌腱、腱鞘或关节囊的外壁,肿瘤呈圆形或分叶状,边界清楚或不清,表面可由受压的邻近组织形成假包膜。切面呈褐色或灰白色,甚至鱼肉状,常见出血囊变或钙化。按组织病理学特点,分为梭形细胞型、双相型及非特殊类型等亚型。

【影像学表现】

X 线平片和 CT:关节附近软组织肿块,可侵犯邻近骨骼或关节出现局限性骨质破坏,部分病例可有骨膜反应。15% ~50% 瘤内可见斑片状钙化。CT 上钙化为多发的点状、块状或云雾状高密度影。位于病灶周边的钙化称边缘性钙化,常是滑膜肉瘤 CT 特征性表现。CT 增强扫描肿瘤多呈不均匀强化,少数肿瘤周围可见异常增粗的血管。

MRI:肿瘤多为类圆形或分叶状肿块,在 T₁WI 上多为等肌肉信号,其内常合并小斑片状高信号及稍低信号;在 T₂WI 上多为高信号为主的高、中、低信号混合存在的征象。部分病例可出现液-液平面。增强 MRI 检查肿瘤呈片絮状不均匀强化(图 9-59)。

【诊断与鉴别诊断】

滑膜肉瘤主要表现为软组织肿块、瘤内钙化和邻近骨关节受压侵蚀破坏。CT 比 X 线平片更易发现上述异常征象,但影像学检查以 MRI 为最佳。本病主要应与下列疾病鉴别:①色素沉着绒毛结节性滑膜炎:可同时侵及关节内外,由于病灶内大量含铁血黄素沉积,T₁WI、T₂WI 均呈低信号,具有一定特异性;②纤维肉瘤:发病年龄较滑膜肉瘤大,软组织肿块较大而骨质破坏较轻,无明显钙化。

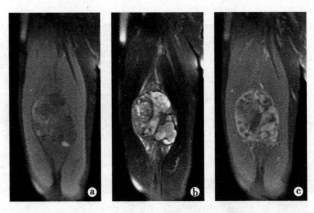

图 9-59　滑膜肉瘤

a. T₁WI 脂肪抑制序列示大腿类圆形肿块,边界较清,呈低信号为主的混杂信号,内见小片状高信号;b. T₂WI 脂肪抑制序列示肿块内高、中、低三种信号混合存在;c. 脂肪抑制增强 T₁WI 检查示肿瘤不均匀明显强化

（王绍武　肖恩华　崔建岭　徐文坚）

第十章 儿科影像诊断学

儿科影像诊断学是医学影像诊断学的重要组成部分。儿科疾病的影像诊断不同于成人,有其特殊性,故本章内单独介绍。所叙述的内容包括儿科疾病时选用各种影像检查技术的原则、检查技术和方法以及一些常见、但只发生于或主要发生于儿童期疾病的影像学诊断。

在儿科疾病的影像诊断中,需明确以下几点:首先,儿童不是成人的缩影,而是处于全身组织和器官逐步成熟时期,故在影像表现上儿童与成人的不同之处很多,如肾脏体积相对较大且位置也相对较低,年龄越小,这种差异越显著。其次,儿童期疾病谱不同于成人,在这个时期,遗传性、先天性疾病多见,感染性疾病也易于发生且发病率和死亡率都超过成人;而且即使在儿童期,疾病的发生情况也不尽相同,如肺部炎症时,支气管肺炎多见于婴幼儿,而大叶性肺炎则多见于年长儿;有些疾病仅见于儿童的某一时期,如先天性食管闭锁仅见于新生儿期,因此,儿科疾病的影像学诊断还必须密切结合年龄特点。再有,儿童期病情变化快,可迅速痊愈,超出一般预测,如骨折之后易于矫正及恢复;脑炎恢复期较短,后遗症一般较成人少;但也可进展迅速而猝然死亡,如急性败血症、新生儿先天畸形等。故在儿科疾病影像诊断中对其要有充分认识,并根据临床病情变化及时进行影像学复查。

第一节 儿科影像学检查技术

在儿科疾病影像学检查中,各种成像技术和检查方法的适用范围与成人有所不同,应用时更需注意合理选择。从安全角度考虑,对于儿科疾病选用影像检查技术和检查方法的总体原则宜为:首先选用超声或 MRI 检查;若超声和 MRI 检查对疾病的诊断受到限制,如对呼吸系统、骨关节和一些胃肠道疾病,则可选用 X 线或 CT 检查。

一、X 线检查

儿童期的组织器官处于发育成熟过程中,对 X 线辐射损伤较成人更加敏感。因此,在儿科疾病诊断中,行影像检查时,宜尽可能选择非使用 X 线的影像检查技术,乃至选择非影像学的其他辅助检查方法。若必须行 X 线检查,如疑为肢体骨折,也要采用尽可能低的照射剂量和次数,并注意晶状体、甲状腺和性腺等敏感组织器官的防护。

1. 普通 X 线检查

(1)X 线平片:为儿童胸部、骨关节疾病和一些胃肠道先天性发育畸形的首选影像检查方法。应用数字化 X 线成像设备如 CR 和 DR 摄片,可在一定程度上降低 X 线辐射剂量。

(2)透视检查:主要用于可疑支气管异物的初步评估以及胃肠道造影检查。

2. X 线造影检查

(1)食管和胃肠道造影:是儿童食管和胃肠道先天发育畸形的常用影像检查方法。如对于食管闭锁和先天性巨结肠的诊断具有重要价值。

(2)静脉性尿路造影:主要用于观察儿童泌尿系统的先天性发育畸形。

二、超声检查

超声检查具有实时、便捷、无辐射、安全性高等优势,宜作为儿科疾病的首选影像检查技术。然而,对于呼吸系统、骨关节系统和一些胃肠道疾病等的诊断,超声检查的应用价值有限。

1. 二维超声检查　二维超声主要用于检查儿童心脏及腹盆部疾病,并为先天性心脏病和腹盆部肿块的首选影像检查方法;对胃肠道先天性发育畸形,如幽门肥大性狭窄、肠旋转不良和先天性肛门闭锁以及肠套叠等,也有较高的诊断价值。和成人相比,儿童肌肉脂肪层薄,因而对病变的显示要更加清晰。此外,二维超声还可通过前囟对新生儿和婴幼儿的颅脑疾病进行检查。

2. M 型和 D 型超声检查　M 型和 D 型超声主要用于儿童心脏病变检查,与二维超声联合应用可以全面评估心脏各房室形态、运动功能和血流状况。此外,CDFI 还可提供腹盆部肿块的血流信息。

3. 其他超声检查方法　三维实时成像和声学造影检查也已用于儿科一些疾病诊断,其中声学造影能够通过病变内对比剂到达、充盈、排空表现,反映病变的血流状况,诊断价值类似于甚至优于 CT 增强检查。

三、CT 检查

CT 检查是 X 线检查和超声检查的重要补充。但 CT 检查时,X 线辐射剂量是常规 X 线检查的数十倍、乃至上百倍,因而选用时更需注意,要严格掌握其适应证。在可能情况下,要尽量选用超声或 MRI 检查,以达到疾病诊断之目的;若疾病诊断必须采用 CT 检查,如一些呼吸系统疾病(肺隔离症、胸部外伤等),也要在扫描中使用尽可能低的辐射剂量,并注意检查时的辐射防护。

1. 平扫 CT　CT 检查时,应常规先行平扫检查,其对于病变的检出及某些疾病如先天性畸形、外伤后出血等诊断均具有重要价值。

2. 增强 CT　当平扫 CT 发现病变而难以确定性质时,应常规行增强 CT 检查。此外,在婴幼儿期,各脏器未发育成熟且周围脂肪量少,因而平扫时解剖对比较差,增强检查则可为疾病的检出和诊断提供更多的信息。

四、MRI 检查

MRI 检查的组织分辨力高,加之无 X 线辐射,是儿科疾病的理想影像检查技术,并已成为一些疾病如颅内病变、腹部肿块等的首选检查技术。然而,MRI 检查对呼吸系统及一些骨关节系统和胃肠道疾病的诊断,无大价值;且检查时间较长,不适用于急重症患儿;此外,MRI 检查时噪音大,需佩戴耳罩等物,以免损伤听力。

MRI 主要用于检查儿童颅脑疾病、腹部肿块和某些先天性发育畸形等,并可作为颅内肿瘤、炎症、发育畸形等以及肝、肾、腹膜后肿瘤、炎症和外伤等疾病的首选影像技术。

1. 平扫检查

(1)普通平扫检查:常规包括 T_1WI 和 T_2WI 成像。宜选用快速成像序列,以尽量减少图像上的运动性伪影。

(2)特殊平扫检查:脂肪抑制 T_1WI 和 T_2WI、梯度回波、同反相位 T_1WI、水抑制 T_2WI 和 SWI 的应用指征与成人相同,可为某些儿科疾病的诊断提供有价值的信息。

2. 对比增强检查　MRI 对比增强检查的适应证、所用对比剂及检查方法基本与成人类似。增强检查常有助于儿科疾病尤为肿瘤性、炎症性等病变的诊断与鉴别诊断。

3. 其他 MRI 检查方法　在儿科疾病 MRI 检查时,也常常应用 MRA、MR 水成像、^{1}H-MRS 和 DWI 等方法,例如,应用 MR 水成像检查先天性泌尿系统或胆管的发育畸形,用 ^{1}H-MRS 鉴别脑发育异常与脑肿瘤等。

五、检查前准备

儿童行影像学检查尤为 CT 或 MRI 检查时常需要镇静。检查期间以自然睡眠最为理想,药物镇静一般适用于 6 个月至 4 岁患儿。常用镇静药物为 10% 水合氯醛,口服或保留灌肠。水合氯醛吸收快,维持时间比较长;剂量为 0.5ml/kg,一般极量不应超过 1g,否则将影响循环和抑制呼吸。用药前应详细了解病史,观察患儿一般情况和了解肝、肾功能;用药后则需密切观察生命体征变化。

第二节 中枢神经系统

一、新生儿缺氧缺血性脑病

【临床与病理】

新生儿缺氧缺血性脑病(neonatal hypoxic ischemic encephalopathy,HIE)是由于新生儿窒息,引起脑供血和代谢异常所致的一种全脑性损伤。

早产儿与足月儿有其各自的易损伤部位,因此所发生的病理改变不尽相同;早产儿 HIE 的主要病理改变包括生发基质出血(germinal matrix hemorrhage)、脑室旁出血性脑梗死(periventricular hemorrhagic infarction)、脑室周围白质软化(periventricular leukomalacia)及脑梗死;足月儿 HIE 的主要病理改变包括矢状旁区脑损伤(parasagittal cerebral injury)、基底节和丘脑损伤(basal ganglia and thalamus injury)、颅内出血及脑梗死。

【影像学表现】

CT 和 MRI:早产儿 HIE:①生发基质出血,分为 4 级:Ⅰ级为室管膜下血肿;Ⅱ级为血肿破入脑室内,不伴有脑室扩张;Ⅲ级为血肿破入脑室内,伴有脑室扩张(图 10-1);Ⅳ级为脑室旁出血性脑梗死;②脑室周围白质软化,表现为脑室周围多个小囊状病灶,形成"瑞士奶酪"样表现,小囊融合后造成脑室周围白质减少和脑室扩张;③脑梗死和蛛网膜下腔出血,呈相应的影像学表现。

足月儿 HIE:①矢状旁区脑损伤,表现为大脑镰旁脑皮质密度或信号异常,常对称,多见于顶枕叶;②基底节和(或)丘脑损伤,表现为双侧基底节和(或)丘脑对称性异常密度或信号强度(图 10-2);③也可有脑梗死或蛛网膜下腔出血表现。

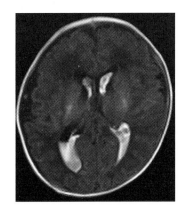

图 10-1 早产儿缺氧缺血性脑病(Ⅲ级原生基质出血)MRI 表现
早产儿,生后窒息。MRI 检查 T_1WI 显示双侧脑室内大量积血,双侧侧脑室三角区明显扩张,右侧尤著

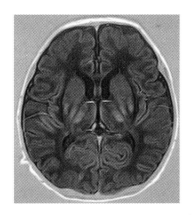

图 10-2 足月新生儿缺氧缺血性脑病(基底节区损伤)MRI 表现
足月儿,产前有宫内窘迫史。MRI 检查 T_1WI 显示双侧基底节区、背侧丘脑高、低混杂信号病灶

【诊断与鉴别诊断】

新生儿缺氧缺血性脑病受围产期多种因素影响,目前仅据影像学检查进行早期评估尚存在一定限度,因此,必须密切结合临床、实验室检查和跟踪随访,从而比较客观的做出评价。

本病影像学表现需要与新生儿胆红素脑病和新生儿低血糖脑病相鉴别,新生儿胆红素脑病典型影像学表现为双侧苍白球区对称性 T_1 高信号,结合血清总胆红素升高病史可资鉴别;新生儿低血糖脑病典型影像学表现为双侧顶枕叶皮层及皮层下白质区对称 T_1WI 低信号或稍低信号,T_2WI 呈稍高信号,结合血糖水平能帮助鉴别。

二、胚胎脑病

【临床与病理】

胚胎脑病(embryonic cerebropathy)为病原体通过胎盘感染胎儿造成的神经系统损害。临床常用先天性"TORCH"感染来归纳这一组胚胎期感染的常见病因,即:T,弓形虫(toxoplasma);O,已知的其他病原体(other agents),如梅毒,埃可病毒,合胞病毒,水痘病毒,腺病毒等;R,风疹病毒(rubella virus);C,巨细胞病毒(cytomegalovirus);H,单纯疱疹病毒(herpes simplex virus)。其中以巨细胞病毒和风疹病毒多见。

病原体对神经系统的损害程度取决于感染时胎龄,感染发生越早,脑破坏程度越重。感染可导致生发基质坏死,神经元细胞、神经胶质细胞减少,血管炎等,并可继发室管膜下或皮层下白质内营养不良性钙化。中早期感染(胎龄<6个月)常合并无脑回畸形、巨脑回畸形、多小脑回畸形等大脑皮质发育畸形和小脑发育不良。晚期感染仅表现为髓鞘发育延迟或破坏和神经胶质细胞增生。临床表现为小头畸形、智力低下、癫痫、听力丧失和肌张力异常。

【影像学表现】

超声:经颅超声为新生儿期首选检查方法。超声显示:①室管膜下和皮层下白质内钙化呈强回声。②部分患者可见基底节丘脑区线样或分枝状强回声,即豆纹血管病变(lenticulostriate vasculopathy)。

CT:①室管膜下和皮层下白质内多发斑点样钙化为本病特征性表现(图10-3);②中早期感染可见小头畸形,白质体积缩小,脑室扩张,局部脑回粗大、皮质增厚,小脑发育不良;③后期感染可见局部白质密度减低。

MRI:发现脑白质病变敏感性高,表现为白质内局灶性长T_1、长T_2信号。

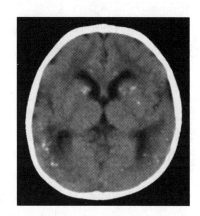

图10-3　胚胎脑病CT表现

CT平扫显示双侧脑室室管膜下、双侧枕叶白质内、左侧基底节区多发钙化斑,双侧额叶、枕叶白质密度减低

【诊断与鉴别诊断】

室管膜下或皮层下白质内钙化合并脑先天发育畸形,应首先考虑本病。母子两代血清学检查具有诊断意义。本病需与结节性硬化鉴别,后者为一种神经皮肤综合征,不伴有皮质发育畸形,皮肤改变有助于鉴别诊断。

第三节　头　颈　部

一、腺样体肥大

【临床与病理】

腺样体又称咽扁桃体或增殖体,为鼻咽部淋巴组织,在出生后6～12个月时开始发育,2～10岁为其增殖旺盛期,10岁以后开始逐渐萎缩至成人状态。腺样体可因多次炎症刺激可发生病理性增生,称腺样体肥大(adenoid hypertrophy)。多见于儿童,常与慢性扁桃体炎并存。

腺样体位于鼻咽顶壁和后壁的交界区。儿童鼻咽腔狭小,肥大的腺样体常堵塞后鼻孔和咽鼓管咽口;常并发鼻炎、鼻窦炎和分泌性中耳炎。临床表现为鼻塞、张口呼吸、打鼾、听力减退和耳鸣。

【影像学表现】

X线:侧位平片为本病首选检查方法,表现为鼻咽顶壁与后壁软组织局限性增厚,表面光滑,导致相应气道狭窄(图 10-4)。

CT:①平扫,表现为鼻咽顶壁与后壁软组织对称性增厚,表面可不光滑,鼻咽腔狭窄。咽旁间隙等周围结构形态密度正常,颅底无骨质破坏。伴发中耳炎、鼻窦炎时出现相应改变。②增强扫描,鼻咽部增厚的软组织呈均匀强化。

MRI:矢状位可清晰显示鼻咽顶后壁腺样体的肥大程度及鼻咽腔的狭窄程度,肥大腺样体呈均匀等 T_1、长 T_2 信号。

【诊断与鉴别诊断】

本病依据临床症状、内镜检查结合影像表现可明确诊断。

腺样体肥大需与咽部脓肿及鼻咽血管纤维瘤鉴别:①咽部脓肿与周围组织界限不清,CT 和 MRI 增强扫描呈不规则环形强化。②鼻咽血管纤维瘤多见于 10 岁以上男性,瘤体明显强化,常侵犯邻近组织结构。

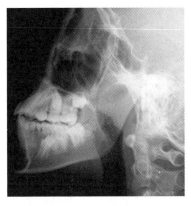

图 10-4　腺样体肥大 X 线表现

男性,7 岁。X 线侧位平片显示鼻咽顶壁与后壁软组织增厚,表面光滑,相应气道狭窄

二、早产儿视网膜病

【临床与病理】

早产儿视网膜病(retinopathy of prematurity)与出生时胎龄和体重密切相关,尤好发于出生胎龄 <32 周、体重<1500g 并在生后 10 天内长时间接受高浓度氧治疗的早产儿。由于早产儿视网膜血管发育不完善,高浓度氧可引起视网膜血管收缩,造成视网膜缺氧,致血管生长因子呈高表达,进而导致新生血管形成并伴有纤维组织增生;在新生血管及纤维组织的牵拉下,产生视网膜下渗出、出血和视网膜脱离,并形成小眼畸形。

【影像学表现】

CT:平扫①表现同其他病因引起的视网膜脱离,即在眼球后方可见低密度的液体或高密度出血影,以颞侧多见;②双眼发病,但双侧病变常不对称;③病变轻微者眼球大小正常,严重时眼球变小。

MRI:可清晰显示视网膜脱离和出血,T_1WI 显示出血常呈均匀高信号(图 10-5),T_2WI 依据时间不同可呈低或高信号。

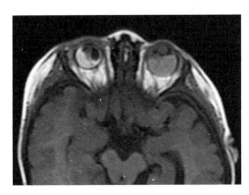

图 10-5　早产儿视网膜病 MRI 表现

MRI 平扫 T_1WI 显示双侧视网膜脱离伴出血,颞侧为著,右侧眼球明显变小

【诊断与鉴别诊断】

双眼病变结合临床病史是鉴别本病与其他病因引起的视网膜脱离的依据;此外,本病还需与视网膜母细胞瘤鉴别,病变眼球变小,钙化少见,而不同于视网膜母细胞瘤。

三、视网膜母细胞瘤

【临床与病理】

视网膜母细胞瘤(retinoblastoma,RB)为神经外胚层肿瘤,起源于视网膜的神经元细胞或神经节细胞,是儿童最常见的眼球内恶性肿瘤,绝大多数发生在 3 岁以前。肿瘤病理特征为瘤细胞呈菊花团状,95% 患者瘤细胞中可发现钙质。临床表现为"白瞳症",即瞳孔区黄光反射。部分患者可双眼同时或先后发病。

【影像学表现】

超声:玻璃体腔内肿块,起自眼底光带,回声强弱不均匀,常见强回声"钙斑",其后有声影。CDFI

可见瘤内有丰富血流信号。

CT:诊断视网膜母细胞瘤的敏感性和特异性均较高。眼球内不规则钙化性肿块是诊断的重要直接征象,钙化呈团块状、片状或斑点状(图10-6a)。

MRI:与正常玻璃体信号相比,肿块 T_1WI 上呈稍高信号,T_2WI 上为低信号;并有明显强化(图10-6b~d)。MRI观察视神经转移及颅内侵犯更敏感,可作为超声和CT的补充检查方法。

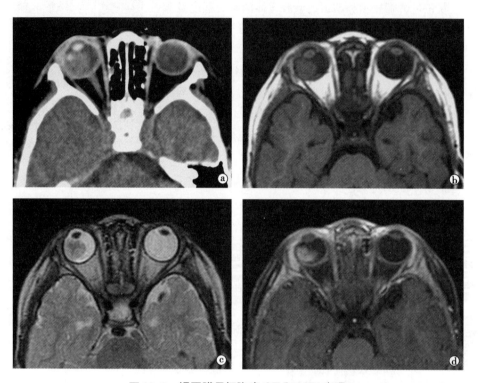

图10-6　视网膜母细胞瘤 CT 和 MRI 表现

a. CT 平扫显示右侧眼球内肿块,其内可见钙化斑;b、c. MRI 平扫检查显示肿块与玻璃体信号相比,呈稍短 T_1、短 T_2 信号;d. T_1WI 增强扫描显示肿块明显强化

影像学检查可对肿瘤进行分期:①病变局限在眼球内为眼球内期;②病变局限在眼球内,伴有眼球增大为青光眼期;③病变局限于眶内为眶内期;④病变同时累及颅内或远处转移为眶外期。肿瘤的准确分期对选择治疗方案及评估预后均具有重要意义。

【诊断与鉴别诊断】

3 岁以下儿童发现"白瞳症"并眼球内钙化性肿块,应首先考虑视网膜母细胞瘤。鉴别诊断包括原始永存玻璃体增生症和 Coats 病:①原始永存玻璃体增生症眼球小,钙化少见,玻璃体腔密度增高,可见原始玻璃体管存在;②Coats 病常为单侧,多见于 4~8 岁儿童,MRI 显示视网膜下积液,增强检查脱离的视网膜明显强化。

第四节　呼吸系统

一、新生儿呼吸窘迫综合征

【临床与病理】

新生儿呼吸窘迫综合征(neonatal respiratory distress syndrome, NRDS)又称肺透明膜病(hyaline membrane disease, HMD),为肺表面活性物质缺乏,呼气后不能有效地保持肺的残余气,导致进行性呼气性肺泡萎陷,引起的呼吸窘迫。本病多见于早产儿,于生后数小时出现进行性呼吸困难、发绀和呼吸衰竭。

【影像学表现】

X线：典型肺部表现：①肺充气不良伴细颗粒样阴影：肺充气不良表现为肺野透过度均匀性减低,肺泡萎陷则表现为细小颗粒样阴影；②支气管充气征：广泛肺泡萎陷,肺野含气量减少,与正常充气的各级支气管形成对比,呈支气管充气征。

依肺泡萎陷程度,X线表现分为4级：Ⅰ级：两肺充气有所减少,肺野透过度稍低,肺内见细小颗粒阴影；Ⅱ级：两肺野透过度进一步减低,肺内可见磨玻璃样影、细小颗粒影和支气管充气征；Ⅲ级：两肺野透过度明显减低,肺内颗粒影增大,境界模糊,支气管充气征更广泛,心脏和横膈边缘模糊；Ⅳ级：两肺野密度增高,呈现"白肺",心脏及横膈边缘难辨(图10-7)。

并发症有肺气漏、动脉导管开放、持续性胎儿循环、坏死性小肠结肠炎、支气管肺发育不良等。

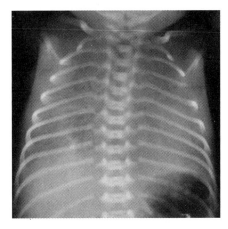

图10-7　新生儿呼吸窘迫综合征（Ⅳ级）X线表现

早产儿,生后进行性呼吸困难,发绀。X线平片显示两肺野透过度明显减低,呈"白肺",见支气管充气征,心脏及膈肌边缘不清

【诊断与鉴别诊断】

胸部X线平片为本病首选检查方法,并可进行治疗前后比较。当怀疑并发支气管肺发育不良时,应行高分辨力CT检查。本病需与新生儿湿肺和肺出血鉴别,依据典型影像学表现并结合临床病史有助其间鉴别。

二、呼吸道异物

【临床与病理】

呼吸道异物(foreign body of the airway)为儿科常见急症,多见于5岁以下儿童,1~3岁为发病高峰。临床表现为刺激性咳嗽、喘鸣、反复肺炎,临床症状与气道阻塞部位、程度和病程长短有关。异物分不透X线异物和可透X线异物：前者多为金属、石块、玻璃球等物,较易发现；后者以食品(花生、瓜子、豆类、瓜果等)、木质制品、塑料制品为主。异物引起的病理改变有阻塞性肺气肿、肺不张、肺感染等。

【影像学表现】

X线：表现取决于异物大小、形态、位置、病程长短、异物性质及并发症。

不透X线异物,胸部X线平片可清楚显示其位置、大小、形态。

可透X线异物,可根据气道通气异常等间接征象判断：①气管异物：表现两肺气肿,以呼气相较明显,双肺野保持较高透光度,横膈低位。心脏因胸内压力增高,反而以呼气相为小,与正常所见相反。②支气管异物：右侧多见,气道不全性阻塞,吸气时患侧吸入气量减少,肺野透过度减低,纵隔移向患侧。呼气时两肺含气量无差异,纵隔位置复原。如异物完全阻塞一侧支气管时,则引起一侧肺不张,患肺致密,心脏向患侧偏移,患侧心缘及膈面消失。③肺段支气管异物：按照阻塞程度表现为相应肺段之阻塞性肺气肿或肺不张,以右肺中、下叶多见。

CT：可直接显示气管、支气管腔内异物(图10-8)。多层螺旋CT三维重组和仿真支气管镜能清晰显示气管、支气管树结构,并可逐级观察叶支气管、段支气管甚至亚段支气管

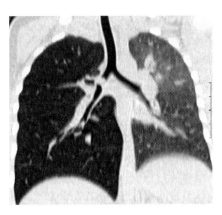

图10-8　呼吸道异物CT表现

CT平扫重组图像显示右主支气管异物,右肺气肿,右肺体积明显增大

形态,显示支气管腔内异物要明显优于 X 线平片和 CT 横断位图像。

【诊断与鉴别诊断】

X 线平片是呼吸道异物的首选检查方法,必要时再行 CT 检查。本病需要与非异物引起的支气管疾病鉴别,如脓痰、肿瘤引起的支气管阻塞,有时仅据影像学表现鉴别较困难,需要密切结合临床病史、症状并于治疗后随访观察。

第五节　循　环　系　统

一、完全性肺静脉畸形引流

【临床与病理】

完全性肺静脉畸形引流(total anomalous pulmonary venous connection,TAPVC)是胚胎发育过程中肺静脉发育异常所致,全部肺静脉开口均不与左心房相通,而引流入右心,使右心容量负荷增加,造成右心房扩大,右心室肥厚扩张。左心房通常缩小,左心室也常发育不良。完全性肺静脉畸形引流存在心房水平的右向左分流,这是患儿存活的基本条件。

根据肺静脉的引流部位不同,本病可分为心上型、心内型、心下型和混合型:①心上型,最多见,该型肺静脉经垂直静脉引流至左无名静脉,再经上腔静脉汇入右心房;②心内型,肺静脉直接或经冠状静脉窦引流进入右心房;③心下型,两侧肺静脉汇合成一条下行静脉在心脏后方与下腔静脉、门静脉连接,再汇入右心房;④混合型,为肺静脉与腔静脉间存在两个以上异常连通部位。

【影像学表现】

X 线:表现与病变类型有关:①心上型,由于垂直静脉、无名静脉和右上腔静脉扩张,心影增大,形成特征性的“雪人”征;②心内型,表现与房间隔缺损相似;③心下型,呈肺静脉高压的表现。

超声:超声心动图宜为本病首选检查方法,但其对心下型的显示有一定限度。检查显示:①各型均有右心房扩大及心房水平的右向左分流;②无肺静脉引流入左心房,四支肺静脉汇合成共同静脉直接开口于右心房,或通过引流静脉汇入右心房。

CT 和 MRI:增强 CT 和 MRI 检查可清楚显示肺静脉引流异常(见文末彩图 10-9)。

如上述影像检查未能明确诊断,可选用心血管造影检查。

【诊断与鉴别诊断】

本病中,心内型引流入冠状静脉窦者,冠状静脉窦明显扩张并开口扩大,据此超声心动图可与原发孔型房间隔缺损鉴别。

二、完全性大动脉转位

【临床与病理】

完全性大动脉转位(complete transposition of great arteries,CTGA)是指解剖右心室与主动脉连接,解剖左心室与肺动脉连接的先天性心脏病。临床分为三型,即室间隔完整型大动脉转位、大动脉转位合并室间隔缺损型、大动脉转位合并室间隔缺损及肺动脉狭窄。完全性大动脉转位是新生儿期最常见的发绀型先天性心脏病。

【影像学表现】

X 线:正位胸片上纵隔血管影狭小为典型表现,系由于主、肺动脉干常呈前后位排列所致。出生时心影大小可正常,肺血改变也不明显。出生后数日,心影逐步增大,肺血逐渐增多。无肺动脉狭窄或肺动脉狭窄轻者,心脏呈中度至重度增大,以向左增大为主。肺动脉段不凸出,但肺门血管扩张,呈明显肺充血改变。合并明显肺动脉狭窄者,表现较不典型,肺血减少。

超声心动图:超声心动图剑突下切面可以同时显示两侧心室的流出道及大动脉,诊断价值很大。本病主动脉与肺动脉呈平行关系,胸骨旁长轴切面中可同时显示位于前方的主动脉和位于后方的肺动脉,但主动脉瓣的位置高于肺动脉瓣(图10-10)。超声心动图同时可观察心内分流方向、大小及合并畸形。

CT 和 MRI:对完全性大动脉转位诊断有一定的帮助,MRI 自旋回波 T_1WI 图像可很好地显示心肌小梁的粗糙程度,据此可判断心室位置,同时可观察左、右心室大小,室间隔缺损的有无及大小、部位,有无肺动脉狭窄等。

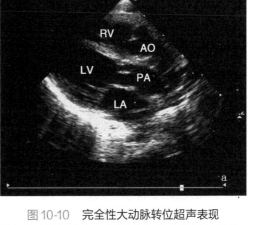

图 10-10　完全性大动脉转位超声表现

超声心动图显示右心室(RV)与主动脉(AO)连接,左心室(LV)与肺动脉(PA)连接,主动脉与肺动脉平行排列

【诊断与鉴别诊断】

新生儿可疑发绀型先天性心脏病,X 线胸片若表现为肺充血,应首先考虑完全性大动脉转位。心室大动脉连接不一致是本病诊断的直接依据。

第六节　消 化 系 统

一、十二指肠闭锁

【临床与病理】

十二指肠闭锁(duodenal atresia)为新生儿十二指肠梗阻的常见病因。多见于早产儿,主要症状为呕吐。可伴肠旋转不良、环状胰腺、食管或肛门直肠闭锁、先天性心脏病等。

【影像学表现】

X 线:腹部立位 X 线平片,十二指肠闭锁的典型表现为"双泡征",即胃及十二指肠内各有一个气液平面,而其余肠管内无气(图10-11)。如为十二指肠远端闭锁亦可为"三泡征",即除胃泡外,在十二指肠降段和水平段各有一气-液平面。若闭锁十二指肠内潴留液体,仅胃泡含气时则呈"单泡征"。

【诊断与鉴别诊断】

本病需要与肠旋转不良鉴别,后者系腹膜带压迫十二指肠造成的梗阻,钡灌肠检查观察回盲部位置可资鉴别。

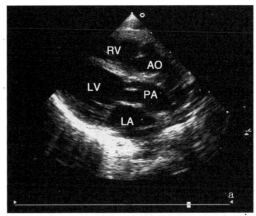

图 10-11　十二指肠闭锁 X 线表现

腹部 X 线平片显示胃及十二指肠充气扩张,呈双泡征,腹部致密而无小肠充气

二、肠套叠

【临床与病理】

肠套叠(intussusception)指部分肠管及其肠系膜套入邻近肠管,是婴幼儿肠梗阻最常见的原因。由于肠系膜血管受压、肠管供血障碍,导致肠壁淤血、水肿、坏死。临床表现为阵发性哭闹、呕吐、血便、腹部包块。4 个月至 2 岁多见,男多于女。95% 以上为特发性,与饮食改变等多种因素有关。5% 以下为继发性,常继发于胃肠道炎症、肿瘤和畸形。以回肠结肠型套叠最常见。

【影像学表现】

X 线:发病数小时内,由于呕吐和肠痉挛,造成肠管内生理积气减少。发病 24~48 小时,出现不全性肠梗阻表现。

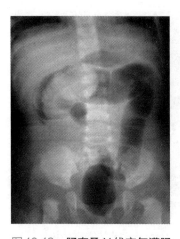

图 10-12 肠套叠 X 线空气灌肠表现
空气灌肠见气体充盈直肠、乙状结肠、降结肠及远端横结肠，至近端横结肠受阻，其内可见椭圆形软组织团块影

空气灌肠检查：①回肠结肠型肠套叠时，当气体抵达套入部，可发现肠管内类圆形或马铃薯状软组织包块影（图 10-12）；②在连续注气中，套入部阴影沿结肠向回盲部退缩，至回盲部停留片刻，随后套入部变小、消失，大量气体进入小肠犹如水沸腾状或礼花状，说明肠套叠已复位。

超声：可作为首选检查，横切面套叠部各层肠壁呈"同心圆"状表现，明暗相间。纵切面呈"套筒征"，外层为鞘部，中、内层为套入部，共三层肠壁。

【诊断与鉴别诊断】

需要与其他腹部肿物相鉴别，"同心圆"样或"套筒征"表现具有诊断意义，但有时某些肠腔内肿物如息肉也可以表现为"同心圆"样，需要结合临床病史加以鉴别。

三、先天性巨结肠

【临床与病理】

先天性巨结肠（congenital megacolon）又称希尔施普龙病（Hirschsprung disease），是由于直肠或结肠肠壁肌间和黏膜下神经丛内神经节细胞先天性缺如所致的肠道畸形。病变肠管呈痉挛状态，粪便通过障碍，近端肠管肥厚、扩张。男多于女。主要症状为便秘、腹胀和呕吐。

【影像学表现】

X 线：腹部 X 线平片呈低位不全性肠梗阻表现。钡灌肠检查为本病确诊方法之一。先天性巨结肠典型表现分三部分：①痉挛段，病变段肠管，持续痉挛狭窄；②扩张段，为近端结肠，显示肥厚、扩张；③移行段，上述两者之间，呈漏斗状（图 10-13）。根据痉挛段肠管的长度，分为：①常见型：多见，痉挛段位于直肠下段至中上段，甚至包括部分乙状结肠；②短段型：痉挛段局限于直肠下段；③长段型：痉挛段超过乙状结肠与降结肠交界部；④全结肠型：累及全结肠，甚至部分小肠。

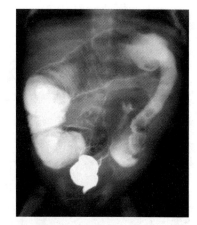

图 10-13 先天性巨结肠（长段型）X 线钡灌肠表现
钡灌肠检查，直肠、乙状结肠及降结肠痉挛、狭窄，横结肠显著扩张，二者间可见漏斗状移行段

【诊断与鉴别诊断】

本病需与胎粪黏稠综合征鉴别，后者直肠及乙状结肠内有多量胎便。钡灌肠检查，结肠内有胎粪所致的充盈缺损，结肠无扩张，直肠无痉挛段。经洗肠胎便排出后，症状消失。

第七节 泌尿生殖系统与腹膜后间隙

一、肾母细胞瘤

【临床与病理】

肾母细胞瘤（nephroblastoma）又称 Wilms 瘤，为婴幼儿最常见的恶性肿瘤。肿瘤多单发，但也可单侧多中心起源或为双侧性。肿瘤呈类圆形，少数呈分叶状，体积较大，切面呈鱼肉样，出血、坏死和囊变较常见。镜下见未分化肾胚组织，由胚芽、间叶、上皮三种成分构成。发病高峰年龄 1~3 岁。腹部肿块为常见临床表现。

【影像学表现】

超声：起源于肾脏的巨大不均匀回声肿块，可同时显示下腔静脉内瘤栓。

CT 和 MRI：肾窝内较大的软组织肿块，其间常见坏死囊变区和新旧同时存在的出血灶，钙化少见。早期肿瘤位于肾包膜内，晚期肿瘤突破肾包膜侵及肾周组织，破坏肾盂、肾盏，残存肾实质推压向一侧（图 10-14）。晚期可在肾静脉和下腔静脉内形成瘤栓，肺转移比较常见。

【诊断与鉴别诊断】

本病需与肾母细胞瘤病、肾透明细胞肉瘤、肾横纹肌样瘤、先天性中胚叶肾瘤、多发囊性肾瘤、肾细胞癌等鉴别，这些肿瘤影像表现与肾母细胞瘤相似，仅据影像学检查鉴别较为困难，需组织学确诊。

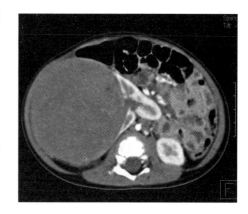

图 10-14 **肾母细胞瘤 CT 表现**
CT 增强扫描，右肾实性肿块，轻度均匀强化，边缘残存肾皮质呈线样强化

二、神经母细胞瘤

【临床与病理】

神经母细胞瘤（neuroblastoma）又称交感神经母细胞瘤（sympathicoblastoma），由未分化的交感神经节细胞组成。在儿童腹部恶性肿瘤中，发生率仅次于肾母细胞瘤。肿瘤早期呈质地较硬的结节状，晚期浸润周围组织而形成巨大肿块。肿瘤无包膜，表面色泽灰紫，切面呈灰红色，其间有许多出血、坏死和囊变区，瘤内钙化多见。肾上腺为最常发生的部位，其次是腹膜后脊柱旁、后纵隔、盆腔和颈部。腹部肿块为常见的临床表现，实验室检查 24 小时尿香草扁桃酸升高。

【影像学表现】

CT 和 MRI：肾上腺区较大的混杂密度或信号肿块，形态多不规则，边界模糊不清，呈浸润生长，常包绕腹部大血管，可跨越中线。钙化发生率较高，达 80% 左右，常伴有瘤内出血或坏死（图 10-15）。肿瘤可导致患侧肾脏缺血和积水，常伴淋巴结和骨转移。

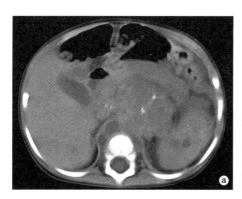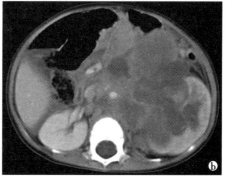

图 10-15 **神经母细胞瘤 CT 表现**
a. CT 平扫显示左侧腹膜后区实性肿块，边界欠清晰，病变内可见散在钙化斑。膈肌脚后方可见肿大淋巴结影，腹主动脉受压前移；b. CT 增强扫描显示病变呈浸润性生长，边界不清，呈不均匀强化，其内可见无强化坏死区。肿块包裹腹主动脉，并侵及左肾

【诊断与鉴别诊断】

神经母细胞瘤需与肾上腺嗜铬细胞瘤、肾上腺皮脂腺瘤、肾上腺皮质癌、畸胎瘤等多种肾上腺及腹膜后肿瘤鉴别，依据典型影像学表现多能明确诊断，最终仍需组织学确诊。

三、新生儿肾上腺出血

【临床与病理】

肾上腺出血（adrenal hemorrhage）在新生儿期比较常见。病因不明，一般认为与围产期窒息、

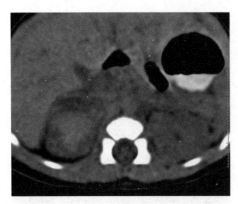

图10-16　新生儿肾上腺出血 CT 表现
CT 平扫,右侧肾上腺区类圆形软组织团块,中心呈较高密度

酸中毒、应激、产伤等因素有关。临床表现为黄疸和贫血。

【影像学表现】

超声:表现与就诊时间有关。早期呈无回声或低回声团块,血凝块形成后变为强回声团块,随液化区吸收团块缩小呈低回声,最后血肿消失,肾上腺形态恢复正常。连续超声随诊可以显示血肿的演变过程。

CT 和 MRI:能清楚显示血肿的位置、形态、大小,其密度和信号随时间而变化(图 10-16)。

【诊断与鉴别诊断】

本病需与肾上腺神经母细胞瘤相鉴别,依典型影像学表现不难鉴别。

四、子宫阴道积液

【临床与病理】

子宫阴道积液(hydrometrocolpos)可在新生儿期或月经初潮时被发现,多由于阴道或宫颈闭锁、横隔或无孔处女膜引起。新生儿期由于在宫内受母体激素刺激,产生大量分泌物积聚于宫腔内所致。临床表现为盆腔肿块,可出现尿潴留等症状。

【影像学表现】

膀胱与直肠之间的单房囊性肿物,自上而下逐渐变细,呈“倒圆锥”样,末端止于会阴区,扩张的子宫、阴道壁变薄(图 10-17)。

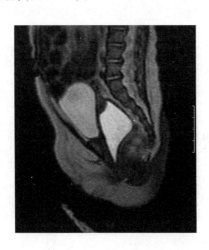

图10-17　子宫阴道积液 MRI 表现
MRI 检查矢状位 T_2WI 显示膀胱后方单房囊性肿物,自上而下逐渐变细,呈“倒圆锥”样

【诊断与鉴别诊断】

本病需与卵巢囊肿鉴别,卵巢囊肿多位于子宫一侧,病变旁见正常的子宫影像。

第八节　骨关节与肌肉系统

一、营养性维生素 D 缺乏性佝偻病

【临床与病理】

营养性维生素 D 缺乏性佝偻病(rickets of vitamin D deficiency)是婴幼儿维生素 D 不足引起钙磷代谢障碍,使骨生长中的骨样组织缺乏钙盐沉积所致,是全身性骨疾病。骨质变化主要发生在生长活跃的骨骺和干骺端。由于骨样组织钙化不足而发生骨化异常、骨质软化和变形。

维生素 D 缺乏主要原因包括围生期维生素 D 不足,日照不足,食物中维生素 D 缺乏,生长过速,或消化道疾患影响维生素 D 吸收等。

本病多见于 3 岁以下婴幼儿,以 6 个月至 1 岁最多见。早期表现为睡眠不安,夜惊及多汗等,以后出现肌肉松弛、肝大、出牙晚。前囟闭合延迟、方形颅、串珠肋、鸡胸、O 型腿或 X 型腿畸形等。血钙、磷降低和碱性磷酸酶增高等。

佝偻病的一般病理变化是全身骨骼由于软骨基质钙化不足和骨样组织不能钙化,而大量堆积于骺软骨处,使之向四周膨大。再加上骨质脱钙和原有的骨结构被吸收而发生普遍性骨质软化,骨小梁稀少、粗糙,骨皮质变薄。

【影像学表现】

X 线: 典型表现见于长骨干骺端,特别是发育较快的尺桡骨远端,胫骨、肱骨上端,股骨下端和肋骨前端等。

活动期:早期由于软骨基质钙化不足,导致骺板软骨堆积、增厚膨出。临时钙化带不规则,模糊和变薄,以至消失。干骺端宽大,其中心部凹陷,明显者呈杯口状变形,其边缘因骨样组织不规则钙化而呈毛刷状致密影,向骨骺方向延伸。二次骨化中心出现延迟,密度低,边缘模糊,甚至可不出现。骺与干骺端的距离增宽。干骺端边缘出现骨赘,为骨皮质向干骺端延伸所致(图 10-18)。肋骨前端由于软骨增生而膨大,呈宽的杯口状,形成串珠肋。由于骨质软化,承重长管状骨常弯曲变形,下肢发生膝内翻(O 型腿)或膝外翻(X 型腿)畸形。少数可发生青枝骨折和假性骨折。

恢复期:临时钙化带重新出现,几周后干骺端由于钙盐沉积使杯口状凹陷和毛刷状改变减轻、消失。骺板恢复正常宽度,但干骺端重新骨化的致密带需经数月后才能恢复正常密度。骨膜下骨样组织钙化后,先呈层状改变,随后与骨皮质融合,呈均匀性增厚和致密,尤其是已弯曲变形的长管状骨的凹面。骨骺骨化中心也因迅速骨化而增大。至于骨变形,则多长期存在。

【诊断与鉴别诊断】

本病初期,X 线片上较难识别,须结合临床症状及实验室结果进行诊断。活动期 X 线表现具有特征,不难诊断。维生素 D 缺乏性佝偻病需与多种代谢性佝偻病及骨质疏松症等鉴别。与各种代谢性佝偻病鉴别主要依据临床表现和实验室检查。

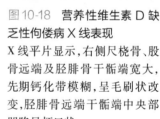

图 10-18 营养性维生素 D 缺乏性佝偻病 X 线表现
X 线平片显示,右侧尺桡骨、股骨远端及胫腓骨干骺端宽大,先期钙化带模糊,呈毛刷状改变,胫腓骨远端干骺端中央部凹陷呈杯口状

二、发育性髋关节发育不良

【临床与病理】

发育性髋关节发育不良(developmental dysplasia of the hip,DDH),过去称之为先天性髋关节脱位(congenital dislocation of the hip,CDH),为髋臼与股骨头失去正常对位关系,导致二者及周围软组织发育不良。病因不明,女性发病率高,单侧发病多见,左侧较右侧多见,双侧病变者多有家族史。新生儿期即可发现腹股沟皮肤皱纹不对称,两侧肢体不等长。行走后,单侧脱位出现跛行;双侧脱位,腰部生理前突加大,步态摇摆呈鸭步。病理改变包括髋臼发育不良,髋臼窝内充填脂肪纤维组织,圆韧带迂曲肥大,关节囊松弛,股骨前倾角增大,股骨头骨骺小等。

【影像学表现】

X 线: 常规摄取双髋正位和双髋外展位片。髋臼形态因脱臼程度、病程长短而异,轻者仅髋臼角稍大,重者除髋臼角明显增大外,髋臼顶发育不良呈斜坡状,髋臼窝平浅宽大。股骨头是否位于髋臼

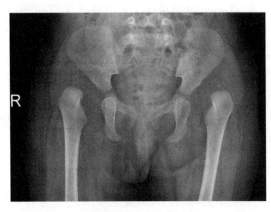

图 10-19   发育性髋关节发育不良 X 线表现
X 线平片显示双侧髋臼窝平浅宽大，髋臼顶发育不良呈斜坡状，髋臼角明显增大；双侧股骨近端向外、上方移位，双侧股骨头与髋臼分离，双侧股骨头二次骨化中心发育不良

窝内是诊断本病的直接依据（图 10-19）。在股骨头骨化之前（6 个月内婴儿），主要根据股骨近端位置来判断。

观察髋臼和股骨头关系的 X 线测量方法，包括：①Perkin 方格：经两侧髋臼最深处的 Y 形软骨中点做水平连线，再通过髋臼外缘做垂直线，构成四个象限。正常时股骨头位于方格的内下象限，超出此区域，则为脱位或半脱位；②Shenton 线：为沿股骨颈内缘与同侧闭孔上缘的连线，正常应为圆滑抛物线，脱位时则失去应有的弧形；③髋臼指数：经两侧髋臼最深处的 Y 形软骨中点做水平连线，再通过髋臼外上缘至髋臼最深处做连线，两直线夹角为髋臼指数，也称髋臼角，此角度超过 30°应考虑髋臼发育不良。

CT：多层螺旋 CT 三维重组后可直接显示股骨头与髋臼的解剖关系、股骨颈前倾角和髋臼窝深度等。

MRI：是本病理想的影像检查方法。可清晰显示股骨头软骨和二次骨化中心发育状况，直接显示股骨头移位情况与髋臼形态。

【诊断与鉴别诊断】

本病需与婴幼儿化脓性关节炎鉴别，后者早期于骨质破坏前即出现病理性髋关节脱位，但两侧髋臼形态对称是与前者的主要差别，结合临床和实验室检查可鉴别。

三、肌间血管瘤

【临床与病理】

肌间血管瘤（intramuscular hemangioma，IMH）发生于骨骼肌内，为一种血管性错构瘤，由血管及纤维、脂肪组织等非血管成分组成。肿瘤无包膜，常在肌肉间隙内呈浸润性生长，分为局限型和弥漫型两种，以弥漫型多见。

【影像学表现】

CT：平扫显示肿瘤与周围肌肉呈等密度，肌肉间隙模糊、界限不清，发现静脉石可提示本病。增强后肿瘤明显强化。

MRI：对本病的诊断价值大。病变信号强度不均匀，以等 T_1、长 T_2 信号为主，夹杂点状、蚓状、线状低信号的静脉石、流空血管、纤维分隔影，以及高信号的脂肪成分。肿瘤呈局限性，或沿多个肌间隙

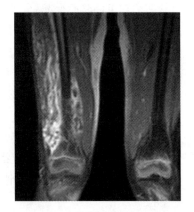

图 10-20   肌间血管瘤 MRI 表现
增强 MRI 脂肪抑制 T_1WI 显示右大腿肿物，沿肌间隙生长，明显强化

呈弥漫性生长（图 10-20）。增强后肿瘤明显强化，MRA 可显示肿瘤周围血管紊乱、增多。

【诊断与鉴别诊断】

本病需要与淋巴管瘤相鉴别，MRI 增强扫描后者无明显强化可资鉴别。

（李欣   范国光   张体江）

第十一章　传染性疾病

第一节　获得性免疫缺陷综合征

获得性免疫缺陷综合征(acquired immune deficiency syndrome,AIDS),又称艾滋病,是人类免疫缺陷病毒(human immunodeficiency virus,HIV)感染引起的一种严重免疫缺陷性传染病。本病感染途径主要是经性接触、血液、吸毒(共用针头)及母婴垂直传播。

一、HIV 脑炎

HIV 脑炎(HIV encephalitis)又称 HIV 脑病或 AIDS 相关痴呆,是 HIV 感染引起的中枢神经系统损害,主要导致病人的行为、认知、记忆和运动能力减退的综合征。

【临床与病理】

临床表现主要为头痛、头晕、肢体抽搐或癫痫发作、语言和运动障碍、记忆力减退、反应迟钝以及进行性痴呆。

病理特点是星状细胞的反应性增多、神经突触减少、神经元胞体和轴突的缺失、巨噬细胞浸润、神经胶质细胞活化及多核巨细胞形成。

【影像学表现】

CT:双侧对称或不对称的脑白质病变,单侧病变少见。病灶呈低密度,晚期病灶融合形成大片状低密度灶,无占位效应。增强后 CT,病灶无强化。病变多位于侧脑室周围白质、半卵圆中心、额顶叶,甚至延至皮质下。晚期伴有不同程度脑萎缩。

MRI:脑白质病变在 T_1WI 上呈低信号,T_2WI 上呈高信号。病变的分布及脑萎缩等与 CT 表现基本相同。

【诊断与鉴别诊断】

本病需与脑梗死、脑白质病、脱髓鞘疾病等相鉴别。

二、进行性多灶性脑白质病

进行性多灶性脑白质病(progressive multifocal leukoencephalopathy,PML)是由 JC 病毒(John Cunningham virus,JCV)感染少突胶质细胞引起的中枢神经系统亚急性致死性脱髓鞘性疾病,以少突胶质细胞的破坏和神经纤维脱髓鞘为主要病理特点,好发于免疫系统功能受到严重抑制的人群,是 HIV 感染者晚期常见的并发症。

【临床与病理】

PML 临床表现多样,病程进展迅速,主要与大脑半球损害程度有关。最常见的首发症状为精神症状,言语、认知及步态异常,也可表现为偏瘫或偏身感觉障碍,视野缺损或偏盲,失语。

PML 只发生于细胞介导的免疫缺陷病人。HIV 感染早期,JCV 即可穿过血-脑脊液屏障到达中枢神经系统,特异性侵犯少突胶质细胞和星形胶质细胞,导致皮质下白质广泛性脱髓鞘,而皮质通常不受侵犯。

【影像学表现】

CT:皮质下白质或脑室旁白质单个或多个低密度灶,边缘不清,病灶可融合,无占位效应。

MRI:MRI 是 PML 首选的影像学检查方法。典型表现为皮质下白质或脑室旁白质多发局灶性或融合成片的异常信号区,FLAIR 和 T$_2$WI 为高信号(图 11-1),T$_1$WI 为低信号,边界不清楚。增强后MRI,病灶多无强化,病灶边缘轻度强化少见。脑内异常信号区常见于额叶和顶枕部,皮质下白质受侵,病灶多为扇形分布。灰质病灶少见,多与白质病灶相连,且多不显著。

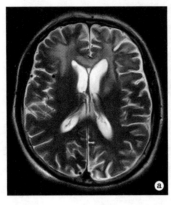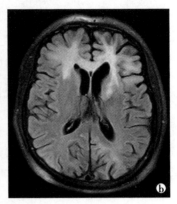

图 11-1　进行性多灶性脑白质病
a. MRI T$_2$WI 示双侧额叶、枕叶、侧脑室周围及胼胝体多发片状、条状高信号;b. STIR 序列图像

【诊断与鉴别诊断】

PML 确诊有赖于组织病理学证实。本病需与 HIV 脑炎及其他脑白质病变相鉴别。

三、新型隐球菌脑膜脑炎

新型隐球菌脑膜脑炎(cryptococcus neoformans meningoencephalitis,CM)简称隐脑,是新型隐球菌(cryptococcus neoformans,CN)感染脑膜和脑实质所致,是 AIDS 最常见的神经系统真菌感染,居机遇性感染的第二位。

【临床与病理】

临床常呈亚急性或慢性起病,主要表现为头痛、发热等,头痛常呈进行性加重,严重者可有意识障碍、昏迷、偏瘫等。

病理表现为不同程度的脑组织肿胀、软脑膜混浊,脑沟及蛛网膜下腔胶样物质积聚。囊肿样病灶位于血管周围间隙(Virchow-Robin spaces,V-R 间隙)时,V-R 间隙呈肥皂泡样改变,含有大量新型隐球菌,伴或不伴炎症反应。脑实质内可见肉芽肿性病变,病变可累及 Willis 动脉环,导致动脉血栓和多灶性皮质梗死或出血,偶尔可融合扩大为隐球菌肿,引起占位性病变。

【影像学表现】

CT 和 MRI:①脑膜脑炎:脑实质(多发生于基底节区)斑点状低密度灶及 T$_1$WI 低信号,T$_2$WI 高信号病灶,强化少见。脑膜增厚、强化。②胶状假囊:位于 V-R 间隙的胶状假囊引起 V-R 间隙的扩大,CT 表现为斑点状边缘模糊的略低密度区,MRI 为多发斑点状 T$_1$WI 低信号,T$_2$WI 高信号,周围无水肿,轻度强化;位于脑实质的胶样假囊在 MRI 上呈多发边界清楚的椭圆形囊肿,病灶相互融合表现为多房或单房囊性占位,占位效应及周围水肿明显,增强检查,囊壁呈环形明显强化。③隐球菌瘤:一般多见于慢性期。单发或多发圆形、类圆形病灶,CT 可显示为等、略高或低密度;T$_1$WI 多为稍低或等信号,T$_2$WI 呈低或等信号,部分病灶中心呈高信号。增强检查,病灶呈结节状、环形或均匀强化。较大的病灶中间可见 T$_2$WI 呈低信号的分隔,无强化。若隐球菌沿室管膜侵犯,可在脑室内形成肉芽肿,MRI 表现为梗阻性脑积水及环形的强化灶,病灶可互相融合,灶周可见水肿。④脑积水。

【诊断与鉴别诊断】

新型隐球菌脑膜脑炎确诊主要依靠病原学检查,影像检查可显示颅内病变的部位和范围,能够有效评估本病的严重程度和临床疗效。本病需与结核性脑膜炎、脑结核球和病毒性脑炎相鉴别。

四、弓形虫脑炎

弓形虫脑炎是由弓形虫感染引起的局灶性或弥漫性坏死性炎症,是 AIDS 病人中枢神经系统常见的并发症之一,也是导致 AIDS 病人死亡的常见原因。

【临床与病理】

临床表现主要为头痛、发热、意识障碍、偏瘫、颅神经损伤等。

病原体在宿主脑细胞内增殖导致细胞变性肿胀、破裂,胞内弓形虫逸出,继之再侵入其他脑细胞,如此反复引起脑细胞损害、血管栓塞、坏死灶形成和周围组织的炎性细胞浸润,即为弓形虫脑炎影像学表现的病理学基础。

【影像学表现】

CT:病变多发生在皮髓质交界区和基底节区,双侧、多发,单发较少。病灶呈低或等密度,伴有水肿及占位效应。增强后 CT,病灶呈环形、螺旋状或结节状强化,以环形强化更为常见。

MRI:在 T_1WI 上呈等或稍低信号,T_2WI 上呈高信号,周围环绕高信号水肿带,即"靶"征。增强后 MRI,病灶明显强化,结节病灶强化较均匀,大病灶呈螺旋状、环形或团块状不均匀强化(图 11-2),与周围低信号的水肿区分界清楚。

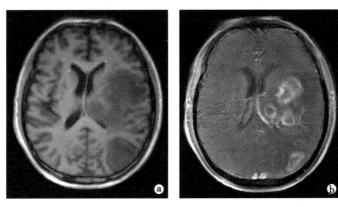

图 11-2 弓形虫脑炎

a. MRI T_1WI 显示左侧颞叶、枕叶、基底节区及丘脑大片状低信号,左侧脑室受压变形,中线结构向对侧移位;b. 增强检查病灶不均匀环形强化

【诊断与鉴别诊断】

中枢神经系统感染临床表现、影像学特征性表现和抗弓形虫治疗有效有助于本病的诊断,脑组织活检发现细胞内或细胞外滋养体可明确诊断。本病主要需与脑梗死、脑淋巴瘤相鉴别。

五、颅内淋巴瘤

AIDS 相关颅内淋巴瘤是 HIV 感染的晚期表现,中枢神经系统最常受累,其中 60% 以上为原发性淋巴瘤,是 AIDS 的定义性肿瘤。

【临床与病理】

临床表现常与肿瘤所在的位置有关,主要有头痛、呕吐、视神经盘水肿和偏瘫、感觉减退等。

AIDS 相关颅内淋巴瘤几乎都是非霍奇金淋巴瘤,由弥漫大 B 细胞构成,98% 为高级别。

【影像学表现】

CT:病灶多位于脑室周边或深部白质。平扫常为低密度团块,也可呈等或稍高密度,单发或多发,周围轻至中度水肿,占位效应轻。增强后 CT,环形或不均匀结节状明显异常强化。肿瘤侵犯室管膜时可见室管膜增厚并显示线状异常强化。

MRI:T_1WI 病灶为略低或等信号,T_2WI 为稍高或高信号,周边有不同程度水肿。增强后 MRI 表现同 CT 增强检查所见。DWI 上淋巴瘤的实质部分多为高信号,ADC 值降低。

【诊断与鉴别诊断】

AIDS 相关颅内淋巴瘤需与胶质母细胞瘤相鉴别。胶质母细胞瘤发病年龄大,信号明显不均匀,以 T_1WI 低信号,T_2WI 高信号为主的混杂信号,不规则环形强化。

六、耶氏肺孢子菌肺炎

耶氏肺孢子菌肺炎(pneumocystis jirovecii pneumonia,PJP)是由酵母样真菌耶氏肺孢子菌引起的肺部机遇性感染,是 AIDS 病人首要的发病和死亡原因。原有的卡氏肺孢子菌肺炎(pneumocystis carinii pneumonia,PCP)不再使用,但沿用肺孢子菌肺炎(PCP)的诊断。

【临床与病理】

PCP 起病缓慢,临床表现呈非特异性,发热、干咳、进行性呼吸困难,甚至发展为呼吸衰竭。肺部可闻及呼吸音粗糙或干、湿啰音。体征与疾病的严重程度不成正比是 PCP 的特点。

病理表现为肺泡内大量蛋白样物质渗出,肺泡上皮细胞变性,肺泡间隔增宽,局部可见纤维化。间质纤维化为肺修复的结果。

【影像学表现】

X 线和 CT:早期表现为双肺弥漫分布细颗粒状、网格状阴影,自肺门向周围扩展;中期双侧肺门周围或弥漫性对称分布的磨玻璃样密度影(图 11-3),呈斑片状、地图状分布,并伴有网织结节影,其内合并单发或多发肺气囊;晚期肺间质增厚呈致密条索影,夹杂不规则斑片状阴影。磨玻璃密度影边缘近肺外带可见弓形或新月形透亮间隙,即"月弓"征,对 PCP 的诊断有重要价值。肺实变、支气管充气征、"碎石路"征和小叶间隔增厚也是 PCP 常见的影像学表现。病变后期可伴有肺气肿、纵隔气肿或气胸。复方磺胺甲噁唑治疗 1~2 周病变吸收好转,1 个月内基本吸收,但常可复发。

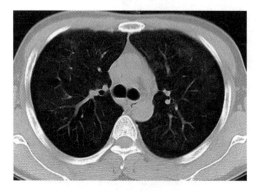

图 11-3   耶氏肺孢子菌肺炎
CT 肺窗,双肺弥漫分布磨玻璃样密度影

【诊断与鉴别诊断】

艾滋病病人出现发热、干咳、气促等表现,且临床症状明显,肺部体征轻微,影像学表现双侧肺门周围弥漫性分布磨玻璃样阴影或网织结节影,复方磺胺甲噁唑治疗有效应考虑为 PCP;或经支气管肺泡灌洗,以明确诊断。本病需与细菌性肺炎、肺结核、心源性肺水肿、病毒性肺炎、肺泡蛋白沉积症等相鉴别。细菌性肺炎多表现为大片实变,一般抗感染治疗有效;肺结核的浸润阴影多位于上叶后段和下叶背段;心源性肺水肿可呈"蝶翼"状,心影扩大,病人常有心肾疾病史;病毒性肺炎多呈间质性改变;肺泡蛋白沉积症根据肺内蛋白成分沉积程度的不同,CT 可表现为实变影或磨玻璃样密度影,病人多有粉尘职业接触史。

七、肺隐球菌病

肺隐球菌病(pulmonary cryptococcosis,PC)是 AIDS 常见的和严重的肺部并发症之一。在 HIV 感染者中,肺隐球菌病是仅次于肺曲菌病的肺部真菌感染。

【临床与病理】

临床表现主要为低热、咳嗽、咳痰,伴有胸痛、乏力、体重下降等症状。若合并中枢神经系统感染,可出现发热、头痛、意识障碍等。

新型隐球菌(CN)广泛存在于自然界,尤其在土壤、鸟禽类粪便中居多。人体通过吸入 CN 孢子,

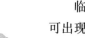

造成肺部感染,可再经血液循环引起其他脏器感染。肺部常为 CN 感染的首发部位。

【影像学表现】

X 线和 CT:①结节或肿块,结节最为常见,单发或多发,多位于肺组织外带靠近胸膜处,结节边缘可见"晕"征;增强后 CT,结节或肿块呈均匀或不均匀明显强化;②结节内空洞形成,多为气囊状空洞,空洞占据结节的大部,壁相对较薄,内壁可不规则(图 11-4);增强后 CT,少数可见环形强化;结节内空洞为 AIDS 合并肺隐球菌病的特征性表现;③磨玻璃样密度影和实变;④其他:肺门或纵隔淋巴结肿大、胸腔积液和心包积液等。多种征象常混合存在。

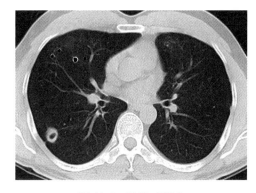

图 11-4　肺隐球菌病
CT 肺窗,右肺下叶外基底段结节内空洞形成

【诊断与鉴别诊断】

肺单发或多发结节、实变,尤其是结节内空洞形成,肺内病灶抗感染或抗结核效果不佳且合并中枢神经系统感染时应考虑到本病。单发结节型肺隐球菌病需与周围型肺癌鉴别,肺癌的空洞壁厚薄不均,内壁不规则且多可见壁结节,明显强化。多发结节型肺隐球菌病需与多发性肺转移瘤鉴别,肺转移瘤结节边缘光滑,密度均匀。此外,本病还需与肺炎、肺结核相鉴别。

八、肺卡波济肉瘤

卡波济肉瘤(Kaposi's sarcoma,KS)又称多发性出血性肉瘤,是一种起源于血管内皮细胞的全身多发性肿瘤。KS 可见于 HIV 感染的任何阶段,常发生在 CD_4T 淋巴细胞计数较低时,是 AIDS 定义性肿瘤。

【临床与病理】

肺 KS 的症状与肿瘤的发生部位有关,当累及气管和主支气管时可引起管腔狭窄;纵隔肿瘤压迫和阻塞淋巴管可引起肺水肿或大量胸腔积液,导致呼吸功能衰竭甚至死亡;累及声带可造成声音嘶哑。

KS 最可能起源于血管,病理以梭形细胞增生、血管瘤样结构、红细胞外渗、含铁血黄素沉积以及慢性炎性细胞浸润为主。在疾病的不同阶段,组织病理学表现也有一定差异。

【影像学表现】

X 线:双侧肺门增大,结构紊乱,多无特异性。

CT:典型表现为沿支气管血管束周围分布的斑片影和多发结节,呈"火焰状"改变,累及各个肺叶,多位于双侧肺门附近。结节和斑片影边缘模糊呈磨玻璃样改变。小叶间隔增厚。腋下、肺门和纵隔淋巴结肿大,密度较均匀,液化坏死少见。胸腔积液和心包积液。

【诊断与鉴别诊断】

肺 KS 的 CT 表现虽有特异性,最终确诊还需结合病理活检。肺 KS 需与肺结核、耶氏肺孢子菌肺炎、淋巴瘤、肺癌等相鉴别。肺结核时肿大淋巴结液化坏死常见,淋巴结多呈环形强化。耶氏肺孢子菌肺炎肺内磨玻璃样改变常见,肺门及纵隔淋巴结肿大少见。肺 KS 与淋巴瘤和肺癌结节鉴别较困难,必要时可以通过穿刺活检相鉴别。

第二节　布鲁菌病

布鲁菌病(brucellosis)是布鲁菌引起的动物源性传染病,多发生在我国东北和西北牧区,近年来该病发病率呈逐年增加趋势。临床主要表现为长期发热、多汗、关节痛、肝脾大等,是《中华人民共和国传染病防治法》(以下简称《传染病防治法》)规定的乙类传染病。本节仅介绍布鲁菌病脊柱炎。

【临床与病理】

布鲁菌病脊柱炎的骨关节损害以负重关节为主,腰椎是最常累及的部位。临床表现多为持续剧烈腰腿痛、发热、关节痛,伴肌肉痉挛,局部压痛、叩击痛,脊柱活动受限,处于强迫体位,硬膜外脓肿较重时可致截瘫。不同部位受累表现为相应神经根放射痛或脊髓压迫症状。

主要病理变化为渗出、增生和肉芽肿形成,3 种病理改变可以交替发生,以肉芽肿最为常见。布鲁菌首先侵及椎板软骨缘下髓腔内,进而侵蚀骨质和椎间盘,引起骨质破坏和椎间隙狭窄。

【影像学表现】

X 线:早期呈多椎体、多灶性、不规则虫蚀样破坏,后期增生硬化,形成骨刺或骨桥。椎体中心可被侵犯,迅速硬化。椎体小关节炎多发生于邻近病变椎体,关节面不规则破坏,关节间隙进行性变窄、消失,产生骨性强直。韧带钙化以下腰椎多见,表现为自下而上逐渐发展的前后韧带索条状钙化。

CT:①椎体骨质破坏:多发"虫蚀"状、小囊样低密度区,以边缘性骨破坏最常见。骨质破坏常伴骨质增生,表现为病变椎体边缘大小、粗细不等的骨质增生,称为"花边椎",是布鲁菌病脊柱炎特征性表现之一,严重者形成骨桥。②椎间盘改变:椎体破坏均伴有相邻的椎间隙狭窄,椎间盘破坏,软骨板下骨质增生硬化。③椎旁改变:椎旁软组织肿胀较轻且厚度较均匀,范围较局限。脓肿多发生于病变椎体周边且多较小,可突入椎管内压迫硬膜囊,腰大肌流注脓肿少见。④椎小关节病变:关节面破坏增生,关节间隙进行性狭窄,甚至消失形成骨性强直。

MRI:早期病变椎体在 T_1WI 上呈低信号, T_2WI 上呈高信号;亚急性期和慢性期,病变信号不均匀, T_1WI 信号增高, T_2WI 呈等低、等高或混杂信号,硬化边缘为低信号,STIR 序列和 DWI 呈高信号。由于 STIR 序列抑制了脂肪的干扰,因此较 T_2WI 能更敏感地发现病灶。增强后 MRI,病变椎体呈不均匀明显强化。椎间盘受累破坏时,椎间隙狭窄, T_2WI 信号不均匀减低。椎旁脓肿在 T_1WI 上呈低信号, T_2WI 上呈高信号,增强后 MRI,脓肿壁可强化,壁厚而不规则,无明显流注现象。MRI 比 CT 能更准确地评价相应水平脊髓受压情况。

【诊断与鉴别诊断】

本病诊断主要根据病人的流行病史、临床表现、影像学表现及实验室检查,局部组织活检病理可确诊。布鲁菌病脊柱炎需与脊柱结核、化脓性脊柱炎等相鉴别。脊柱结核多有肺结核病史;病变多累及胸腰段,可呈跳跃性分布;以骨质破坏和骨质疏松为主,椎体塌陷变形较明显,不同程度脊柱后凸畸形;椎间盘破坏严重,椎间隙狭窄或消失;常见死骨及寒性脓肿,脓肿范围大,有明显流注现象,其内有钙化。化脓性脊柱炎多由金黄色葡萄球菌血行感染所致,常继发于身体其他部位的化脓性感染;起病急,全身中毒症状重,中性粒细胞计数明显增高;受累椎体及椎间盘广泛融合,持续明显强化,周围软组织受累范围小,很少伴脓肿形成;结合实验室检查可与布鲁菌病脊柱炎鉴别。

第三节　流行性感冒病毒感染

一、甲型 H_1N_1 流感

甲型 H_1N_1 流感[influenza A(H_1N_1)]是由新型的甲型 H_1N_1 流感病毒感染所致的急性呼吸道传染病,是《传染病防治法》规定的乙类传染病。

【临床与病理】

临床表现无特异性,主要表现流感样症状。重症病人病情发展迅速,出现高热,重症肺炎,呼吸困难等,并可迅速进展为急性呼吸窘迫综合征(ARDS)、感染性休克,甚至多器官功能障碍而死亡。

甲型 H_1N_1 流感病毒主要在气管支气管上皮和肺泡上皮中大量复制,引起弥漫性肺泡损伤,伴有肺透明膜形成、肺泡间隔水肿、坏死性细支气管炎和肺泡出血。

【影像学表现】

X 线和 CT:肺炎时肺内弥漫或多发斑片状磨玻璃样密度影,伴或不伴实变,多分布于支气管血管

束周围或胸膜下,可累及多个段叶。病变进展,磨玻璃样密度影迅速互相融合扩大,密度增高;病变吸收,磨玻璃样密度影及实变密度减低、范围缩小。恢复期病灶基本吸收,部分病例肺内可残留条索状、网格状阴影,局限性肺气肿。

【诊断与鉴别诊断】

甲型 H_1N_1 流感肺炎与其他肺炎特别是病毒性肺炎的影像表现相似,确诊主要依靠流行病学史和实验室特异性病毒检测。本病需与腺病毒性肺炎、支原体肺炎和过敏性肺炎等相鉴别。

二、人禽流感

人禽流感(human avian influenza)是由甲型流感病毒中某些感染禽类亚型的一些毒株引起的急性呼吸道传染病,是《传染病防治法》规定的乙类传染病。本节主要介绍人感染 H_7N_9 亚型禽流感。

【临床与病理】

临床表现与甲型 H_1N_1 流感相似。

【影像学表现】

X 线和 CT:病变以肺实质病变为主,主要表现为磨玻璃样密度影和实变。病情较轻、病变范围较小时,以磨玻璃样密度影为主;感染严重时,病变范围累及多个肺叶,实变所占比例增多。相邻肺段实变可融合,并蔓延至邻近肺叶。磨玻璃样密度影和实变内常见空气支气管征。肺间质改变主要表现为病变范围内小叶间隔均匀增厚。病变进展迅速,常并发胸腔积液、气胸、皮下气肿及纵隔气肿。

重症肺炎并发 ARDS 时,表现为病变范围占整个肺野的 60% 以上,或肺内实变增大,以及“白肺”样改变。

【诊断与鉴别诊断】

人感染 H_7N_9 亚型禽流感影像表现为双肺多段、多叶实变,病变可越过叶间裂蔓延至邻近肺叶,确诊主要依靠流行病学史和实验室特异性病毒检测。

第四节 梅 毒

梅毒(syphilis)是由梅毒螺旋体引起的一种全身慢性传染病,是《传染病防治法》规定的乙类传染病。临床表现复杂,可侵犯全身各器官,造成多器官损害。早期主要侵犯皮肤黏膜,晚期可侵犯血管、中枢神经系统及全身各器官。根据传播途径不同分为后天梅毒和先天梅毒;根据病程不同又分为早期梅毒和晚期梅毒。

一、骨梅毒

骨骼是梅毒最常累及的组织之一,早发型先天性梅毒的骨损害出现较早,其特征为多骨累及。胫骨、股骨、肱骨等四肢长骨的干骺端为好发部位,骨化中心不受累。骨损害还可见于肋骨、锁骨、面骨和脊柱。

【临床与病理】

早发型先天性梅毒的骨损害常与多个系统受累同时存在,患儿常表现为受累关节肿胀,患肢疼痛,肢体不能自主活动,病理性骨折等。晚发型先天性骨梅毒可见典型的“刀削胫”改变,表现为小腿胫骨骨膜增厚,胫骨肿胀,向前方作弓形弯曲,形如马刀,伴有压痛。

骨梅毒主要病理改变是干骺端炎(骨软骨炎)、骨膜炎及骨髓炎。梅毒螺旋体积聚于骨骺软骨中,严重损害软骨的骨化过程,肉芽组织形成使干骺端发生破坏,骨小梁被溶解、破坏,最终将骨骺与干骺端分开,分离部常呈锯齿状,干骺端与骨骺间出现宽且呈锯齿状灰白带。骨膜炎和骨髓炎可以单独发生,但多随着干骺端炎的发展而出现。

【影像学表现】

X 线:早发型先天性骨梅毒:①干骺端炎:表现形式多样,以四肢长骨为主的对称性改变为其最早且最具特征性表现。受累长骨早期钙化带增宽、增浓、模糊,骨干远端呈现一层致密白线,两者之间骨质疏松萎缩形成不规则透亮区,即"夹心饼"征。干骺端骨质破坏、碎裂、骨质缺损形成"猫咬"征,是先天性骨梅毒较特征性改变。当典型的干骺端骨质破坏发生在两侧胫骨上端内侧,即 Wimberger 征。②骨膜炎:与长骨骨干平行的线条状、分层状、包壳状骨膜增生,骨膜明显增厚可形成"石棺"征。③骨髓炎(骨干炎):长骨局限或广泛性骨质破坏与增生硬化,多与干骺端炎或骨膜炎同时存在。受累关节可出现软组织肿胀。

晚发型先天性骨梅毒 X 线表现与后天性骨梅毒相似,骨骼病变以骨膜炎最为常见,其次是骨髓炎。病变好发于长骨,以胫骨为多见,多局限于胫骨前面,胫骨呈刀削样改变称"刀削胫"。骨髓炎以骨硬化为主要表现,骨皮质增厚,骨小梁不规则,骨髓腔密度增高,同时可见骨质破坏区,死骨少见。

【诊断与鉴别诊断】

根据先天性骨梅毒特征性的 X 线表现,结合病史、临床表现、实验室检查可作出诊断。先天性骨梅毒需与坏血病、先天性佝偻病、化脓性骨髓炎等鉴别。坏血病多见于人工喂养婴幼儿,骨骺边缘钙化带增厚,中心骨质疏松,形成"指环征"或 Wimberger 环。先天性佝偻病活动期干骺端呈喇叭状、杯口状改变,恢复期骨质疏松,无透亮带及锯齿状边出现。化脓性骨髓炎的骨质可有不同程度的破坏和增生,死骨多见,病变相对局限且不对称。

二、神经梅毒

神经梅毒(neurosyphilis,NS)是梅毒螺旋体侵犯脑膜和(或)脑实质所致的一种慢性中枢神经系统感染性疾病。

【临床与病理】

梅毒感染的各期均可以出现神经系统改变,临床表现多种多样,无特异性。常见头痛、头晕、幻听幻视、记忆力减退、反应迟钝以及共济失调等,也可无症状。梅毒螺旋体主要随动脉血液侵入神经系统,引起脑脊膜血管和神经实质病变,包括神经细胞及其突起和神经胶质病变。

【影像学表现】

CT 和 MRI:①脑炎,病变呈大片状分布,累及多个脑叶,与脑血管供血分布不一致,CT 上为低密度,T_1WI 上呈稍低、低或等信号,T_2WI 上呈稍高信号,无强化或轻度强化。②脑梗死,小的腔隙状梗死和大面积脑梗死均可见。③梅毒树胶肿,大脑皮质及皮质下单发或多发的结节状或类圆形病灶,直径 1.0~3.0cm,病灶中心的干酪样坏死为低信号或等低混杂信号,增强检查,病灶呈结节状或环形强化,邻近脑膜强化,似脑膜尾征。④脑膜炎。同一病人可有一种或几种表现同时存在。

【诊断与鉴别诊断】

神经梅毒的诊断应结合病史、临床表现、实验室检查、影像学检查综合考虑。本病需与脑梗死、阿尔茨海默病、单纯疱疹病毒性脑炎、脑肿瘤、脑结核球相鉴别。

第五节 棘 球 蚴 病

一、肝棘球蚴病

肝棘球蚴病(hepatic echinococcosis)系因棘球绦虫的幼虫寄生于肝脏而发生的寄生虫病,分为细粒棘球蚴病和泡状棘球蚴病二种,前者多见。棘球绦虫卵经消化道感染后,在十二指肠内孵化成六钩蚴,后者借助小钩吸附于小肠黏膜并可进入肠壁内的毛细血管,经门静脉循环到达肝脏寄生。该病主要流行于农牧区,我国以新疆、青海、宁夏、内蒙古和西藏等地多见。而近年来随着旅游业的发展、人口的流动和饲养家犬的增多,城市人口的患病数量有逐渐增多的趋势。

【临床与病理】

该病起病隐匿,早期多数无症状,随着病灶的增大,可出现腹胀、肝区疼痛、恶心呕吐等不适,包虫破入胆道或侵犯胆管可引起梗阻性黄疸。实验室检查血嗜酸性粒细胞可增多；囊液抗原皮内试验（Casoni 试验）可为阳性；酶联免疫吸附试验检测血清 IgA、IgE、IgG 认为是较敏感的指标。

细粒棘球蚴又称为包虫囊肿，为圆形或类圆形的包囊体，直径 1～10cm 不等，囊壁由外囊及内囊构成。外囊是棘球蚴囊在生长过程中由周围的宿主组织炎症反应形成的较厚的纤维性包膜，常发生钙化；内囊为棘球蚴囊虫体本身，由囊壁和内容物组成。内囊壁又分两层：外层为角皮层，起到保护内层及吸收营养的作用；内层为生发层，不断分泌无色透明或微带黄色囊液，并向囊内长出许多原头节和生发囊，生发囊进一步发育可形成与母囊结构相同的子囊，使包虫囊肿呈多囊状外观。包虫囊肿在生长过程中，可因各种因素导致内囊从外囊上剥离，或合并感染，或合并破裂，形成各种继发性改变。

与细粒棘球蚴不同，泡状棘球蚴由无数小囊泡聚集而成实性肿块。小囊泡的角皮层发育不完整，生发层以外殖芽方式向周围浸润，病灶与正常肝组织界限不清。病灶实质因小囊泡的囊液外漏继发炎症反应、纤维化和钙盐的沉积，病灶中心因营养障碍导致组织变性坏死或液化形成含胶冻状液体的囊腔。位于肝门部或者累及肝门的病灶可推压、包绕和侵蚀胆管和血管，从而引起相应的胆系和血管并发症，当病灶侵犯入血管后可继发远隔部位脏器的血行播散灶。

【影像学表现】

超声：腹部超声可作为首选筛查手段。

X 线：腹部平片对本病的诊断价值有限，对没有钙化的病灶很难做出诊断。

CT：①细粒棘球蚴为大小不一，单发或多发，圆形或类圆形，呈水样密度的囊性病灶，境界清楚，边缘光滑，囊壁较薄；②母囊内出现子囊是该病的特征性表现，使病灶呈现出轮辐状、蜂窝状等多房状的外观；③内外囊剥离表现为双环征、飘带征、水蛇征，亦具有特征性（图 11-5a）；④囊壁钙化常见，呈弧线状甚至壳状，囊内母囊碎片、头节及子囊钙化常呈条片状（图 11-5b）。增强扫描后病灶无明显强化（图 11-5c）。

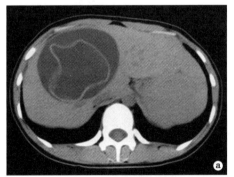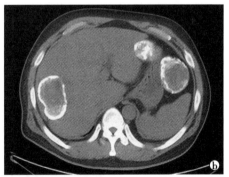
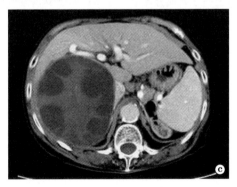

图 11-5　**肝包虫囊肿 CT 表现**

a. 母囊内出现子囊，呈双环征；b. 钙化的包虫病灶边缘呈壳状钙化；c. 增强扫描囊壁及囊内无明显强化肝泡状棘球蚴表现为密度不均匀的实质性肿块,呈低或混合密度,形态不规则,边缘模糊不清;增强后周围肝脏实质明显强化而病灶强化不显著,故境界显示更清楚。病灶内部见小囊泡和广泛的颗粒状或不定型钙化;较大的病变中央常发生液化坏死,呈现"地图征"(图11-6)。

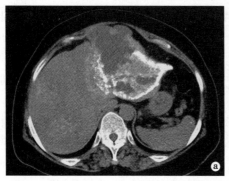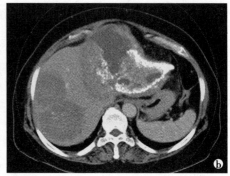

图 11-6 肝泡状棘球蚴 CT 表现

a. CT 平扫,肝内可见多发混杂密度占位性病变,较大位于左外叶,边界不清,边缘可见壳状钙化,病灶内部见广泛的颗粒状及不定型钙化,较大的病变内见液化坏死;b. 增强 CT,病灶无明显强化,而周围正常肝组织明显强化,病灶边界显示清晰

MRI:细粒棘球蚴表现为类圆形病灶,在 T_1WI 为低信号,T_2WI 为高信号(图 11-7);囊壁厚度均匀一致,在 T_2WI 上呈低信号环;母囊内含子囊时表现为"玫瑰花瓣征",为肝细粒棘球蚴病的特征性表现。

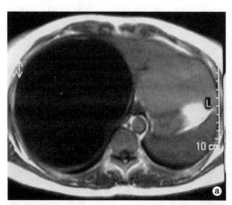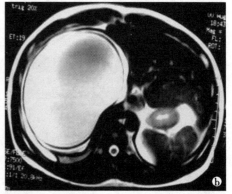

图 11-7 肝包虫囊肿 MRI 表现

单囊性肝包虫,T_1WI(a)上病灶表现为低信号,T_2WI(b)上囊内液体呈高信号,囊壁呈低信号环、厚度均匀一致

肝泡状棘球蚴病显示为不规则实性病灶,边缘欠清;病灶实质在 T_1WI 上呈等/低混杂信号,而在 T_2WI 呈低信号;病灶内可发生液化坏死呈"熔岩征",小囊泡在 T_2WI 或 MRCP 上呈散在或者簇状分布的高信号小泡,为特征性表现。

【诊断与鉴别诊断】

当肝细粒棘球蚴病出现子囊结构、内外囊剥离征象及钙化等特征性表现时,不难诊断。但单囊性细粒棘球蚴病需与肝脏单纯性囊肿鉴别,囊壁较厚且有钙化,内外囊剥离等表现多提示为肝细粒棘球蚴病灶;合并感染时难与肝脓肿鉴别,既往病史往往有助于提供信息。肝泡状棘球蚴有时不易与肝癌鉴别,病灶增强后无明显强化、小囊泡的显示、特征性的细颗粒状或者小圈状的钙化是其鉴别要点。

二、肺棘球蚴病

肺棘球蚴病占全身棘球蚴病的15%，分为肺细粒棘球蚴病和肺泡状棘球蚴病2型。本节主要介绍肺细粒棘球蚴病。

【临床与病理】

肺棘球蚴病早期无明显自觉症状，常在体检时发现。感染与破裂互为因果，同时并存，感染后形成包虫囊-支气管瘘，无论有无支气管瘘，皆表现为肺脓肿症状，发热、咳嗽、咳脓痰、咯血和胸痛。囊肿破裂可咯出囊壁碎片。巨大囊肿引起呼吸困难。Casoni皮内试验和补体结合试验阳性。

肺细粒棘球蚴病感染是幼虫通过门静脉血液回流入右心，经肺动脉游弋到肺脏寄生，逐渐发育成肺包虫囊肿。

【影像学表现】

根据肺棘球蚴病的影像表现，分为单纯囊肿型、多子囊型和钙化型，以单纯囊肿型多见。

X线：肺棘球蚴囊肿表现为边缘光滑、密度均匀的圆形或椭圆形囊性肿物。囊肿多为单发，大小1~10cm不等。巨大囊肿可压迫周围肺组织，破裂后出现"新月"征、"镰刀"征、"水上浮莲"征等。

CT：单纯囊肿型表现为肺内单发或多发的圆形、卵圆形或呈分叶状囊性肿物，密度均匀，边缘光滑；病变多贴近胸膜，伴有胸膜反应性增厚或少量胸腔积液；增强后CT，病灶内无强化。多子囊型与肝多子囊型棘球蚴病表现相似。钙化型少见，主要以囊壁钙化为主，表现为囊肿边缘厚薄不一的蛋壳样钙化。儿童肺细粒棘球蚴病易并发破裂，外囊破裂时表现为"新月"征，内外囊同时破裂时表现为"水上浮莲"征或形成薄壁空腔，囊肿破入胸膜腔，可引起大量胸腔积液，如有支气管胸膜瘘存在，则可引起液气胸。

MRI：单纯囊肿型T_1WI低信号，T_2WI高信号，内部信号均匀，包膜在T_2WI上低信号是其特征性表现。多子囊型子囊的信号低于母囊，呈"囊中囊"征。

【诊断与鉴别诊断】

肺内边缘光滑的囊性病变，病灶内无强化，囊肿破裂具有典型影像表现。病人有牧区居住和与家畜接触史，皮肤试验与补体结合试验阳性，可为诊断依据。本病表现不典型时需与肺脓肿、结核球和周围型肺癌相鉴别。

（李宏军　刘文亚）

第 二 篇
介入放射学

第十二章　介入放射学总论

介入放射学(interventional radiology)是在 DSA、超声、CT 及 MRI 等影像设备引导下,利用经皮穿刺或体表自然孔道的路径,引入导管、导丝、球囊导管、支架、引流管等相关介入器材对各种疾病进行微创诊断和治疗的新兴学科。

介入放射学按其目的可分为介入诊断学和介入治疗学,按其临床引入途径和应用范围可分为血管介入技术、非血管介入技术(含肿瘤介入技术)。

第一节　血管介入技术

血管介入技术是在医学影像设备的导引下,利用相应介入器材经血管途径进行诊断与治疗的操作技术。它是以 Seldinger 技术(图 12-1)及同轴导管技术为基础发展而来的。

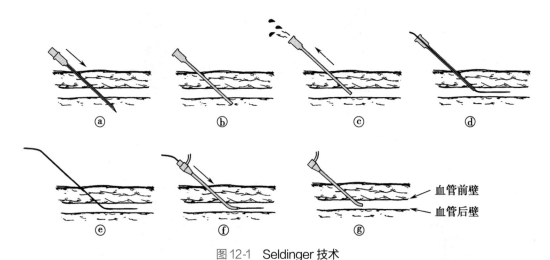

图 12-1　Seldinger 技术

a. 穿刺针穿透血管前后壁;b. 退出针芯;c. 缓慢后退针鞘,直至有血液喷出;d. 送入导丝;e. 退出穿刺针鞘,将导丝前端留在血管内;f. 沿导丝送入扩张器和导管鞘;g. 退出扩张器及导丝,导管鞘头端留置于血管内

一、血管介入技术的基本器材、材料与药品

1. **穿刺针**　穿刺针(access needle)是所有血管介入操作的基本器材。设计种类多种多样,但共同点是均呈中空管状结构以适合导丝通过。

2. **导管鞘**　在手术时间较长或较复杂的介入手术中,通过经皮插入的导管鞘(catheter sheath)进行各种操作,可以防止导管、导丝、球囊导管、支架输送系统等引起穿刺路径的血管及局部组织损伤。

3. **导管和导丝**　导管和导丝(catheter and wire)是血管介入操作中必备的器材。常规导管最初设计用于诊断性血管造影,目前常用于介入手术中输送栓塞剂或治疗性药物,同时也可作为外套管用于插入同轴微导管和导丝。根据各部位血管分支解剖形态以及不同用途,选用不同内外径尺寸、长度、尖端形态以及带侧孔的导管是成功实行超选择插管和进行介入诊疗的首要条件(图 12-2、图 12-3)。导丝是进行导管选择性插管的重要辅助器材,根据目的的不同,导丝的直径、软硬度、长度和尖端形态也各不相同。

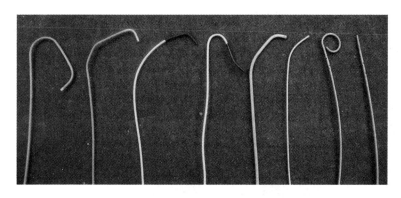

图 12-2　不同形态和功能的导管

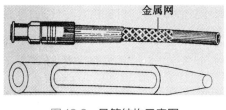

图 12-3　导管结构示意图

4. 球囊扩张导管　球囊扩张导管（balloon catheter）是一种头端带有可膨胀球囊的软性导管，主要用于扩张治疗狭窄的血管或非血管管腔以及实质脏器内特殊通道的建立等。在不被充盈的状态下，球囊导管进入靶病变部位，然后通过留在体外的导管端口注入一定剂量的对比剂，逐渐充盈球囊，对靶病变进行扩张治疗，治疗成功后再抽出对比剂使球囊回缩，以便撤出球囊导管到体外（图 12-4）。这种球囊扩张导管外径很小，穿刺部位的并发症少，可根据血管病变形态与程度选择不同尺寸的球囊，并可根据靶病变的硬度调整球囊扩张压力。

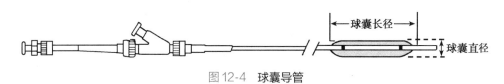

图 12-4　球囊导管

5. 血管内支架及覆膜血管内支架　所谓血管内支架（endovascular stent）是指应用医用不锈钢或各种合金材料制作的呈管状形态的网格结构，主要用于治疗狭窄性血管或非血管管腔狭窄病变的介入治疗器材。通常是在病变血管或非血管管腔经球囊导管扩张成形的基础上置入内支架，以达到支撑狭窄闭塞段管腔、减少管腔弹性回缩及再塑形、保持管腔通畅的目的。根据输送方式及扩张方式不同还可分为自膨式支架（self-expandable stent）和球囊扩张式支架（balloon-expandable stent）（图 12-5）。

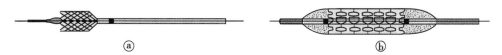

图 12-5　支架的释放方式
a. 自膨式；b. 球扩式

覆膜血管内支架（endovascular stent graft）（图 12-6）主要起到封堵血管破口、隔绝动脉瘤腔或防止管腔再狭窄的作用。

6. 下腔静脉滤器　下腔静脉滤器（inferior vena cava filter）可预防下肢深静脉血栓脱落引发的肺栓塞。临床上较常用的滤器有多种类型，大体上可分为永久型滤器和可回收滤器（图 12-7）。其中，可回收滤器可于肢体血栓脱落风险解除后，通常在 2～3 周内应用特殊介入器材

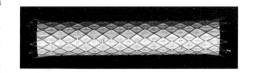

图 12-6　覆膜血管内支架

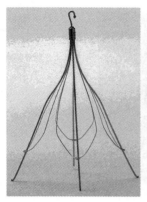
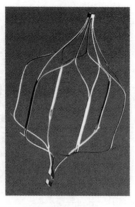

图 12-7　释放后的可回收式腔静脉滤器

取出体外。

7. 栓塞剂及封堵器材　栓塞剂及封堵器材（embolization materials and devices）的作用主要是对某些心血管的正常管腔或异常通道进行机械性堵塞。其用途包括：控制出血、阻断肿瘤供血动脉、器官的消融以及血管畸形的治疗等。理想的栓塞材料应具备的条件：无毒、无抗原性、有良好的生物相容性、易得、易消毒、不透 X 线、易经导管注入。栓塞剂及封堵器材根据作用时间分为生物可降解（暂时性）栓塞剂（如明胶海绵、自体凝血块等）和永久性栓塞剂；根据其性状和形态分为液体栓塞剂（如无水乙醇、碘化油等）、颗粒栓塞剂（如栓塞微球等）和机械栓塞材料（如金属弹簧圈和血管封堵装置等）（图 12-8）等。目前应用于临床的栓塞剂的种类繁多，其选择和使用取决于靶器官的性质、疾病的进展、血管的管径以及治疗的目的等。

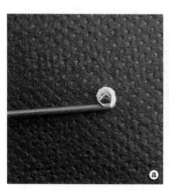
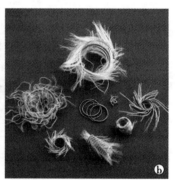

图 12-8　弹簧圈

a. 释放过程中的弹簧圈；b. 不同形态和规格的弹簧圈

8. 对比剂　对比剂（contrast medium）是血管介入诊疗技术操作不可或缺的用药，以显示血管的形态及器官或病灶的血供特点。适用于血管介入的对比剂应具备以下特点：①良好的 X 线可视性；②能很好地与血液混合；③毒副作用小，生物安全性好。含碘的非离子型对比剂是最常用的类型。尽管对比剂的不良反应发生率不高，但应给予足够重视，尤其在介入诊疗中常需使用较多量的对比剂，一旦发生不良反应需及时处理。其不良反应主要表现为对比剂过敏反应及对比剂肾病：①对比剂过敏反应：主要表现为恶心呕吐、皮肤瘙痒、荨麻疹、打喷嚏、呼吸困难、休克甚至死亡；②对比剂肾病：是指使用对比剂 48 小时内发生的排除其他原因的急性肾功能损害；为减少对比剂肾病可于介入手术前 2~12 小时开始以 $1ml/(kg \cdot h)$ 的速度静脉滴注生理盐水进行水化治疗，持续 24 小时。

二、血管介入基本技术

（一）经皮血管造影术

经皮血管造影（percutaneous angiography）是所有血管介入技术的基本步骤，除对血管病变进行诊断性造影外，还可根据造影结果制订下一步介入治疗方案。常用的血管入路包括动脉入路和静脉入路：动脉入路包括股动脉入路、肱动脉入路和桡动脉入路；静脉入路包括股静脉入路和颈静脉入路。另有部分介入治疗需经皮经肝穿刺门静脉进行。

（二）经皮血管成形术

经皮血管成形术（percutaneous transluminal angioplasty, PTA）已广泛用于全身各部位的动脉或静脉系统狭窄/闭塞性疾病的介入治疗。其基本原理是通过球囊扩张，使血管管腔狭窄消失，以达到血管扩张成形的目的（图12-9）。PTA 的最常见并发症是因血管内膜撕裂出现血管夹层，血管破裂出血及血栓形成等；而血管内膜增生和血管弹力回缩是影响 PTA 中远期疗效的重要因素。

（三）经皮血管内支架置入术

经皮血管内支架置入术（percutaneous endovascular stent implantation）主要用于 PTA 术后血管夹层及血管弹力回缩或直接用于狭窄闭塞程度较重的血管病变的介入治疗（图12-10），是对 PTA 治疗的重要补充，可提高血管介入治疗术后的中远期通畅率。然而，治疗后由于血管重塑、内膜增生及血栓形成引起的远期支架内再狭窄（in stent restenosis, ISR），仍然是国内外医学界始终无法彻底解决的难题。经皮血管内支架置入术的并发症主要包括：血管损伤、支架移位、折断、支架内血栓形成及远期支架内再狭窄等。

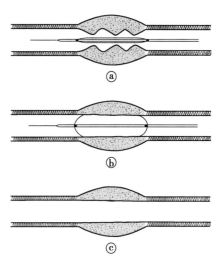

图12-9　经皮血管成形术
a. 球囊导管输送至血管病变段；b. 充盈球囊进行扩张；c. 撤出球囊后血管管腔通畅

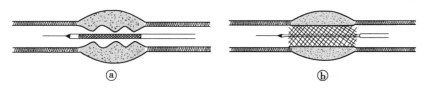

图12-10　经皮血管内支架置入术
a. 自膨式支架输送至血管病变段；b. 释放支架

（四）经导管血管栓塞及封堵术

经导管血管栓塞及封堵术（transcatheter vascular embolization and closure）是将人工栓塞材料或装置经导管注入或放置到靶动脉内，使之发生闭塞，中断血供或封堵血管瘘口，以达到控制出血、减少血供或治疗肿瘤性病变的目的。其临床应用包括以下几个方面：

1. **止血**　姑息性或治疗性控制体内多种原因引起的出血，包括：①外伤性肝、脾、肾、胸腔、腹腔及盆腔出血；②手术后、活检术后等医源性出血；③支气管扩张、肺结核、肺肿瘤及血管性病变所致咯血；④鼻咽血管纤维瘤、鼻咽部血管畸形等所致鼻出血；⑤溃疡、憩室、血管性病变及肿瘤等所致胃肠道出血；⑥肿瘤引起的泌尿系统出血；⑦盆腔肿瘤、产伤、剖宫产后所致阴道流血等。栓塞部位和程度以及栓塞材料的选用视器官血供特点、出血部位和程度而定，一般以超选择性栓塞出血动脉为宜。

2. **血管疾病的治疗**　包括各部位的血管畸形的封堵和动脉瘤的栓塞。

3. **肿瘤的治疗**

（1）手术前辅助性栓塞：有利于减少术中出血、预防术中转移及有助于肿瘤病灶的完整切除。适用于富血管肿瘤如脑膜瘤、鼻咽血管纤维瘤及富血管性肾细胞癌、盆腔肿瘤、肝脏恶性肿瘤等。

（2）姑息性栓塞治疗：适于不能手术切除的恶性富血供肿瘤如肝癌等，可控制肿瘤生长速度，改善患者生存质量及延长患者生存期。部分肿瘤行栓塞术后，病情改善，病灶缩小，可再次获得手术切除机会。

（3）相对根治性栓塞治疗：适于少数良性富血管肿瘤如肝血管瘤、子宫肌瘤、鼻咽血管纤维瘤和极少数恶性肿瘤。

4. 器官灭活

（1）治疗脾功能亢进：通过导管进行部分脾动脉栓塞术，使部分脾组织坏死吸收以抑制脾功能亢进。采用多次、部分性脾动脉分支栓塞可维持脾的正常免疫功能，能减少全脾栓塞后的并发症。

（2）中止异位妊娠：通过动脉灌注氨甲蝶呤同时行动脉栓塞术可中止异位妊娠。

经导管血管栓塞术的常见并发症包括以下几个方面：①栓塞后综合征（postembolization syndrome），指肿瘤和器官动脉栓塞后，因组织缺血坏死引起的恶心、呕吐、局部疼痛、发热、反射性肠郁张或麻痹性肠梗阻、食欲下降等症状。对症处理后1周左右可逐渐减轻、消失；②器官组织功能衰竭，胃肠道及胆道穿孔，误栓，感染等，其发生与适应证的选择不当、栓塞材料的选择不当、过度栓塞、误栓、无菌操作不严、操作技术不熟、术后处理不当等密切相关。

（五）经导管动脉药物灌注术

经导管动脉灌注术（transcatheter arterial infusion，TAI）是将导管选择性插入靶血管内，经导管注入血管活性药物或化疗药物以达到局部治疗的目的。经导管血管活性药物灌注术主要用于血管收缩以控制组织器官的弥漫性动脉性出血。经导管化疗药物灌注术可使肿瘤局部化疗药物浓度增高，而将外周血药物浓度降低，提高局部疗效，减少化疗药物的全身性毒副作用。也可用于能选择性插管的乏血供实体肿瘤的局部化疗。

（六）经导管溶栓术

经导管溶栓术（transcatheter directed thrombolysis）是指经导管向靶血管的血栓性病变局部灌注溶血栓药物，使血栓局部溶栓药物浓度增高，外周血浆药物浓度降低，从而提高疗效，减小全身副作用。适用于动脉内急性血栓形成，急性深静脉血栓形成，急性肺栓塞等的微创治疗。禁忌证包括：已知出血倾向；消化性溃疡活动性出血期；近期颅内出血及发病时间超过48小时的脑血栓形成；严重高血压；近期接受过外科手术治疗；严重心、肝、肾功能不全等。常用溶栓剂包括尿激酶、重组组织型纤溶酶原激活剂、链激酶及蛇毒制剂等。

第二节　非血管介入技术

非血管介入技术是指血管介入技术以外的其他介入诊疗技术，主要包括非血管腔道如胆管、食管、胃肠道、气管、输尿管等部位的介入治疗，以及肿瘤和骨关节疾病及疼痛的介入治疗等。

一、非血管介入技术的基本器材、材料

1. 穿刺针　非血管介入治疗所应用的穿刺针与血管介入治疗有所不同，一般穿刺的目的是为实施进一步治疗而建立通路，如行引流管或支架的置入及骨水泥的注入等。与血管介入治疗用的穿刺针相比，其较一般的血管穿刺针长，针芯和外套管均为金属制成，便于穿刺较深位置的器官及骨组织（图12-11）。

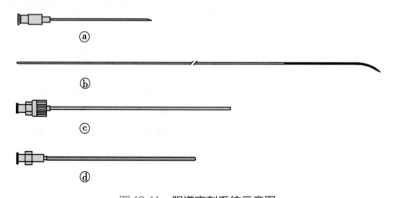

图12-11　胆道穿刺系统示意图
a. 微穿刺针；b. 微导丝；c、d. 扩张鞘套件

2. **引流管** 引流管(图12-12)主要用于某些非血管管腔阻塞后淤积体液的引出,如胆管、输尿管梗阻等,或病理性腔隙如脓肿、囊肿的引流治疗。引流管头端有多个侧孔,弯曲成环形,可由尾端尼龙线收紧,起到固定作用。因治疗目的不同,可分为外引流管、内引流管及内涵管等。

3. **球囊导管** 球囊导管用于扩张治疗非血管性空腔器官如消化道、泌尿道的狭窄。其应用的基本原理同于血管狭窄的球囊扩张治疗。

4. **支架** 目前非血管介入治疗中使用的内支架多为自膨式金属支架,其特点为具有良好柔顺性、超弹性、耐磨、耐腐蚀等特点,利于推送到位。常见的支架置入部位包括胆道、食管、胃肠道、气管与支气管、输尿管等。非血管管腔内支架根据置入部位与作用不同,具有不同的设计与构型。如食管覆膜支架(图12-13a),其上端为膨大的裸支架部分,具有易于固定的作用,可防止因食道蠕动造成的支架移位,置放于贲门部位的支架还具有防反流装置;又如气管与支气管支架呈分叉形(图12-13b),用于治疗气管分叉周围的狭窄或阻塞性病变。

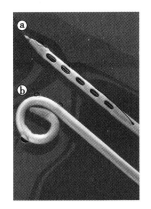

图 12-12 **外引流管**
头端,置入前套有金属内芯的状态(a)及置入后头端成圈状态(b)

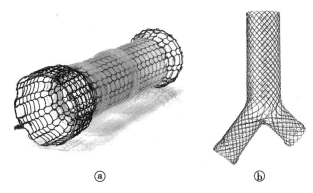

图 12-13 **非血管管腔内支架**
a. 食管覆膜支架;b. 分叉形气管支架

5. **肿瘤消融设备** 肿瘤消融设备一般由消融针、能量发生器等器件构成。根据肿瘤消融的种类不同,其设备和原理也有所不同。射频消融(radiofrequency ablation,RFA)设备由射频电极针、电磁发生器以及负极板构成,工作时其针尖可使周围3~5cm范围内的组织发生高频振荡,产生80℃以上的高温,从而使肿瘤发生凝固性坏死。微波消融(microwave ablation,MWA)设备无需负极板产生回路,穿刺针一般略粗于RFA针,利用微波使周围组织产生高温,工作效率高,与RFA相比可缩短肿瘤消融时间,降低因大血管内血流产生的热沉降效应(heat sink effect)。冷冻消融(cryoablation)又称氩氦刀,利用仪器将氩气输送至消融针内,使周围组织迅速制冷形成-40℃~-20℃冰球,再输送氦气使组织迅速复温,而发生不可逆损伤。不可逆电穿孔(irreversible electroporation,IRE)又称纳米刀,通过仪器使消融针产生瞬间高电压,造成细胞膜不可逆的穿孔。与以上消融不同,IRE的损伤发生在纳米水平,治疗后细胞形态不立即发生变化,而是出现逐渐死亡的过程。

6. **活检针** 目前常用的活检针可分为细胞抽吸针、组织切割针和环钻针(图12-14):①细胞抽吸针为金属细针,尾端接注射器,负压状态下在组织中抽插,以获得组织碎屑和细胞团进行细胞病理学检查;②组织切割针是目前最常用的活检针,其针尖部设计成槽状,外部有锋利的金属外套管,由针尾部的弹簧激发,利用切割力将局部组织切取至针槽中;③环钻针又称骨活检针,用于骨组织活检,是用锋利的环钻配以针芯,用针芯尖端刺透骨皮质后,再用针柄施以反复旋转并产生向前推进的外力,利用环钻不断切割松质骨,将骨组织填塞到针道内取出。

二、非血管介入基本技术

1. **经皮穿刺引流术** 经皮穿刺引流术是常用的非血管操作技术,是通过经皮操作在发生阻塞性

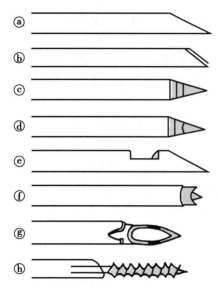

图 12-14　活检针的形状与大小

a. Chiba 抽吸针 20G、21G；b. Turner 抽吸针 16～22G；c. Madayag 抽吸针 22G；d. Greene 抽吸针 22G、23G；e. Westcott 切割针 20G；f. Franseen 旋切针 18～22G；g. Otto 旋切针 18～21G；h. Rotex 环钻针 22G

扩张的生理性管道或病理性腔隙中置入引流管,进行引流治疗的技术手段。主要包括经皮经肝胆道引流术(percutaneous transhepatic cholangic drainage,PTCD),经皮脓肿或囊肿引流术,经皮造瘘术等。

(1)PTCD:PTCD 是在经皮经肝穿刺胆管造影的基础上发展起来的一种非血管介入技术,应用于各种良恶性疾病引起的梗阻性黄疸的治疗。治疗目的在于迅速缓解肝内胆管的张力,消退黄疸,控制胆系感染,改善症状,也可作为长期姑息性治疗手段。近年来随着介入器材和穿刺技术的不断进步和发展,PTCD 的适应证也在不断扩大,形成了包括外引流术、内外引流术、内引流术等多种介入技术。

(2)脓肿或囊肿的穿刺引流术:其已成为介入治疗技术中可以取代外科手术而被积极推行的方法。近年来,随着影像诊断技术的进步,穿刺定位越来越准确,应用的领域也越来越广泛。可治疗的部位包括胸腹腔各个脏器脓肿和囊肿,如肝脓肿、脾脓肿、胸腹腔包裹积液、肝和肾囊肿等。

(3)经皮造瘘术:经皮造瘘术包括胃造瘘术和肾盂造瘘术:前者适用于食道梗阻性疾病,用于解决患者的进食问题;后者适用于各种盆腔及腹膜后恶性肿瘤阻塞输尿管者,用于解除尿路梗阻。

2. 球囊扩张成形术　非血管管腔的球囊扩张成形术类似于血管扩张成形术,是指利用不同直径的球囊导管对血管以外的生理性管腔或管道的狭窄、阻塞性病变进行扩张,使其恢复通畅和排泄功能的治疗技术。经生理性体表开口或经皮穿刺路径向管腔内输送球囊导管,以一定压力向球囊内注射对比剂,使球囊充盈,利用球囊的膨胀力扩张病变段管腔,使得管壁弹力纤维或肌层撕裂而达到治疗目的。球囊扩张成形术适用于非血管管腔的良性狭窄或阻塞性病变,如贲门失弛缓症、食管-胃吻合口狭窄、胆肠吻合口狭窄、输尿管和尿道的瘢痕性狭窄、输卵管阻塞等。部分病变会在治疗后出现弹性回缩现象,因此有些疾病的球囊扩张治疗常需要反复进行。

3. 支架置入术　支架置入术是利用支架输送器将预先压缩在输送系统中的支架沿导丝送至狭窄的非血管管腔,跨越狭窄段时释放支架,利用支架持续向外的膨胀力扩张管腔,解除梗阻。支架置入技术适用于恶性病变引起的非血管管腔梗阻,如胆管癌或胰头癌所致的梗阻性黄疸,食管癌所致的食管梗阻,胰头癌或腹腔淋巴结转移癌所致的十二指肠梗阻,结直肠癌引起的大肠梗阻,肺癌引起的气管受压或侵犯等;也可用于经球囊扩张无效的良性狭窄,如炎性或手术后狭窄。此外,也常用覆膜支架封堵管腔瘘口,如食管气管瘘等。支架置入术常见的并发症包括:支架移位或脱落、异物感及疼痛、管腔破裂穿孔、邻近脏器受压、正常管腔分支受阻、管腔再狭窄与闭塞、侧漏、反流等。

4. 经皮肿瘤消融术　经皮肿瘤消融术是在影像设备的引导下,采用经皮穿刺的方式,对肿瘤进行物理或化学方式灭活,以达到治疗肿瘤目的的介入治疗技术。依据影像学的引导设备分为:超声引导、CT 引导、MRI 引导。依据采用的肿瘤消融方式分为物理消融及化学消融:①如前所述,物理消融的主要方式包括 RFA、MWA、冷冻消融、IRE 等;②化学消融主要是无水乙醇和乙酸消融。近年来,随着影像引导设备的发展和消融设备、技术的不断改进,肿瘤消融技术的临床应用越来越广泛,其临床疗效得到充分肯定。目前,已有足够的循证医学证据表明,小肝癌进行消融治疗与根治性外科切除的中远期生存率相仿。由于经皮消融技术的创伤小,适应证范围广,因而具有良好的发展前景。

5. 放射性粒子植入术　放射性粒子植入治疗又称组织间近距离放射治疗(interstitial brachythera-py),是指将放射性核素包裹在金属包壳内制成细小棒状的种子源,通过细针插植途径将其按照一定的空间排布方式种植在肿瘤组织内,其发出的低能 γ 射线对肿瘤细胞长时间持续照射,从而灭活肿瘤。目前临床最常用的放射性核素为^{125}I 和^{103}Pd。植入粒子的数量根据肿瘤大小、部位、类型等特点而定。目前临床上多用于治疗前列腺癌、头颈部肿瘤、肺癌及恶性骨肿瘤等。

6. 经皮椎体成形术　经皮椎体成形术(percutaneous vertebroplasty,PVP)是指通过经皮插入椎体的穿刺针注入骨水泥以达到加固病变椎体和缓解疼痛的微创介入治疗技术,适用于椎体原发及转移性恶性肿瘤、部分椎体良性肿瘤如血管瘤等、骨质疏松伴压缩性骨折,特别是伴有病变椎体疼痛的患者。经皮椎体后凸成形术(percutaneous kyphoplasty,PKP)是经皮椎体成形术的改良与发展,该技术采用经皮穿刺椎体内气囊扩张的方法先使椎体复位,并在椎体内部形成空间,然后再注入骨水泥。PKP不仅可解除或缓解疼痛症状,还可以明显恢复被压缩椎体的高度,增加椎体的刚度和强度,使脊柱的生理曲度得到恢复,并可增加胸腹腔的容积与改善脏器功能。

7. 影像引导下经皮穿刺活检术　该技术是在影像设备如超声、CT 等的引导下,利用活检针经皮穿刺取得病变组织进行细胞学、组织病理学、基因学或微生物病原学检查,以明确诊断并指导治疗的一种介入技术。例如应用恶性肿瘤活检组织进行组织学分型和相关基因突变检测可以指导化疗方案制订和选择靶向治疗药物,炎症性病变的细菌学检测可以指导抗生素治疗等。不同影像引导设备适合于不同位置的穿刺活检,例如肝、脾、肾等内脏病变和甲状腺等浅表器官适合超声引导,而肺、纵隔、骨骼、腹膜后病变则较适合用 CT 引导,目前 MRI 引导方式因对活检器材和环境要求较高,尚未广泛应用。

(徐　克)

第十三章　血管疾病的介入治疗

目前,介入治疗在血管疾病中的应用日益广泛,已经逐渐替代了某些外科手术,成为临床治疗的首选方法。本章将按部位对血管疾病的介入治疗进行讲述。

第一节　主动脉疾病

随着人类生活方式的改变,近年来主动脉疾病,尤其是主动脉夹层和腹主动脉瘤的发病率呈上升趋势。其特点为起病急,病死率高。以往多采用外科开腹手术治疗,创伤大,并发症和死亡率均较高。随着介入技术的发展和介入手术器材性能的改进,目前利用介入治疗技术进行的主动脉腔内修复术已经成为该类疾病的主要的治疗方法之一。

准确的术前评估和完善的术前准备是介入治疗成功与否的关键,患者在行必要的体检和实验室检查后,还需行主动脉全程及其分支血管的 CTA 检查。术前根据 CTA 影像资料,制订相应治疗方案,包括支架的选择、手术方式的制订等。

一、主动脉夹层

主动脉夹层(aortic dissection,AD)又称主动脉夹层动脉瘤,是由于主动脉内膜破损,高压血流冲入血管壁造成中层撕裂而形成的。AD 起病凶险,死亡率高。高峰年龄为 50~60 岁,发病后 2 周内 70% 左右患者死于主动脉破裂,心包填塞等严重并发症。

临床上根据内膜破裂口部位和主动脉夹层累及的范围有以下两种分型:①Stanford 分型:A 型:内膜瓣破口可位于升主动脉、主动脉弓或近段降主动脉,病变扩展可累及升主动脉、弓部,也可延及降主动脉甚至腹主动脉;B 型:内膜瓣破口常位于主动脉峡部,病变扩展仅累及降主动脉或延伸至腹主动脉,但不累及升主动脉。②DeBakey 分型:Ⅰ型:内膜瓣破口位于升主动脉,而扩展累及腹主动脉;Ⅱ型:内膜瓣破口位于升主动脉,而扩展仅限于升主动脉;Ⅲ型:内膜瓣破口位于主动脉峡部,而扩展可仅累及降主动脉(Ⅲa 型)或达腹主动脉(Ⅲb 型)。Standford A 型相当于 DeBakey Ⅰ型和Ⅱ型,占主动脉夹层的 65%~70%;Stanford B 型相当于 DeBakey Ⅲ型,占 30%~35%。发病在 2 周以内者为急性期,2 周以后为慢性期。

(一) 适应证与禁忌证

1. **适应证**　胸主动脉腔内修复术(thoracic endovascular aortic repair,TEVAR)的临床指征为急性或亚急性复杂型 AD。复杂型 AD 主要指伴有持续性或发作性难以控制的疼痛、药物难以控制的高血压、主动脉的进行性扩张、脏器或肢体缺血和先兆破裂表现。非复杂型 AD,则可严密观察、随访。近年来由于腔内修复术的不断成熟和广泛开展,TEVAR 的适应证也有逐渐放宽的趋势。对于慢性 AD,腔内治疗的适应证主要包括:①主动脉最大径大于 5cm;②主动脉夹层的迅速增大(大于 5mm/6 个月);③合并内脏、下肢动脉的严重缺血;④Marfan 综合征或其他结缔组织病患者;⑤长期进行糖皮质激素治疗以及主动脉峡部缩窄者。

2. **禁忌证**　主要包括:①因髂动脉严重迂曲或闭塞,且不能纠正而无介入治疗入路者;②双侧股动脉受夹层累及,造成重度狭窄者;③碘过敏者;④凝血机制障碍及肝、肾功能衰竭者。

（二）介入技术与操作方法

目前,TEVAR 技术主要用于 Standford B 型主动脉夹层,以下就 B 型主动脉夹层的腔内修复术的操作做一简要介绍。

1. **入路选择** 早期主要采用股动脉切开入路,近年由于血管缝合器的应用和覆膜支架(stent-graft)置入系统的不断改进,股动脉切开逐渐被经皮穿刺技术取代。

2. **诊断性血管造影** 经股动脉穿刺行胸主动脉造影,确定主动脉夹层的类型和破口的具体位置并测量破口与左锁骨下动脉的距离(图 13-1a)。结合 CTA 和血管造影测量结果,选择直径和长度合适的覆膜支架。

3. **覆膜支架置入** 沿加硬导丝将支架推送器缓慢推至主动脉弓,根据 CTA 和造影确定的破裂孔位置,将支架近端覆膜缘置于左锁骨下动脉开口以远或左颈总动脉开口以远。对于后者,术前需要做好评估,防止因左锁骨下动脉被封堵造成的椎动脉盗血引起脑缺血症状。当位置确认无误后即可释放支架,完全释放后即可撤出支架推送器。

4. **血管造影** 支架释放后再次行主动脉弓造影,观察支架的位置是否正确,夹层破裂口是否完全封堵,夹层假腔是否仍然显影、弓上动脉是否通畅以及远端重要脏器动脉供血情况等(图 13-1b)。

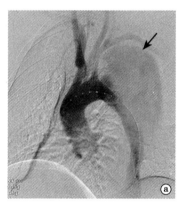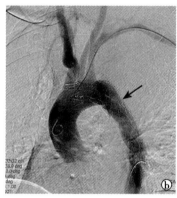

图 13-1 胸主动脉夹层腔内修复术

a. DSA 检查示胸主动脉夹层,假腔巨大(↑);b. 支架(↑)释放后再次行主动脉弓造影,夹层破裂口完全封堵

（三）并发症及其防治

1. **髂股动脉损伤** 当直径较粗的推送系统通过严重扭曲的髂动脉时,可引起动脉壁的损伤甚至动脉破裂出血,动脉壁钙化性粥样斑块可加剧这种损伤。为此,应术前通过 CTA 对髂股动脉的直径和走行做全面评价,选择小直径推送器。

2. **内瘘** 主动脉夹层经 TEVAR 治疗术后可发生内瘘。术后复查以增强 CT 效果最佳。介入治疗仍可作为内漏的首选治疗方法,可置入第二个覆膜支架以封闭内瘘,或者在内瘘处行介入栓塞封堵术。

3. **TEVAR 术后综合征** 该综合征出现在介入治疗 7 天内。患者常感背部疼痛或发热,但没有白细胞计数升高等感染表现,可能与假腔内血栓形成有关。因此没有特殊的临床意义,可口服药物对症处理。

4. **脊髓缺血** 是 TEVAR 术后严重神经系统并发症,文献报道发生率为 0% ~ 15%,其中截瘫的发病率为 0.8% ~ 3.6%。主动脉长段支架覆盖、围术期血流动力学不稳定以及既往腹主动脉瘤修复术为脊髓缺血的高危因素。

（四）疗效评价

临床研究资料表明,TEVAR 治疗复杂型 Stanford B 型主动脉夹层,患者术后生活质量有大幅度提高。TEVAR 技术成功率接近 100% ,破裂口完全封闭率为 80% 左右,假腔闭塞率为 30% 左右。由于主动脉夹层 TEVAR 治疗的长期效果尚不明确,因此 TEVAR 术后应定期随访。随访内容主要是检查有无远期内瘘、假腔有无闭合等。

二、腹主动脉瘤

腹主动脉瘤(abdominal aortic aneurysm,AAA)是由各种原因引起腹主动脉壁的局部薄弱,继而扩张、膨出形成的梭型或囊型瘤样扩张。当腹主动脉瘤直径达到一定程度时,不经积极治疗,预后极差。临床上患者多无症状,常在查体时发现,表现为腹部搏动性包块,瘤体较大时也可出现对周围器官的压迫症状。若腹痛突然加剧或出现休克症状时,应考虑动脉瘤破裂的可能;一旦破裂死亡率可高达23%～69%。1991 年开始应用介入技术治疗 AAA 动脉瘤并获得成功,此后腹主动脉瘤腔内修复术(endovascular aneurysm repair,EVAR)获得了广泛应用。

AAA 按病理可分为两型:①真性 AAA,主动脉管腔异常扩张,但管壁保留完整,瘤壁包括内膜、中膜、外膜全层;②假性 AAA,系多种原因引起的血管壁破裂,在其周围形成的局限性纤维包裹性血肿,并与主动脉管腔相通,瘤壁的成分为纤维组织而不是血管壁结构。这里主要叙述真性 AAA。

(一) 适应证与禁忌证

1. 适应证　肾动脉分支平面以下的腹主动脉瘤且瘤体直径>5cm 者;瘤体直径为 4～5cm,但动脉瘤有破裂趋向者,如伴重度高血压、瘤壁厚薄不等或有子瘤以及有疼痛症状;瘤体近期增长迅速,即6 个月内直径增加超过 5mm 者。

2. 禁忌证　主要包括因髂股动脉严重迂曲或闭塞,且不能纠正而无介入操作入路者;碘对比剂过敏不能行血管造影者;严重凝血机制障碍及肝、肾功能衰竭者。

(二) 介入技术与操作方法

主动脉瘤的介入治疗,主要采用覆膜支架腔内隔绝主动脉瘤,又称主动脉瘤腔内修复术(EVAR)。

1. 入路选择　与 TEVAR 相同。

2. 诊断性血管造影　经股动脉穿刺行腹主动脉造影,再次对主动脉瘤的病理类型,尤其是 AAA 的瘤颈、是否累及肾动脉等进行评估(图 13-2a)。结合 CTA 和血管造影测量结果,选择大小、形状合适的覆膜支架。

3. 覆膜支架置入　沿加硬导丝将支架推送器缓慢推至腹主动脉。根据 CTA 和造影结果确定的支架近端位置,必要时通过左肱动脉置管造影确定支架的近端位置。当位置确认无误后即可释放支架,同时应暂时性药物控制低血压状态。支架完全释放后,即可撤出支架推送器。

4. 血管造影　支架完全释放后,再次行腹主动脉造影,主要观察支架的位置是否正确,主动脉瘤腔是否完全隔绝(图 13-2b)。

(三) 并发症及其防治

与胸主动脉腔内修复术(TEVAR)相同。

(四) 疗效评价

腹主动脉腔内修复术(EVAR)的成功标准是 AAA 被完全隔绝,无覆膜支架周围“内瘘”存在。目前经多中心研究,已证实 EVAR 与传统外科手术相比,在治疗成功率、围术期死亡率和中远期疗效等方面无统计学差异。

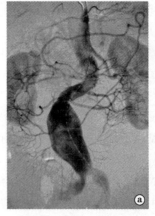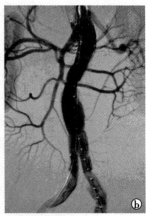

图 13-2　腹主动脉瘤腔内修复术

a. 术前腹主动脉造影,显示腹主动脉呈瘤样扩张;b. 术后造影,显示覆膜支架内血流通畅,瘤体未见对比剂,未见内瘘

第二节　分支动脉狭窄、闭塞性疾病

分支动脉主要是指自胸、腹主动脉发出的各级分支动脉。此类动脉狭窄、闭塞是一类常见的动脉系统疾病,病因包括动脉粥样硬化、大动脉炎等,也是糖尿病的主要并发症之一。对于局限性的狭窄应首先考虑经皮球囊扩张(PTA)治疗,无效者进行血管内支架置入治疗;对于长段的狭窄、闭塞或有容易脱落的不稳定动脉硬化斑块时则直接进行血管内支架置入治疗。术前必要的影像学评估可以指导手术方案的制订与选择,是手术成功的前提。具体影像学评估手段包括CT血管造影(CTA)、MR血管造影(MRA)、DSA等。围术期和术后药物的应用对保证手术的成功和防止并发症的发生,以及预防支架术后的再狭窄都有重要作用。具体包括:①抗血小板药物治疗;②抗凝治疗。此外,术后也应积极的控制血压、戒烟并进行降血脂等治疗,以预防血管内支架的再狭窄。

一、弓上动脉狭窄、闭塞

弓上动脉狭窄、闭塞可累及头臂动脉、颈动脉、锁骨下动脉及椎动脉等,这里只以颈动脉狭窄为例进行介绍。颈动脉狭窄是缺血性脑中风的主要原因。以往外科行颈动脉内膜剥脱术(carotid endarterectomy,CEA)治疗,但由于手术和麻醉风险与并发症较多,使得该手术开展受到一定限制。目前,血管内支架技术已逐渐用于颈动脉狭窄的治疗,并已证明颈动脉支架(carotid artery stenting,CAS)具有较高的安全性和有效性。

(一)适应证与禁忌证

1. **适应证**　①症状性颈动脉狭窄,管腔狭窄(直径)大于50%,伴有溃疡和(或)不稳定斑块者可适当放宽;症状性颈动脉狭窄,主要指患者已经发生过病变血管侧脑梗死,或者多次、反复发生病变血管侧脑短暂性缺血发作(transient ischemic attack,TIA),或者病变血管侧的眼部症状,如黑矇、视物不清等;②无症状双侧颈动脉狭窄,管腔狭窄达到70%,也应积极治疗;③无症状单侧颈动脉狭窄,管腔狭窄大于80%者。

2. **禁忌证**　①严重的神经系统疾患,如病变侧的脑功能已完全丧失等患者;②颈动脉完全闭塞性病变,伴有造影证实的腔内血栓;③伴有颅内动静脉畸形或动脉瘤,又不能同时给予治愈者;④3个月内发生颅内出血或4周内发生严重脑卒中者;⑤严重心肝肾功能障碍等血管造影禁忌者。

(二)介入技术与操作方法

1. **诊断性血管造影**　首先行颈动脉和全脑血管造影检查,明确颈动脉狭窄侧别、部位、程度和颅内动脉分支情况。

2. **PTA和颈动脉支架置入术**　需使用栓子保护装置(embolic protection device,EPD),以防止术中粥样硬化斑块或血栓脱落而引发严重脑梗死,目前临床上应用最多的是远端EPD。在行球囊扩张和支架置入前,将远端保护装置越过狭窄,并置于狭窄远端3~5cm颈内动脉处。在确定保护装置打开和位置无误后,对于重度狭窄(70%以上)病变,使用4~6mm直径球囊对狭窄病变先进行有效的预扩张后再置入支架。若狭窄病变不严重,也可直接置入支架。

3. **血管造影**　支架成功置入并经血管造影证实后,可取出EPD(图13-3)。

(三)并发症及其防治

1. **脑梗死**　为CAS最严重的并发症。栓子主要来源于术中病变部位脱落的血栓和粥样硬化斑块碎片。栓子保护装置可以有效地降低术中栓塞事件的发生率。

2. **再灌注损伤**　常表现为头痛和癫痫发作,严重时可以发生脑出血,危及生命。围术期有效的血压控制是预防再灌注损伤的最有效手段。一旦出现再灌注损伤的临床症状,应立即停止抗凝治疗,其他治疗措施与高血压自发性脑出血的处理相同。

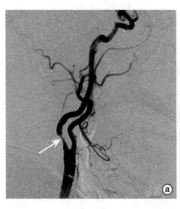
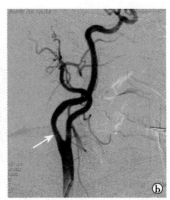

图13-3　颈动脉支架置入术

a. 术前右侧颈总动脉造影,显示右侧颈内动脉起始段重度偏心性狭窄(↑);b. 术后右侧颈总动脉造影,显示支架充分覆盖斑块,血流通畅(↑),未见明显残余狭窄及充盈缺损

3. 心动过缓和低血压　对颈动脉分叉部位进行球囊扩张时,颈动脉体受压可导致反应性心动过缓与低血压,严重时患者可出现意识丧失。一旦发生,应立即给予阿托品治疗,严重低血压需应用多巴胺等药物。

（四）疗效评价

CAS技术成功的标准为:①残存狭窄小于30%;②临床症状减轻或消失;③无严重并发症发生。目前,CAS的技术成功率为90%~100%,围术期并发症发生率为2%~5%左右。随访5年,CAS术后血管再狭窄率为5%~10%左右。

二、肾动脉狭窄

肾动脉狭窄临床上主要表现为难治性高血压和(或)肾功能不全。肾动脉狭窄导致的高血压,即肾血管性高血压约占高血压人群的5%。病因以动脉粥样硬化为主,约占75%;年轻患者则以大动脉炎居多;其他病因如纤维肌肉发育不良等所占比例较少。目前,经皮肾动脉球囊扩张成形术(percutaneous transluminal renal angioplasty,PTRA)和血管内支架的介入技术已广泛用于肾动脉狭窄的治疗,由于其安全、有效,已经取代传统外科手术,成为肾动脉狭窄的首选治疗方法。

（一）适应证与禁忌证

1. 适应证　任何原因造成的肾动脉狭窄,无论是原位肾、移植肾还是血管搭桥肾的肾动脉狭窄,也无论肾素血管紧张素测定是否异常,只要临床上表现有难治性高血压或病变侧肾功能障碍,局部肾动脉管腔狭窄测量超过50%,或超声监测狭窄局部血流速度超过180cm/s,均是肾动脉腔内成形术的适应证。

2. 禁忌证　①严重心、脑、肝等重要器官功能障碍;②凝血机制异常,明显出血倾向;③感染状态或大动脉炎活动期等;④狭窄段广泛或累及动脉全长,或狭窄累及到肾内动脉分支;⑤严重肾萎缩,肾功能完全丧失者。

（二）介入技术与操作方法

1. 诊断性血管造影检查　行肾动脉造影,以明确有无肾动脉狭窄、狭窄的部位和狭窄的程度以及狭窄两端的正常动脉管腔直径,据此制订治疗方案。

2. PTRA和（或）支架置入术　首先,将导丝越过狭窄至治疗血管的远端分支,此是治疗成功的关键。若决定行单纯PTRA,即可选择直径与狭窄两端正常动脉相同的球囊,对狭窄段行单纯球囊扩张。若决定置入血管内支架,则选择比正常肾动脉小1~2mm的球囊对重度狭窄(狭窄程度>85%)血管作预扩张,然后释放支架。狭窄不足85%,可直接置入血管内支架。

3. **血管造影**　于球囊扩张和（或）支架置入后进行肾动脉造影,以评估狭窄血管的开通情况以及远端血管分支与肾实质供血情况(图 13-4)。

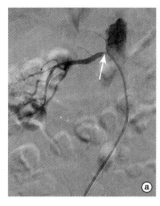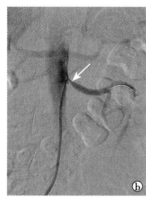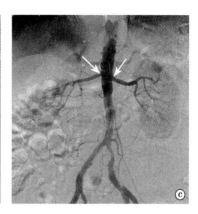

图 13-4　双侧肾动脉支架置入术

a. 术前右肾动脉造影,可见右肾动脉开口约 70% 偏心性狭窄(↑);b. 术前左肾动脉造影,可见左肾动脉开口约 80% 偏心性狭窄,局部斑块形成(↑);c. 双侧肾动脉支架置入术后,腹主动脉造影,双肾动脉血流通畅(↑),未见明显残余狭窄

（三）并发症及其防治

1. **穿刺点并发症**　由于术中肝素化,穿刺点局部血肿形成较为常见。一般血肿会自行吸收,不需特殊处理。严重血肿压迫动脉、影响肢体血供时应及时行血肿清除术。

2. **急性脏器动脉血栓或栓塞**　PTRA 和(或)血管内支架置入术中有可能发生急性动脉血栓或栓塞事件(约 1%),致远端动脉分支闭塞。一旦发生应立即行动脉溶栓术。

3. **动脉内膜撕脱（肾动脉夹层）**　单纯 PTRA 使用大球囊扩张时较常见(2% ~ 4%),一旦发生可停止操作,如不影响远端供血,可观察 2 周后再行治疗。但目前多主张立即置入血管内支架治疗,十分有效。

4. **肾动脉破裂出血**　主要因操作不慎、导丝导管过硬或强行球囊扩张造成。出血轻者可保守治疗;若大量出血致血压和血红蛋白浓度下降,应尽快行肾动脉 CTA 和(或)肾动脉造影检查,发现出血部位后行出血动脉的覆膜支架封堵治疗或栓塞治疗,必要时转外科手术治疗。

（四）疗效评价

肾动脉狭窄的 PTRA 和(或)支架置入术成功率可高达 90% ~ 100%,介入治疗降压有效率以肾动脉纤维肌肉发育不良疗效最佳(90% ~ 100%),动脉粥样硬化次之(60% ~ 80%),大动脉炎最差。据报道,术后 1 年单纯 PTRA 再狭窄率为 20% ~ 30%,支架置入术为 10% 左右,因此,多主张直接行支架置入术。

三、主髂动脉闭塞症

主髂动脉闭塞症(aortoiliac occlusive disease,AIOD)的病因主要是动脉粥样硬化及大动脉炎,以及较罕见的血栓性脉管炎(Buerger 病)、先天性或获得性主动脉缩窄、血管纤维肌发育不良等全身性疾病。发病年龄多为 50 ~ 60 岁。主髂动脉狭窄、闭塞的主要临床症状是间歇性跛行、部分患者伴有阳痿(Leriche 综合征),病变严重者可出现静息痛和下肢缺血坏死。

（一）适应证与禁忌证

1. **适应证**　症状性主髂动脉狭窄、闭塞性病变:①主髂动脉管腔狭窄超过 50%;②间歇性跛行、静息痛或足部缺血性破溃及坏疽;③股动脉搏动减弱或消失;④节段动脉压测定提示股肱指数和踝肱指数降低。

2. **禁忌证**　①无法纠正的凝血功能障碍;②碘对比剂过敏;③无法耐受介入手术或无法仰卧;

④透析无效的严重肾功能不全;⑤全身系统感染;⑥大动脉炎活动期;⑦病变范围广泛,闭塞严重,无法开通者。

（二）介入技术与操作方法

1. **入路选择**　根据术前影像学评估选择手术入路,病变同侧或对侧股动脉穿刺为最常用入路;根据病变的部位和范围,也可选择左侧肱动脉入路;必要时可在超声引导下穿刺。

2. **诊断性血管造影**　应用多侧孔造影导管在腹主动脉末端进行造影（图 13-5a）,以了解主髂动脉闭塞情况。

3. **PTA 和（或）血管内支架置入术**　首先,开通狭窄、闭塞段,通常选用方向可调节导管及超滑导丝开通狭窄、闭塞段血管,开通过程中应力求操作导丝轻柔,避免血管穿孔、破裂等并发症的发生。对于伴有急性血栓形成者,可进行术中经导管溶栓治疗,以利于导丝开通。对于局限性短段闭塞病变或节段性狭窄病变可单纯进行 PTA 治疗,对于长段闭塞性病变开通成功后需立即置入血管内支架来覆盖整个病变血管段。如支架释放后展开不良,可应用球囊导管进行后扩张（图 13-5b）。

4. **血管造影**　支架置入及球囊扩张后应进行血管造影评估,评估内容包括主髂动脉血流情况及是否有远端动脉栓塞（图 13-5c）。

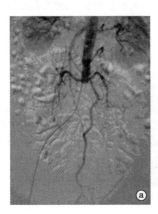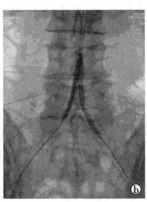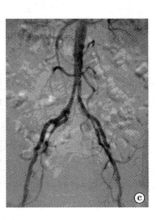

图 13-5　主髂动脉闭塞症的介入治疗

a. 经右股动脉穿刺拟行开通右髂动脉及主动脉闭塞段,行 DSA 显示腹主动脉末端及双侧髂动脉完全闭塞;b. 经双侧股动脉开通闭塞段后,置入球囊对病变段行对吻式扩张成形;c. 对吻式支架置入术后,DSA 显示闭塞段血供恢复

（三）并发症及其防治

1. **动脉夹层、假性动脉瘤形成或破裂**　开通动脉闭塞段时应操作轻柔,一旦出现夹层,应密切随访观察;若出现假性动脉瘤或髂动脉穿孔或破裂,应在损伤处用低压充盈球囊止血,并尽快置入覆膜血管内支架。必要时外科手术处理。

2. **远端分支动脉栓塞**　通常是由于介入操作过程中闭塞段动脉的小硬化斑块破裂及碎片脱落并随血流堵塞分支血管引起,一旦发生应给予罂粟碱或前列地尔等血管扩张药物,观察肢体血供情况,必要时给予小剂量溶栓药物。

3. **闭塞段急性血栓形成**　如无抗凝禁忌证,术中应充分抗凝,避免急性血栓形成。一旦出现应在术中给予经导管局部溶栓治疗。

4. **穿刺部位血肿或假性动脉瘤形成**　血管穿刺时应准确定位,术后穿刺点应确切止血。一般血肿会自行吸收,不需特殊处理。严重血肿压迫动脉、影响肢体血供时应及时行血肿清除术。

5. **远期并发症**　有支架断裂及支架内再狭窄等,可以再次进行开通及相应的 PTA 等治疗。

（四）疗效评价

介入手术后 3 个月、1 年及 2 年时应对患者进行随访观察。随访内容包括:①间歇性跛行等症状恢复情况;②体检:下肢皮肤颜色,温度,感觉及股动脉和足背动脉搏动情况;③如有症状复发或加重,应进行 CTA 检查,如高度怀疑支架内再狭窄,必要时可进行 DSA 血管造影检查。

主髂动脉狭窄、闭塞性病变介入治疗疗效的评估主要包括三方面:技术成功率、临床成功率和通畅率。由于介入治疗有较高的安全性及临床成功率,其已成为症状性主髂动脉狭窄、闭塞性病变的首选治疗方法。

四、下肢动脉狭窄、闭塞

下肢动脉缺血性疾病的发病率为 3% ~10%,并呈逐渐增高趋势,在大于 70 岁的人群中发病率上升为 15% ~20%。临床症状主要表现为下肢疼痛、麻木、皮温凉、皮色苍白、间歇性跛行(intermittent claudication,IC),下肢动脉搏动减弱或消失,踝肱指数降低,严重的下肢缺血,可表现为静息痛甚至组织缺血坏疽。根据狭窄、闭塞性病变的部位不同又分为股腘动脉狭窄、闭塞及膝下动脉狭窄、闭塞。

(一)股腘动脉狭窄、闭塞

股腘动脉狭窄、闭塞性病变常见于动脉粥样硬化的患者,根据 TASC(TransAtlantic Inter-Society Consensus)Ⅱ最新给出的建议,依股腘动脉狭窄、闭塞病变的部位、程度等形态学特点将其分为四个级别,称 TASC Ⅱ分级(表 13-1)。治疗的目的为缓解下肢缺血的症状与体征,提高生活质量。

表 13-1　股腘动脉病变 TASC Ⅱ分级

A 级	1. 长度≤10cm 的单发狭窄病变
	2. 长度≤5cm 的单发闭塞病变
B 级	1. 多发狭窄/闭塞病变,每段长度≤5cm
	2. 长度≤15cm 的单发狭窄或闭塞病变,未累及膝下腘动脉
	3. 膝下胫腓动脉血流不连续,流出道条件不好的单发或多发病变
	4. 长度≤5cm 的伴有严重钙化的闭塞性病变
	5. 单发腘动脉狭窄
C 级	1. 多发狭窄或闭塞性病变,总长度>15cm,伴有或不伴有严重钙化
	2. 经过两次介入治疗后的复发狭窄或闭塞病变
D 级	1. 股总或股浅动脉的慢性完全闭塞(长度>20cm,累及腘动脉)
	2. 腘动脉及胫腓干慢性完全闭塞

1. 适应证与禁忌证

(1)适应证:①有间歇性跛行及严重下肢缺血表现,如缺血性静息痛、皮肤溃疡及坏疽者;②TASC Ⅱ分级中的 A 级和 B 级病变。

(2)禁忌证:①无法纠正的凝血功能障碍;②碘对比剂过敏者;③无法耐受介入手术或无法仰卧;④透析无效的严重肾功能不全;⑤全身系统感染或缺血肢体局部严重感染。

2. 介入技术与操作方法

(1)入路选择:股动脉穿刺为最常用入路,根据病变的位置可选择病变对侧股动脉逆行性穿刺或病变侧股动脉顺行性穿刺;必要时可在超声或透视引导下行腘动脉穿刺。

(2)诊断性血管造影(图 13-6a):行下肢动脉选择性造影,必要时可进行斜位造影以显示股深动脉与股浅动脉分叉。

(3)球囊导管扩张术和(或)血管内支架置入术:首先,应用超滑导丝开通狭窄、闭塞段血管。复杂的长段狭窄、闭塞病变的开通较困难,必要时可用内膜下开通技术,即导丝及导管在内膜下通过闭塞段后再返回到真腔。开通过程中应力求操作导丝轻柔,避免血管穿孔、破裂等并发症的发生。

狭窄闭塞段开通成功后进行球囊扩张成形术,必要时立即置入血管内支架来覆盖整个病变血管段(图 13-6b)。对于支架展开不良者,可应用球囊导管进行后扩张(图 13-6c)。位于骨关节处的股总动脉及腘动脉病变应尽量避免置入支架,以防由于关节反复屈曲导致远期支架折断。

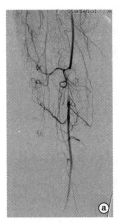
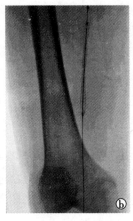
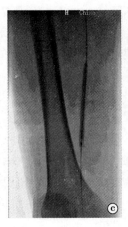
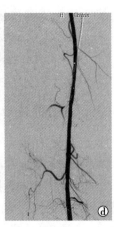

图 13-6　股动脉闭塞的介入治疗

a. DSA 提示右股动脉远段闭塞性病变；b. 顺行性开通后置入血管内支架，支架展开不佳；c. 对支架进行球囊后扩张；d. DSA 显示扩张后支架内血流通畅

（4）血管造影：支架置入及球囊扩张后应行血管造影（图 13-6d），以评估动脉血流情况及是否有远端动脉栓塞。

3. 并发症及其防治 参见本节"主髂动脉闭塞症"。

4. 疗效评价 患者接受介入治疗术后需在 3 个月、1 年及 2 年时定期随访观察。随访内容同主髂动脉闭塞症，随访首选影像学方法为下肢动脉超声多普勒检查，必要时行 CTA 或 DSA 检查。股腘动脉病变 PTA 的技术成功率均在 95% 以上，术后三年通畅率为 52% ～68%；血管内支架置入术与单纯 PTA 相比具有更高的技术成功率及通畅率。

近年来，由于各种介入器材的研制与开发，大大拓宽了下肢动脉狭窄、闭塞病变的介入治疗适应证并提高了介入治疗的技术成功率与临床疗效。对于开通失败的闭塞性病变或不适于置入血管内支架的骨关节处血管病变，可进行经皮斑块旋切术或斑块激光消融治疗等。

（二）膝下动脉狭窄、闭塞的介入治疗

膝下动脉（胫腓干、胫前动脉、胫后动脉和腓动脉）狭窄、闭塞多发生于高龄男性患者，通常有严重吸烟史和（或）糖尿病史，或发生于终末期肾病长期透析者等。一旦出现临界性下肢缺血（critical limb，CLI），即药物保守治疗不能缓解的、持续两周以上的静息痛或无法愈合的缺血性破溃与坏疽，预后较差，很多患者不得不接受外科截肢治疗。近年来，随着介入技术和器材的不断发展，膝下动脉的血管再通术（infrapopliteal revascularization）已经成为挽救患者肢体的首选治疗方法。

1. 适应证与禁忌证

（1）适应证：由于膝下动脉的血管直径小，血管再通术后，再狭窄发生率较高，远期疗效差，因此只适用于有严重缺血性静息痛、皮肤溃疡及坏疽并有截肢风险的患者的保肢治疗。

（2）禁忌证：同股腘动脉狭窄、闭塞的介入治疗。

2. 介入技术与操作方法

（1）入路选择：股动脉穿刺为最常用入路，通常选择病变侧股动脉顺行性穿刺；必要时可在超声引导下行足背动脉、胫后动脉或腓动脉逆行穿刺。

（2）诊断性血管造影（图 13-7a）：应用单弯造影导管或支撑导管进行下肢动脉选择性造影，明确膝下动脉狭窄、闭塞情况。

（3）球囊导管扩张术及支架置入术：先开通狭窄、闭塞段，通常在导管支撑下用导丝开通狭窄、闭塞段血管，必要时可应用内膜下开通技术。狭窄、闭塞段开通成功后，进行微球囊扩张成形术（图 13-7b），球囊通常为直径 2.5～4.0mm 的长球囊；必要时可置入药物洗脱支架减少再狭窄的发生率。

（4）血管造影：支架置入及球囊扩张后应进行血管造影评估（图 13-7c），评估内容包括动脉血流

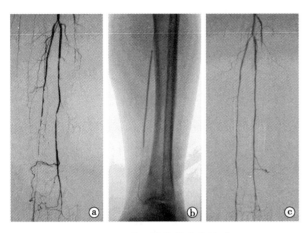

图 13-7　膝下动脉的介入治疗

a. DSA 提示胫前动脉完全闭塞,胫后动脉及腓动脉多发重度狭窄;b. 导丝开通胫后动脉后置入 3mm×120mm 球囊导管对病变进行扩张成形;c. 扩张后 DSA 显示胫后动脉血流明显改善

情况及是否有远端动脉栓塞或痉挛。

3. 并发症及其防治　由于膝下动脉纤细,各种操作易造成血管痉挛,应在操作前或操作过程中经导管给予硝酸甘油等扩血管药物进行预防,一旦发生,可停止操作,稍作观察后再行处理。余并发症及其防治参见本节"主髂动脉闭塞症"。

4. 疗效评价　由于膝下动脉直径小,远期通畅率差,且介入治疗的主要目的是临时改善膝下动脉血流灌注,缓解下肢缺血症状并挽救肢体,因此在进行介入治疗术后疗效评估时,主要关注患者的保肢生存率及保肢率两项指标。膝下动脉介入治疗后的 1 年和 3 年保肢生存率分别为 71% 和 52%,保肢率分别为 88% 和 49% ~65% 。

第三节　急性动脉出血性疾病

经导管动脉栓塞术、经导管药物灌注术以及覆膜支架置入术因创伤小,并能在挽救生命的同时最大限度保留脏器功能,因而被广泛用于各种病理性、创伤性、医源性急性动脉出血性疾病的止血治疗。常见的急性出血包括咯血、呕血、便血、血尿等。介入治疗前常规检查包括血常规、血型及凝血指标,如病情允许可同时进行血清肌酐水平和肝功能指标测定。为明确诊断及判断出血部位及病因,必要时可进行超声、增强 CT 扫描或纤维胃十二指肠镜、结肠镜检查。此外应准备好各种栓塞材料和止血药物,如明胶海绵、栓塞颗粒、弹簧圈、覆膜血管内支架、血管加压素等。患者就诊时通常病情危急,应在建立静脉通路,积极抗休克、止血等内科治疗的同时,争取时间尽快进行介入治疗。

一、适应证和禁忌证

1. 适应证　内科治疗无效、介入治疗疗效确切的急性动脉出血性疾病的根治性止血治疗;无法立即进行外科手术的急性动脉出血性疾病的姑息性止血治疗。其中主要包括:①病理性急性动脉出血性疾病,如支气管扩张、肺结核等引起的咯血,急性胃黏膜病变或消化道溃疡等引起的呕血及便血,肝脏良、恶性肿瘤破裂出血,以及泌尿、生殖等系统病变引起的出血等;②创伤性急性动脉出血性疾病,如外伤性肝、脾、肾等脏器破裂出血等;③医源性急性动脉损伤出血,如经皮肝脏或胆管穿刺引起的腹腔出血或胆道出血、肺活检引起的胸腔出血和肾活检引起的血尿等。

2. 禁忌证　急性动脉性出血的患者病情紧急,需进行介入治疗来挽救脏器及生命,因此绝对禁忌证仅限定严重碘对比剂禁忌者。相对禁忌证包括:①无法纠正的凝血功能障碍;②难以纠正的休克状态;③透析无效的严重肾功能不全。

二、介入技术与操作方法

(一) 入路选择
根据术前影像学评估选择手术入路,通常选择穿刺右侧股动脉作为入路。

(二) 诊断性血管造影
根据病情初步判定出血责任动脉,应用造影导管对所有可疑责任动脉进行诊断性血管造影,寻找出血点及确定需要治疗的靶动脉。典型的血管破裂出血的 DSA 造影征象为对比剂外溢,并在其他血管分支对比剂影像消失后仍然存在。根据出血量多少表现略有不同：少量活动性出血表现为形状不规整的散在点状对比剂浓聚（图13-8a）；较大量的活动性出血表现为对比剂由某个血管分支向外呈云雾状扩散（图13-8b）。

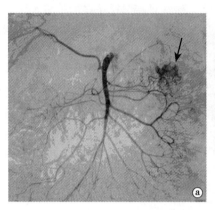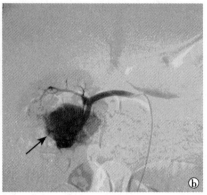

图13-8　动脉出血DSA表现

a. 消化道出血，DSA于肠系膜上动脉分支远端见散在点状对比剂影像（↑）；b. 血尿，DSA提示肾动脉远侧分支未显影，对比剂呈片状外溢（↑）

（三）经导管血管封堵术

1. 超选择插管并注入栓塞材料或灌注血管加压素　明确出血部位和责任供血动脉后，应用超滑导丝将导管选择性插入靶血管。如责任供血动脉直径小，可应用微导管进行选择性插管。再次造影确定后，经导管注入适合的栓塞材料，如明胶海绵颗粒、栓塞微球（图13-9）和弹簧圈（图13-10）；对于

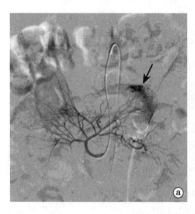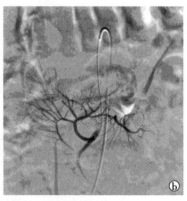

图13-9　肠系膜上动脉栓塞治疗消化道出血

a. 超选择性肠系膜上动脉造影，提示其末梢分支对比剂外溢进入肠腔（↑）；b. 经微导管注入栓塞微球后，对比剂外溢消失，出血停止

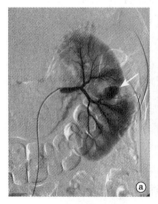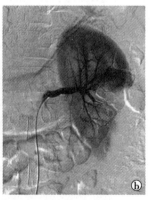

图13-10　肾动脉栓塞术治疗血尿

a. 肾动脉DSA检查，提示左肾动脉分支对比剂外溢（↑）；b. 经导管注入弹簧圈后，对比剂外溢停止

弥漫性病变或超选择插管困难的病例,可经导管灌注血管加压素进行局部止血治疗。

2. **覆膜血管内支架置入术**　对作为重要器官单一血供的直径稍大的动脉损伤、破裂或假性动脉瘤形成,为避免弹簧圈等栓塞材料造成供血器官的缺血坏死,可于病变血管段置入覆膜血管内支架对出血部位进行封堵(图13-11)。

(四)血管造影

治疗结束后再次血管造影评价疗效。

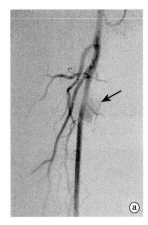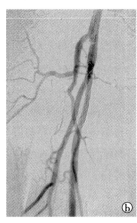

图 13-11　覆膜支架置入术治疗下肢动脉出血
a. 下肢 DSA 检查,提示右股浅动脉起始段对比剂呈云雾状外溢(↑);b. 置入覆膜支架后,对比剂外溢消失

三、并发症及其防治

(一)支气管动脉栓塞治疗咯血的并发症

1. **脊髓损伤**　部分患者支气管动脉与脊髓动脉共干,栓塞后造成脊髓动脉缺血、梗死,从而出现神经系统并发症。尽管其在临床中很少发生,但于栓塞前行支气管动脉造影辨别脊髓动脉共干仍是极为重要的。

2. **异位栓塞引起其他组织器官缺血梗死**　栓塞治疗前应力争超选择性插管,注射栓塞材料时应缓慢轻柔,避免栓塞剂反流到非靶血管。

(二)消化道出血栓塞或血管加压素灌注治疗的并发症

1. **血管栓塞后消化道缺血**　可引起的消化管狭窄、管壁溃疡和坏死,一旦发生应在生命体征平稳后进行外科手术切除病变肠管。

2. **血管加压素灌注引起的腹部绞痛**　通常会自行缓解或排便后缓解。

(三)肝动脉栓塞的并发症

1. **胆管缺血坏死**　因肝脏有门静脉和肝动脉双重血供,因此引起缺血并发症的发生率较低,极少数可出现胆管缺血坏死导致的胆道狭窄、胆汁瘤形成和胆汁渗漏并进一步引起肝组织坏死。

2. **肝脓肿**　肝组织缺血坏死并发感染形成肝脓肿,可通过经皮穿刺引流进行治疗。

3. **胆道狭窄**　是肝外伤的远期并发症,往往需要置入胆道支架。

(四)脾动脉栓塞的并发症

脾动脉栓塞后缺血梗死引起腹痛、发热等栓塞后综合征甚至脾脓肿。通常经内科保守治疗后可痊愈,必要时需脾脓肿穿刺引流或外科手术治疗。

(五)髂动脉各血管分支栓塞的并发症

由于骨盆内膀胱、直肠、生殖器官和盆腔软组织常有多重血供,如对侧髂内动脉和盆腔外的交通支等。因此只要栓塞材料选择恰当、大小合适、选择性插管确切,很少发生缺血并发症。

四、疗效评价

术后对患者的生命体征、血红蛋白浓度进行严密随访;并对接受栓塞止血治疗的脏器功能和是否存在缺血进行严密监控与评估。已经证明选择性动脉栓塞治疗各种急性动脉出血性疾病具有安全、见效快的优点,这就避免了在全身血流动力学不稳定状态下进行外科手术的风险,并为基础疾病的进一步治疗争取了时间和机会。因此介入治疗在急性动脉出血性疾病治疗中已成为首选方法。

第四节　静脉狭窄、闭塞性疾病

静脉狭窄、闭塞性疾病是指各种原因引起的静脉主干或其重要分支血液回流受阻,造成相关组织及器官的淤血,以及由此引发的一系列临床症状与体征。常见病因包括急、慢性静脉血栓形成、炎症和纤维化等。对于静脉狭窄、闭塞性疾病,内科药物治疗效果有限,微创介入治疗因其具有创伤小、并发症少,可重复治疗等特点而逐步成为此类疾病的首选治疗方法。本节重点阐述深静脉血栓形成(deep venous thrombosis,DVT)与肺栓塞(pulmonary embolism,PE)、上腔静脉综合征(superior vena cava syndrome,SVCS)、布-加综合征(Budd-Chiari syndrome,BCS)等几种常见病的介入治疗。

静脉狭窄、闭塞性疾病介入治疗前除常规的实验室检查外,合理的影像学检查与评估非常重要。其目的主要是判断静脉血栓形成部位,评估静脉流入及流出情况并初步判断血栓的性质等。术后应口服华法林或利伐沙班等抗凝药物3～6个月。如置入了血管内支架,应于术后持续6周口服抗血小板药物。

一、下肢深静脉血栓形成与肺栓塞

下肢深静脉血栓形成(DVT)是一种常见病,年发病率为(122～160)/10万。临床表现为一侧肢体突然肿胀,常伴有胀痛,行走或站立时加剧,严重者出现"股青肿"(phlegmasia cerulea dolens)。常见高危因素包括:创伤、骨折、中心静脉插管、长期卧床和血液高凝状态等。对急性期下肢DVT及髂股静脉急性DVT进行经导管局部溶栓治疗,显示了较好的安全性和有效性,此外,各种经皮血栓清除术也具有较好的临床疗效。

肺栓塞(PE)是静脉血栓栓塞性疾病血栓脱落流入肺动脉导致的最严重的并发症,轻者表现为突发呼吸困难、咳嗽、咯血、胸痛等,严重者可因右心负荷突然加大引起右心室功能衰竭,导致晕厥、心脏骤停甚至死亡。全身抗凝是目前公认的急性PE首选治疗方法。但对大面积肺栓塞者,经导管肺动脉局部溶栓术和(或)血栓清除术、碎栓术等也是有效介入治疗方法。对于可能发生急性PE的高危患者还可置入下腔静脉滤器,来预防急性大面积肺栓塞的发生。

(一) 适应证与禁忌证

1. 经导管局部溶栓术

(1) 适应证:①急性髂股静脉血栓形成者;②急性股腘静脉血栓形成者;③亚急性髂股静脉血栓形成者;④已出现"股青肿"者;⑤急性和亚急性下腔静脉血栓形成者。

(2) 禁忌证:经导管局部溶栓术的禁忌证与全身溶栓的禁忌证相似,包括肝功能不全引起的凝血功能异常、血小板减少、近期外科手术史、活动性内出血、近期脑血管意外等。

2. 下腔静脉滤器置入术

(1) 适应证:①绝对适应证(已证实有静脉血栓栓塞):抗凝治疗中静脉血栓栓塞复发;存在抗凝治疗禁忌证;抗凝治疗出现并发症;抗凝治疗失败;②相对适应证(已证实有静脉血栓栓塞):髂静脉或下腔静脉血栓形成;脱落风险较大的大块漂浮血栓;导管操作可能导致血栓脱落的髂、腔静脉经导管局部溶栓治疗;心肺功能储备差者;抗凝治疗依从性差者;存在抗凝治疗高风险因素者;③预防应用适应证(无静脉血栓栓塞,但存在抗凝治疗高风险因素):有发生静脉血栓栓塞高风险的创伤和外科手术及其他疾病与状态者。

(2) 禁忌证:①下腔静脉缺如、下腔静脉血栓形成等导致无滤器置入空间;②所有静脉入路阻塞导致无法置入滤器者;③下腔静脉直径超过目前市售各种滤器的最大直径(28mm)者。

3. 经导管肺动脉局部溶栓术及肺动脉血栓清除术、碎栓术

(1) 适应证:超过50%的大面积肺栓塞或已有心肺疾病导致心肺功能储备不良,需尽快纠正右心负荷增高、右心室功能衰竭等血流动力学异常者。

(2) 禁忌证:肺动脉局部溶栓术的禁忌证可参考下肢深静脉局部溶栓术的禁忌证。而肺动脉经皮血栓清除术及碎栓术则无绝对禁忌证。

(二) 介入技术与操作方法

1. 入路选择 ①患侧肢体静脉远心端顺行穿刺,最常用部位为腘静脉,其次为胫静脉;②健侧股静脉穿刺并逆行插入患侧肢体静脉;③右侧颈静脉穿刺等。

2. **下肢深静脉造影**　造影时尽量将导管插入静脉远心端,通过对比剂的回流充分显示血栓闭塞段血管全貌及血流状态。下肢 DVT 的典型静脉造影表现为静脉管腔内形态不规则的对比剂充盈缺损。

3. **下腔静脉滤器置入术**　将造影导管置于下腔静脉远心端进行下腔静脉造影,明确下腔静脉是否通畅及双侧肾静脉开口位置并测量下腔静脉直径。导丝导引下将导引导管置于下腔静脉,并置入下腔静脉滤器(图 13-12a、b)。

4. **经导管局部溶栓术**　应用超滑导丝在造影导管支撑下开通血栓栓塞段静脉。在加硬导丝导引下拔除造影导管,并置换、留置带多个侧孔的溶栓导管,以利进行溶栓治疗,并定期行静脉造影,观察疗效。如静脉血流改善理想(图 13-12c、d),即可结束治疗。一般疗程不超过 10 天。

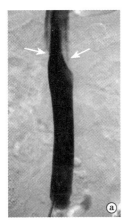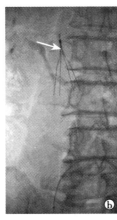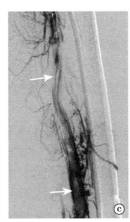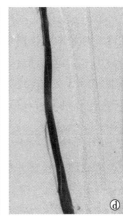

图 13-12　下腔静脉滤器置入术及局部置管溶栓术治疗 DVT

a. 下腔静脉造影,清晰显示双肾静脉开口位置(↑);b. 于肾静脉开口以下置入下腔静脉滤器(↑);c. DSA 提示左股静脉内大量充盈缺损,提示血栓形成(↑);d. 经置管溶栓治疗后,DSA 复查提示股静脉回流顺畅,血栓完全溶解

5. **球囊扩张和支架置入术**　对于溶栓治疗后髂股静脉仍有短段血栓残留者可进行球囊扩张成形术;经球囊扩张成形术效果不佳者,可行金属支架置入术。

6. **肺动脉局部溶栓术**　对于合并肺栓塞的患者应将造影导管置于肺动脉主干,并进行肺动脉造影;明确肺动脉栓塞部位后,将带侧孔造影导管置于栓塞肺动脉段并留置导管进行溶栓,定期行肺动脉造影复查(图 13-13)。

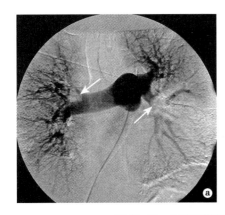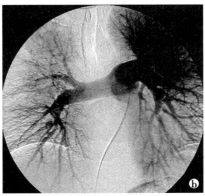

图 13-13　局部置管溶栓术治疗肺动脉栓塞

a. DSA 检查,提示左肺下动脉及右肺上动脉内大块充盈缺损(↑);b. 将导管于肺动脉主干行局部溶栓,一周后血栓完全溶解,肺动脉灌注良好

下腔静脉滤器置入术后,若患者已具备滤器的回收条件,应在各种滤器允许回收的时间窗内对下腔静脉滤器进行回收。

（三）并发症及其防治

1. **穿刺点动脉损伤造成血肿或动静脉瘘**　必要时给予相应的局部压迫或外科手术处理。

2. **溶栓引起的出血并发症**　包括穿刺点出血、血肿及腹膜后血肿;胃肠道出血;血尿;眼结膜及颅内出血等。一旦发生,应停止溶栓治疗并积极内科止血治疗,必要时行外科手术清除血肿。

3. **下腔静脉滤器置入术并发症**　最常见的是下腔静脉及滤器内血栓形成,但大部分患者并无自觉症状,而是在影像随访时偶然发现。

（四）疗效评价与随访

髂股静脉 DVT 经导管局部溶栓术的技术成功率为79%～81%,1年一期通畅率为63%～64%,股静脉经导管局部溶栓的1年一期通畅率为40%～47%。

下腔静脉滤器置入可将肺栓塞的复发率降至2.8%～7.5%。经导管肺动脉局部溶栓术和肺动脉血栓清除与碎栓术可快速清除肺动脉栓子、改善血流动力学,从而最大限度挽救患者生命。下肢 DVT 的患者应于术后定期进行下肢深静脉超声检查随访。急性 PE 的患者需在术后对心肺功能进行随访,如有肺动脉高压及肺梗死等后遗症,需积极内科保守治疗;对于有残余肺动脉陈旧血栓的肺动脉高压患者,可进行外科手术取栓治疗。

二、上腔静脉综合征

上腔静脉综合征是上腔静脉狭窄、闭塞导致头面部、上肢及胸壁静脉回流受阻,并由此引发的一系列临床症状与体征。临床主要表现为头面部及颈部水肿、张力增高、感觉障碍、眶压增高及端坐呼吸等。最常见的病因为:肺癌、纵隔肿瘤和淋巴瘤等。介入治疗的方法包括导管溶栓、静脉开通、球囊扩张成形、支架置入等多种介入技术的综合应用。

（一）适应证与禁忌证

1. **适应证**　各种原因引起的上腔静脉狭窄、闭塞性病变,特别是临床症状和体征较重,内科保守治疗无效者。

2. **禁忌证**　弥漫性慢性静脉血栓形成;恶性疾病的终末期患者;因呼吸困难,无法耐受介入手术者。

（二）介入技术及操作技术

1. **入路选择**　狭窄、闭塞位于右侧无名静脉和上腔静脉者可选择股静脉入路或右侧颈内静脉入路;狭窄、闭塞位于左侧无名静脉者可选择股静脉入路或左侧腋静脉入路。

2. **狭窄、闭塞静脉的造影检查与开通术**　将导丝穿过狭窄、闭塞段,跟进造影导管至远心端进行造影显示流出道情况(图13-14a)。

3. **血栓处理**　如静脉管腔内有继发性血栓形成,可在经皮球囊导管成形术和血管内支架置入术前进行经导管溶栓治疗。

4. **经皮球囊导管成形术**　采用球囊导管对静脉狭窄、闭塞性病变,特别是良性病变进行扩张成形处理依然是此类疾病介入治疗的首选方法(图13-14b)。但对于恶性肿瘤引起的静脉狭窄、闭塞,实施球囊导管成形术往往效果不佳。此外,如血管支架置入后展开不良,也可应用球囊导管进行后扩张处理。

5. **血管内支架置入术**　对于经球囊导管扩张治疗后效果不佳或出现再狭窄的病变,可根据狭窄、闭塞段静脉的情况实施血管内支架置入治疗(图13-14c)。但对于良性静脉狭窄、闭塞病变,应慎重考虑是否置入血管内支架。

（三）并发症及其防治

1. **静脉穿孔与心包填塞**　在开通闭塞的上腔静脉过程中应避免粗暴操作,并随时进行手推对比

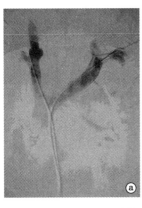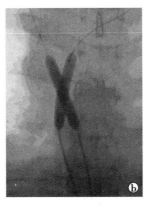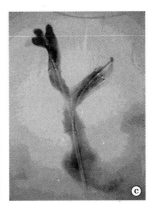

图 13-14　上腔静脉综合征的介入治疗

a. DSA 检查,显示上腔静脉于左右头臂静脉汇合部梗阻;b. 置入两枚球囊导管行对吻
式扩张;c. 置入血管内支架后造影,显示双侧头臂静脉回流顺畅

剂确认导管导丝是否位于静脉管腔内。

2. 静脉开通后血栓脱落所致肺栓塞　应在开通术前给予充分溶栓和抗凝治疗,一旦发生肺栓塞应积极给予相应溶栓与抗凝治疗。

3. 静脉内支架置入治疗的并发症　较为少见,主要包括支架释放位置不当,或支架移位等。

(四) 疗效评价

术后应经常对患者的症状和体征改善情况进行随访,一旦疑似出现了管腔再狭窄应及时进行相关检查,明确诊断后给予适当处理。上腔静脉恶性狭窄、闭塞的患者生存期有限,因此介入治疗的目的主要是快速缓解临床症状和体征。68% ~ 100% 的患者在有效治疗后症状体征立即消失或缓解。上腔静脉良性狭窄、闭塞的介入治疗需考虑远期疗效,但介入治疗后 1 年和 2 年的管腔通畅率仅分别为 40% 和 25%。

三、布-加综合征

布-加综合征(BCS)是由多种原因引起的主要肝静脉分支和(或)肝段及肝上段下腔静脉膜性或节段性狭窄、闭塞或肝小静脉狭窄、闭塞所导致的肝静脉回流受阻,继而形成肝脏淤血、门静脉高压、肝功能受损,以及因此所产生的以肝大、腹胀(痛)、腹腔积液及下肢水肿等为主要临床表现的一组综合病征。腹部超声检查是 BCS 的首选影像学检查方法,可初步明确诊断并对肝静脉及下腔静脉狭窄、闭塞部位、长度以及侧支循环情况进行初步评估。CT 或 MRI 可排除肝脏其他病变,观察肝脏有无淤血表现。下腔静脉及肝静脉 DSA 是诊断 BCS 的金标准。

(一) 适应证与禁忌证

1. 适应证　诊断明确,且内科保守治疗无效的以肝静脉和(或)下腔静脉狭窄、闭塞为主的各种类型 BCS 患者。

2. 禁忌证　①肝功能衰竭,Child-Pugh 评分 C 级;②恶性肿瘤无法切除或已全身转移,预计生存期较短;③全身状态差无法耐受手术。

(二) 介入技术与操作方法

1. 入路选择　根据病变类型,可选择股静脉入路和(或)右侧颈内静脉入路。

2. 经皮下腔静脉和(或)肝静脉开通术　能否开通下腔静脉或肝静脉闭塞段管腔是此类治疗的关键环节。对于单纯膜性闭塞病变的开通成功几率较高;但对于静脉管腔节段型闭塞性病变,开通过程有较大风险和难度,应根据不同静脉的不同病变类型和程度选择不同开通方法,如经股静脉途径开通、经颈静脉途径开通和经皮经肝穿刺肝静脉途径开通等。

3. 经导管局部溶栓术　适用于已并发静脉血栓形成的 BCS。将溶栓导管置于静脉狭窄闭塞病变远心端血栓处进行经导管局部溶栓术治疗。

4. 经皮球囊导管成形术   对于肝静脉口部局限性狭窄、闭塞病变及下腔静脉膜性或短节段性狭窄、闭塞性病变可首先进行经皮球囊导管成形术治疗,往往可取得较好的临床疗效。

5. 经皮血管内支架置入术   对于反复行经皮球囊导管成形术治疗效果不理想的病变、长节段性下腔静脉闭塞病变及伴有远端管腔血栓形成溶栓不彻底的狭窄、闭塞性病变,通常选择经皮血管内支架置入术(图 13-15)。

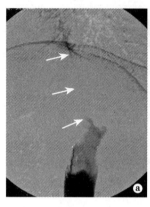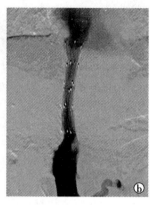

图 13-15   下腔静脉长段闭塞型 BCS
a. DSA 检查,提示下腔静脉长段闭塞(↑);b. 置入血管内支架后,下腔静脉血流通畅

6. 经颈静脉肝内门体静脉分流术   对于广泛肝小静脉闭塞型 BCS 无法进行开通治疗者,如病情进展出现严重门静脉高压并发症,可进行经颈静脉肝内门体静脉分流术(详见本章第五节)。

7. 术后处理   因静脉梗阻解除后回心血流量突然增加,可能加重右心负荷、导致心功能衰竭、肺水肿,因此术后应进行必要的心电监护并监测尿量,高危患者应监测中心静脉压。一旦出现,及时给予对症处理。

(三) 并发症及其防治

1. 静脉闭塞开通术的并发症   对于完全闭塞的静脉病变,特别是下腔静脉节段性闭塞的开通术中,偶有静脉穿孔、腹腔出血及心包填塞等严重并发症的发生。开通过程中应严格遵循对端标识、双向定位和造影示踪的实施原则。

2. 静脉开通后血栓脱落所致肺栓塞   应在开通术前给予充分溶栓和抗凝治疗,开通后立即置入血管内支架使残余血栓贴壁。一旦发生积极给予肺栓塞相应治疗。

3. 经皮经肝穿刺肝静脉开通术所致腹腔出血和胆道出血   必要时应在超声引导下进行穿刺,避免损伤肝动脉。一旦发生可进行肝动脉造影及选择性肝动脉栓塞术。

4. 静脉内支架置入治疗的并发症   较少见,主要包括支架释放位置不当,或支架移位等。

(四) 疗效评价

对 BCS 进行介入治疗后,除对临床症状和体征进行随访外,还应在术后 1 个月、3 个月、6 个月及每年进行肝脏、肝静脉和下腔静脉超声检查,对肝脏实质、肝静脉、下腔静脉及侧支循环血流的速度、方向进行评估与随访。如高度疑似静脉再狭窄,应再次进行静脉造影检查及相应的介入治疗。BCS 介入治疗术后患者总体肝功能水平会有所提高,Child-Pugh 评分降低;PTA 的首次治疗通畅率约为 70%,再次治疗通畅率约为 97%;血管内支架置入术的首次通畅率约为 80%,再次通畅率约为 95%。

第五节   门静脉高压症

门静脉高压症(portal hypertension,PH)是由门静脉系统压力增高而引起的一系列症状和体征的总称,常由肝硬化所致门静脉血流阻力增加引起。其临床表现主要包括:脾肿大并功能亢进,食管胃底静脉曲张破裂引起上消化道出血和顽固性腹腔积液等。肝硬化为不可逆性病理生理改变,在内科保守治疗无效时,临床上唯一可能的治愈方法是肝移植。近年来,各种微创的介入治疗手段已越来越多地应用于门静脉高压症临床治疗,用于缓解门静脉高压相关的临床症状,主要的介入治疗技术包括部分性脾动脉栓塞术(partial splenic embolization,PSE),经颈静脉肝内门体静脉分流术(transjugular intrahepatic portosystemic shunt, TIPS), 球囊阻塞逆行性静脉曲张消融术 (occluded retrograde transvenous obliteration, B-RTO) 等。

一、部分性脾动脉栓塞术

对于门静脉高压性脾肿大、严重脾功能亢进者, 如内科保守治疗效果不佳可行部分性脾栓塞术, 使部分脾组织坏死消融, 既可缓解脾功能亢进, 又能保留部分脾功能。

（一）适应证与禁忌证

1. **适应证** 各种原因引起的门静脉高压性脾功能亢进, 血小板计数小于 $60×10^9/L$ 并至少有过一次食道胃底静脉曲张破裂出血病史。

2. **禁忌证** 部分脾栓塞术无绝对禁忌证。应全面评估患者对手术的耐受能力。对于脾肿大较严重的患者, 可分 2~3 次进行栓塞治疗。

（二）介入技术与操作方法

1. **入路选择** 右侧股动脉穿刺入路。

2. **脾动脉造影** 将造影导管经腹腔干选择性插入脾动脉并进行血管造影 (图 13-16a)。

3. **部分脾栓塞术** 将造影导管尽量插入脾动脉远端。经导管注入抗生素及对比剂浸泡过的明胶海绵颗粒。栓塞过程中应通过实时血管造影对脾栓塞面积与体积进行估算, 理想的栓塞百分比为 60%~70% (图 13-16b)。

4. **术后处理** ①绝对卧床制动 6 小时, 限制活动 24 小时, 术后一周内避免剧烈活动; ②观察动脉入路穿刺点有无血肿及股动脉和足背动脉搏动情况。

（三）并发症与处理

1. **脾脓肿** 部分脾栓塞术后可造成相应脾组织梗死, 同时也会使脾的免疫调节功能降低, 而易引起脾脓肿。因此要适度掌握栓塞范围, 一旦脓肿形成应及时给予抗炎治疗或进行经皮脾脓肿穿刺引流。

2. **栓塞后综合征** 包括脾破裂、肾功能损伤、急性胰腺炎、肺炎和脾静脉血栓形成等。手术操作时应栓塞适度, 并避免栓塞材料反流入其他动脉分支。对相应并发症及时进行对症治疗。

3. **其他并发症** 左上腹疼痛、恶心呕吐、麻痹性肠梗阻、胸腔及腹腔积液及左下叶盘状肺不张等。一旦出现应积极对症处理。

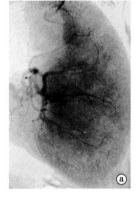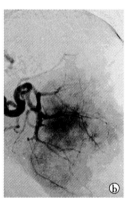

图 13-16 部分性脾动脉栓塞术

a. 选择性脾动脉造影; b. 经导管注入明胶海绵后造影, 提示 60%~70% 脾组织被栓塞

（四）疗效评价

需定期复查血常规, 监测血细胞、血小板计数指标, 以及进行腹部超声检查、CT 或 MRI 检查, 以评价脾功能和梗死体积、观察梗死组织向纤维组织转化。通常在栓塞术后 2 周时, 白细胞及血小板计数有所上升, 1~2 年时 96% 的患者血小板计数恢复至正常值, 食道胃底静脉曲张破裂出血发生几率也大大降低。

二、经颈静脉肝内门体静脉分流术

经颈静脉肝内门体静脉分流术 (TIPS) 是采用特殊的介入治疗器械, 在 DSA 导引下, 经颈静脉入路, 在肝实质内建立的肝静脉及门静脉主要分支之间的人工分流通道, 并以金属内支架维持其永久性通畅, 从而降低门静脉压力, 并控制食道胃底静脉曲张破裂出血, 促进腹腔积液吸收。该技术应用早期,由于 TIPS 分流道的再狭窄、闭塞,使其中远期疗效受到影响;近年来在 TIPS 分流道中应用覆膜支架,在很大程度上解决了分流道的再狭窄问题。

(一)适应证与禁忌证

1. **适应证** ①门脉高压性胃底静脉曲张及异位静脉曲张(十二指肠、空肠、脾肾及直肠),成功内镜硬化或结扎治疗后上消化道出血病情再发;②门脉高压性食管胃底静脉曲张破裂出血内镜治疗失败;③存在上消化道出血复发高风险因素者;④大量难治性腹腔积液及肝性胸腔积液。

2. **禁忌证** TIPS 治疗无绝对禁忌证,相对禁忌证包括以下几方面:①心功能异常:心功能衰竭、右心压力增高和肺动脉高压;②快速进展的肝功能衰竭或肝功能 Child-Pugh 评分 C 级,13 分以上,预后较差者;③严重的不能纠正的凝血功能障碍;④未控制的败血症;⑤胆道梗阻;⑥弥漫性的原发或转移性肝脏恶性肿瘤;⑦肝性脑病。

(二)介入技术与操作方法

1. **入路选择** 右侧颈内静脉入路。

2. **经颈静脉肝内门体静脉分流术**(图 13-17)

(1)将 TIPS 穿刺套装中的外套管插入下腔静脉。

(2)将 TIPS 套装中的内套管和 5F 导管在导丝导引下插入右肝静脉。

(3)将 TIPS 穿刺针经内套管插入右肝静脉内,经肝实质向前下方穿刺门静脉右干,成功后经内套管注入对比剂确认 TIPS 套管位于门静脉内;再将外套管沿超硬导丝送入门静脉主干,并测量门静脉压力。

(4)置入并保留超硬导丝,回撤外套管,并测量右心房压力。

(5)应用 8mm 球囊扩张导管对肝实质分流道进行预扩张,置换带标记导管后造影确定下一步置入支架的长度。

(6)选择直径适宜的血管内支架或覆膜血管内支架置入分流道,并再次测量门静脉压力和右心房压力,必要时对出血的责任曲张静脉进行硬化栓塞治疗。

(7)拔除导丝、外套管及导管鞘,右颈内静脉穿刺点加压包扎。

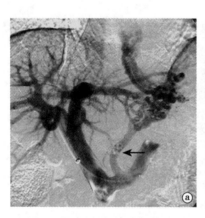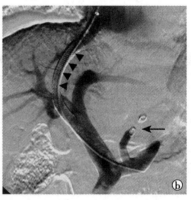

图 13-17 经颈静脉肝内门体静脉分流术(TIPS)

a. 经颈静脉穿刺入路,穿刺门静脉右支,门脉造影显示胃冠状静脉明显增粗迂曲,并与左肾静脉交通(↑);b. 于肝静脉和门静脉间建立通道并置入支架进行门腔静脉分流,再以弹簧圈栓塞胃冠状静脉,造影显示血液由门静脉向肝静脉分流(▲),胃冠状静脉血流中断(↑)

(三)并发症及其防治

1. **出血** 肝动脉损伤、肝被膜破裂或穿刺肝外门静脉造成腹腔出血及胆道损伤出血等。一旦出现,保守治疗无效时进行肝动脉造影并栓塞出血责任动脉,必要时外科手术。

2. **肝功能衰竭** 门体静脉分流道建立后,门静脉的向肝血流减少,可能导致肝功能衰竭。应积极给予保肝治疗,必要时可通过减小分流道直径或栓塞分流道的方法得到缓解。

3. 肝性脑病　门静脉血流直接进入体循环可能导致血氨增高,发生肝性脑病。轻度者可通过内科药物疗法改善症状,严重者需再次介入手术对分流道进行处理,如减小分流道直径(限流)或部分栓塞分流道。

4. 心功能衰竭　TIPS 术前需严格评估患者的心功能及耐受力。一旦发生,通常可通过内科抗心衰治疗得到缓解。

（四）疗效评价

TIPS 术后随访应特别关注腹腔积液、上消化道出血及肝性脑病。随访方法除问诊及体检外,还应该在出院前、术后 3 个月及以后每 6 个月时进行腹部超声检查,明确 TIPS 分流道是否失功。TIPS 的技术成功率约为 95%,术中死亡率仅为 1%。TIPS 术后急性上消化道出血的控制率约为 90%。60%~85% 的 TIPS 术后患者腹腔积液明显减少。

三、球囊阻塞逆行性静脉曲张消融术

球囊阻塞逆行性静脉曲张消融术(B-RTO)是经门静脉高压后形成的自发性胃-肾分流道向胃底静脉曲张血管内注入硬化剂进行消融治疗的介入技术(图 13-18)。应用该介入技术治疗和预防孤立性胃底静脉曲张破裂出血,可获得较好的临床疗效。但此项技术因相关器材的限制在国内应用尚少。

（一）适应证与禁忌证

1. 适应证　①内科保守治疗无效、纤维内镜孤立性胃底曲张静脉套扎及硬化剂治疗无效或治疗后消化道出血反复发作;②肝功能较差,预计进行 TIPS 治疗预后不良或可能出现肝性脑病。

2. 禁忌证　①已出现门静脉阻塞和难治性腹腔积液者;②有高破裂风险的食道静脉曲张者;③严重肾功能不全者。

（二）介入技术与操作方法

1. 入路选择　标准的 B-RTO 入路为右侧股静脉或右侧颈静脉。

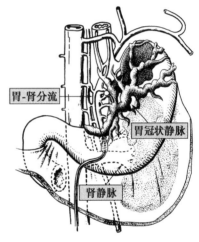

图 13-18　球囊阻塞逆行性静脉曲张消融术(B-RTO)示意图

2. 球囊阻塞逆行性静脉曲张消融术（B-RTO）

(1)经左肾静脉入口将球囊阻塞导管插入胃-肾分流的流出道,充盈球囊并阻塞流出道后经球囊端孔进行分流道静脉造影,并显示胃静脉曲张。

(2)将球囊阻塞导管插入静脉曲张附近,尽量避开侧支循环。向曲张静脉内缓慢注入 5% 乙醇胺油酸酯碘帕醇(ethanolamine oleate iopamidol,EOI),并保持球囊阻塞 30~50 分钟,使 EOI 充分凝固。

(3)尽量抽吸球囊导管中残余 EOI,并拔除导管及导管鞘,静脉穿刺点清洁加压包扎。

（三）并发症及其防治

1. EOI 溶血效应引起血尿、腹痛、背痛和低热　发生于术中及术后几天内,通常在保守治疗后好转。

2. 急性肾功能衰竭　尽量减少 EOI 用量,并可预防性经静脉应用结合珠蛋白。

3. 门静脉压力升高　术后应进行严密随访并给予相应保守治疗。

（四）疗效评价

除术后早期住院期间监测心肾功能外,还需术后 2 周进行 CT 随访,评价曲张静脉的血栓形成情况,并监测是否有腹腔积液及其他相关并发症。此外,还应在术后 1 个月和 3 个月行纤维胃镜检查,观察食管及胃底静脉曲张变化。B-RTO 的技术成功率为 90%~100%;内镜随访发现静脉曲张缓解或消失率为 80%~100%。

第六节　颅内血管性疾病

脑血管疾病是危害人类健康的三种主要疾病之一,居国内死亡病因的第一位。随着医学影像学的发展,特别是神经介入技术的进步,使得多种脑血管疾病可以用微创的方法进行治疗。其中,对于颅内动脉瘤、脑血管畸形和颈内动脉海绵窦瘘,在临床中经常应用介入技术进行治疗。

一、颅内动脉瘤

颅内动脉瘤为颅内动脉壁的局部异常扩张,是引起自发性蛛网膜下腔出血(SAH)的首位病因。颅内动脉瘤首次破裂出血可以导致患者残疾或死亡,如果未及时治疗,大部分患者可再次发生出血而危及生命。

CT 平扫对动脉瘤破裂致蛛网膜下腔出血的检出率为 60% ~ 100%;CTA 和 MRA 三维重组可检出大多数颅内动脉瘤,并可显示动脉瘤与邻近血管之间的关系。但术前动脉瘤的精确评估仍依赖于DSA 全脑血管造影,并为颅内动脉瘤诊断的金标准。

颅内动脉瘤的分类有多种方法,可基于形态、大小或位置进行分类。通常根据动脉瘤位置将其分为:①颈内动脉系统动脉瘤,约占颅内动脉瘤的 90%;②椎基底动脉系统动脉瘤,约占颅内动脉瘤的 10%。

(一)适应证和禁忌证

1. 适应证　颅内动脉瘤的血管内介入治疗术包括动脉瘤栓塞和载瘤动脉闭塞。①大多颅内囊状动脉瘤均可行动脉瘤栓塞术;②后循环(椎基底动脉)动脉瘤、夹层动脉瘤的介入治疗多优于开颅夹闭;③发病后状态较差或开颅手术存在较大风险因素者;④颈内动脉、椎基底动脉系统的宽颈、巨大囊状动脉瘤和梭形动脉瘤,可进行载瘤动脉和梭形动脉瘤腔内闭塞术。

2. 禁忌证　①因对比剂禁忌证不能行血管造影者;②严重凝血机制障碍及肝、肾功能衰竭患者;③严重心肺功能障碍以及动脉瘤出血后病情严重者;④老年人由于动脉粥样硬化及血管严重迂曲导致无安全、合适的血管路径者;⑤动脉瘤体或瘤颈处有重要的血管分支发出,栓塞或闭塞后导致严重的临床症状者。

(二)介入技术与操作方法

颅内动脉瘤的介入治疗,依据动脉瘤的大小、位置、瘤颈的宽度及形态采用不同的栓塞技术。

1. 入路选择　在全麻下采用 Seldinger 穿刺法建立动脉或静脉通路。

2. 诊断性血管造影　在导丝导引下,将造影导管分别送至双侧颈内动脉、双侧颈外及双侧椎动脉行全脑血管造影,明确动脉瘤位置、大小,形态及其与载瘤动脉的关系,制订手术方案。

3. 动脉瘤栓塞或载瘤动脉闭塞术　将导引导管置入目标血管(颈内动脉或椎动脉);在微导丝导引下将微导管送入动脉瘤腔内;通过微导管将弹簧圈送入动脉瘤内将动脉瘤栓塞(图 13-19)。载瘤动脉闭塞:使用可脱球囊或弹簧圈在侧支循环良好的情况下将目标血管闭塞。

(三)并发症及其防治

1. 血管痉挛　血管痉挛在动脉瘤性蛛

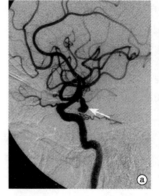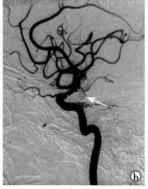

图 13-19　**颅内动脉瘤的栓塞治疗**
a. 颈内动脉造影,显示颅内动脉瘤(↑),向下生长;b. 弹簧圈栓塞术后颈内动脉造影,可见动脉瘤完全填塞(↑),未见对比剂进入,且颈动脉及其分支均通畅

网膜下腔出血中最常见,一般发生于出血后 3～14 天。血管内治疗术中发生血管痉挛除蛛网膜下腔出血因素外,与导管、微导管及导丝的刺激有关。术前、术中可应用钙离子拮抗剂。

2. **缺血性并发症**　主要见于大脑中动脉瘤或前交通动脉瘤,这种倾向与靠近动脉瘤颈处的载瘤动脉的复杂分支有关。另外由于术中导丝、导管可能损伤血管内皮及植入物的存在,可能导致急性血栓事件的发生或血管内壁斑块的脱落。为此,在颅内血管介入治疗时随时进行监测,并操作尽量轻柔。

3. **术中动脉瘤破裂**　术中动脉瘤破裂主要发生在尝试微导管进入瘤腔内并将其稳定最佳位置时,因此操作时应避免微导管过度松弛,以防止导管突然向前移动穿破动脉瘤壁。

4. **弹簧圈解旋或逸出动脉瘤腔**　多因术中反复推拉弹簧圈所致。一旦发生弹簧圈逸出或解旋,应积极采取补救措施。

（四）疗效评价

颅内动脉瘤的血管内介入治疗术是一项非常安全的治疗手段,术前的充分准备,以及术中仔细解读血管造影片,对于手术成功非常重要。此外,随着神经介入技术的提高,栓塞材料的改进,能进一步预防术中并发症的发生,将使更多的颅内动脉瘤得以有效治疗,从而降低了患者致残率与病死率。

二、颅内动静脉畸形

颅内动静脉畸形是临床上最常见的颅内血管畸形。男女发病率近似。临床上约 40% 的 AVM 可以没有任何症状;出血是 AVM 的主要临床表现,多发生在 50 岁以前,脑实质内出血最为常见,其次为脑室内出血和蛛网膜下腔出血;癫痫是 AVM 患者的另一表现。

影像学上,CT 和 MRI 检查可以发现绝大多数的 AVM;脑血管造影是 AVM 诊断的金标准。

对于 AVM,血管内栓塞治疗、显微外科手术切除和立体定向放射治疗是三种主要治疗方法。近年来,随着神经介入技术及介入材料的发展,AVM 的介入栓塞治疗越来越得到重视。

（一）适应证和禁忌证

1. **适应证**　目前,AVM 的介入治疗适应证尚无统一标准。比较公认的介入治疗适应证为:①血管结构简单,可以单独应用介入技术治愈的血管畸形;②血管畸形团较大、有深部静脉引流、多支动脉供血或有高流量瘘者,开颅手术治疗前,介入栓塞治疗有利于提高切除率、减少脑组织术中损害、降低出血量和缩短手术时间;③放疗前的介入栓塞可以缩小血管畸形体积,提高放射治疗的效果;④对于无法根治的血管畸形,可以姑息性消除畸形团的薄弱部分如畸形团里的动脉瘤、高流量的瘘或减小畸形团体积,以降低出血的机会。

2. **禁忌证**　①畸形血管团的供血动脉无法清晰显示的 AVM,一些 AVM 发育比较幼稚,供血动脉为一些非常纤细的血管,微导管难于到达或到达后仅能栓塞很少的部分;②供血动脉没有足够的反流距离;③严重打破 AVM 的血流动力学平衡,可能导致严重出血;④供血动脉过度迂曲,微导管无法到达。

（二）介入技术与操作方法

经股动脉入路,将导引导管置入目标血管(颈内动脉或椎动脉);将漂浮微导管导入畸形血管团的供血动脉内,并逐渐接近畸形血管团。微导管到位后应行超选择性血管造影,目的是评价供养动脉的血流、AVM 结构、引流静脉状况,以及 AVM 的循环时间和循环量。确定微导管位置后,即可开始注入栓塞材料(图 13-20)。

目前常用的栓塞材料为液体胶 NBCA(氰丙烯酸正丁酯)和 Onyx(乙烯-乙烯醇共聚物)。注射 NBCA 前,先将 NBCA 与碘苯酯以一定比例混合(1∶2、1∶3等),这种比例由畸形团的血流速度和流量决定。使用 Onyx 栓塞前,先以 DMSO(二甲基亚砜)完全充满微导管(90 秒),然后再缓慢注入 Onyx,透视下实时监控 Onyx 流出的量及方向、区域。栓塞完成后,回抽栓塞剂的同时,回撤微导管。

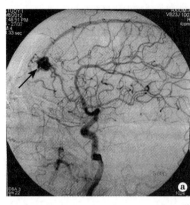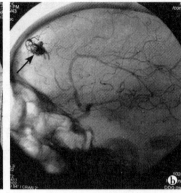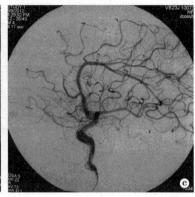

图 13-20   颅内动静脉畸形的栓塞治疗

a. 右侧颈内动脉侧位造影(DSA)动脉期,可见大脑前动脉参与供血的动静脉畸形血管团(↑);b. 应用微导管超选择后向动静脉畸形血管团内注入液体栓塞剂(↑);c. 栓塞后行右侧颈内动脉侧位造影(DSA),动脉期未见畸形血管团显影

(三) 并发症及其防治

经血管内治疗 AVM 的并发症发生率为 5% ~ 15%,主要分为两类:缺血性和出血性并发症。

1. **缺血性并发症**   主要原因是胶的误栓和操作过程中导丝和导管造成的正常血管损害导致的闭塞。故术前应精确的确认病变血管,减少导丝导管误入正常血管的次数,操作应轻柔。

2. **出血性并发症**   ①过于稀释的胶可能会通过畸形团而阻塞引流静脉造成出血,因此应根据血流速度配制合适浓度的胶;②血管穿破,多为微导丝穿破血管壁,故微导丝尽可能不要伸出微导管头,且在通过微导管小角度转弯处时,动作要轻柔,不要强行通过。

(四) 疗效评价

AVM 介入治疗效果与治疗目的有关:对于血管结构简单,有可能仅通过介入治疗一种方式就可以得到治愈的 AVM,应争取治愈;如介入治疗为放射治疗辅助治疗,或难能治愈的血管畸形的姑息治疗,应消除畸形团内的动脉瘤样改变和高流量的瘘,并尽量减少畸形团的体积;开颅手术前介入栓塞治疗时,应首选栓塞深部供血。

三、颈动脉海绵窦瘘

颈动脉海绵窦瘘(carotid cavernous fistula,CCF)是一种发生于颈内动脉海绵窦段和(或)其分支破裂,与海绵窦之间形成的异常的动静脉交通而引起的临床综合征。根据病因可分为自发性 CCF 和外伤性 CCF 两种,以外伤性颈动脉海绵窦瘘(traumatic carotid cavernous fistula,TCCF)多见。

根据血流动力学,颈内动脉海绵窦瘘可分为高流量和低流量两种类型。还有一些 CCF 是以上两种类型的综合。Barrow 的依造影表现的分型(表 13-2)提供了制订治疗方案的依据。目前介入治疗以 A 型居多。

表 13-2   Barrow 分型

A 型	颈内动脉和海绵窦的直接沟通
B 型	颈内动脉脑膜支与海绵窦之间的瘘
C 型	颈外动脉脑膜支与海绵窦之间的沟通
D 型	颈外动脉和颈内动脉脑膜支对动静脉瘘均有血供

当今治疗颈内动脉海绵窦瘘主要采取血管内介入治疗。根据其手术路径可分为动脉入路和静脉入路,应用的栓塞材料组合也较多,如可脱球囊栓塞、弹簧圈栓塞、液体胶与弹簧圈或可脱球囊结合栓

塞、带膜支架栓塞等,可根据病灶特点进行选择。

（一）适应证和禁忌证

1. 适应证　①进行性的视力下降;②无法控制的眼压升高;③不能忍受的杂音或头痛;④角膜暴露、复视、影响美观的突眼;⑤出现皮层引流静脉,可能造成颅内出血;⑥脑缺血症状严重。

急诊治疗的指征:①颅内出血;②鼻出血;③眼内压增高、视力急剧下降;④快速进展的眼球前突;⑤脑缺血造成的神经功能障碍。

2. 禁忌证　①无法纠正的凝血功能障碍;②无法耐受介入手术或无法仰卧;③原发疾病未能给予纠正;④全身系统感染。

（二）介入技术与操作方法

1. 诊断性全脑血管造影　全脑血管数字减影是行介入治疗前的必要检查。目的是评价瘘口的大小及位置以及相关引流静脉。

2. 治疗方式的选择

（1）单个或多个球囊填塞(图 13-21):应用可脱球囊通过颈内动脉,在高流量的血流冲击下球囊到达海绵窦(静脉端),在靠近瘘口的部位冲起球囊并解脱,从而将异常的静脉沟通闭塞。球囊闭塞瘘的优点是治疗快捷,并可以保留颈内动脉的通常。缺点是球囊容易移位、脱漏和破裂造成瘘的复发,如果球囊突入颈内动脉过多可能造成颈内动脉狭窄。

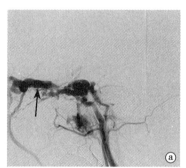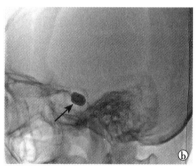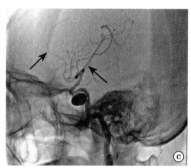

图 13-21　颈内动脉海绵窦瘘采用球囊封堵瘘口

a. 左侧颈内动脉造影侧位,左侧眼上静脉增粗(↑),左侧大脑前、中动脉未显影;b. 透视下侧位片,显示充盈对比剂球囊的位置(↑);c. 球囊封堵后,左侧颈内动脉造影侧位,未见对比剂外溢,左侧大脑前、中动脉显影(↑)

（2）弹簧圈填塞:可脱性弹簧圈填塞为又一常用方法。为保证栓塞物质不在颈内动脉内释放,在放置弹簧圈前,通常需要海绵窦内的微量对比剂证实微导管头端的位置是否适宜。弹簧圈应尽可能放置于靠近瘘口的位置,以减少应用弹簧圈的数量。弹簧圈填塞治疗的缺点是瘘口的闭塞可能是逐渐的。

（3）液体栓塞剂和球囊、弹簧圈填塞:近些年新型液体栓塞剂 Onyx 已在临床上广泛应用。治疗开始时放置可脱性球囊或者弹簧圈可大幅度降低血流,为应用液体栓塞剂完全栓塞瘘口的安全性提供了保证,但栓塞剂的逆流仍是其主要的缺陷。

（4）覆膜支架:对于年轻或者血管较直患者,可应用覆膜支架将瘘口封闭,从而治愈 CCF 并能保留颈内动脉通常。如果向直径较小,较迂曲的颅内血管内置入支架,则需要制作精巧、顺应性和弹性较好的支架。

（5）球囊闭塞患侧颈内动脉:在上述技术都不成功时,如经"球囊闭塞实验"证实,对侧动脉代偿良好,球囊闭塞患侧颈内动脉也是可以考虑的治疗方式。

（三）并发症及其防治

1. 球囊破裂　操作时应注意动作轻柔缓慢,球囊位置正确,充盈适宜,减少移位。必要时可给予多枚球囊继续封堵。

2. 液体栓塞剂逆流　应用液体栓塞剂进行栓塞的过程中,栓塞剂向颈内动脉逆流可以导致严重的缺血性脑卒中。实时的数字减影技术和慎重缓慢推注栓塞剂可减少其发生。

3. 动脉血栓形成　覆膜支架使用后,支架内血栓形成是一主要并发症,为防止其发生,围术期要应用足量的抗血小板和抗凝治疗。

4. 血管破裂或颅内出血　操作过程中要动作轻柔,避免对血管的损伤。

（四）疗效评价

介入手术后 3~6 个月、1 年及 2 年时应对患者进行随访观察。随访内容包括:①残余血流量的多少,但注意造影上的残余血流并不是进一步治疗的绝对适应证;②若瘘口有明显的复发,可再次行介入治疗;③瘘口侧颈内动脉封堵性栓塞并不代表治疗的失败,但注意患者是否可以正常耐受单侧血流供应,是否出现明显的缺血症状;④完整的眼科检查,评定患者患侧眼的视力、视野、眼球活动度等。目前,血管内栓塞瘘口是治疗颈内动脉海绵窦瘘的首选治疗方法,随着导管技术、栓塞剂和支架的发展,这种复杂疾病可以得到安全有效的治疗。

四、急性缺血性脑血管卒中

急性缺血性脑血管卒中(acute ischemic stroke,AIS)约占脑血管卒中的 80%,尤其颅内大血管卒中致死性及致残率极高。AIS 治疗的关键在于尽早开通闭塞血管、恢复血流以挽救缺血半暗带组织。鉴于静脉溶栓存在血管再通率偏低的不足,近 20 多年来,血管内介入技术在 AIS 治疗方面的发展非常迅速。一些临床试验显示该技术能使部分脑卒中患者获益。AIS 的早期血管内治疗包括:

1. 动脉内溶栓　发病 6 小时内由大脑中动脉闭塞导致的严重脑卒中且不适合静脉溶栓或对静脉溶栓无效的患者,经过严格选择后可在有条件的医院进行动脉溶栓;对于后循环动脉闭塞导致的严重脑卒中且不适合静脉溶栓或对静脉溶栓无效的患者,可相对延长时间窗至 24 小时。颅内大血管闭塞采用单一静脉溶栓血管再通率低,而采用单一动脉溶栓会延迟治疗时间。理论上,静脉—动脉序贯溶栓可以解决单纯静脉溶栓再通率低的问题,又可以克服动脉溶栓治疗延迟的缺点。

2. 机械取栓　机械取栓装置因为具有以下诸多的理论上的优点而获得了广泛的关注:快速再通,更低的出血转化率及卒中介入时间窗可延长。故对谨慎选择的发病时间 8 小时内的严重卒中患者(后循环可酌情延长至 24 小时),仅推荐在有条件的单位能够在快速影像学指导下,由有经验的神经介入医师施行血管内机械开通治疗(图 13-22),但改善患者预后的效果尚不肯定,需要根据患者个体特点决定。

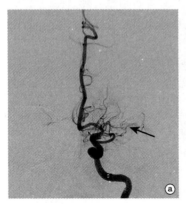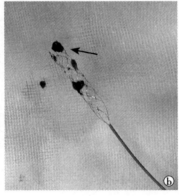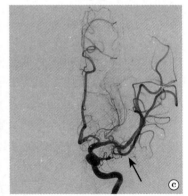

图 13-22　左侧大脑中动脉闭塞支架取栓

a. 术前左侧颈内动脉正位造影,显示左侧大脑中动脉闭塞,不显影(↑);b. 术中应用支架取出血栓,箭头所指为取出的血栓(↑);c. 术后左侧颈内动脉正位造影,血栓取出,血管通畅,左侧大脑中动脉上下干血流通畅(↑)

目前一些新的血管内治疗器械(支架取栓装置及血栓抽吸装置等)相继应用于临床,显著提高了闭塞血管的开通率,血管内治疗(动脉溶栓、血管内取栓、血管内支架置入术)显示了良好的应用前景,但在目标患者及时间窗选择、最佳治疗流程、远期获益等方面,尚缺乏肯定的临床随机对照研究的支持。故在相当长一段时间内,AIS血管内治疗可能仍将作为静脉溶栓禁忌或静脉溶栓无效的大动脉闭塞患者的一种补充或补救性治疗手段。

(钟红珊)

第十四章　非血管疾病的介入治疗

本章所述的非血管疾病泛指除血管病以外的可以应用介入技术治疗的其他疾病,包括体内非血管管腔如胆管、消化管、气管等狭窄梗阻,脓肿、囊肿、包裹积液,以及骨、关节疾病等。本章按部位讲述介入技术应用比较广泛的各类非血管疾病,肿瘤性疾病因其治疗的特殊性在下一章讲述。

第一节　胆　道　梗　阻

胆道梗阻是临床常见疾病,表现为梗阻性黄疸及胆系感染。可分为良性和恶性胆道梗阻,前者主要由胆道结石、炎症等疾病引起,临床预后较好;后者多由胰头癌、胆管细胞癌、原发性肝癌及肝内或肝门部的转移肿瘤引起,由于发病隐蔽,确诊时约80%患者失去外科手术机会。解除胆道梗阻对其预后及后续治疗将起到重要作用。自1974年Molnar等首先报道采用经皮穿刺胆管引流术(percutaneous transhepatic cholangial drainage,PTCD)缓解恶性梗阻性黄疸以来,该技术已被广泛应用于临床。近年来,随着胆道支架及操作技术的日臻完善,介入治疗已成为胆道恶性梗阻患者的主要治疗方法,常用技术包括:经皮胆道引流术和(或)胆道支架置入术。

一、适应证与禁忌证

1. **适应证**　胆道梗阻介入治疗的适应证包括:①不适合外科手术治疗的各类恶性胆道梗阻;②各种良性胆道梗阻外科术前为改善患者全身状况可行经皮胆道引流术。

2. **禁忌证**　胆道梗阻介入治疗的禁忌证包括:①胆管广泛狭窄者;②严重的出凝血功能障碍;③大量腹腔积液;④严重感染;⑤终末期的患者。

二、介入技术与操作方法

1. **入路选择**　患者取仰卧位,根据术前影像资料选择穿刺点:行右肝管穿刺者于右侧腋中线肋膈角以下的肋上缘(常为第7~9肋间隙)。行左肝管穿刺者,常选择剑突下偏左侧作为穿刺点,向偏右侧方向进针。也可用超声直接定位穿刺。

2. **经皮穿刺肝胆管**　局麻或全麻下用穿刺针在患者屏气下穿刺肝内扩张胆管。超声定位可在实时监视下直接穿刺扩张胆管。再经穿刺针置入细导丝,置换扩张管与鞘,最后经鞘管插入超滑导丝并置换入5F单弯导管。

3. **胆管引流术或支架置入术**

(1)单纯胆道外引流术:对于良性梗阻或上述置入的导管在导丝配合下无法通过恶性梗阻段胆管,可退出导管直接沿导丝置入8F多侧孔猪尾型引流管,收紧内置线固定头端,并将其用肤贴固定于体表。

(2)胆道内-外引流术:如置入导管能顺利越过梗阻胆管,可将导管送入十二指肠内,交换超硬超长导丝,沿导丝引入内-外引流管,要求引流管远端位于十二指肠内,近端侧孔必须在近侧扩张胆管内,收紧内置线固定头端,体外采用敷贴固定。

(3)胆道支架置入术:导管顺利越过梗阻胆管需置入支架者,需借助超滑导丝将导管推送到空肠,交换入超硬超长导丝,选择合适的胆道支架及输送装置沿导丝引入到梗阻部位并释放支架。最后置入外引流管,收紧内置线并固定于体表(图14-1)。

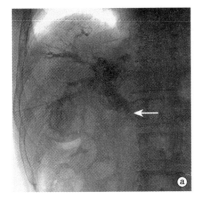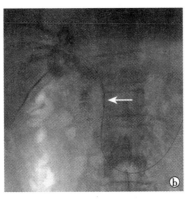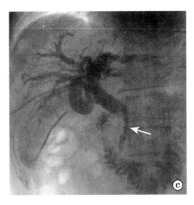

图 14-1　胆道内照射支架置入

a. 21G 穿刺针穿刺成功后置入 18G 扩张管胆道造影显示胆管扩张,胆总管中下段梗阻(↑),对比剂不能通过;b. 经交换导丝置入胆道碘粒子支架输送装置(↑);c. 粒子支架释放后造影狭窄段恢复通畅(↑)

4. **术后处理**　术后需常规止血、引流管冲洗治疗,观察外引流管引出胆汁的性状,记录胆汁引流量,全身情况差的患者应给予支持治疗。

三、并发症及处理

1. **出血**　包括肋间动脉损伤出血,肝包膜撕裂出血,穿刺引起肝内血管-胆道瘘,外引流管侧孔于肝实质内等。出血量少采用止血治疗可有效控制,否则需介入血管栓塞甚至外科处理。严格的操作是预防上述出血发生的关键,采用 B 超定位穿刺可有效减少出血并发症的发生。

2. **术后感染**　胆道梗阻患者术前胆汁感染阳性率在 43% ~68% 之间。如果手术操作过程中造影时注入过量对比剂,势必造成胆管压力增高,感染的胆汁逆流入血液引起脓毒血症。行内-外胆道引流患者除冲洗引流管外,亦应关闭外引流阀以防肠道内容物逆流引起胆道感染甚至胰腺炎。手术操作规范及术后及时使用抗生素在一定程度上减少此类并发症的发生。

3. **胆汁瘘**　表现为急性腹膜炎征象,主要发生在胆道支架置入后未放置外引流管,同时对穿刺通道未作有效的封堵处理。

4. **引流管移位、脱落**　表现为引流胆汁量突然减少,主要与术后患者过度牵拉引流管有关,透视下造影并作调整即可。发生脱落者需再次穿刺置入引流管。

5. **支架移位**　胆管有一定的蠕动能力,如置入支架直径偏小可能会发生移位甚至脱落。如发生可重新置入支架。

四、疗效评价

经皮胆道引流或支架置入术治疗梗阻性黄疸已广泛应用于临床,前者技术成功率接近 100%,后者约 70% 以上,两种技术均可明显缓解黄疸,血胆红素水平多在一周内会显著下降甚至恢复正常,总有效率达 95%。因此,经皮胆道引流或支架置入术可作为无手术指征阻黄患者的姑息治疗手段,可提高生活质量,延长生存时间,并改善肝功能及全身状况,为临床进一步的治疗创造机会。

影响恶性梗阻黄疸患者生存时间的主要因素包括:原发疾病的控制程度,支架或引流管是否保持通畅等。支架术后再狭窄发生率在 20% ~30% 之间,主要与肿瘤生长压迫相关。术后进行肝动脉灌注化疗或内照射等治疗局部病灶可延缓支架再狭窄的发生,临床研究表明,平均生存时间可达 6 个月以上。

第二节　消化道管腔狭窄/梗阻

消化道管腔狭窄/梗阻是临床常见疾病,表现为狭窄腔内容物通过受阻,狭窄以上腔道扩张。按狭窄/梗阻部位不同可分为:食管狭窄;胃及十二指肠狭窄/梗阻;直肠及乙状结肠狭窄/梗阻等。引起消化道管腔狭窄/梗阻的病因包括:消化道原发肿瘤、周围脏器组织病变外压、外科术后局部腔道瘢痕形成等。随着介入放射技术的不断发展,一些失去手术机会的消化道狭窄/梗阻患者可通过局部球囊/支架成形术得到有效的治疗,常用介入技术包括:食管球囊成形/支架术;胃、十二指肠支架术;直肠、乙状结肠支架术。

一、适应证与禁忌证

1. **适应证**　介入治疗的适应证为:①食管癌不能手术切除者;②食管癌术后吻合口复发者;③纵隔转移性肿瘤压迫或侵及食管引起的严重梗阻者;④单纯球囊扩张无效的难治性良性食管狭窄者,目前主张采用可回收全覆膜支架置入术;⑤恶性肿瘤向腔内生长或外压十二指肠管腔引起狭窄/梗阻者;⑥恶性肿瘤向腔内生长或外压直肠、乙状结肠狭窄/梗阻者;⑦急性直肠、乙状结肠梗阻,外科手术前过渡期暂时缓解。

2. **禁忌证**　介入治疗的禁忌证为:①食管梗阻位置超过颈7上缘水平;②胃、肠道重度静脉曲张出血期,如胃底、肛周静脉曲张等;③疑有小肠广泛、多发粘连梗阻;④严重的凝血功能障碍;⑤严重心肺功能障碍;⑥恶液质患者;⑦食管气管瘘及食管化学性损伤后的急性期为球囊成形术禁忌证。

二、介入技术与操作方法

根据食管狭窄程度准备球囊,直径有 8mm、12mm、15mm、20mm 不等。目前置入支架大多为自膨式镍钛合金支架,常用直径有:食管 16 ~ 20mm 之间,胃、十二指肠 18 ~ 20mm,直肠、乙状结肠 25 ~ 30mm,长度则依据术前影像检查选择,一般在 60 ~ 120mm 之间。恶性狭窄常采用覆膜支架,缺点是容易发生移位,而胃、十二指肠及直肠、乙状结肠狭窄多采用非覆膜支架。

1. **食管球囊/支架成形术**　患者口咽部局麻后,置入开口器,透视监视下,借助超滑导丝将5F单弯导管送入到狭窄食管上下端,推注碘对比剂显示病灶上缘及狭窄段长度并定位,将导管继续推送到胃腔内,交换入超长超硬导丝头端达胃窦部。

（1）单纯球囊扩张术:根据病变狭窄程度选择合适的球囊导管沿导丝推送到狭窄部位,使球囊中央覆盖狭窄段,向球囊内缓慢推注稀释的含碘对比剂,间断充盈球囊直至压迹消失,每次扩张3分钟,间隔3分钟,共3~5次,直至球囊容易扩张开为止。回抽球囊内的对比剂,撤出球囊和导丝。

（2）支架置入术:根据术前造影结果选择合适的覆膜支架沿导丝推送至狭窄部位,调整输送装置使支架完全覆盖狭窄段并缓慢释放,成功后退出输送装置,需强调支架要超过病灶上下端20mm(图 14-2)。

单纯球囊扩张术、支架置入术后,均需口服含碘对比剂以了解支架位置、狭窄段扩张通畅情况,有无对比剂外溢现象。

2. **胃、十二指肠支架术**　操作过程类似食管支架术。口咽部局麻下将超滑导管、导丝送入胃内,交换超长超滑导丝,并经导丝将5F单弯导管沿胃体大弯插至幽门部。旋转导管使之配合导丝进入十二指肠,造影确定狭窄段的长度、位置,并越过胃、十二指肠狭窄段,尽可能将导管导丝输送到小肠,经导管交换入超长超硬导丝。根据病变范围选择合适的支架,将支架输送装置沿超硬导丝推送至狭窄处释放支架。

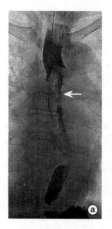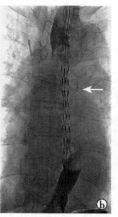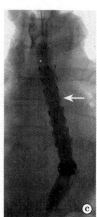

图 14-2　食管粒子支架置入

a. 经导管造影显示:食管中下段狭窄,造影剂通过困难(↑);
b. 经交换导丝置入食管粒子支架输送装置(↑);c. 支架释放后原狭窄段被扩张开(↑)

退出输送装置保留导丝,沿导丝再次送入导管造影了解支架位置、扩张及通过情况。

3. **直肠、乙状结肠支架术**　透视监视下经肛门插入 5F 单弯导管及超滑导丝,将导管推送至直肠、结肠狭窄段的远近端,造影标定其位置、长度及狭窄程度。交换入超长超硬导丝并退出导管,选择合适的支架,将支架输送装置沿超硬导丝直接推送到狭窄段释放支架。退出输送装置保留导丝,沿导丝再次送入导管造影了解支架位置、扩张及通过情况。

三、并发症及处理

1. **出血**　通常在狭窄段被扩张过程中可能会造成消化管黏膜损伤和出血,术后对症处理可恢复。如果出血量大者需要纤维内镜下处理。

2. **消化道破裂穿孔**　消化道穿孔常与手术操作不当相关,术后如发现患者出现类似纵隔气肿、血气胸和急腹症等消化道破裂征象,需行腹腔穿刺及 CT 等检查明确诊断,并及时采取禁食、胃肠减压、止血、抗感染等处理,无效者需外科或再次堵瘘支架处理。

3. **支架移位、脱落**　支架移位常发生在支架置入后数天之内。发生原因主要与支架直径偏小、放置位置不当等因素相关,同时由于食管和胃及结肠蠕动强,致支架术后更易发生移位,发现支架移位应及时通过纤维内镜进行复位调整。

四、疗效评价

1. **食管球囊/支架成形术**　食管良性狭窄球囊成形术疗效肯定,术后患者无症状期可达 9~12 个月。但对化学性灼伤者效果有限,复发率达 36%,主要与灼伤后瘢痕限制了球囊扩张直径。

食管恶性狭窄覆膜支架置入能使患者吞咽困难症状立即缓解,生存时间除与原发病的治疗及发展相关外,还与支架术后并发症关系密切,单纯支架置入术后平均生存时间 107~125 天。在支架表面附上 ^{125}I 放射粒子不仅可以即刻解除食管梗阻,同时对邻近肿瘤有较好的控制作用,临床已证实可显著延长患者生存时间和支架通畅时间。

2. **胃、十二指肠及直肠、乙状结肠支架术**　支架置入可使 90% 以上患者梗阻症状得到改善,但预后仍主要取决于原发疾病的治疗。

第三节　气管、支气管狭窄

气管、支气管狭窄是临床较常见的疾病,常见症状为进行性呼吸困难。引起气管狭窄常见病因有:气管及支气管肿瘤,纵隔转移性肿瘤,气管切开置管后,气管、支气管内膜结核等。目前气管狭窄的介入治疗包括球囊扩张成形术及支架置入术。

一、适应证与禁忌证

1. **适应证**　介入治疗适应证包括:①气管、主支气管腔内肿瘤造成气管狭窄;②食管癌及纵隔淋巴结转移肿瘤等浸润外压引起气管狭窄;③气管多发性软化症;④气管内膜结核引起狭窄;⑤气管插管或切开术后局限性狭窄。以上①~④适于支架置入治疗,⑤适于球囊扩张术。

2. **禁忌证**　介入治疗禁忌证包括:①伴有严重心肺功能衰竭者;②凝血功能严重障碍者;③气道严重急性感染者。

二、介入技术与操作方法

一般采用两种麻醉方式:全麻及经环甲膜穿刺气管内 2% 利多卡因黏膜表面麻醉。根据术前影像资料,结合术中透视作气管狭窄上下缘的体表定位标记。经气管插管或经口腔在透视下向气管内插入 0.035inch 超滑导丝。

单纯球囊扩张者需借助 5F 单弯导管交换插入超长超硬导丝,沿导丝置入相应直径的球囊进行扩张,当球囊覆盖狭窄段时加压推注造影剂使球囊膨胀,待压迹消失后持续扩张 30 秒、共 3 次。单纯黏膜麻醉应根据患者的反应,可分次进行。依据狭窄程度来选择球囊大小,最大直径在 15mm 左右。特别强调的是对于严重狭窄者要备全不同大小的球囊,并遵循从小到大逐级分次扩张,以防出现狭窄段撕裂引起大出血。

支架置入者可沿超滑导丝置入气管支架输送装置,在透视下确认支架已覆盖了狭窄段后释放支架。如狭窄累及主支气管需放置分支式支架,其操作过程基本相同,只是要求将超滑导丝置入到狭窄侧主支气管,分支支架释放装置推送到位后,先在透视下调整分支支架上的标志并释放,确认分支支架准确到位后再释放气管支架(图 14-3)。多选用直径 18mm 自膨式镍钛合金支架,长度要超过狭窄段 20mm,术后即刻摄胸部平片评价支架位置及复张情况,并经气管插管行支架远端吸痰以缓解呼吸道堵塞。强调术中需作心电及血氧饱和度监测,维持血氧饱和度在 100%。

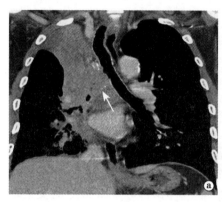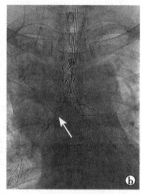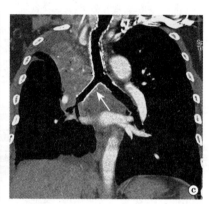

图 14-3　气管支架置入

a. CT 平扫显示气管狭窄(↑);b. 术中气管支架置入后狭窄段被扩张开(↑);c. 手术 CT 平扫证实狭窄气管扩张良好(↑)

三、并发症及处理

1. **咯血**　可行常规止血治疗,必要时纤维支气管镜下止血。
2. **支架移位**　主要发生在覆膜支架,可在透视下借助纤维支气管镜下进行矫正复位。
3. **支架折断**　不常见,如发生需纤维支气管镜下取出。

四、疗效评价

气管、支气管狭窄的球囊扩张或支架置入术的临床近期疗效是肯定的,但中远期疗效仍不尽人意。气管良性狭窄球囊扩张术的近期疗效可达 100%,一年再狭窄率却达 90%。良性气管狭窄扩张无效而置入支架者,气管支架再狭窄发生率为 6.8%~40%,支气管支架则为 25%~40%。对于良性病变支架置入术后再狭窄可常采用再次球囊扩张、气道消融技术(微波、火激光、冷冻)及近距离放疗等处理。气管恶性狭窄支架置入术后患者呼吸困难可立即缓解,但这些患者多为恶性肿瘤终末期,原发疾病的治疗决定了支架置入疗效,单纯气管支架置入的生存期为 2~17 个月,中位生存期为 5 个月。

第四节　脓肿与囊肿

肝肾囊肿是临床常见的良性疾病,可单发、多发,多无症状,常于查体时发现。当囊肿增大造成周围脏器压迫,或囊肿伴发出血时才引起临床症状。目前在 CT 或超声引导下囊肿穿刺硬化术可治愈肝肾囊肿,几乎可取代外科手术。

急性化脓性腹膜炎局限后,未被吸收的脓液被周围脏器、网膜包裹形成腹腔脓肿,如致病菌进入肝、肾等部位,可能会导致相应脏器的实质性脓肿。经皮穿刺脓肿引流术以其创伤小、见效快、并发症少等优点,已取代了大多数外科切开引流手术。

一、适应证与禁忌证

1. **适应证** 介入治疗适应证包括:①单纯肝肾囊肿或肝包虫囊肿直径>5cm者,或直径<5cm但患者强烈要求治疗者;②较大的腹腔、盆腔脓肿或腹腔脏器脓肿;③需经肝、胃等较复杂通道进行引流的脓肿;④膈下或盆腔脓肿。

2. **禁忌证** 介入治疗禁忌证包括:①超声或CT提示无穿刺入路;②严重的凝血功能障碍;③脓肿未液化;④大量腹腔积液。

二、介入技术及操作方法

可单纯CT/B超下定位穿刺,亦可采用B超联合透视穿刺。穿刺路径选择遵循不损伤相邻脏器,直线距离最短原则。常规消毒铺巾,1%～2%利多卡因局部麻醉,用21G穿刺针穿刺囊肿或脓肿,穿刺到位后,先抽吸囊液或脓液10ml留作常规细胞学和生化检查。

如是囊肿穿刺引流硬化术,可直接连接上三通开关,将针尖调整至囊肿最低位置,抽空囊液,注入少量稀释对比剂证实无外漏后向囊内注入无水乙醇,共三次,每次注入量为抽出囊液量的25%左右,最多不超过100ml,末次注入无水乙醇后约5分钟可抽出,估计囊腔内留存无水乙醇约10ml后可拔针(图14-4)。也有学者在囊液抽完后,向囊内注入聚桂醇10ml即拔针,硬化效果亦良好。

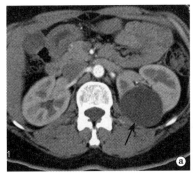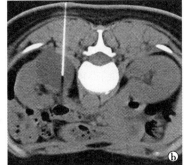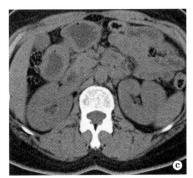

图14-4 **肾囊肿穿刺硬化**
a. CT增强示左肾囊肿(↑);b. CT导向下左肾囊肿穿刺;c. 术后1年CT平扫复查示左肾囊肿已完全消失

如是脓肿穿刺引流术,在穿刺成功后,交换导丝并引入PTCD外引流管留置于脓腔内,抽出脓液,用等渗盐水及抗生素进行冲洗,固定引流管并作脓肿和定期冲洗(图14-5)。患者体温、血象恢复正

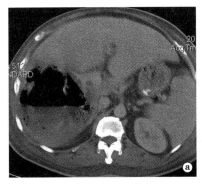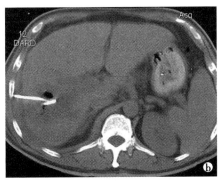

图14-5 **肝脓肿穿刺引流**
a. CT示肝右叶巨大脓肿并有气液面形成;b. 经皮穿刺置入猪尾型多侧孔导管引流
1月后CT复查示肝右叶脓肿已明显缩小

常,每天引流量少于 10ml 并经造影或 CT 检查证实脓腔明显缩小,停用抗生素 3 天后未出现体温反复升高可考虑拔管。

三、并发症及处理

1. **疼痛和血尿**　肝肾囊肿穿刺引流可能出现局部疼痛甚至镜下血尿,一般无需处理。
2. **气胸或脓胸**　近膈肌穿刺易发生,术前超声定位则可避免其发生。
3. **局部腹膜炎或菌血症常**　与穿刺脓肿后置入引流管挤压脓腔而导致脓液逆流入血有关。处理以抗生素治疗为主。
4. **引流管阻塞或脱落**　应及时冲洗,加强内外固定可有效防止引流管移位甚至脱落。

四、疗效评价

肝肾囊肿介入穿刺引流硬化术的临床疗效主要根据治疗前后囊肿 B 超或 CT 结果进行比较评价,复查间隔时间为术后 6 个月~1 年。判断标准:囊肿消失或缩小 80% 以上为治愈;缩小 50% 以上为有效;缩小 30% 以上为好转;与术前相同为无效。临床经验是囊肿大于 15cm 需多次硬化,小于 10cm 则可一次硬化,总有效率达 92% 以上。

尽管有强效的抗生素,腹腔脓肿仍有很高的死亡率,主要与脓肿引起的多脏器功能衰竭相关。临床研究已表明经皮穿刺引流的总体疗效优于外科手术,且并发症及死亡率更低。脓肿部位不同,介入引流成功率也不同,约为 80%~95%。

第五节　椎间盘与椎体病变

目前,骨关节疾病的介入治疗主要应用于脊柱良恶性病变,而在四肢关节则应用较少。脊柱常见疾病有腰椎间盘突出症、骨质疏松椎体压缩骨折、椎体转移瘤及血管瘤等,以往治疗多由外科主导,但由于解剖结构复杂、创伤大、并发症多而难以广泛应用,随着脊柱介入治疗的不断发展和完善使许多患者获益匪浅。本章主要介绍腰椎间盘突出症的介入治疗和椎体成形术治疗椎体良、恶性病变。

一、腰椎间盘突出症的介入治疗

腰椎间盘突出症(lumbar disk herniation)是指纤维环断裂及髓核突出使腰椎间盘组织局限性移位而压迫邻近的韧带和神经根导致腰痛及下肢疼痛,是严重影响患者劳动力和生活质量的常见病,以 $L_{4/5}$ 及 L_5/S_1 椎间盘突出常见,主要治疗方法分为保守治疗和手术治疗。保守治疗方法包括卧床休息、牵引、推拿、理疗或骶管内注射等,可使约 40% 的轻度突出患者得到治愈。但突出程度大、临床症状重、反复发作者,保守治疗则无效,需手术治疗,包括介入治疗和外科手术两大类。介入治疗可使 40%~50% 的此类患者避免外科手术,其方法主要包括经皮腰椎间盘摘除术(percutaneous lumbar discectomy,PLD)、经皮椎间孔镜下髓核摘除术(percutaneous transforaminal endoscopic discectomy,PTED)、腰椎间盘化学溶解术(chemonucleolysis,CN)、腰椎间盘激光消融术(percutaneous laser disk decompression,PLDD)、椎间盘射频消融术及腰椎间盘内臭氧消融术等。介入治疗的机制为:PLD 和 PTED 均是机械减压,前者是通过纤维环开窗和切割抽取髓核而实现,且后者是在椎间孔镜辅助下,直接摘除压迫神经根的突出或脱垂髓核组织;CN 应用胶原酶溶解髓核组织,而 PLDD 和射频消融采用物理气化椎间盘内髓核组织,从而达到降低椎间盘内压的作用;臭氧具有强氧化作用,可破坏髓核内蛋白多糖和髓核细胞,使髓核体积缩小、固缩,从而解除对神经根的压迫,还对髓核所引起的神经根的化学性炎症和疼痛有消炎和止痛作用。

近年来 PTED 术推广较迅猛,适应证则更广。其他介入治疗的适应证范畴相当,关键技术是经皮腰椎间盘穿刺,其中 PLD 术应用最为基础和经典,本节主要以 PLD 为例进行介绍,并简要概述 PTED。

（一）适应证与禁忌证

1. **适应证**　①明显的腰痛及坐骨神经放射痛,脊神经根受压体征阳性;②病史>2 个月,经保守治疗>8 周无效者,或反复发作数年且疼痛较重,尤以下肢症状明显,难以行动及入睡者;③经 CT／MRI 确诊为包容性或单纯性椎间盘突出(图 14-6a),且影像学表现与临床症状体征相一致,并排除以下禁忌证。

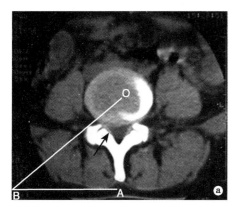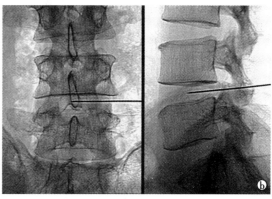

图 14-6　**腰椎间盘突出的 CT 表现、穿刺点旁开距离测量及正确穿刺**

a. CT 示腰 4~5 椎间盘偏右后侧突出(↑),O 为椎间盘髓核中心,A 为棘突在背部皮肤上的投影,B 为穿刺点,AB 为穿刺点距棘突旁开距离;b. 腰 4/5 椎间盘穿刺成功后正侧位片示穿刺针头端位于椎间盘中央

2. **禁忌证**　分为相对禁忌证和绝对禁忌证。

（1）相对禁忌证:①椎间盘突出伴明显钙化;②合并有马尾压迫麻痹或单根神经麻痹者;③椎间隙明显狭窄;④合并椎管狭窄,侧隐窝狭窄等;⑤纤维环及后纵韧带破裂,髓核脱入椎管内游离者;⑥突出物压迫硬膜囊>50%;⑦突出物致侧隐窝填塞嵌顿者;⑧合并椎体滑脱者> I 度者;⑨合并椎管内肿瘤、椎体转移者。

（2）绝对禁忌证:①椎间盘穿刺通路感染;②邻近椎体结核或其他感染;③严重的凝血功能障碍;④心、肺、肝、肾功能衰竭。

（二）介入技术和操作方法

经皮腰椎间盘摘除术(PLD)具体操作为:①取患侧向上侧卧位;②根据 CT 测得的穿刺点距棘突旁开距离 AB(图 14-6a),在体表划出穿刺点;③以穿刺点为中心消毒,铺巾;④沿穿刺途径作浸润麻醉后取穿刺针经皮肤、侧后方肌群及上关节突旁侧穿入椎间盘中央,双向透视确定进针无误后(图 14-6b),逐级扩张,最终置入直径 3.5~4.0mm 工作套管至椎间盘中后 1/3 处;⑤经工作套管置入环锯锯通纤维环,并摘除部分髓核。⑥经工作套管插入切割器反复切割抽吸髓核,直至无髓核组织吸出为止;⑦退出切割器和套管,穿刺局部无菌敷料包扎。

（三）并发症及处理

1. **腰肌血肿**　主要为手术器械粗大、椎旁静脉丛损伤出血所致,临床极少见,一般经过休息、给予止血药,多能于 2~4 周内自行吸收痊愈。

2. **神经损伤**　几乎没有相关文献报告。

3. **腹腔脏器损伤**　后位结肠是最可能的损伤器官,术中严格遵循双相定位原则,可以避免该并发症发生。

4. **椎间盘感染**　是腰椎间盘各种介入治疗术后的最严重并发症之一,发生率为 0.02%~1.4%,多为低毒性感染,表现为术后患者短期内术前的坐骨神经痛明显减轻或消失,但于术后 4~20 天再次出现更严重的腰痛和坐骨神经痛等。血常规白细胞记数和分类大多正常,但早期血沉明显加快、C 反应蛋白明显升高,症状发生后 1~2 周 MRI 可见典型椎间盘炎征象,表现为病变椎间盘及其邻近椎体 T_1WI 呈低信号,T_2WI 则呈高、低混合信号。一旦确诊椎间盘炎,应让患者绝对卧床,用大剂量广谱抗生素约 6 周,可用镇痛药物,也可再次行 PLD 抽出炎性坏死组织而迅速减轻腰剧痛和腰肌痉挛,可明显地缩短病程,并可获得细菌学诊断。治疗 8~10 天后症状多可减轻,血沉和 C 反应蛋白即明显下降,抗感染时间约持续 6 周。

(四)疗效评价

目前,国内外学者主要采用 MacNab 显效、有效和无效三级评价标准。有效率为显效与有效之和,在 75%~90% 之间,且近期疗效与远期疗效基本一致。与椎间盘镜下摘除术的长期疗效比较,疗效稍低数个百分点,但并发症和费用明显较低。

二、经皮椎间孔镜下髓核摘除术

1. 适应证　可适用前述 PLD 的相关适应证,还可用于侧隐窝狭窄、椎管狭窄、椎间盘脱出甚至游离于椎管等。

2. 操作方法　PTED 是在 PLD 基础上衍生和发展的另一种腰椎间盘介入摘除方法,是在经皮侧后入路椎间孔内窥镜辅助下行突出椎间盘摘除。目前,临床上常用以下两种操作技术:一是 Hoogland 等人提出的 TESSYS(transforaminal endoscopic spine system)技术;二是 Yeung 等人提出的 YESS(Yeung endoscopic spine system)技术。

(1)YESS 技术:经 Kambin 安全三角区进入椎间盘内行髓核摘除。该系统为硬杆状多管道内窥镜系统,工作套管末端为斜面,通过后外侧穿刺,经 Kambin 安全三角区进入椎间盘,将生理盐水连接在通道上,在水的介质下由内向外切除椎间盘组织,用双极射频和激光进行椎间盘髓核热凝成形。YESS 技术入路和 PLD 入路相同,摘除椎间盘内髓核后,使向后突入椎管的部分自动塌陷回缩,达到间接减压。

(2)TESSYS 技术:直接摘除突入椎管内的椎间盘从而解除神经根受压减压的技术。其穿刺路径为椎间孔入路,为了进入椎管,其设计了不同直径的环锯和扩孔钻,逐级切除椎间孔下半部,即尾侧上关节突腹侧骨质,扩大椎间孔,避免置管对出口神经根和神经节的挤压,将工作导管插入椎管内而非椎间盘内,直接摘除突入椎管内的椎间盘组织并松解硬脊膜和神经根。该入路也通过 Kambin 安全三角区的背侧和尾侧部分,只是与额状面夹角比 YESS 技术小。

三、经皮椎体成形术治疗椎体良恶性病变

法国医生 Galibert 等于 1987 年首先报道用经皮椎体成形术(percutaneous vertebroplasty,PVP),目前已广泛用于脊椎转移性肿瘤、骨髓瘤及骨质疏松椎体压缩骨折。PVP 术是在透视或 CT 导向下用骨穿刺针穿入病变椎体后,将骨水泥注入椎体内,从而达到迅速减轻疼痛和防止椎体进一步压缩塌陷的治疗目的,其最成功之处是采用一项简单的技术解决了一个临床棘手的难题。

(一)适应证与禁忌证

1. 适应证　①骨质疏松新鲜椎体压缩骨折(图 14-7);②椎体转移瘤(图 14-8);③椎体骨髓瘤(图 14-9);④椎体血管瘤(图 14-10)。

2. 禁忌证　绝对禁忌证为椎体感染。下列情况可视为相对禁忌证:①椎体后缘骨质破坏广泛、较大范围不完整者,肿瘤明显压迫脊髓;②成骨型椎体转移;③椎体压缩程度>75% 者;④凝血功能障碍,有出血倾向者;⑤体质极度虚弱,不能耐受手术者。

(二)介入技术与操作方法

目前常用 11~13G 带芯骨穿刺针,尾端连接专用骨水泥注射器,成形材料为低黏稠度注射用骨水泥,即聚甲基丙烯酸甲酯(polymethylmethacrylate,PMMA)。胸、腰椎及颈 7 椎穿刺采用经椎弓根进针,颈 2~6 椎则采用经前侧方进针。由于颈椎解剖结构复杂,临床推广难度大,故以下着重叙述胸腰椎

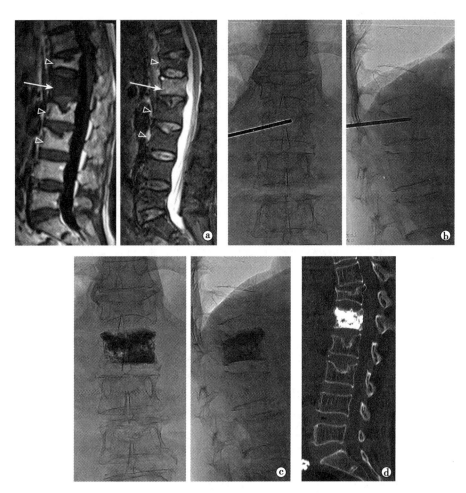

图 14-7 骨质疏松椎体压缩骨折

a. MRI 示胸 12 及腰 1、2、3 椎体多发压缩,其中腰 1 椎体 T_1WI 呈低信号、STIR 呈高信号,为新鲜压缩(↑),其余椎体信号正常,为陈旧压缩(△);b. 腰 1 椎体穿刺成功后正位示穿刺针头端位于椎体中央(左),侧位则位于前中 1/3(右);c. 注入骨水泥 8.5ml 后正侧位片示腰 1 椎体内骨水泥跨中线充填良好;d. PVP 后疼痛完全缓解,CT 复查示腰 1 椎体内骨水泥充填良好

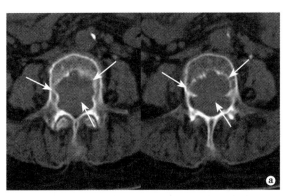
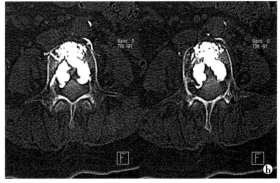

图 14-8 椎体转移肿瘤

女,72 岁,甲状腺癌术后 4 年,腰痛进行性加重 3 月,发现腰 3 椎体转移 1 月,内科放化疗无效,PVP 后疼痛完全缓解。a. PVP 前 CT 示腰 3 椎体大片溶骨性破坏(↑);b. PVP 后 CT 示腰 3 椎体骨质破坏区内骨水泥已充分充填

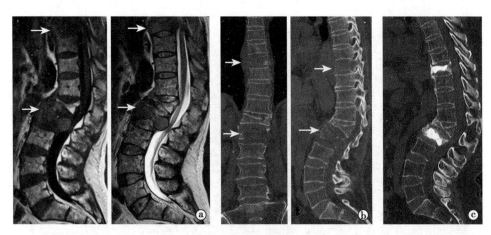

图 14-9　椎体骨髓瘤

男,60 岁,感胸腰背部疼痛伴双侧季肋部和下肢放射痛进行性加重 2 月,发现胸 9、腰 2 椎体溶骨破坏,经介入穿刺同轴活检病理诊断骨髓瘤,PVP 后疼痛完全缓解。a. MRI 示胸 9、腰 2 椎体内肿瘤,腰 2 节段硬膜囊明显受压(↑);b. 术前 CT 重建示胸 9、腰 2 椎体溶骨破坏(↑);c. PVP 后 2 年 CT 复查示胸 9、腰 2 椎体内骨水泥充填良好且稳定,高度保持良好,无进一步压缩塌陷

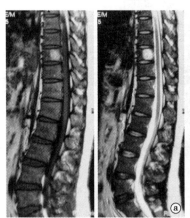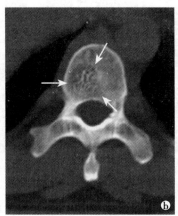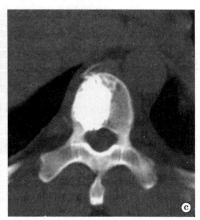

图 14-10　椎体血管瘤

a. MRI 矢状位示胸 10 椎体血管瘤,T_1WI、T_2WI 均呈高信号;b. PVP 前轴位 CT 示胸 10 椎体血管瘤内骨小梁增粗,间隙增宽(↑);c. PVP 后 CT 示胸 10 椎体血管瘤区已被骨水泥充填完全

PVP 操作要领。

　　PVP 具体操作过程为:①患者取俯卧位,常规消毒铺巾;②在后前位透视下使两侧椎弓根对称显示,选择椎弓根外缘的体表投影外侧 1～2cm 为穿刺点;③通道全层浸润麻醉;④正位透视下将骨穿刺针与身体矢状面成角 30°～40°穿刺至椎弓根后缘,侧位透视下用外科锤敲击穿刺针入椎弓根,反复多次双向定位,当穿刺针头端抵达椎体后缘时,正位正好越过椎弓根内缘,此为较理想的穿刺状态,在侧位透视下将穿刺针敲击推进至椎体前 1/3 交界处,正位则位于椎体中央(见图 14-7b);⑤按粉(g):液(ml):钡粉(g)为 15:10:3 来调制骨水泥至粘稠状态,在侧位透视下缓慢向椎体内注入,如发现明显渗漏则立即停止注射,第 2～6 胸椎 2～3ml,第 7 以下胸椎 4～5ml、腰椎 4～7ml,关键是将 PMMA 充分充填入椎体断裂区或破坏区;⑥先置入针芯将残留在穿刺针管内的 PMMA 推入椎体内,旋转向后退出穿刺针,穿刺点局部压迫约 5 分钟包扎;⑦正侧位摄片观察骨水泥在椎体内分布状况(见图 14-7c)。

　　(三)术后处理及并发症

　　1. 与穿刺相关的并发症　肋骨骨折、气胸、脊髓损伤、大出血等,甚罕见。

　　2. 与骨水泥注射相关的并发症　①PMMA 向椎体周围渗漏而造成的相应压迫,包括椎管内硬膜囊外、神经根管、椎旁软组织、相邻椎间盘内及椎旁静脉丛,大多数不产生临床严重后果;②PMMA 静脉回流导致肺动脉栓塞。预防渗漏并发症的关键为黏稠期、实时透视监视下注射。

3. **感染**　极少见。

（四）疗效评价

PVP的疗效评价是观察疼痛缓解和防止椎体塌陷。目前疼痛评价多采用VAS疼痛分级法（visual analogue scale，VAS）即模拟视觉评分法评价疗效，VAS分值介于0～10分，0代表无疼痛，10代表剧烈疼痛，术后疼痛分值较术前下降3分方为有效，术后评分为0分（完全缓解）、1～3分（显著缓解）、4～6分（部分缓解），7分以上（无效）。椎体转移性肿瘤PVP后近期疼痛缓解率为75%～90%；骨质疏松性压缩性骨折PVP后疼痛缓解率90%～96%，且保持长期稳定。PVP还可部分提高压缩椎体高度，平均为2.2mm，可显著防止椎体进一步塌陷。

PVP治疗急性压缩性骨折的临床疗效已充分肯定，但对于疼痛指数较低的慢性期压缩性骨折是否为适应证仍有争议。PVP后是否容易引起邻近椎体新发骨折仍未定论，目前更倾向于与患者的骨质疏松程度密切相关。现有研究表明作为PVP的姊妹技术——椎体后凸成形术（percutaneous kyphoplasty，PKP）对骨质疏松新发压缩骨折的止痛效果和功能恢复与PVP无明显差异相，在恢复椎体高度方面PKP则更好，但费用方面PKP显著高于PVP。

（滕皋军）

第十五章　良、恶性肿瘤的介入治疗

随着肿瘤发病率增加以及介入技术的发展,各种介入治疗技术越来越多地应用于肿瘤的治疗领域,并取得了较好的临床疗效。肿瘤的介入治疗领域,既涉及经血管途径介入技术,也涉及经非血管途径介入技术,或两种技术的结合应用,本章重点讲述介入治疗技术应用较为广泛的几种良、恶性肿瘤。

第一节　原发性肝癌的介入治疗

原发性肝癌系指肝细胞癌(hepatocellular carcinoma, HCC)和胆管细胞癌,以下简称肝癌,是国内外常见恶性肿瘤之一,发病率在男性肿瘤中居第三位。由于肝癌起病隐匿,早期没有症状或症状不明显,就诊时大多已达中晚期或已发生远处转移,能手术切除者仅为25%~30%,再加之术后复发率高等多种因素,预后很差。在非手术疗法中,介入治疗逐渐成为首选的治疗方法,但5年生存率仅有10%。

一、肝动脉化疗栓塞术

肝癌经肝动脉介入治疗方法有3种:经导管动脉灌注化疗术(transcatheter arterial infusion, TAI)、经导管动脉栓塞术(transcatheter arterial embolization, TAE)、经导管动脉化疗栓塞术(transcatheter arterial chemoembolization, TACE)。目前,TACE是应用最广的方法。

肝癌介入治疗的理论基础主要基于:①肝癌的血供95%~99%来自肝动脉,而正常肝组织的血供则70%~75%来自门静脉,仅25%~30%来自肝动脉;②导管选择性插入肝动脉,灌注化疗药物治疗肝癌时,瘤区药物浓度高;③化疗药物和碘油混合成乳剂注入后,趋向性沉积于肿瘤的供养血管和新生血管中;④而明胶海绵等栓塞剂的应用,一方面阻断了肿瘤的血液供给,另一方面使化疗药物缓慢释放,持续地作用于肿瘤,致使肿瘤出现缺血性坏死和诱导肿瘤细胞凋亡。采用此介入技术治疗肝癌,使得化疗药物的全身毒副作用降低。

(一)适应证与禁忌证

1. **适应证**　①Ⅱb期、Ⅲa期和Ⅲb期的部分病人,肝功能分级Child-Pugh A或B级,ECOG评分0~2分;②可以手术切除,但由于其他原因不能(如高龄、严重肝硬化等)或不愿接受手术的Ⅰb期和Ⅱa期病人;③多发结节型肝癌;④门静脉主干未完全闭塞,或虽完全闭塞但肝动脉与门静脉间代偿性侧支血管形成;⑤肝癌破裂出血或肝动脉-门静脉分流造成门静脉高压出血;⑥控制局部疼痛、出血以及栓堵动静脉瘘等。

2. **禁忌证**　①肝功能严重障碍(Child-Pugh C级),包括黄疸、肝性脑病、难治性腹腔积液或肝肾综合征;②凝血功能严重障碍,且无法纠正;③门静脉主干完全由癌栓阻塞,且侧支血管形成少;④合并活动性肝炎或者严重感染且不能同时治疗者;⑤肿瘤远处广泛转移,估计患者生存期<3个月者;⑥肿瘤占全肝比例≥70%(若肝功能基本正常,可考虑采用少量碘油乳剂分次栓塞);⑦外周血白细胞和血小板显著减少,白细胞<3.0×10⁹/L,血小板<50×10⁹/L(非绝对禁忌证,如脾功能亢进者,与化疗性血细胞减少有所不同);⑧肾功能障碍,肌酐>2mg/dl或者肌酐清除率<30ml/min;⑨恶液质或多器官功能衰竭者。

（二）介入技术与操作方法

1. **肝动脉造影**　局部麻醉下采用 Seldinger 方法,将导管选择性地插入腹腔干,造影了解肝脏肿瘤供血;经肠系膜上动脉造影了解肿瘤异位供血及门静脉血流情况。

2. **灌注化疗**　超选择插管至肿瘤供血动脉内灌注化疗。主要用药为蒽环类、铂类。每种药物一般需用生理盐水或 5% 葡萄糖液 150～200ml 稀释,灌注药物的时间不应少于 20 分钟。

3. **化疗性栓塞**　必须超选择插管,尽量至肿瘤供血动脉内。选择合适的栓塞剂,一般用超液化碘油与化疗药物充分混合成乳剂,经导管缓慢注入。碘油用量一般不超过 30ml。在碘油乳剂栓塞后加用颗粒性栓塞剂(如标准化明胶海绵颗粒、微球、聚乙烯醇颗粒等)。

4. **再次肝动脉造影**　TACE 后再次肝动脉造影,了解肝内血供及肿瘤病灶的栓塞情况（图 15-1）。

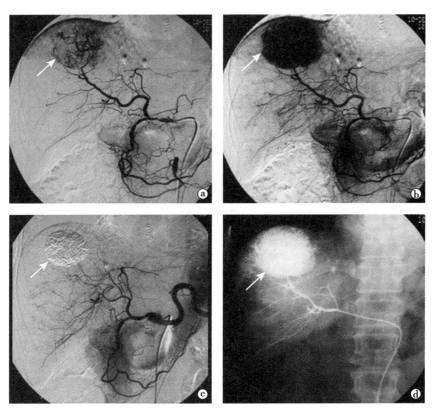

图 15-1　肝右叶原发性肝癌（TACE 治疗）

a、b. 肝动脉造影动脉期(a)和实质期(b),显示肝右叶近膈顶部直径 5.8cm 的肿瘤病灶,血管丰富,呈团块状明显染色(↑);c. 超选择插管于肿瘤动脉支,注入含化疗药物的碘油乳剂,起浓度沉积在肿瘤内,勾画出整个肿瘤轮廓供血(↑);d. TACE 后7 个月,肝动脉造影显示肿瘤供血动脉支被完全闭塞,肿瘤内碘油沉积仍密实,肿瘤有所缩小(↑)

（三）并发症及其防治

1. **化疗栓塞综合征**　TACE 术后患者可出现恶心、呕吐、肝区闷痛、腹胀、厌食、发热等症状,可给予止吐、吸氧、镇痛等对症支持治疗。

2. **术中胆心反射**　化疗性栓塞导致患者肝区缺氧、疼痛,刺激胆道血管丛的迷走神经所引起的一种严重不良反应,表现为严重胸闷、心率减慢、心律不齐、血压下降,严重者可导致死亡。术中患者出现迷走神经反射症状,可给予阿托品或山莨菪碱等对症治疗。

3. **肝脓肿、胆汁瘤**　术后偶尔出现肝脓肿或胆汁瘤,可采用经皮穿刺引流措施和应用抗生素治疗。

4. 上消化道出血　可能系消化性溃疡出血或门脉高压性出血。前者按消化性溃疡给予抑酸药、生长抑素及其类似物等;后者可给予抑酸药及降低门脉压力的药物。

5. 血细胞减少　肝癌合并肝硬化患者多数伴有脾功能亢进可致白细胞、血小板或全血细胞减少,化疗药物也可导致或加重白细胞、血小板或全血细胞减少。用升白细胞和升血小板药物治疗,必要时给予输血。在 TACE 同时或术后给予部分脾动脉栓塞术治疗脾功能亢进。

(四) 疗效评价

一般具有丰富血供的肝癌,治疗效果较好(图 15-2)。严重肝硬化患者,治疗效果差。通过采用 TACE 治疗为主的综合性介入治疗方法可使不能手术切除的肝癌患者 1 年生存率达到 74.1% ,3 年生存率达 43.5% ,5 年生存率达到 21.2% 。但是,肝癌的治疗非常复杂,需要多种治疗手段的联合应用,如 TACE 联合消融治疗、联合放射治疗(包括内照射及外照射)、联合外科 II 期手术切除、联合分子靶向药物等,形成综合治疗体系,以提高患者的生存质量,延长生存期。

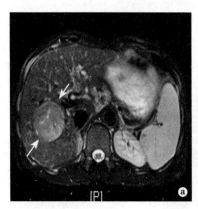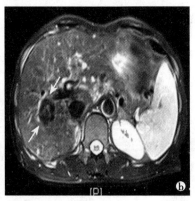

图 15-2　原发性肝癌 TACE 术后比较
a. 术前肝脏 MR,T_2WI 可见肝右叶团块状高信号肿块(↑);b. 术后复查肝脏 MR,T_2WI 可见肝右叶肿瘤信号变为低信号,肿瘤明显缩小(↑)

二、肝癌的消融治疗

消融治疗是近年来发展起来的一项针对实体肿瘤,特别是原发性或转移性肝癌的微创治疗技术,由于其创伤小、疗效确切、适应证范围广,越来越受到人们的重视。对于小肝癌,消融治疗可达到根治性治疗效果,远期疗效与外科手术切除相似。近 20 年来,随着设备的改进和技术的进步,出现了多种消融技术,包括物理消融(射频消融、微波、冷冻及激光等)和化学消融(无水乙醇和乙酸消融),在肝癌治疗领域已经得到了广泛的应用。本节以射频消融(radiofrequency ablation,RFA)为例,阐述消融技术术在肝癌治疗中的临床应用。

(一) 适应证与禁忌证

1. 适应证　①单发肿瘤最大直径不超过 5cm;或肿瘤数目不超过 3 个,且最大直径不超过 3cm。②无血管、胆管和邻近器官侵犯以及远处转移。③肝功能 Child-Pugh A 级或 B 级。④直径>5cm 的单发肿瘤,或最大直径>3cm 的多发肿瘤,局部消融可以作为姑息性综合治疗的一部分。

2. 禁忌证　①肿瘤巨大或者弥漫型肝癌;②伴有血管、胆管及邻近器官侵犯或远处转移;③肝功能 Child-Pugh C 级者;④不可纠正的凝血功能障碍;⑤肿瘤邻近危险器官如胆囊、肠管等,无法采取其他措施避免其损伤者。

(二) 介入技术与操作方法

1. 准备　术前详细评估患者影像资料,明确肝脏病灶情况,制定合理的进针路径和布针方案。

2. 操作技术　在超声、CT 或 MRI 引导下,经安全路径穿刺进入肿瘤病灶,参照各消融治疗仪的说明,进行消融治疗,逐点进行;消融完成后,在拔针时进行针道消融,防止术后出血和肿瘤沿针道种植;治疗结束前再次行超声、CT 或 MRI 全面扫描肝脏,确定消融范围已经完全覆盖肿瘤,并保留安全消融边界,排除发生肿瘤破裂、出血、血气胸等并发症的可能性(图 15-3)。

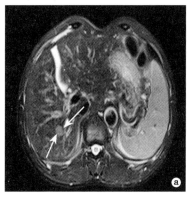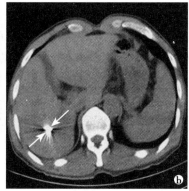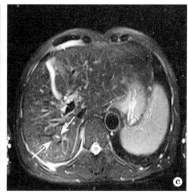

图 15-3 肝右叶原发性肝癌射频消融术

a. 肝脏 MR,T_2WI 示肝右叶圆形高信号影(↑);b. CT 引导下射频消融术,术中行 CT 平扫可见消融电极置于肝右叶肿瘤病灶内(↑);c. 复查肝脏 MR,T_2WI 示原高信肿瘤病灶号呈低信号改变(↑)

(三)并发症

RFA 具有比较高的安全性,轻微并发症发生率约为 4.7%,主要包括发热、疼痛、皮肤浅 Ⅱ 度烧伤、少量胸腔积液、少量气胸等;严重并发症发生率约为 2.2%,主要包括感染、消化道出血、腹腔内出血、肿瘤种植转移、肝功能衰竭、肠穿孔等。

(四)疗效评价

治疗后 1 个月,行肝脏多期增强 CT 或 MRI 检查或超声造影检查,以评价消融疗效。疗效分为:①完全消融(complete response,CR):肿瘤病灶 CT 呈低密度或 MRI 呈 T_1WI 高信号 T_2WI 低信号或超声呈高回声,动脉期未见强化;②部分消融(incomplete response,ICR):肿瘤病灶内局部动脉期有强化,提示有肿瘤残留。对治疗后有肿瘤残留者,可以再次进行消融治疗;若两次消融后仍有肿瘤残留,则确定为消融治疗失败,应选用其他的治疗手段。之后每 2~3 个月进行复查,2 年后每 3~6 个月复查,根据随访结果判断肿瘤复发和进展情况。

三、肝癌并发症的介入治疗

(一)肝癌伴门静脉癌栓

肝癌伴门静脉主干癌栓是 TACE 的相对禁忌证,伴有大量的侧支循环形成时:①可酌情给予适量 TACE 治疗;②置入 ^{125}I 粒子对癌栓内放射治疗;③对癌栓行外放射治疗。

(二)肝癌伴肝动脉-门静脉瘘或肝动脉-肝静脉瘘及肝静脉癌栓

对于这些并发症,可酌情使用颗粒型栓塞剂、弹簧圈。

(三)肝癌伴下腔静脉癌栓

给予 TACE 治疗和下腔静脉内置入支架。

(四)肝癌伴梗阻性黄疸

先行 PTCD 术和(或)置入胆道内支架,使胆汁有效引流,黄疸减退,肝功能好转后给予 TACE 治疗。

(五)肝癌伴肺转移

肺转移是中晚期肝癌患者的常见表现,对这类患者应以治疗肝内原发灶为主,尽可能控制肝癌病灶,同时对肺部转移灶采用多种方法综合治疗。

第二节   其他恶性肿瘤的介入治疗

作为肿瘤综合治疗的重要组成部分,介入治疗亦广泛应用于全身其他实质脏器恶性肿瘤的治疗,如肺癌、肾癌、胰腺癌和盆腔恶性肿瘤等。临床上常用的介入治疗方法包括经血管途径介入治疗(包括 TAI、TAE 和 TACE 等)和经非血管途径介入治疗(包括消融治疗和放射性粒子置入术等),其中经血管途径介入治疗最常用。各种介入治疗方法有不同适应证,应根据肿瘤特点和分期等合理选择。

一、肺癌的介入治疗

支气管肺癌(以下简称肺癌)是我国最常见的恶性肿瘤之一,病理诊断是肺癌诊断的金标准。肺癌的早中期治疗方案(手术、放疗、化疗)已经趋于完善,尤其近年来分子靶向治疗逐渐成熟,并获得了较好的临床疗效。但约有50%以上患者在初诊时已发生了远处转移,目前,对晚期肺癌患者的治疗尚缺乏有效手段。而介入技术在病理活检和晚期肺癌并发症治疗中起着重要作用。

（一）适应证与禁忌证

1. 适应证   ①肺癌出现咯血、上腔静脉阻塞综合征、气道狭窄等严重并发症时;②不能手术切除的晚期肺癌患者;③病灶能行手术切除,但手术风险大或拒绝手术者;④手术切除后胸内复发或转移者。

2. 禁忌证   ①病情属终末期,恶病质,预计生存期≤3 个月者;②心、肺、肝、肾等重要脏器功能衰竭者;③合并严重感染者;④严重出血倾向和对比剂应用禁忌者。

（二）介入技术与操作方法

1. 肺癌的介入治疗

（1）支气管动脉化疗灌注术:首先通过支气管动脉造影了解肺癌动脉供血情况及是否存在脊髓动脉和支气管动脉-肋间动脉干交通;确定供血支气管动脉后,固定导管头端于靶血管内,经导管灌注化疗药物。根据患者具体情况,每3~4周可重复。

（2）肺癌的消融治疗:主要适用于直径≤3cm 的肿瘤,或作为肺癌综合治疗的一部分而与其他治疗联合。

（3）放射性粒子置入术:常用^{125}I 放射粒子置入,可用于肿瘤和转移淋巴结的治疗。

2. 肺癌并发症的介入治疗

（1）肺癌伴咯血:肺癌可引起大咯血,危及患者生命。支气管动脉栓塞已经成为治疗肺癌伴大咯血有效的介入方法(参见第十三章第三节)。

（2）肺癌伴上腔静脉阻塞综合征:肺癌或纵隔转移淋巴结可压迫、包绕上腔静脉,使其管腔狭窄、血液回流障碍,可置放金属内支架,使上腔静脉血流复通(参见第十三章第四节)。

（3）肿瘤所致气管狭窄、气管-食管瘘:肺癌本身或转移的纵隔淋巴结所致的主气管或左右主支气管狭窄可造成呼吸困难,可置放气管支架解决气管受压、狭窄(参见第十四章第三节)。当肺癌侵犯邻近气管、食管,可造成气管-食管瘘,可置放覆膜内支架封堵瘘口。

（三）并发症及其防治

1. 脊髓损伤   脊髓损伤是支气管动脉介入治疗可能出现的最严重并发症,与脊髓动脉和支气管动脉-肋间动脉干存在交通有关,术中识别其间交通非常重要,超选择插管可明显减少脊髓损伤的发生。一旦发生脊髓损伤,应立即停止介入操作,经导管给予地塞米松、罂粟碱等扩血管药物后及时拔出导管。术后使用血管扩张剂和神经营养药物等治疗。绝大多数患者可在数日至数月逐渐部分或完全恢复。

2. 化疗药物引起的不良反应   可出现恶心、呕吐、食欲不振、腹胀等症状,需充分补液、水化,加强抑酸、止吐、支持和对症治疗。

（四）疗效评价

多种药物联合的支气管动脉灌注化疗疗效明显优于单药灌注,反复多次给药也优于单次给药。支气管动脉栓塞治疗肺癌伴咯血疗效明显。支架置入可立即解除气管狭窄及堵塞瘘口,明显改善患者的生活质量,延长患者生存期。

二、肾癌的介入治疗

肾癌是泌尿系统常见的恶性肿瘤,发病率呈逐年上升趋势。肾癌的治疗方法主要包括外科治疗(首选)、药物治疗(靶向药物治疗、化疗)、放射治疗和介入治疗。其中介入治疗主要包括经动脉化疗栓塞术和经皮消融术。

（一）适应证与禁忌证

1. 适应证 ①对于小肾癌患者,不适于开放性外科手术者、需尽可能保留肾单位功能者、有严重合并症者、肾功能不全者、遗传性肾癌、双肾肾癌、有全身麻醉禁忌者、肿瘤最大径<4cm 且位于肾周边的患者可考虑消融治疗;②对于不能耐受手术治疗但有严重血尿、腰痛的患者可采用肾动脉栓塞缓解症状。

2. 禁忌证 同肺癌。

（二）介入技术与操作方法

1. 肾癌消融治疗 在超声、CT 或 MRI 引导下,经安全路径穿刺进入肿瘤病灶,参照各消融治疗仪的说明,进行消融治疗;消融完成后,在拔针时进行针道消融,防止术后出血和肿瘤沿针道种植;治疗结束前再次行超声、CT 或 MRI 全面扫描肾脏,确定消融范围已经完全覆盖肿瘤,并保留安全消融边界,排除发生肿瘤破裂、出血等并发症的可能性。

2. 肾动脉栓塞 先行腹主动脉-肾动脉造影,再行选择性肾动脉造影。了解肿瘤的范围及血供后,将导管插入相应肿瘤供血分支内,进行栓塞。常用的栓塞物质有碘油、无水酒精、明胶海绵、微球等(图 15-4)。

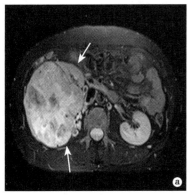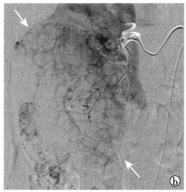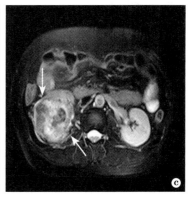

图 15-4　**肾癌肾动脉栓塞术**
a. 术前肾脏 MR,T_2WI 示右肾巨大高、低混杂信号,考虑为肾恶性肿瘤(↑);b. 肾动脉造影,术中可见右肾巨大肿瘤样染色(↑),行肾动脉栓塞术;c. 术后复查肾脏 MR,可见右肾肿瘤较前明显缩小(↑)

（三）并发症及其防治

可参照肺癌相应并发症的处理原则。

（四）疗效评价

肾癌的介入治疗在肾癌并发症的治疗中意义较大。

三、胰腺癌的介入治疗

胰腺癌多在发现时已属晚期而丧失手术切除机会。对于不能手术切除的胰腺癌可采用姑息治疗,研究证明经动脉灌注化疗由于肿瘤局部药物浓度较静脉用药高,可以达到更好的治疗效果,在改善疾病相关症状、延长生存期、减少肝转移及发生肝转移后的治疗方面具有一定优势；胰头癌晚期可压迫或侵犯胆总管和十二指肠，引起梗阻性黄疸，此时可行胆道或十二指肠支架置入治疗。

（一）适应证与禁忌证

1. **适应证**　①不能手术切除的局部晚期胰腺癌；②外科手术切除后复发者；③因内科原因失去手术机会的胰腺癌；④胰头癌伴梗阻性黄疸或十二指肠狭窄；⑤胰腺癌伴肝脏转移。

2. **禁忌证**　①血管造影及对比剂应用禁忌者；②大量腹腔积液、全身多处转移；③全身情况衰竭者，明显恶液质，ECOG 评分>2 分，伴多脏器功能衰竭；④有出血或凝血功能障碍性疾病不能纠正，有明显出血倾向者；⑤肝、肾功能差，超过正常参考值 3 倍的患者；⑥白细胞<$3.5×10^9$/L，血小板<$50×10^9$/L。

以上①~③为绝对禁忌证，④~⑥为相对禁忌证。

（二）介入技术与操作方法

1. **血管造影**　通常行选择性腹腔动脉和肠系膜上动脉造影。位于胰头部的癌肿，可再行选择性胃十二指肠动脉造影；位于胰体尾部的癌肿，可行选择性脾动脉造影。为了更好地显示肿瘤血管和肿瘤染色，常需行药物性血管造影（用扩血管药物）。

2. **胰腺供血动脉灌注化疗**　将导管分别选择性置于腹腔动脉、肠系膜上动脉造影，若可见肿瘤供血血管，则超选择至供血动脉灌注化疗。若未见肿瘤供血动脉，则根据肿瘤部位、侵犯范围及供血情况确定靶血管，胰头、胰颈部肿瘤经胃十二指肠动脉灌注化疗；胰体尾部肿瘤视肿瘤侵犯范围、血管造影情况，经腹腔动脉、肠系膜上动脉或脾动脉灌注化疗；伴肝转移者同时经肝固有动脉灌注化疗，若造影下见肝内转移瘤血供较丰富，可给予栓塞治疗，栓塞剂可选用超液化碘油或颗粒栓塞剂（图 15-5）。

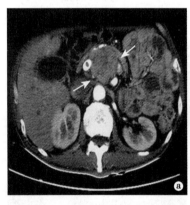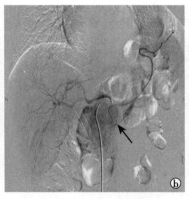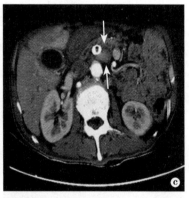

图 15-5　胰腺癌灌注化疗术

a. 术前胰腺 CT 增强，示胰头区类圆形肿块（↑），并可见金属支架影；b. 选择性腹腔动脉造影，术中可见胰头区肿瘤样染色及已置入的胆道支架，并行胰腺供血动脉灌注化疗（↑）；c. 给予 2 次胰腺局部动脉灌注化疗后复查胰腺 CT 增强，示胰头区肿块明显减小（↑）

3. **胰腺癌伴肝转移灌注治疗**　对此类患者，导管置放在腹腔动脉和肝总动脉灌注化疗。然后，用携有化疗药物的碘油乳剂行肝动脉栓塞。

4. **胰头癌伴梗阻性黄疸介入治疗**　先行经皮经肝胆管引流术（PTCD），引流胆汁，消退黄疸；也可置入金属内支架，以保持胆道的长期通畅。待患者一般情况改善，血胆红素降至正常或明显下降后，给予胰腺癌供血动脉灌注化疗。

5. **胰头癌伴十二指肠腔狭窄、梗阻介入治疗**　可经口置放金属内支架于肠腔狭窄阻塞部位，解除狭窄，维持肠腔的通畅性，保证食物的摄取。其后，再给予胰腺癌供血动脉灌注化疗。

6. **药盒导管置入术（port-catheter system，PCS）**　即经皮穿刺左锁骨下动脉，插入细导管至腹腔动脉或肝总动脉，导管尾端外接于药盒，并埋植在皮下，每天经药盒连续灌注化疗药物，其效果优于一次大剂量动脉灌注化疗。持续动脉灌注时间 3~8 周，平均 3.8 周。

（三）并发症及其防治

可参照肺癌相应并发症的处理原则。

（四）疗效评价

胰腺癌的总体预后较差，由于早期诊断困难，手术根治率仅21.2%～31%，而手术死亡率高达11%～44%，5年生存率也只有4%左右。全身化疗的生存率平均为6个月，化疗加放疗的平均寿命为1年左右；而单独动脉灌注化疗的1年生存率约50%，若加放疗可望进一步提高疗效。对于不能手术切除的胰腺癌，目前提倡介入综合性治疗。

四、盆腔恶性肿瘤的介入治疗

盆腔恶性肿瘤主要包括妇科恶性肿瘤、膀胱癌、前列腺癌、盆腔淋巴结转移癌等，由于盆腔内组织器官复杂，晚期患者因病变侵犯周围器官或淋巴结转移而失去手术切除机会。随着介入放射学的发展，经肿瘤供血动脉进行灌注化疗和（或）栓塞已成为不能手术切除盆腔恶性肿瘤治疗的主要方法之一。

（一）适应证与禁忌证

1. **适应证**　①外科手术前或放疗前的辅助治疗；②不能手术切除的中晚期肿瘤；③复发性恶性肿瘤；④不能控制的肿瘤性出血；⑤外科手术后的辅助治疗。

2. **禁忌证**　同肺癌。

（二）介入技术与操作方法

1. **血管造影检查**　根据肿瘤部位和性质，先行选择性腹主动脉下段、髂内动脉、子宫动脉、膀胱动脉、骶正中动脉等造影，了解肿瘤供血动脉情况。然后选择不同的介入治疗方法。盆腔恶性肿瘤DSA检查主要见肿瘤血管和肿瘤染色。

2. **一次性动脉灌注化疗术**　导管超选择至肿瘤供血动脉内，灌注化疗药物。

3. **药盒导管置入术（PCS）**　利用对侧股动脉入路的方法，将药盒导管留置于肿瘤侧的髂内动脉内。药盒和导管需紧密连接，防止药盒导管折叠阻塞导管。

4. **动脉栓塞术**　用于外科手术前栓塞或治疗肿瘤性出血。

（三）并发症及其防治

可参照肺癌相应并发症的处理原则。

（四）疗效评价

女性生殖系统恶性肿瘤对化疗药物相对敏感，经动脉化疗栓塞可使瘤体较大的宫颈腺癌、腺鳞癌患者获得更多的根治性子宫切除术机会。对盆腔恶性肿瘤（如膀胱癌、宫颈癌等）所致的肿瘤性出血，动脉栓塞近期止血效果显著。

第三节　良性肿瘤的介入治疗

一、肝血管瘤的介入治疗

肝血管瘤是最常见的肝脏良性肿瘤，临床上以海绵状血管瘤最多见，多为偶然发现的病变，特别是近年来随着影像学检查的普遍应用，肝海绵状血管瘤的检出率明显增高。以往，外科手术是其主要的治疗方法，近20余年来，介入治疗显示了很好的临床疗效。肝海绵状血管瘤的介入治疗方式主要是肝动脉栓塞术，术中使用的药物为平阳霉素碘化油乳剂，其基本原理是应用碘化油栓塞瘤体供血动脉，平阳霉素破坏瘤体血窦的内皮细胞，使肿瘤发生纤维化和萎缩。

（一）适应证与禁忌证

1. **适应证**　①瘤体直径≥5.0cm，特别是伴有腹胀、疼痛及压迫等症状者；②随访过程中肝血管瘤呈进行性生长者。

2. **禁忌证** ①碘对比剂过敏者;②严重的心、肺、肝、肾功能障碍及凝血功能障碍者。此外,肝血管瘤体积超过整个肝脏体积70%者,也应慎选介入治疗的方式与方法。

（二）介入技术与操作方法

1. **诊断性血管造影** 以Seldinger技术进行股动脉穿刺并置入导管造影,进一步明确海绵状血管瘤的诊断及大小、位置、数目、供血动脉。

2. **肝动脉栓塞术** 行超选择性肝动脉插管,进行选择性肝血管瘤供血动脉栓塞术;宜选用微导管插管以尽可能的接近责任供血动脉,以减少药物对正常肝组织的损伤。根据瘤体大小,将适量平阳霉素与碘化油充分混合乳化,经导管缓慢注入,注入过程中应实时透视观察,确保药物尽可能地进入血管瘤内,瘤内药物沉积满意后停止注药;血供特别丰富者加用适量明胶海绵颗粒等颗粒性栓塞剂补充栓塞;完成肝动脉栓塞后,应再次行肝动脉造影进行评价。

（三）并发症及其防治

1. **发热** 部分患者出现发热症状,一般在38℃以下,3~4天内可自然消退,必要时可给予对症治疗。

2. **肝区疼痛** 多数患者在术后述肝区胀痛,疼痛在术后3~5天内明显,可忍受,一般不需特殊处理,必要时可给予止痛治疗。

3. **急性胆囊炎** 一般为术中误栓胆囊动脉所致,术中应注意超选择插管及注药速度缓慢,密切观察腹痛程度及有无腹膜炎体征,必要时进行外科处理。

4. **急慢性肝损伤** 主要为平阳霉素进入正常的肝实质造成的肝损伤,少量药物进入正常肝动脉对肝脏影响很小。因此术中应尽量达到超选择插管,避免平阳霉素碘化油乳剂进入正常肝实质。

（四）疗效评价

肝血管瘤的介入治疗是以肿瘤缩小或停止生长、临床症状缓解为主要目的,一般3~6个月左右肿瘤可见显著缩小(图15-6),肿瘤持续缩小可达数月或1年以上。

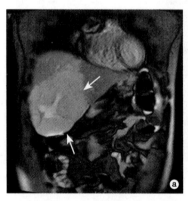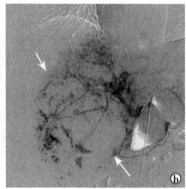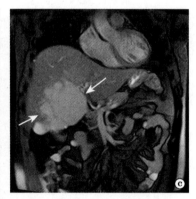

图15-6 肝血管瘤选择性肝动脉硬化栓塞术

a. 肝脏MR,T₂WI示冠状位可见肝右叶巨大团块状高信号,其内可见更高信号影(↑);b. 肝动脉造影,术中可见肝右叶巨大血管瘤样染色(↑);c. 术后6个月复查肝脏MR,T₂WI示冠状位可见肝右叶团块状高信号较术前明显缩小(↑)

二、子宫肌瘤的介入治疗

子宫肌瘤是女性生殖系统常见的良性肿瘤,可引起患者一系列临床症状。传统治疗方法主要为外科手术和内科激素治疗。

子宫动脉栓塞术(uterine artery embolization,UAE)最早用于治疗产后大出血,止血效果确切。近年来,逐渐采用UAE治疗症状性子宫肌瘤,使患者月经异常症状缓解,肌瘤缩小,从而为症状性子宫肌瘤提供了新的治疗手段。子宫肌瘤的UAE治疗是指在DSA影像设备监视下,将导管超选择插入双侧子宫动脉分支内,注入栓塞物质,闭塞供应子宫肌瘤的动脉血流,使肌瘤缺血、梗死,肌瘤和子宫体积缩小,从而能够控制或缓解肌瘤所引起的症状。

（一）适应证和禁忌证

1. 适应证 主要为有明显临床症状需要医疗干预的子宫肌瘤患者,包括:①月经改变:经血量过多、经期延长者;②慢性盆腔、下腹部疼痛者;③子宫和肌瘤体积增大伴明显占位压迫性症状者;④保守治疗无效或不能忍受其不良反应但拒绝手术,欲保留子宫和生育能力者;⑤体弱或合并有其他严重内科疾病如严重贫血、糖尿病等不能耐受手术者。

2. 禁忌证 ①妇科急慢性炎症未得到控制者;②无症状子宫肌瘤患者;③妊娠;④子宫肌瘤生长迅速,怀疑为子宫肉瘤或肌瘤恶性变者;⑤细蒂状(直径<2cm)浆膜下子宫肌瘤、阔韧带内子宫肌瘤;⑥其他血管造影和栓塞禁忌者。

（二）介入技术与操作方法

1. 诊断性血管造影 行腹主动脉下段-双侧髂总动脉造影,明确双侧卵巢动脉、髂内动脉和子宫动脉的走行和管径,同时了解卵巢动脉有无参与子宫肌瘤供血。进一步行子宫动脉造影,明确子宫肌瘤的数目、范围和供血情况,为栓塞做准备。

2. 子宫动脉栓塞术 将导管超选择插入子宫动脉内,最好使导管头端越过子宫动脉的宫颈-阴道分支再进行栓塞;栓塞前注意子宫动脉-卵巢动脉吻合支的情况;栓塞时应使用大小适宜的固态颗粒栓塞剂。UAE栓塞的原则为:①完全闭塞供养子宫肌瘤的子宫动脉分支血流;②保留正常子宫和阴道上段的动脉分支血流(图15-7)。

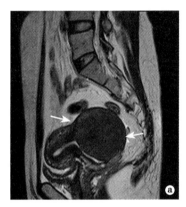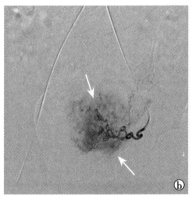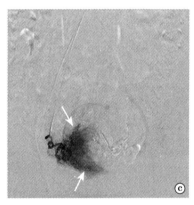

图15-7 子宫肌瘤子宫动脉栓塞术

a. 盆腔MR,T₁WI矢状位可见子宫体后壁可见类圆形等T₁信号影,其内信号欠均匀,边界清楚(↑);b、c. 治疗前左侧(b)及右侧(c)子宫动脉造影,显示子宫动脉增粗、分支增多,可见团块状肿瘤血管染色(↑)

若腹主动脉下段或卵巢动脉造影显示卵巢动脉参与子宫肌瘤供血,需将导管超选择插入参与供血的卵巢动脉内,采用弹簧圈等进行栓塞,以避免单纯子宫动脉栓塞所致的肿瘤栓塞不完全。

（三）并发症及其防治

与外科手术相比,UAE并发症发生率明显降低,为5%左右,严重并发症发生率为1%~2%。

1. 栓塞后综合征 最常见,可表现为疼痛、发热、恶心、呕吐、血白细胞计数一过性升高等。经对症治疗后,一般于栓塞后1周内多能恢复。

2. 子宫感染 需尽早联合应用抗生素,对感染症状严重、保守无效的患者应及早行子宫切除术。

3. 子宫缺血性损伤 与UAE治疗后正常子宫组织供血不足有关。临床表现为盆腔持续性疼痛,可伴有其他栓塞后综合征表现。严重子宫缺血性损伤导致子宫明显坏死时应及时行子宫切除术。

4. 子宫破裂 严重的子宫感染或浆膜下肌瘤栓塞后缺血、坏死或变性均可导致子宫破裂。子宫破裂有急腹症表现,必须紧急行子宫切除术。

5. 提前闭经　提前闭经可分为短暂闭经和永久闭经两种。年青者常为短暂闭经,随着卵巢血供改善和功能逐渐恢复,多能恢复正常的月经周期。

（四）疗效评价

1. UAE 技术成功率　UAE 早期成功率为94%～98%,随着插管技术、经验的提高和微导管使用,技术成功率可进一步提高。

2. UAE 临床成功率　UAE 治疗后月经异常症状改善率为85%～90%,压迫症状改善率为90%～93%。

3. UAE 与手术比较　与传统的手术治疗相比,UAE 对患者创伤大为减少,严重并发症少,患者住院时间明显缩短。两种治疗的患者中长期生活质量评分无明显差异。

4. UAE 对怀孕、生育的影响　一般认为 UAE 并不影响患者妊娠和生育,也有关于 UAE 治疗后妊娠、生产的报道。然而,对那些尚需怀孕生产的子宫肌瘤患者,治疗前应充分告知并慎用该治疗方法。

（徐克　柳林）

推荐阅读

[1] 白人驹,张雪林.医学影像诊断学.3 版.北京:人民卫生出版社,2010.

[2] Haaga JR. CT and MRI of the Whole Body. 5th ed. Philadelphia:Mosby,2009.

[3] 张雪林.影像断层解剖学.北京:人民卫生出版社,2000.

[4] 龚启勇.精神影像学.北京:人民卫生出版社,2016.

[5] 龚启勇.中华影像医学:中枢神经系统卷.2 版.北京:人民卫生出版社,2016.

[6] Ronald LE. Gastrointestinal Radiology. 4th ed. Philadelphia:Lippincott Williams & Wilkins,2003.

[7] 王滨.临床影像鉴别诊断图谱.5 版.北京:科学出版社,2012.

[8] Webb WR. Fundamentals of body CT. 3rd ed. Philadelphia:Elsevier Inc,2005.

[9] American College of Radiology. ACR Breast Imaging Reporting and Data System//Reston VA. Breast Imaging Atlas ACR Breast Imaging Reporting and Data System,2003.

[10] 美国放射学院.乳腺影像报告与数据系统:乳腺影像图谱.李洁,译.北京:北京大学医学出版社,2010.

[11] 徐爱德,王世山.骨关节软组织疾病影像鉴别诊断.北京:中国协和医科大学出版社,2010.

[12] Resnick D,Kransdorf MJ. Bone and Joint Imaging. 3rd ed. Philadelphia:Elsevier Saunders,2005.

[13] Barkovich AB. Pediatric Neuroimaging. 3rd ed. Philadelphia:Lippincott Williams & Wilkins,2000.

[14] 李欣,邵剑波.儿科影像诊断必读.北京:人民军医出版社,2007.

[15] Baum S,Pentecost MJ. Abrams 介入放射学.2 版.徐克,滕皋军,译.北京:人民卫生出版社,2010.

[16] 徐克,邹英华,欧阳墉.管腔内支架治疗学.2 版.北京:科学出版社,2013.

[17] Baum S,Pentecost MJ. Abrams' Angiography Interventional Radiology. 2nd ed. Philadelphia:Lippincott Williams & Wilkins,2006.

[18] Mauro MA. Image-Guided Interventions. Saunders:Elsevier,2008.

[19] Winn HR,Spetzler RF,Meyer FB,等.尤曼斯神经外科学(第 2 卷):脑血管病与癫痫.5 版.王任直,主译.北京:人民卫生出版社,2009.

[20] 李麟荪,滕皋军.介入放射学临床与并发症.北京:人民卫生出版社,2010.

[21] 滕皋军,何仕诚,邓钢.经皮椎体成形术.南京:江苏科技出版社,2005.

[22] Kandarpa K,Machan L. Handbook of Interventional Radiologic Procedures. 4th ed. Holland:Wolters Kluwer,Philadelphia:Lippincott Williams & Wilkins,2010.

[23] 胡亚美,江载芳.诸福棠实用儿科学.7 版.北京:人民卫生出版社,2005

[24] 潘恩源,陈丽英.儿科影像诊断学.北京:人民卫生出版社,2007.

[25] 李欣,邵剑波.中华影像医学:儿科影像卷.北京:人民卫生出版社,2010.

[26] 孙国强.实用儿科放射诊断学.2 版.北京:人民军医出版社,2011.

[27] 李欣,曾洪武.中华医学影像案例解析宝典:儿科分册.北京:人民卫生出版社,2017 年.

[28] Brian D. Coley MD. Caffey's Pediatric Diagnostic Imaging,12th ed. Philadelphia:Elsevier Inc,2013.

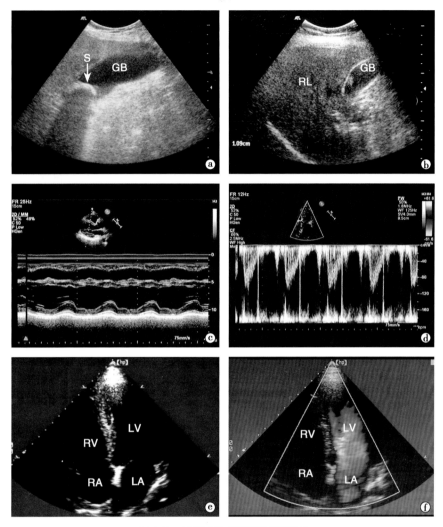

图 1-7　　超声成像类型和图像特点

a、b. 二维声像图：a. 胆囊腔（GB）为无回声暗区，后方回声增强；胆囊结石（S）为强回声伴后方声影；b. 肝组织（RL，肝右叶）为均匀细小点状回声；声像图（a、b）观察的范围较小，不能整体显示肝脏。c. 通过左、右心室的 M 型超声，表现为多条水平走向的曲线，反映心动周期中左、右室壁的运动幅度。d. 主动脉瓣收缩期频谱声像图，通过主动脉瓣血流背向探头运动，故频谱峰位于基线下方，代表通过主动脉瓣的血流速度。e、f 为同一例；e. 心脏四房室腔二维声像图；f. 为 e 切面的 CDFI 声像图，显示舒张期二尖瓣口处朝向探头的血流呈红色

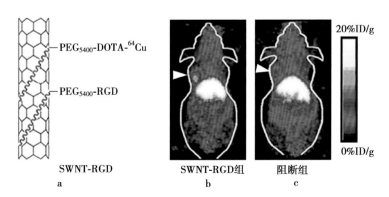

图 1-15　　整合素 αvβ3 靶向 SWNTs 纳米管

a. 靶向 SWNTs 纳米管示意图；b. 荷 U87MG 人胶质瘤裸鼠注射 RGD-SWNTs 8 小时 PET 显像，肿瘤（△）组织见放射性浓聚；c. 注射 RGD 肽阻断后，PET 显像显示肿瘤（△）放射性摄取明显减低

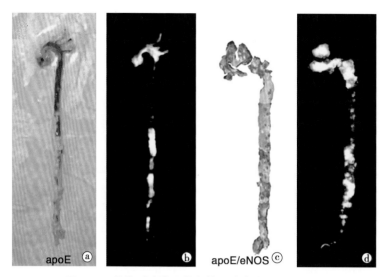

图 1-16   体外对动脉硬化斑块形成中酶的活性成像

a. 未经染色的完整的主动脉,白色区域为动脉粥样硬化病灶;b. 用组织蛋白酶-B 激活的分子探针近红外线光学(NIRF)成像,荧光信号显示形成动脉斑块的部位;c. 主动脉用苏丹染色之后,将血管壁剖开,可见红色区域为动脉粥样硬化病灶;d. 主动脉剖开后的近红外线光学成像结果,动脉粥样硬化斑块突出于血管壁,组织蛋白酶-B 荧光信号和苏丹染色结果一致

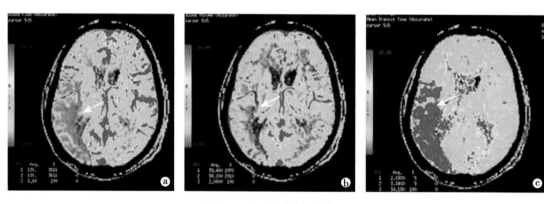

图 2-1   右颞顶叶急性脑梗死

CT 灌注检查:a. 脑血流量图;b. 脑血容量图;c. 平均通过时间图。分别显示右颞顶叶脑血流量减低、脑血容量无明显变化和平均通过时间延长(↑)

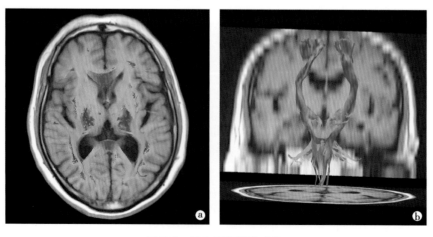

图 2-2   脑白质纤维束成像

a. 轴位基底节层面显示伪彩的白质纤维束;b. 冠状面,显示自皮层下向脑干走向的白质纤维束

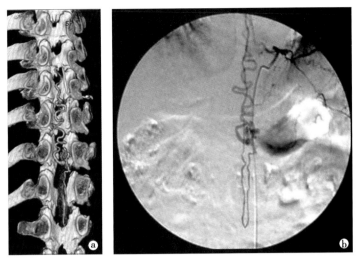

图 2-28　脊髓 AVM
a. CTA;b. DSA;均可清楚显示异常增粗、增多、迂曲的畸形血管

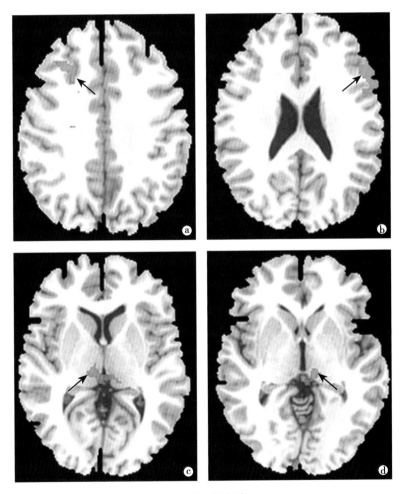

图 2-30　抑郁症
a～d. 灌注加权成像,显示难治性抑郁症患者双侧额叶(a,b)及双侧丘脑
(c,d)的血流灌注减低(↑)(注:本组图为一组难治性抑郁症患者的血流灌
注与对照组比较,蓝颜色表示血流灌注减低的脑区)

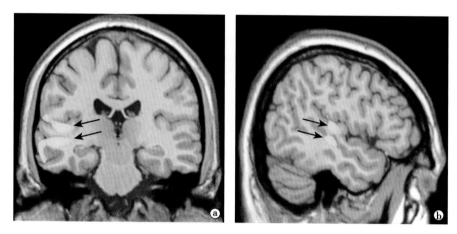

图 2-31   精神分裂症

高分辨力磁共振结构成像,显示首发精神分裂症患者右侧颞上回及颞中回的灰质体积缩
小(↑)(注:本组图为一组首发精神分裂症患者灰质体积与对照组比较,黄颜色表示局部
灰质体积缩小的脑区)

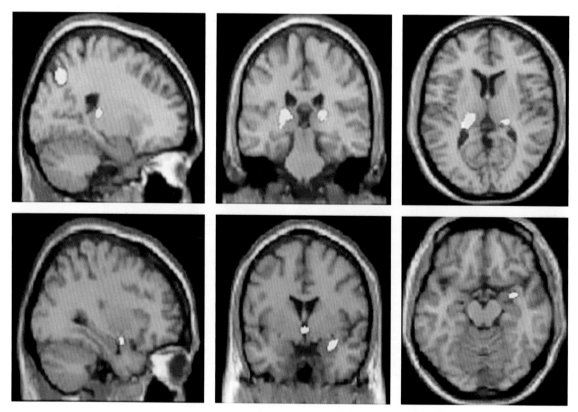

图 2-32   首发未用药社交焦虑障碍患者的灰质体积损害

与正常对照比较,首发未用药社交焦虑障碍患者右侧杏仁核、双侧丘脑、右侧楔前叶灰质体积减小(注:本组图
为一组社交焦虑障碍患者灰质体积与对照组比较,黄颜色表示局部灰质体积缩小的脑区)

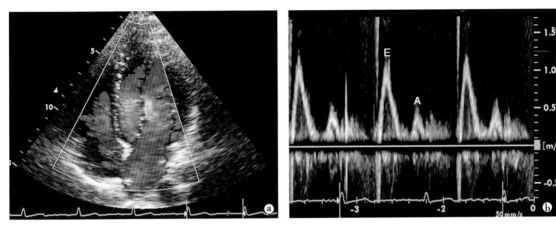

图 5-5　正常彩色多普勒和频谱多普勒超声心动图

a. 二尖瓣口彩色多普勒超声心动图,心脏四腔心切面的舒张期,可见左心房血流射入左心室,显示为朝向探头的红色血流信号,其两侧蓝色血流信号为血流到达心尖部后回流所致;b. 二尖瓣口频谱多普勒超声心动图,E 峰表示心室舒张早期快速充盈,A 峰表示心房收缩心室缓慢充盈

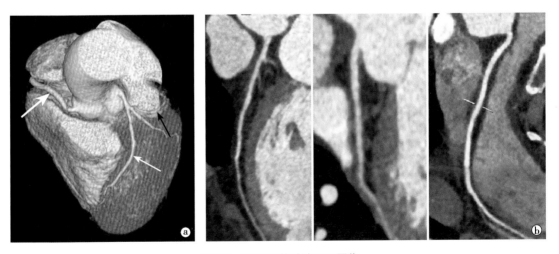

图 5-9　正常冠状动脉 CT 图像

a. 三维重建 VR 图像,显示前降支(白色细↑)、钝缘支(黑色↑)、右冠状动脉(白色粗↑)的走行;b. 曲面重组图像,自左向右分别显示前降支、回旋支及右冠状动脉

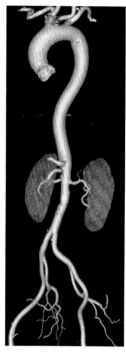

图 5-10　主动脉 CT 三维重建图
VR 图像显示正常主动脉全程及头臂动脉、腹腔动脉分支和双侧髂动脉

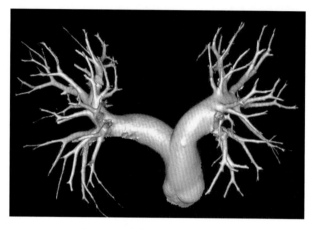

图 5-11　肺动脉 CT 三维重建图
VR 图像显示主肺动脉、左右肺动脉主干及肺内分支

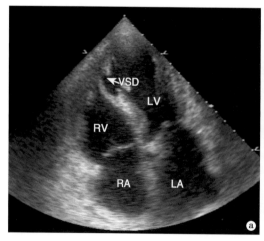

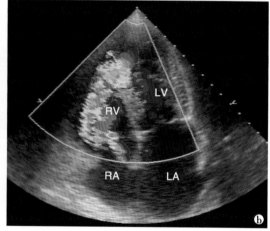

图 5-14　急性心肌梗死并发室间隔穿孔
a. 示肌部室间隔回声连续性中断；b. 示经室间隔穿孔处左向右分流

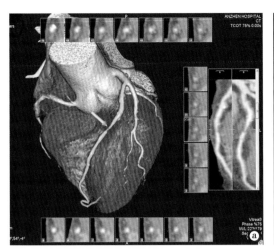
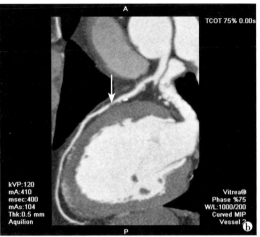

图 5-15　冠状动脉狭窄的 CT 图像

a. VR 图像,箭头显示前降支中段局限性重度狭窄;短轴位图像显示该处狭窄的管腔;b. 曲面重组图像,显示前降支中段狭窄(↑),病变近端管壁点状钙化

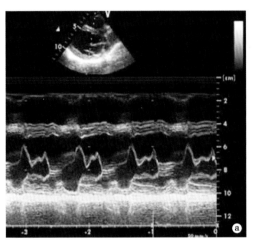
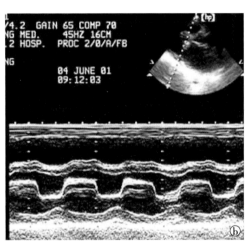
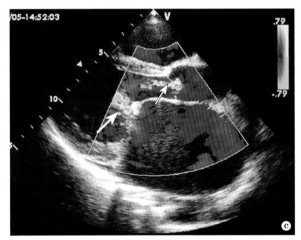

图 5-19　二尖瓣狭窄超声图像

a. 正常二尖瓣运动曲线,前叶呈双峰,后叶呈镜像改变;b. 二尖瓣狭窄时,由于前后叶粘连,前叶表现为典型的"城墙样"改变,后叶平行上移;c. 舒张期胸骨旁左心室长轴切面,血流经过狭窄的二尖瓣口进入左心室,成五彩镶嵌状(粗↑),左心室流出道可见主动脉瓣关闭不全产生的五彩镶嵌状反流束(细↑)

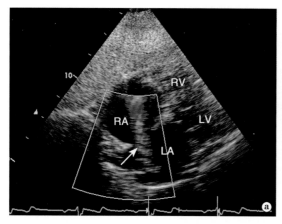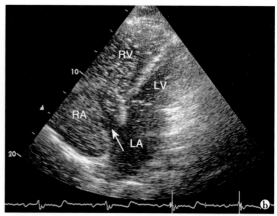

图 5-22　继发孔型房间隔缺损超声图像

a. 彩色多普勒血流显像,剑突下四心腔切面可见房间隔缺损处,有自左心房向右心房的分流信号(↑),血流朝向探头方向呈红色;b. 声学造影图像,心尖四腔心切面,可见右心房、右心室回声增强,右心房内近房间隔缺损处,出现无回声增强的负性充盈区(↑)

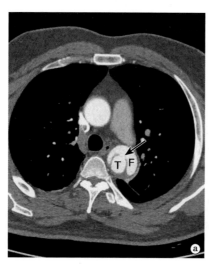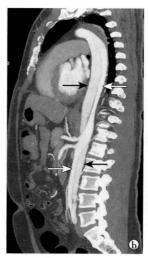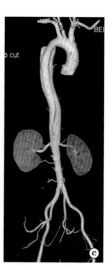

图 5-24　主动脉夹层 CT 图像

a. 横轴位,示降主动脉近端见内膜破口(黑↑),真腔(T)和假腔(F);b. MPR 矢状位重建,示双腔主动脉,其中胸主动脉段假腔位于前方(黑↑),真腔位于后方(白↑),受压变小,腹主动脉段假腔位于后方(黑↑),真腔位于前方(白↑),两者之间线性负影为内膜片,腹腔干和肠系膜上动脉均起自真腔;c. VR 图像显示主动脉夹层范围,自左锁骨下动脉以远降主动脉至双侧髂总动脉分叉

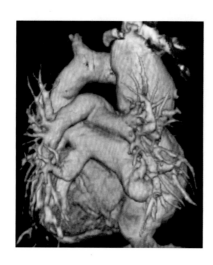

图 10-9　完全性肺静脉畸形引流(心上型)CT 表现

CTA 三维重组图像后位观,双侧肺静脉经垂直静脉引流至左无名静脉,再经上腔静脉汇入右心房